高等医药院校教材
供卫生检验与检疫、医学检验技术和预防医学等专业用

病媒生物检验与检疫学

主　编　文育锋　陈发钦

副主编　叶向光　刘永华　宋锋林　岳巧云

编　者（以姓氏笔画为序）

于敬达（包头医学院）
文育锋（皖南医学院）
石　泉（中华人民共和国合肥海关）
叶向光（中华人民共和国合肥海关）
刘　飞（皖南医学院）
刘　辉（皖南医学院）
刘永华（包头医学院）
许　佳（中华人民共和国合肥海关）
孙恩涛（皖南医学院）
杨邦和（皖南医学院）
杨庆贵（中华人民共和国南京海关）
宋锋林（中华人民共和国大连海关）
张　浩（齐齐哈尔医学院）
陆群风（右江民族医学院）
陈发钦（右江民族医学院）
陈红霞（合肥市疾病预防控制中心）
陈丽丽（南华大学）
岳巧云（中山火炬职业技术学院）
赵纯中（中华人民共和国深圳海关）
赵金红（皖南医学院）
柏琴琴（南华大学）
柳赟昊（武汉科技大学）
秦小江（山西医科大学）
郭天宇（中国检验检疫科学研究院）
浦　春（皖南医学院）
董彦宏（包头医学院）
韩　甦（哈尔滨医科大学）
湛孝东（皖南医学院）
蓝佳明（中国科学院上海巴斯德研究所）
谭　勇（中华人民共和国南宁海关）
黎湘娟（中华人民共和国南宁海关）

人民卫生出版社
·北　京·

图书在版编目(CIP)数据

病媒生物检验与检疫学 / 文育锋，陈发钦主编. —
北京：人民卫生出版社，2021. 12
ISBN 978-7-117-32457-1

Ⅰ. ①病… Ⅱ. ①文… ②陈… Ⅲ. ①疾病-传染媒介-生物检验-教材②疾病-传染媒介-检疫-教材
Ⅳ. ①R184

中国版本图书馆 CIP 数据核字(2021)第 244937 号

病媒生物检验与检疫学
Bingmeishengwu Jianyan yu Jianyixue

主　　编：文育锋　陈发钦
出版发行：人民卫生出版社（中继线 010-59780011）
地　　址：北京市朝阳区潘家园南里 19 号
邮　　编：100021
E - mail：pmph @ pmph.com
购书热线：010-59787592　010-59787584　010-65264830
印　　刷：北京汇林印务有限公司
经　　销：新华书店
开　　本：850×1168　1/16　　印张：17　　插页：1
字　　数：539 千字
版　　次：2021 年 12 月第 1 版
印　　次：2021 年 12 月第 1 次印刷
标准书号：ISBN 978-7-117-32457-1
定　　价：49. 00 元
打击盗版举报电话：010-59787491　E-mail：WQ @ pmph. com
质量问题联系电话：010-59787234　E-mail：zhiliang @ pmph. com

内容提要

本教材共分为四篇、十四章，主要内容包括：总论、病媒生物学、病媒生物及其携带病原体的检验检疫技术，以及虫媒病。附录介绍了常用试剂与溶液、常见疫苗和病媒生物检验检疫案例。与其他同类教材相比，本教材根据卫生检验与检疫专业需求，强化了检验与检疫技术及应用，突出了新进展和新技术，更新了近年新发病媒生物及其传播疾病的防制，在保持理论性的基础上又突出了新颖性和实践性。

本教材可供高等医药院校卫生检验与检疫、医学检验技术和预防医学等专业师生使用，也可供从事疾病预防控制、海关检验检疫等专业人员参考。

前言

随着全球气候的变暖、生态环境的改变，旅游、贸易的发展，原有虫媒传染病范围扩大、发生频率和强度增加，同时新的虫媒传染病不断出现，因此，加强病媒生物的检验与检疫势在必行。而卫生检验与检疫、医学检验技术和预防医学等专业的课程体系中涉及病媒生物的内容呈明显的碎片化，且检验与检疫内容严重不足。2017 年 8 月初，在石家庄召开的全国卫生检验与检疫专业学科建设与人才培养高层论坛上，与会高校和出入境专家一致认为病媒生物检验与检疫在国境卫生检疫和国内公共卫生中的作用越来越大，但现有课程体系中缺乏，需要补充，今后也需要继续加强。

为弥补目前高校病媒生物检验检疫相关专业教材的碎片化和内容上的不足，我们组织了 30 余位国内高校和国家、海关卫生检疫一线权威专家，编写了本教材。主要内容包括：总论、病媒生物学、病媒生物及其携带病原体的检验检疫技术以及虫媒病四部分。同时，在附录中介绍了常用试剂与溶液、常见疫苗和病媒生物检验检疫案例。在编写的过程中，我们在减少与其他相关课程内容重复的基础上，根据专业需求强化了检验与检疫技术及应用；在保证基本理论的同时，强化了新进展和新技术；在注重经典病媒生物的同时，补充了近年新发病媒生物及其传播疾病的防制。因此，本教材具有较强的理论性、实践性和参考性。

本教材能够顺利出版，是全体编委共同努力的结果，对各位编委的辛勤付出表示衷心的感谢。由于我们的专业水平等因素的限制，书中难免有疏漏或不妥之处，恳请各位同行及使用者批评指正。

文育锋　陈发钦

2021 年 5 月

目　录

第一篇　总　　论

第四篇 虫 媒 病

第一篇

总　论

病媒生物性传染病，也称为虫媒传染病，已成为人类共同面临的严峻挑战之一。在我国法定报告的39种传染病中，约1/3属于媒介生物性传染病，如鼠疫、肾综合征出血热、钩端螺旋体病、疟疾、登革热、地方性斑疹伤寒、丝虫病等。随着全球气候变暖、生态环境的改变，旅游、贸易的发展，城市化进程的加快，原有的病媒生物性传染病流行范围扩大、发生频率和强度增加，同时新的病媒生物性传染病不断出现。因此，通过对病媒生物的生物学、流行病学以及检验检疫方法的研究，可以更有效地预防与控制病媒生物性传染病的发生和传播。本篇将阐述病媒生物的定义及危害，我国病媒生物检验检疫的历史、现状，病媒生物检验检疫的管理、病媒生物的防制技术和虫媒病的流行病学等内容。

第一章

病媒生物概述

传染源、传播途径和易感人群是构成虫媒传染病流行的3个环节。致病医子在这三者之间传递，不是致病因子自身运动的结果，而是通过"物"的运动来完成的。传染源向易感者运动，或易感者向传染源运动，当传染源和易感者不能实现致病因子相互传递时，由两者以外的其他生物或自然物（如风、水等）作为致病因子的载体传递给易感者以实现病原体的延续，这个载体就是医学媒介（medical vector）。当载体是动物时，就是医学媒介动物（病媒生物）。

第一节　病媒生物的定义及其危害

一、病媒生物的定义

病媒生物（媒介生物）是指通过生物和/或机械方式将病原生物从传染源或环境向人类传播的生物。病媒生物包括脊椎动物和无脊椎动物，脊椎动物媒介主要是鼠类；无脊椎动物媒介主要是昆虫纲的蚊、蝇、蟑螂、蚤等和蛛形纲的蜱、螨等。病媒生物不仅可以直接通过叮咬和污染食物等影响或危害人类的正常生活，更可以通过多种途径传播一系列的重要传染病。

二、病媒生物的危害

病媒生物性疾病（vector borne disease，VBD）是指由病媒生物传播的疾病，主要包括由节肢动物传播的虫媒病[如疟疾、丝虫病、登革热、流行性乙型脑炎（乙脑）、鼠疫、发热伴血小板减少综合征等]和鼠类传播的鼠传疾病（如肾综合征出血热等）。据世界卫生组织（WHO）统计，目前全世界有40%的人口面临感染登革热的风险，每年约有5 000万至1亿登革热感染病例；在非洲，每分钟就有1名儿童死于疟疾，仅2019年全球就有约2.29亿疟疾病例，其中41万人死亡；全球每年估计有130万利什曼病新发病例。作为危害程度最严重的虫媒传染病——鼠疫，在历史上曾发生过三次大流行，共造成近2亿人死亡；西尼罗病毒病作为一种新发传染病，全球已发生数万例的病例报道。

在我国法定传染病中，约1/3是病媒生物性疾病，对居民健康造成严重危害，同时我国也面临着输入性病媒生物性疾病暴发和流行的风险。据统计，1984—2000年，全国发生肾综合征出血热近100万例，死亡2万余例。近10年来，报告病例数稳定在4万~6万例，占世界报道病例数的90%以上。2010年，中国广东省东莞市发生中国境内首次基孔肯亚热社区聚集性流行。

不同病媒生物性疾病均有相应的传播媒介，如疟疾的传播媒介主要是中华按蚊、大劣按蚊等，流行性乙型脑炎的传播媒介是三带喙库蚊，登革热和基孔肯亚热的传播媒介主要是埃及伊蚊和白纹伊蚊，莱姆病和森林脑炎的传播媒介主要是全沟硬蜱，恙虫病的传播媒介主要是地里纤恙螨等。传播这些疾病的病媒生物发生和分布的影响因素很多，从世界范围来看，随着旅游、贸易和全球经济一体化快速发展，物流的速度越来越快，总量也越来越大，全球气候的变暖，病媒生物的密度和分布逐渐发生了变化，一些境外的病媒生物可能随着物流进入境内，如白纹伊蚊已从其起源地扩散至全球70多个国家。从国内来看，随着城市化进程的加快，生态环境发生了很大变化，造成病媒生物孳生地类型和分布发生了变化，例如原主要孳生于农村稻田的三带喙库蚊已在城市出现，为流行性乙型脑炎的防控敲响警钟；目前中国蟑螂侵害日趋严重，已从沿海向内地，由南方向北方，发达地区向不发达地区蔓延、扩散；随着人们饲养宠物和流浪猫、狗的增加，原先危害并不是很严重的跳蚤开始逐渐增多；近年来，原先几乎绝迹的臭虫也死灰复燃，越来越多地在火车卧铺、集体宿舍等场所出现，而随着人员流动和物流交通的发展，臭虫带来的影响可能会像欧美发达国家一样越来越严重。

我国幅员辽阔，拥有热带、亚热带和温带等多个气候带，地理景观和生态环境多样，因此病媒生物多样性极高。2005 年起，中国疾病预防控制中心在全国开展重要病媒生物监测，网络覆盖 19 个省市的 43 个地级市。从近年来的监测结果来看，病媒生物总体密度呈平稳下降趋势。但依然有一些因素影响着某些重要病媒生物的分布和密度，也间接带来相关传染病的流行风险。随着全球化、气候和生态变化、城镇化的发展，病媒生物分布区域不断扩展，传播和输入风险不断上升，病媒生物抗药性日趋严重。因此，病媒生物的控制是降低病媒传播疾病发生的最重要一环。

第二节 我国病媒生物检验检疫的历史及现状

人类与病媒生物的斗争从来就没有停止过。3 000 多年前，人们就已懂得硫黄熏蒸灭鼠和焚烧艾蒿驱赶蚊虫。宋代《格物粗谈》记载："端午时，收贮浮萍，阴干，加雄黄，作纸缠香，烧之，能祛蚊虫。"这里提到的应当是较早的"蚊香"。明末的《谭子雕虫》一书记载："蚊性恶烟，旧云，以艾熏之则溃，然艾不易得，俗乃以鳗鳝鳖等骨为药，纸裹长三四尺，竟夕熏之。"说明当时艾是不易得，也通过熏鳗鱼、鳝鱼、鳖等骨骼来防蚊。老鼠偷食粮食、传播疾病，对健康危害严重，造成经济损失，因此，人类与鼠类做斗争的历史也很漫长。古人灭鼠除采用烟熏、水灌鼠洞等方法外，也常采用狗、猫等天敌来灭鼠。《逸周书》《诗经》等古籍中就有"迎猫，为食田鼠也"及"以狸致鼠"的记载。

鉴于疫病的流行，清末民初，上海华界、租界制定的《清洁违章条律》《食品卫生条例》《食品店铺卫生规约》等法规相继颁布，卫生试验（化验）所、隔离医院、预防接种站和防疫队等机构先后成立，卫生宣教、卫生运动、防疫接种、学校卫生、食品卫生、环境卫生监督等逐步展开，并稳步发展。

中华人民共和国成立后，我国的病媒生物检验检疫工作得到了快速的发展。卫生检疫法律体系逐步健全，机构和队伍建设得到加强，卫生检疫各项业务得到了发展。此外，卫生检疫在突发公共卫生事件的应急处置方面发挥了重要作用。1986 年颁布了《中华人民共和国国境卫生检疫法》，1989 年发布《中华人民共和国国境卫生检疫法实施细则》，2001 年国家质量监督检验检疫总局下发了《国境口岸及出入境交通工具医学媒介生物监测规定》。至此，国境口岸的媒介监控工作有了法律依据和技术规范，相关工作稳步开展，为控制相关传染病的传播发挥了重要作用。

近年来，我国病媒传播性疾病出现了 3 个新趋势。第一，随着全球化的推进及我国对外开放和交流日益普遍，从流行区域和国家输入病媒传染病的数量逐年增加。尤其是东南亚等地的疟疾、登革热高发区，每年都有大量病例输入我国，有些输入病例造成我国局部地区的暴发，严重威胁我国人民群众的生命和健康。如 2013 年我国输入性疟疾病例占疟疾报告病例数的 90%以上。第二，业已控制的传统病媒传染病流行范围依然很大。如在个别地区，流行性乙型脑炎出现反弹。第三，新发传染病不断出现，形势严峻。近年来，无形体、埃立克体、巴尔通体、基孔肯亚热、发热伴血小板减少综合征等新病原和新发传染病在我国相继出现。这些新发病媒传染病尚无有效的治疗和预防手段，控制难度较大。鉴于当前病媒传染病流行的新趋势和对病媒生物检验检疫工作的新要求，相关从业人员将面临更大的挑战，加强专业人才培养意义重大。

（文育锋）

第二章

病媒生物检验检疫的管理

随着全球气候变暖,跨境旅游快速发展,国际贸易的快速增长,生态环境的不断改变,病媒生物种类、密度和分布等发生了新的变化,不仅原有的病媒生物性传染病(虫媒病)范围扩大,发生频率和强度增加,而且一些新的病媒生物性传染病不断出现。通过近年来的调查发现,入境携带输入性病媒生物来源广泛,病媒生物性疾病也加速跨境传播,对人类健康造成的风险日益剧增。为应对突发多变的病媒生物及其携带传染病跨境传播,保护人民健康,依法做好口岸病媒生物检验检疫工作,加强口岸病媒生物及其携带传染病的联防联控尤为重要。

第一节　病媒生物检验检疫的意义

病媒生物及其传播的传染病是当今世界主要的卫生健康危害之一,据世界卫生组织报告,全球病媒生物传播疾病占全部传染病发病人数的 17%以上,每年导致 70 万人死亡,仅感染疟疾死亡人数就达 40 余万。随着我国深入参与全球治理,大力推进"一带一路"建设,人员、货物、交通工具、运输设备出入境不断增多,病媒生物及其传播的传染病输入我国,并引发传染病流行的风险急剧增加,依法开展国境口岸病媒生物检验检疫工作具有重要意义。

(一)《国际卫生条例(2005)》对病媒生物检验检疫的要求

1. 世界卫生组织的要求　当获得某缔约国发生突发公共卫生事件的信息时,世界卫生组织通过除通报或磋商外的其他渠道,向该缔约国通报,并设法获得证实。同样,缔约国获得了本国领土外且确认发生有可能引起国际传播的公共卫生危害证据后,应当及时通报世界卫生组织,证据均包括携带病原体的病媒生物。

2. 加强对口岸和交通工具的卫生监督　实施外来传染病传播病媒生物预警应急工作,控制口岸及其周围区域的媒介和宿主,确保口岸拥有安全、卫生的环境。

3. 船舶免予卫生控制措施证书　船舶免予卫生控制措施证书中,卫生控制的范围、检查内容所见证据包括所有病媒生物。

4. 针对病媒生物传播疾病的特定措施　对世界卫生组织、各缔约国针对病媒生物传播疾病需要采取的具体措施分别作出了规定。

(二)《中华人民共和国国境卫生检疫法》对病媒生物检验检疫的要求

1. 接受入境检疫的交通工具发现有与人类健康有关的啮齿动物或者病媒昆虫,应当实施消毒、除鼠、除虫或者其他卫生处理。

2. 国境卫生检疫机关根据国家规定的卫生标准,对国境口岸的卫生状况和停留在国境口岸的入境、出境交通工具的卫生状况实施卫生监督,监督和指导有关人员对啮齿动物、病媒昆虫的防制。

3. 入境、出境的集装箱、货物、废旧物等物品在到达口岸时,承运人、代理人或者货主必须向卫生检疫机关申报并接受卫生检疫。发现与人类健康有关的啮齿动物和病媒昆虫的集装箱、货物、废旧物等物品,应当实施消毒、除鼠、除虫或者其他必要的卫生处理。

4. 国境口岸卫生监督员的职责包括：对国境口岸和停留在国境口岸的入境、出境交通工具进行卫生监督和卫生宣传；在消毒、除鼠、除虫等卫生处理方面进行技术指导；对造成传染病传播、啮齿动物和病媒昆虫扩散、食物中毒、食物污染等事故进行调查，并提出控制措施。

5. 入境、出境的交通工具发现有与人类健康有关的啮齿动物或者病媒昆虫，超过国家卫生标准的，应当由卫生检疫机关实施消毒、除鼠、除虫或者其他卫生处理。

6. 船舶、航空器在到达时，船舶、航空器上发现有感染鼠疫的啮齿动物的，为染有鼠疫；船舶在到达时，船上啮齿动物有反常死亡并且死因不明的，为染有鼠疫嫌疑。

7. 蚊媒传播的黄热病疫区的航空器，应当出示在疫区起飞前的灭蚊证书；如果在到达时，不出示灭蚊证书，或者卫生检疫机关认为出示的灭蚊证书不符合要求，并且在航空器上发现活蚊，为染有黄热病嫌疑。船舶在到达时，如果离开黄热病疫区未满 6 日，或者未满 30 日并且在船上发现埃及伊蚊或者其他黄热病媒介，为染有黄热病嫌疑。

8. 对染有黄热病的船舶、航空器，彻底杀灭船舶、航空器上的埃及伊蚊及其虫卵、幼虫和其他黄热病媒介，并且在没有完成灭蚊以前，限制该船与陆地和其他船舶的距离不少于 400m。卸货应当在灭蚊以后进行，如果在灭蚊以前卸货，应当在卫生检疫机关监督下进行并且采取预防措施，使卸货的工作人员免受感染。必要时，对卸货的工作人员从卸货完毕时算起，实施 6 日的就地诊验或者留验。

（三）提升服务国家对外经济发展能力的需要

1. 推进“一带一路”高质量发展的需要 “一带一路”倡议自提出以来，蓝图不断充实、范围不断扩大，至 2020 年底，中国已与 138 个国家合作共建“一带一路”。物流、人流通过国境口岸枢纽，在沿线地区的流动更加快捷、频繁，客观上为传染病病原体、病媒生物、生物恐怖因子等生物安全要素的远距离跨境扩散提供了便利。病媒生物及其携带的病原体，可借助出入境货物、交通工具和集装箱等在国境口岸间传播，使原本局限于一定地域范围内的传染病突破国境或自然地理的界限，在全球范围内广泛传播与流行，对输入国的生物安全特别是口岸地区的生物安全造成极大的威胁。“一带一路”高质量发展首先是健康发展，防止病媒生物及其携带病原体跨境传播，保护国门生物安全是海关的重要职责。

2. 确保国家边境生物安全的需要 我国陆路边境线达 2. 2 万公里，与 14 个国家接壤，边境国家流行疟疾、乙脑、登革热等数十种传染病，疫情防控工作特殊而艰巨。从 2011 年开始，全国边境口岸传染病联防联控技术协作组对俄罗斯、蒙古、朝鲜、越南等国家边境口岸进行病媒生物联合监测。当年即在口岸蜱传疾病联合监测中发现 5 种病原体，其中人埃立克体为全国海关系统新报道的病原体。呼和浩特海关长期开展与俄、蒙等周边国家边境口岸病媒生物跨境联合监测，中、蒙、俄三方《国际卫生条例（2005）》边境口岸主管当局为合作主体，建设一支国际化病媒生物“联合监测团队”。2007—2019 年，这支“团队”在中、蒙 6 个对应边境口岸和 2 个鼠疫自然疫源地、中俄蒙古边境 2 个重点对应口岸和 1 个森林脑炎自然疫源地进行了科学、系统的病媒生物跨境联合监测，共捕获病媒生物 32 种 18 978 只，检出各类病原体 492 例，为保障国门生物安全提供了科学依据和决策参考。

3. 发展周边国家睦邻友好关系的需要 自 2011 年原云南出入境检验检疫局与越南在中越河口-老街边境口岸开展双边病媒生物监测以来，有效控制了当地虫媒传染病的传播。2017 年 9 月，中俄卫生检疫部门经过友好深入的会谈，双方商定：在中俄 4 374 公里边境线开展边境地区口岸病媒生物联合监测，为“一带一路”建设提供卫生保障。

（四）健全口岸公共卫生体系的需要

2016 年 10 月，中共中央、国务院印发《“健康中国 2030”规划纲要》，提出“健全口岸公共卫生体系”。其主要内容为：“建立全球传染病疫情信息智能监测预警、口岸精准检疫的口岸传染病预防控制体系和种类齐全的现代口岸核生化有害因子防控体系；建立基于源头防控、境内外联防联控的口岸突发公共卫生事件应对机制，健全口岸病媒生物及各类重大传染病监测控制机制，主动预防、控制和应对境外突发公共卫生事件。持续巩固和提升口岸核心能力，创建国际卫生机场（港口）。”全球传染病疫情监测预警、口岸传染病预防控制、口岸生物恐怖防控、口岸核心能力建设，病媒生物检验检疫均是重要内容。

随着我国综合实力和人民生活水平的不断提高，居民出境旅游快速增加，同时，我国也是世界主要旅游目的国之一,2019 年入境外国旅游人数达 1.45 亿人次,中国公民出境旅游人数达 1.55 亿人次。党的十九大提出要大力实施“健康中国”战略和坚持总体国家安全观,对海关保障口岸卫生安全和出入境人员的健康提出了更高要求。因此,急需加强联防联控机制建设、共筑口岸生物安全屏障,建立“一带一路”沿线口岸生物安全命运共同体。加快构建完善的中国特色口岸公共卫生安全体系,为维护包括我国在内及其他“一带一路”沿线国家的健康安全服务,积极开展“一带一路”国家病媒生物监测合作。

(五)非传统安全威胁对病媒生物检验检疫的要求

生物恐怖袭击对病媒生物检验检疫提出新的要求。生物恐怖袭击,是指故意使用致病性微生物、生物毒素等实施袭击,损害人类或者动植物健康,引起社会恐慌,企图达到特定政治目的的行为。近年来,国境口岸生物恐怖袭击的方式和途径出现了一些新的特点。媒介生物具有传播距离远、传播速度快、播散范围广、隐蔽性强、对民众心理影响大等特点,可能成为恐怖组织播散生物恐怖因子的载体。为了造成更广泛的国际影响,恐怖分子可能选择以出入境交通工具、集装箱等作为实施生物恐怖袭击的方式。在目前的技术条件下,恐怖分子完全有能力将病媒生物作为生物恐怖因子的载体,通过交通工具远距离投放,达到一定的目的。

在特定情况下,病媒生物可应用到生物战中,以达到政治或军事目的。在抗日战争中,侵华日军曾将人工感染了病原微生物的蚤类、蝇类等病媒生物投放到我方区域,造成我方人员伤亡和较大的心理恐慌。在抗美援朝战争中,在朝鲜江原道平原郡,美国飞机走后不久,志愿军官兵便在山坡的雪地上发现了大批本不该在这个季节和地点出现的苍蝇、跳蚤和类蜘蛛等昆虫,龙水洞、龙沼洞和伏慕里等处亦相继发现此类昆虫。此后,朝鲜东海岸到西海岸,从南到北相继发现带有鼠疫菌、霍乱弧菌或其他病菌的昆虫和毒物。

(六)口岸生物安全面临的形势需要加强病媒生物检验检疫

1. 部分重大传染病(如鼠疫)进入活跃期　20 世纪 80 年代以来,南亚、东南亚以及非洲一些国家,特别是有鼠疫自然疫源地的国家中,鼠疫进入了一个新的活跃时期。WHO 曾告诫“人类鼠疫威胁复苏的可能性依然存在,要对此给予经常不断的注意和警惕”。1994 年,印度西海岸古吉拉特邦苏拉特城的肺鼠疫暴发流行,就是在人们缺乏思想准备的情况下突然发生的,给印度的国家形象造成了极大的负面影响,也给世人敲响了“鼠疫复燃”的警钟。20 世纪 90 年代以来,我国的鼠疫疫情与世界总体形势一致,也呈现明显上升趋势,我国鼠疫自然疫源地面积广大、类型复杂,与其他鼠疫自然疫源地国家有较多的贸易往来,而鼠疫的发生具有间断性和突发性的特点,鼠疫暴发流行存在潜在可能性。2017 年 8—11 月,马达加斯加公共卫生部向世界卫生组织报告 2 348 例确诊、可能和疑似鼠疫病例,其中包括 202 例死亡病例(病死率为 8.6%)。

2. 病媒生物输入日趋严重　2012—2016 年,全国海关在入境交通工具和集装箱中截获来自境外的埃及伊蚊、冈比亚按蚊、北欧屋顶鼠、侧扁花蜱等境外病媒生物 300 余种、1 600 余万只,其中包括海神�蠓、苏门答腊蝇蚋等 20 余种首次发现的新种,并从捕获的输入性病媒生物中检出鼠疫菌、乙脑病毒、非洲立克次体、流行性出血热病毒、钩端螺旋体等 10 余种重要的病原体。

第二节　病媒生物的检验检疫与生物安全

2020 年 10 月 17 日颁布并于 2021 年 4 月 15 日实施的《中华人民共和国生物安全法》,是生物安全领域的基础性、综合性、系统性、统领性法律,其颁布和实施有利于保障人民生命安全和身体健康;有利于维护国家安全;有利于提升国家生物安全治理能力;有利于完善生物安全法律体系。这为海关维护国门生物安全提供了法律依据,为进一步开展病媒生物检验检疫提供遵循。

生物安全是指国家有效防范和应对危险生物因子及相关因素威胁、生物技术能够稳定健康发展、人民生命健康和生态系统相对处于没有危险和不受威胁的状态,生物领域具备维护国家安全和持续发展的能力。国门生物安全作为国家生物安全的一部分,是指通过动植物检疫、卫生检疫等综合性的风险管理措施,使一个国家(或地区)没有因管制性生物通过出入境口岸进出国境而对本国的生物、人体健康、物种资源、农业生产、生态系统或生态环境等产生危险的客观状态。我国加入 WTO 以来,对外开放进一步扩大,我国经济与世界经济往来更加密切，加快建立国门生物安全防御体系，防范传染病跨境传播和外来病媒生物入侵，显得尤为重要而迫切。国门生物安全已成为国家安全战略重要组成部分，在总体国家安全观框架内被赋予新内涵。建立符合自身国情的国门生物安全防御体系是国际通行做法。

外来病媒生物的侵入，使得原本局限于一个地域或国家内的疾病突破国境的界限，引起在世界范围内的广泛传播与流行，对人类和动物健康构成新的威胁。随着社会的发展和人类活动对生态环境的影响，导致病媒生物的种类构成和生活习性也相应发生了变化。加之全球化的经济发展，物流和人流飞速增长，这为病媒生物的迁移和传染病的传播提供了更加快捷和便利的条件。

一、外来病媒生物与传染性疾病

在自然界，由于地理、地貌和气候等因素的影响，每一个物种都被局限于一定的地域内生存发展，这些物种即被称作本地种。虽然物种自身可发生迁移，但如果没有人类活动的影响，这种自然迁移速度很慢。而那些出现在过去或现在的自然分布范围及扩散潜力以外的病媒生物——外来病媒生物，往往可借助人类活动越过其本身不能自然逾越的空间障碍而入境。它们可能因不能适应新环境而被排斥于系统之外，也可能因新的环境中没有与之相抗衡或制约它的生物，而在当地的自然或人为生态系统中定居下来，并自行繁殖和扩散，于是就会在病媒生物性疾病的传播和流行中发挥其特殊的作用。不同地域的病媒生物对病原体存在易感性差异，如不同地理种埃及伊蚊或同地区不同孳生地埃及伊蚊对登革病毒的易感性不同。从全球看，当今媒介生物性疾病流行的三大趋势是新的病种不断出现、原有的流行区域不断扩展、疾病流行的频率不断增强，外来病媒生物在其中起了非常重要的作用。目前我国每年病媒传染病在传染病总发病病例中占 5%~10%，死亡人数占传染病总死亡人数的 30%~40%。如 2017 年我国共报告疟疾病例 2 675 例(2 672 例输入病例，3 例输血感染病例)，所有病例全部为境外输入。

二、外来病媒生物传入的主要途径

大多数外来病媒生物的传入与人类活动有关。在对外交往中，通过交通工具、货物、集装箱和行李等，人们有意或无意地将外来生物带入了本国。

1. 有意引入或人为投放　一部分是以人类宠物形式有意引入，如草原犬鼠(*Cynomys* spp)因体型矮胖，运动灵活，很招人喜爱，因此长期被人类当作宠物进行饲养。2003 年 5 月，一种类似于天花且从未在西半球流行过的疾病猴痘正在美国中西部蔓延。至同年 7 月 20 日，美国确诊病人 37 例，可疑病人 12 例，疑似病人 22 例。这次猴痘暴发的罪魁祸首正是草原犬鼠。另外，研究发现草原犬鼠还能向人类传播鼠疫和土拉菌病(又称兔热病)。另一部分是敌对或恐怖分子利用媒介生物的传病作用，故意投放带有病菌的媒介生物，以造成传染病暴发流行、人员死亡，引发人心恐慌、社会动荡，以达到其罪恶的目的。

2. 随交通工具无意带入　大多数外来媒介生物是随人类活动而无意传入的，尤其是近年来，随着国际贸易和国际旅游业的发展，越来越多的外来生物借助多种途径传入各国。如 2017 年 12 月 17 日，中央电视台报道原广东出入境检验检疫局成功处置特大型入境外籍船舶“埃登轮”携病媒生物案例，原国家质量监督检验检疫总局和原广东出入境检验检疫局组织的专家组实地勘察，专家们分析后一致认为，“埃登轮”遭遇蟑螂以及其他病媒生物的侵害严重程度在国际航运史上也属于极其罕见的，经熏蒸法实施整船卫生处理，杀灭蟑螂数量超过了 60 万只，并检测出褐家鼠、黄胸鼠、德国小蠊、美国大蠊、海滨库蚊、伪粗野粉蝇等 8 种病媒生物。

3. 随国际货物带入　国际贸易往来日趋频繁，各种病媒生物也容易在相应的货物中找到自身的隐藏处，并随货物通过便捷的交通传入世界各地。如 2019 年 10 月 25 日，上海浦东机场海关对从法兰克福到浦东国际机场的某航班中货物实施前置卫生检疫时，在航空箱内部的货物中截获活蝇 1 批次，经上海海关媒介实验室鉴定，确认为囡欧麻蝇(*Heteronychia filia*)，也是全国口岸首次截获的新蝇种。

4. 外来病媒生物自然迁移传入　例如麝鼠原产于北美洲，1927 年从北美被引入苏联，作为毛皮兽大量养殖。由于管理不善，麝鼠从养殖场逃逸，并沿着伊犁河、塔克斯河、额尔齐斯河进入我国。1955 年和 1957 年，黑龙江的呼玛和兴凯湖发现了麝鼠。麝鼠对许多重要传染病都敏感(如土拉菌病、鼠疫、兔李氏杆菌病等)，也是土拉菌病的宿主动物，水位的变化常会导致麝鼠迁移，麝鼠可随水流迁移到很远的地方，因而会将这些疾病带到新的地区。也有些生物并不是通过一种途径传入，可能有两种或多种途径交叉传入；在时间上也并非只有一次传入，可能是两次或多次传入。多途径、多次数的传入加大了外来生物定居和扩散的可能性，如原产欧洲的德国小蠊就是通过多种途径实现向其他国家扩展，现已遍布世界多数国家，已成为重要的家庭卫生害虫。在我国，德国小蠊于 1935 年在东北有记载，至 20 世纪 60 年代初期，该种已扩散到东部各省，至 80 年代又在西北、西南地区蔓延，目前几乎遍布全中国，并且成为全国优势种群。

三、我国防范外来病媒生物的能力

我国地域辽阔，存在 5 个气候带(寒温带、温带、暖温带、亚热带和热带)，生物栖息地类型多样化。因此，来自世界各地的大多数外来生物都可能在我国找到合适的栖息地，这就使我国特别容易遭受外来生物的威胁和侵害。此外，我国口岸数量多、分布广，港口、机场存在着有利于病媒生物生存的生态环境。同时，许多港口还接卸大量容易携带外来病媒生物的高风险货物，包括废旧物品(如废旧报纸、废旧轮胎等)和废旧交通工具等，这些均增加了外来生物输入的可能性。虽然对外来生物的危害已经引起我国有关部门的注意，但对外来生物问题研究不多，缺乏相应措施。国外发达国家(如美国)已对有关外来生物进行了大量研究，其内容包括：常见入侵路径、载体、自然和人工干扰(物理、化学、气候等)的作用，以及入侵带来的危害等。相比之下，我国在防御外来病媒生物方面能力较弱，容易受损害。此外，全球气候变暖以及大量使用化学杀虫剂，导致自然界许多媒介生物的天敌如猫头鹰等种类和数量大量减少。

四、对外来病媒生物监控存在的问题

1. 认识问题　公众普遍存在麻痹心理，没有认识到外来生物已经引起的危害和潜在的危险。公众对外来生物危害的认识仅停留在少数植物病虫害和杂草(如松材线虫和水葫芦等)，没有充分认识到外来生物可能会带来新的或当地没有的传染病，对人类或动物健康造成严重的危害，尤其是那些生物造成的直接经济损失不引人注目(如德国小蠊)，更未予以重视或采取措施，以致在全球泛滥成灾。

2. 合作问题　外来病媒生物是一个国际性的问题，需要国际的密切合作，一个国家外来生物的防制经验和教训，对其他国家有极大的参考价值。有些病媒生物物种不仅入侵到一个国家或地区，而且入侵到多个国家。外来病媒生物在一个国家出现的信息可为周边国家提供早期预警。此外，在应对外来病媒生物的监控方面，需要多部门的合作(如交通、旅游、港口等)，而这些部门还没有充分意识到外来病媒生物所带来的损失和危害，缺乏主动监测和控制措施。

3. 技术问题　从事口岸病媒生物监测和控制的专业人员与技术力量仍然较为薄弱。同时，我们对多数疾病的宿主动物和媒介生物缺乏足够的了解，对国外有害媒介生物的相关资料(如生物学、生态学以及与疾病的关系等)了解和对外来病媒生物鉴定能力需要进一步加强。在日常监测中，缺乏监测方法的连贯性、缺少长期相对固定的工作人员和先进的监测设备，病媒生物控制技术储备不足，这些问题对疫情预测和控制，特别是对反生物恐怖不利。

4. 基础问题　由于战争、政治、经济等因素的影响，许多国家公共卫生基础结构削弱，重医轻防现象明显，病媒生物监测系统不健全或者原有的媒介监控计划和措施被迫中断，导致缺乏行之有效的控制手段，易引起对传染病流行的可能性和趋势预测不够，判断失误等问题。

5. 抗药性问题　因长期不科学的广泛应用化学杀虫剂，已使许多病媒生物产生了明显抗性和交互抗性，目前这已成为全球性的问题。

6. 法律标准问题　通过收集、整理、分析国内外病媒生物相关法律和标准体系，发现我国病媒生物监测和控制法律及标准体系建设依然薄弱。应加大病媒生物监测和控制法律及标准体系建设，以应对突发多变的国际病媒生物跨境传播的新形势，保障国民健康安全。

第三节　病媒生物监测与风险评估

在海关卫生检疫工作中，风险分析理论也逐渐成为预防控制病媒生物和传染病的一种重要科学依据。

针对入境交通工具携带的病媒生物，进行危害确定、危害定性、风险定性和影响评估，确定危害等级或危害程度，提出风险管理的具体措施；开展风险交流活动，确保风险评估人员、风险管理人员、消费者和其他有关的团体之间充分了解严格而透明的风险分析过程，促使各部门积极参与，以达到控制病媒生物进而控制传染病传入的目的。

目前，我国对入境交通工具携带病媒生物的研究处于发现、鉴定、卫生处理及病媒生物携带病原体检测阶段，对病媒生物风险分析、风险管理等系统研究不足，同时对病媒生物传入、传出及某病媒生物性疾病流行发展态势预测评估和危害性评价体系研究不足。

一、风险分析的必要性

1. 病媒生物截获率高，入侵形势严峻　以 2018 年为例，全国海关截获输入性病媒生物 1.1 万次，检出病原体阳性 420 次；江门海关在集装箱中截获蝇类 200 余万只；呼和浩特、深圳、合肥、南宁等海关首次截获蒙古旱獭、环喙库蚊、螳丽蝇、方形巨蠊等。深圳海关全国首次在快件中发现活鼠，杭州、呼和浩特海关检出鼠疫菌阳性，有效阻断鼠疫等烈性传染病的传播途径。

2. 生物恐怖严重影响国际社会　有关资料表明，从 1960—2000 年的 40 年时间里，全世界已发生有据可查的生物恐怖事件 121 起。虽然从美国“9·11”至今，尚未出现大规模生物恐怖，但国际周边以及国内环境均提示我们对生物恐怖的威胁不能掉以轻心，对病媒生物的风险分析势在必行。

3. 实施技术性贸易措施的需要　风险分析是最重要的技术性贸易措施之一，在调节各国贸易政策方面起着重要作用，也是争端解决中最重要的科学证据。当前中国出口面临严峻的外部环境，对中国使用技术贸易壁垒的国家越来越多，严重影响了中国商品出口。面对国外层出不穷、科技含量越来越高的技术壁垒，外来有害生物与安全、卫生、环保项目越来越成为国际技术性贸易保护措施的主要内容。开展病媒生物监测、病媒生物携带病原检测，进行病媒生物传入性和致病性风险分析，可为实施风险管理和制订切实可行的技术性贸易措施提供科学依据。

4.《国际卫生条例》的要求　《国际卫生条例》对病媒生物传播性疾病提出了特别措施条款，其中，条款 1 规定：WHO 定期公布对来自某些地区的交通工具建议采取除虫或其他媒介控制措施的地区名单，如何确定这些地区名单，离不开病媒生物风险监测预警及风险分析。

二、风险分析的原则

根据我国卫生检疫行业标准《国境口岸外来医学媒介生物风险分析规则》（SN/T 1630—2005），建立卫生检疫风险分析应当遵循的原则：不但要符合国际惯例，还要与我国现行的法律、法规及部门规章保持一致，反映各层次、各领域风险分析的需要，注重国境口岸卫生检疫风险生成的特殊性，使风险分析既具有国际化和规范化的特征，又具有一定针对性和实用性。

三、风险分析程序

病媒生物风险分析的步骤主要分为：风险分析的开始、危险性评估和风险管理，随着风险分析技术的发展，增加了风险交流。

1. 风险分析开始阶段　风险分析一般有两个起点：一是以传播途径开始的病媒生物风险分析，二是以病媒生物开始的风险分析。对于病媒生物收集的信息包括：病媒生物的种类、特性、分布、寄主、可能传播的疾病，传入的潜在途径，生命力、生存范围及孳生条件、繁殖的可能性，主动或者随交通工具扩散迁移能力，对环境的适应性，对药物的耐受性、污染商品和运输工具的机会、在运输环境条件下的存活率、在入境检查时检测的难易程度等。

2. 风险评估阶段　评估目标（对象）确立之后，从传入、蔓延、播散疾病的危险性和经济、生态及社会效益等方面综合评价病媒生物的风险，为海关检疫决策提供依据。主要包括：评估病媒生物传出地区病媒生物性疾病的传播途径、分布、流行情况、国际关注程度、携带病原的种类、人群易感性、预防与控制措施及其难易程度；对受威胁地区人群的潜在危害、对受威胁地区潜在的经济影响等。评价因子的选取应该遵循重要的、相对稳定的、易于量化的原则,能够反映病媒生物危害性评价指标。

(1)风险评估方法:包括定性和定量分析的方法,相对于定性分析方法而言,定量方法的应用可以使评估结果更科学。近年美国政府加大投资开展定量风险分析研究,提出了场景分析和蒙特卡洛模拟方法及理论。澳大利亚生物安全局制定了风险分析指南,提出了定量、半定量和定性风险分析方法及理论。目前国内外尚无现成的病媒生物风险评估的理论和方法。

(2)风险评估技术:在评估指标体系创建后,根据资料的收集和获取情况,选取合适的数学方法对指标体系进行综合评价,得出风险值。根据风险值大小,评判病媒生物的风险性。地理信息系统(geographic information system,GIS)和全球卫星定位系统(global positioning system,GPS)等已广泛应用于有害生物风险分析,生态学中的种群模型、定量经济学方法、概率模型、多因子综合决策分析等技术近年来也在有害生物风险分析中加以应用。

3. 风险管理 风险管理是根据外来病媒生物传入、定殖、扩散的可能性以及携带病原体对人体的危害等风险评估结果,确定风险水平及其可接受性,制订风险对策和备选方案。风险管理的目标是通过选择和实施适当的措施,尽可能有效地控制病媒生物传入的风险,从而保障公众健康。风险管理的内容可以分为风险评价、风险管理策略评估、执行管理决定,以及监控和审查4部分。近年来,有国家还在评估风险管理措施的有效性方面开展了大量卓有成效的工作,如日本学者利用发展的概率模型、美国学者依据生物种群发育模型等取得了大量成果。

4. 风险交流 为使风险评估建立在科学之上,遵循《技术性贸易壁垒协议》和《卫生与植物检疫措施》协议中公开透明原则,风险分析完成之后,应当将风险分析结果,包括评估结果和风险管理方案以及即将采取的措施,在国内专家之间交流讨论。同时应该将结果与国外相关单位进行交流,以增加透明度。交流意见反馈后,对风险评估和风险管理措施做相应的调整,最终确定外来病媒生物风险管理措施。

第四节 病媒生物检验检疫的控制对策

病媒生物检验检疫的控制应采取综合防制的对策,从口岸病媒生物与环境,海关和地方联防联控机制区域合作,“一带一路”沿线国家和国际组织交流合作,加大健康宣教力度、提高公众防范意识,提高口岸海关检疫人员病媒生物检验检疫能力,大力开展病媒生物防控和提高监测预警科研攻关。

一、管理对策

1. 建立预警机制 将病媒生物监测与控制工作作为国家公共卫生突发事件应急反应体系的一部分,建立国境口岸外来病媒生物预警机制,在各口岸建立常规、主动的病媒生物监测网络,持续开展口岸病媒生物本底调查,除掌握本地病媒生物情况,密切注视其变化动向,及早发现外来病媒生物,快速上报,并科学地进行控制。

2. 加强海关媒介生物监测和控制区域合作 京津冀、长三角、长江经济带、粤港澳大湾区区域内易携带病媒生物的进出境货物、交通工具、集装箱等往来更频繁,境外输入性病媒生物在区域内传播风险更大。通过区域协调,开展联合监测和区域内联防联控机制共同努力,才能有效控制输入性病媒生物的传播。

3. 加强国际交流与合作 输入性病媒生物的问题总是涉及原产国问题。原产国相应的生态特点、天敌生物、防制方法、经验和教训等信息对我们的防制工作有着重要作用。

4. 成立国家外来病媒生物监控工作组 主要负责以下工作:制定全国国境口岸病媒生物监控项目;收集国外病媒生物的相关资料,尤其是有关生物学、生态学以及与疾病的关系、防制方法等;评定全国开放口岸防范外来病媒生物的能力;检查和指导口岸病媒生物监测工作;培训病媒生物监控技术骨干。

5. 加紧病媒生物监测和控制法律及标准体系建设 《中华人民共和国生物安全法》已颁布实施,还需加紧制定病媒生物监测和控制等方面的配套法规、规章和标准。

二、宣传教育对策

防止外来病媒生物入侵是涉及全社会的事，需要全社会共同努力，必须依靠公众的全面配合，充分调动公众的积极性，提高全社会防范意识，使全社会参与到防止病媒生物入侵的行动中。同时，针对不同的人员，制订有吸引力的宣传战略。如把外来病媒生物的概念、危害、国内外的重要经验和教训编辑成深入浅出的科普性文章或手册，通过各种方式进行宣传，向出入境人员，尤其是旅游人员提供有关信息和行动建议，使他们了解人类旅游与外来病媒生物入侵的关系，提高防范能力，防止旅游带来新的入侵种。

三、人员培训对策

持续开展口岸病媒生物监测和控制人员的技能培训，开展全国海关或京津、长三角、粤港澳大湾区等区域海关口岸病媒监测和控制人员技能竞赛，切实提高海关病媒监测和队伍能力；指导培训口岸单位，提高口岸运营单位病媒生物控制能力。

四、预防对策

1. 做好物资和技术储备　病媒生物性疾病的预防控制，一靠疫苗免疫接种，二靠媒介生物控制。对于还没有疫苗的媒介生物性疾病，控制媒介生物更是唯一可行的预防措施。为控制疫情，提高预防效果，各直属海关应组织专家对辖区现有口岸进行外来病媒生物传入风险的评估，并定期对口岸病媒生物监测工作进行检查，为制订科学的防范措施奠定基础。海关指导口岸运营单位加强口岸药品、消杀灭药剂和器械的储备，所有人员均应做好预防接种、药物预防、人员防护等综合措施。

2. 谨慎引入外来生物　需要建立完善的外来生物引入风险评估机制，加强对外来生物引进前的科学评估，从国家利益的高度全面管理外来生物。根据引入的利益水平期望值来确定可接受的风险水平，不仅要考虑到当前，还应预测将来；不仅要看经济利益，还要看生态危害和健康危害。引入后应加强监测，对发现的问题应及时采取有效对策，避免造成更大的危害。

3. 加强口岸检疫查验　加强对入境交通工具、货物和入境人员的携带物、行李物的检疫查验工作，特别对来自病媒生物性疾病流行区的船舶，必须实施锚地检疫，并加强对输入性病媒生物的监控，如对传播黄热病、登革热、流行性出血热的媒介埃及伊蚊、白纹伊蚊等进行监控，阻止外来媒介生物入境。同时对捕获的媒介生物，及时利用先进的科技手段进行相关病原学检测，为疾病传入的风险评估和预警提供科学依据。

4. 做好卫生处理　对存在病媒生物卫生安全隐患的入境交通工具、集装箱、货物等，应实施严格的卫生处理，检查卫生处理效果，以杀灭输入性的病媒生物。

5. 开展综合治理　在口岸区域大力开展群众性的卫生运动，通过环境的综合治理，消除媒介生物的孳生地。对新开口岸，组织验收时必须要求提交口岸媒介生物本底资料，同时制订口岸区域病媒生物的监测方案，落实经费和实施部门，当地海关负责监督管理和指导。

五、科研对策

1. 加强对生物入侵的研究　明确入侵种类、分布、机制，评价入侵种带来的生态危害，研究控制对策和具体技术，是我国目前解决外来媒介生物入侵的关键。同时，由于考虑病媒生物的耐药性问题和生态环境保护的因素，许多杀虫剂被淘汰或限制，因此，加强对病媒生物控制药剂和相应器械的研究尤为迫切。无论是从生态环境保护角度还是经济效益的角度，生物防制被认为是继化学防制和器械防制之后最有吸引力的方法，应加强此方面的研究。

2. 利用信息化开展病媒生物监测和鉴定　病媒生物传播疾病有种属特异性，有些物种不传播，有些物种高度危险，准确鉴定非常重要。但是，由于病媒生物种类繁多，准确鉴定非常困难，需要扎实的分类学知识和丰富的实践经验，而各口岸普遍缺乏此类人才。特别是截获外来病媒生物新品种，准确鉴定尤为困难。为解决这个问题，开发网络鉴定平台，利用先进的计算机技术，辅助完成病媒生物监测和鉴定工作。目前，深圳海关、福州海关、杭州海关均在开展相关研究，深圳海关主持开发的“医学媒介生物远程鉴定与预警分析系统”，与世界卫生组织展开合作。

（叶向光）

第三章

病媒生物的防制技术

有效控制或消灭病媒生物是预防虫媒传染病的重要手段。目前对病媒生物的防制方法主要有环境防制、物理防制、化学防制、生物防制、遗传防制和法规防制等方法。通常对于病媒生物的防制往往以一种方法为主,同时可以辅助其他方法。化学防制仍然是病媒生物防制的主要手段,但物理防制等方法也常有运用。

第一节　病媒生物的防制技术概述

一、防制相关法规

(一)《中华人民共和国传染病防治法》(节选)

该法由中华人民共和国第十届全国人民代表大会常务委员会第十一次会议于 2004 年 8 月 28 日修订通过,现将修订后的《中华人民共和国传染病防治法》公布,自 2004 年 12 月 1 日起施行。2013 年 6 月 29 日中华人民共和国第十二届全国人民代表大会常务委员会第三次会议修正。

第二章(传染病预防)第十三条　各级人民政府组织开展群众性卫生活动,进行预防传染病的健康教育,倡导文明健康的生活方式,提高公众对传染病的防治意识和应对能力,加强环境卫生建设,消除鼠害和蚊、蝇等病媒生物的危害。各级人民政府农业、水利、林业行政部门按照职责分工负责指导和组织消除农田、湖区、河流、牧场、林区的鼠害与血吸虫危害,以及其他传播传染病的动物和病媒生物的危害。铁路、交通、民用航空行政部门负责组织消除交通工具以及相关场所的鼠害和蚊、蝇等病媒生物的危害。

(二)《中华人民共和国食品安全法》(节选)

该法已由中华人民共和国第十二届全国人民代表大会常务委员会第十四次会议于 2015 年 4 月 24 日修订通过,自 2015 年 10 月 1 日起施行。现行《中华人民共和国食品安全法》于 2018 年 12 月 29 日修正。

第三十三条　食品生产经营应当符合食品安全标准,并符合下列要求:

1. 具有与生产经营的食品品种、数量相适应的食品原料处理和食品加工、包装、贮存等场所,保持该场所环境整洁,并与有毒、有害场所以及其他污染源保持规定的距离;

2. 具有与生产经营的食品品种、数量相适应的生产经营设备或者设施,有相应的消毒、更衣、盥洗、采光、照明、通风、防腐、防尘、防蝇、防鼠、防虫、洗涤以及处理废水、存放垃圾和废弃物的设备或者设施。

(三)《病媒生物预防控制管理制定》(节选)

为进一步加强和规范病媒生物预防控制工作,有效防控病媒生物传播性疾病的发生和流行,保护人民群众的身体健康,全国爱卫会、卫生部组织专家研究制定了《病媒生物预防控制管理规定》。本规定自 2010 年 1 月 1 日起施行。

二、防制方法

(一) 综合防制

综合防制是指从病媒和环境、社会经济条件的整体观念为前提,根据以治本为主、标本兼顾,有效、经济、简便、安全、无害的原则,因地制宜,对有害蚊种综合采用环境防制、化学防制、生物防制或其他有效手段,形成系统的防制措施,把防制对象的种群控制在不足为害的水平,争取予以清除,以达到除害灭病的目的。其特点是允许病媒生物在一定的低密度下继续存在,强调以生态系统为管理单位,充分利用自然控制因素,其控制措施可能产生预想不到或不能令人满意的后果。

1959 年,美国科学家发表文章,就有害生物综合治理(integrated pest management,IPM)的定义、原则及必要技术做了阐述,即"综合治理是有害生物的一种管理系统,它按照有害生物的种群动态与环境的关系,尽可能协调地运用适当的技术和方法,使有害生物种群保持在经济危害水平以下"。所有的防制措施,不论农业、生物、化学、物理或遗传的措施,都必须同环境中已经存在的控制因素相互协调,以便达到最大限度的灭虫效果。因此,综合防制是为了达到这一目的而探索出来的一套科学管理有害生物的新技术。据报道,丹麦农业科学委员会宣布,从 1998 年起,丹麦将全面禁止使用化学农药,在全世界范围内率先成为生态农业国。

IPM 的要旨在于创造不利于病媒孳生的环境和生态系统,因此要以病媒生态学为基础,以病媒生态习性为依据,并以环境防制为主要手段,不仅要控制病媒的数量,更重要的是对其孳生栖息场所的治理,以清除孳生地为主,采取标本兼治、综合治理、科学防制的方针,严格贯彻政府组织、全民动手、属地管理、单位负责、科学指导、社会监督,坚持集中治理与经常性治理相结合,以经常性治理为主的防制原则。

(二) 环境防制

环境防制是通过环境治理,包括环境改造、环境处理以及改善人类居住条件和习惯,以防止或减少病媒生物的孳生繁殖或人类与媒介的接触。环境改造是环境治理的形式之一,包括为了防止、清除或减少媒介的栖生地而对土地、水体或植被进行的、对人类环境条件无不良影响的各种实质性和永久性改变。

(三) 物理防制

物理防制是利用机械方法以及光、声、电等物理方法捕杀、诱杀或驱除病媒生物,具有无农药残留的优点,但其缺点是田间不能操作。该方法比较适于对付贮粮害虫等,如覆盖防虫网、塑料薄膜、遮阳网等,阻止害虫和病原菌进入棚室,从而减轻病虫害发生;利用害虫对灯光、颜色和气味的趋向性诱杀或驱避害虫;如黄板诱杀蚜虫、白粉虱、烟粉虱等。

(四) 化学防制

化学防制是指使用天然或合成的毒物,以不同的剂型(粉剂、乳剂、油剂、水悬剂、颗粒剂、缓释剂等),通过不同途径(胃毒、触杀、熏杀、内吸等)毒杀或驱走害虫,具有成本低、见效快、效果明显等特点,不受地域和季节限制,适用于大面积的机械化防制。但在杀灭有害生物的同时,有益生物也受到伤害,破坏生态平衡,产生药物残留,而且长期使用同一种农药,可能会导致某些害虫产生不同程度的抗药性。在使用化学防制的过程中,首先要了解的就是药物的半数致死量及其抗药性。

抗药性是指病媒生物对药物的敏感性降低的一种状态。抗药性的产生使正常剂量的药物不再发挥应有的杀灭效果,甚至使药物完全无效。抗药性的产生往往与用药剂量不足、滥用化学制剂等用药不当有密切关系,因此合理使用化学制剂进行病媒生物防制是防止和减少病媒抗药性产生的重要环节。

(五) 生物防制

生物防制是指利用生物或生物代谢产物来控制和杀灭病媒生物。通常采用的是增加自然界原有天敌的数量,最有效的是人工繁殖天敌,包括病原微生物,大量释放或散布到自然界,相对大大增加一个生境中的天敌数量的比例,或者从国外引入或移植新的天敌,改变一个生境中的种群结构。无论采用上述哪一种方法,都涉及复杂的群落结构的问题,需要以病媒生物生态学为基础,了解天敌的生物学特点、释放或放养天敌的数量与存活率及其对防制对象、非防制对象的影响等。该方法的优点是能够保持生态平衡,不污染环境,对人、畜安全,有利于延缓害虫抗药性的发生和发展;缺点是防制效果缓慢,应对突发性虫害较被动,防制时间和技术要求比较严格,且不能将有害生物一举消除,只能使其危害减少。

第二节 卫生杀虫剂

一、卫生杀虫剂的种类

（一）无机杀虫剂

无机杀虫剂是由天然矿物原料加工制成，它的杀虫成分含砷、氟、铜、汞等化学元素。这类杀虫剂性质稳定，多为水溶性，不易透过昆虫体表的蜡质层，因此无触杀作用，只有胃毒作用，使用范围不广，对人畜毒性也较大。有机杀虫剂应用之后，这类杀虫剂已很少使用。

（二）有机杀虫剂

20世纪40年代，由于规模的农业实践和化学工业的发展，杀虫剂的研究得以飞速发展，先后出现许多有机合成杀虫剂。这类杀虫剂杀虫效力高，制造工艺简单，成本低廉，并可大规模生产，发展很快，成为杀虫剂的主要组成部分。有机杀虫剂根据化学结构可分成有机氯类、有机磷类、氨基甲酸酯类、拟除虫菊酯类等四大类。

1. 有机氯类杀虫剂　这类杀虫剂由碳、氢、氯元素组成，包括二二三、六六六、三氯杀虫酯（7504）、氯丹等。其特点是残效时间长，杀虫范围广，价格低廉，易于规模化生产，曾在卫生害虫防制，尤其在全世界疟疾防制方面取得显著成效。但由于有机氯类杀虫剂化学性质非常稳定，在自然环境中不易分解、降解，易造成环境的污染。此外，有机氯类杀虫剂长期、大量地应用可引起害虫的抗药性。因此，在我国及一些国家和地区禁用二二三、六六六，而使用其他高效、低毒的新杀虫剂来替代。

2. 有机磷类杀虫剂　这类杀虫剂药效高，应用范围广，使用方式可多样化，残毒少。常用的有敌百虫、敌敌畏、倍硫磷、双硫磷、马拉硫磷、乙酰甲胺磷等。

3. 氨基甲酸酯类杀虫剂　这类杀虫剂是20世纪50年代发展起来的有机合成杀虫剂，在品种、产量上仅次于有机磷类杀虫剂，其中恶虫威、西维因、混杀威和二氧威，1982年被WHO推荐用于卫生害虫的防制。该类杀虫剂具有胃毒、触杀作用，击倒快、残效长、杀虫作用选择性强等特点，且能自然降解，不造成环境污染，有些品种还有熏蒸作用。

4. 拟除虫菊酯类杀虫剂　该类杀虫剂是从除虫菊中提取的，天然除虫菊素是一种淡黄色、黏稠的油状液体，对昆虫具有良好的触杀、熏蒸作用，但胃毒作用差。其特点是高效、广谱，对哺乳动物毒性低，对害虫有击倒和兴奋驱出作用，是防制家庭卫生害虫的一种理想杀虫剂。常用的有氯菊酯、胺菊酯、氯氰菊酯、溴氰菊酯、氟氯氰菊酯等。

（三）其他类卫生杀虫剂

1. 驱避剂 又称昆虫驱避剂，由植物产生或人工合成的具有驱避昆虫作用的活性化学物质。本身无杀虫活性，依挥发出的气味驱避昆虫。如天然香茅油和人工合成的避蚊胺能驱避蚊类叮咬，环已胺可驱避白蚁，樟脑能驱避衣蛾。其对环境的影响主要是造成暂时性气味污染，一般不会长期危害环境或破坏生态平衡。

2. 昆虫生长调节剂　是一类特异性杀虫剂，在使用时，不直接杀死昆虫，而是在昆虫个体发育时期阻碍或干扰昆虫正常发育，使昆虫个体生活能力降低、死亡，进而使种群灭绝。这类杀虫剂包括：保幼激素、抗保幼激素、蜕皮激素和几丁质合成抑制剂等。常见的农药品种有除虫脲、灭幼脲、氟虫脲、米满等。

3. 生物杀虫剂　主要分为细菌杀虫剂、真菌杀虫剂、提取液杀虫剂等三大类，具有取材方便、成本低廉、控制期长、高效、经济、安全、无污染、与环境高度相容等特点，是当前无公害绿色蔬菜生产的最佳农药选择。细菌类杀虫剂是国内研究开发较早的生产量最大、应用最广的微生物杀虫剂，目前研究应用有苏云金杆菌、青虫菌、日本金龟子芽孢杆菌和球形芽孢杆菌，其中苏云金杆菌是最具有代表性的品种；真菌杀虫剂是一类寄生谱较广的昆虫病原真菌，属于触杀性微生物杀虫剂，目前应用的种类有白僵菌、绿僵菌、拟青霉、座壳孢菌和轮枝菌等。

4. 增效剂　一般指本身不具备某种特定活性或活性较低，但在与具备此种活性的物质混用时，能大幅度地提高活性物质性能的一类物质。常见增效剂有农药增效剂、肥料增效剂、混凝土增效剂、抗菌增效剂、脱硫增效剂等。

二、卫生杀虫剂的剂型

工厂生产出来的杀虫剂，未经加工的称为原药。固体原药为原粉，液体原药为原液。绝大部分杀虫剂不经加工不能直接使用，除用于超低容量喷洒以外，必须进行加工，这种加工杀虫剂的形式称为剂型。根据配方将原药加工成一定剂型的药剂称为制剂。

（一）粉剂

指一种或多种药剂和填料（如滑石粉）与少量助剂经混合、粉碎再混合至一定细度的粉状制剂，可直接使用，或添加适量填料和某些辅助剂稀释后使用。其具有方便、药粒细、均匀分布、散布效率高、节省劳动力和加工费较低的优点，特别适宜于供水困难地区和防制暴发性病虫害。一般不宜加水稀释，多用于喷粉和拌种，浓度较高的可用作毒饵和处理土壤，如六六六粉剂、滴滴涕粉剂等。粉剂农药贮存方便，不易挥发，其粉碎粉末经过 200 号筛目，粉粒较粗，不易结块，喷洒流动性和分散性好 但粉剂不易被水湿润，也不能分散和悬浮在水中，所以不能加水喷雾施用。

（二）胶悬剂

又称悬浮剂、流动剂、水悬剂。指不溶或微溶于水的固体农药原粉加表面活性剂，以水为介质，利用湿法进行超微粉碎制成黏稠、可流动的悬浮液。与可湿性粉剂相比，具有粉粒直径小、无粉尘污染、渗透力强、药效高、挥发性小、毒性低等特点，兼有可湿性粉剂和乳油两种剂型的优点，能与水混合使用。需要注意的是，胶悬剂在长时间存放后，由于悬浮粒的下沉，可能出现沉淀现象，使用时必须充分摇动，使药粒重新悬浮起来，以保证药效，如 40%多菌灵胶悬剂等。

（三）可湿性粉剂

是用农药原药、惰性填料和一定量的助剂，按比例经充分混合粉碎后，达到一定粉粒细度的剂型。从形状上看与粉剂无区别，但是由于加入了湿润剂、分散剂等助剂，加到水中后，能被水湿润、分散、形成悬浮液，可喷洒施用。与乳油相比，可湿性粉剂生产成本低，可用纸袋或塑料袋包装，储运方便、安全，包装材料比较容易处理。可湿性粉剂不使用溶剂和乳化剂，对植物较安全，在果实套袋前使用，可避免有机溶剂对果面的刺激。常用品种有 10%吡虫啉粉剂、70%甲基托布津粉剂、80%大生等。

（四）气雾剂

指含药、乳液或混悬液与适宜的抛射剂共同装封于具有特制阀门系统的耐压容器中，使用时，借助抛射剂的压力，将内容物呈雾状物喷出，用于肺部吸入或直接喷至腔道黏膜、皮肤及空间消毒的制剂。

（五）毒饵

在麦麸或其他食物中混入砒霜或有毒农药制成的毒物，撒在地面上，用来毒杀蝼蛄、蛴螬等害虫。拌入毒药制成的食料，含有胃毒作用的杀虫剂、杀鼠剂和引诱物调和而成，可用于诱杀害虫、害鸟和老鼠等。

（六）缓释剂

是先将药物制成小的颗粒，分作数份，少数未包衣为速释部分，其他分别包上厚薄不同的衣为缓释部分。取上述颗粒以一定比例混合，这样各种药物颗粒可持续发挥作用，达到预期的效果。

（七）油剂

将药剂溶解于有机溶剂中，直接用于害虫的防制。该剂型主要用于卫生害虫的防制，如蚊子幼虫等。用于热雾机防制蚊子成虫，也可以用于超低容量喷雾器防制外环境中蚊蝇。一般可用煤油或柴油稀释。

（八）热雾剂、烟剂

将杀虫药的有效成分溶解在具有合适闪点和黏度的溶剂中，再添加其他助剂加工成一定规格要求的制剂，使用时，借助烟雾机高温加热挥发成烟，同时将液体杀虫剂同时以几十微滴喷出分散悬浮在空气中；烟剂为使杀虫剂以固体微粒的形式悬浮在空气中；在蟑螂的防制方面应用较广泛。

三、卫生杀虫剂的配制与混配

（一）杀虫剂的配制

杀虫剂的原药和加工后的剂型一般所含的有效成分都很高，所以使用前应根据需要浓度或剂量进行适当稀释。稀释应正确计算，才能达到准确浓度或剂量。这种使用浓度通常包括：有效浓度和稀释浓度两种，前者是指农药的有效成分稀释液，用百分浓度和百万分浓度表示；后者是指农药制剂的稀释液，用倍数法表示。

百分浓度是指 100 份药液中所含有效成分的分数，分为重量百分浓度和容量百分浓度。固体之间或固体与液体之间配药时，常用重量百分浓度；液体之间配药时常用容量百分浓度。

百万分浓度常用 PPM 表示，是一种微量农药浓度表示法，指一百万份药液中所含有效成分的份数。

倍数法是将原药剂稀释多少倍的表示法，分内比法和外比法两种。内比法适用于当药剂稀释 100 倍或 100 倍以下时，计算时要扣除原药剂所占的 1 份，如稀释 80 倍时，计算时不扣除原药剂所占的 1 份，即原药剂 1 份加 79 份稀释剂；外比法适用于稀释 100 倍以上的药剂，计算时，不扣除原药剂所占的 1 份，如稀释 1 000 倍，即用原药剂 1 份加稀释剂 1 000 份。

（二）杀虫剂的混配

在有害生物化学防制的实践中，人们往往将不同的单剂混合在一起使用，将两种或两种以上具有不同或类似化学结构、对卫生害虫能产生更多防制作用的杀虫有效成分进行混合后一起使用的方法，称为杀虫剂的混用。为混合使用而制备出的含两种或两种以上杀虫有效成分的制剂，称之为杀虫剂的混配。其优点是可提高对卫生害虫的防制效果和防制谱，有利于解决抗性和延缓抗性的发展，扩大新旧杀虫剂品种的应用，降低用药成本。

四、卫生杀虫剂的使用方法

（一）空间喷洒技术

空间喷洒是迅速降低室内外虫害密度最有效的方法。较小剂量气雾杀虫剂，可杀死接触雾滴的虫害。室内喷洒推荐使用水剂或脱臭煤油剂型等危险性比较小的杀虫剂。在某些国家，室内空间喷洒不允许使用有机磷杀虫剂。由于抗性的发展，一些国家禁止使用光稳定性的拟除虫菊酯类杀虫剂。用增效醚增效的拟除虫菊酯类杀虫剂作超低容量喷雾及热烟雾喷洒，在室外灭蝇非常有效。室内处理用手动喷雾器、手提式超低容量喷雾器或热烟雾机。室外处理用车载喷雾器，手提式器械可用在车辆无法进入的地方。超低容量喷雾和烟雾机的施药量由剂量、人或车行进的速度及幅宽决定，幅宽市区为 20～30m，空旷的地带为 100m。

（二）滞留喷洒技术

滞留喷洒是把持效期长的杀虫剂药液喷洒在室内的墙壁、门窗、天花板和家具等表面上，使药剂滞留在上述物体表面，维持较长时期药效。适用于喷洒办公室、宾馆、食堂、仓库、防空洞和厕所等场所，以防制蚊、蝇、蟑螂等卫生害虫和某些仓库害虫（如棉库中的棉红铃虫）。不同材质表面的吸水量也不同，水泥、砖、石灰面为吸收性表面，吸水量大；玻璃、瓷砖等为非吸收性表面，吸水量小；油漆木板（包括家具）为半吸收性表面，吸水量中等。

在进行滞留喷洒前，应实测欲处理表面的吸水量。其方法是：把定量清水装入喷雾器内，向划定面积的表面均匀喷洒，以湿而不流为度，消耗的水量即为吸水量，计算单位为 mL/m^2，一般为 30～50mL/m^2。喷洒时要按顺序而均匀地喷洒，喷头与喷洒表面保持 0.5m 左右距离。根据防制对象不同，处理重点不同，如防制蚊蝇要对室内墙壁和天花板、门窗全面喷洒，家具后面也要喷洒；防制蟑螂，喷洒距地面 1m 以下的墙面和家具（尤其是抽屉）及一些缝隙等。

（三）影响卫生杀虫剂效果的因素

1. 靶标因素　该因素的影响作用与虫害种类、药物种类、剂型、用本药与相关药物历史有关，需要指出的是药物抗性上升速度往往远大于药效的衰减速度。昆虫的抗性往往发展快、水平高，局部区域可出现

“超级蚊、蝇”，单靠增加部分药量难以控制。

2. 药剂因素 药剂的理化性质，包括其润湿性、黏着性、稳定性、悬浮性、成烟率等，其次药剂的原药纯度、浓度、剂型也会影响其效果。另外，选用合适的助剂能明显提高药效，如葡萄糖和麦芽糖对德国小蠊的引诱力明显高于其他糖类，蔗糖和红糖的效果较差。

3. 环境因素 不同昆虫对温度、湿度、光照的反应不同，同一昆虫的不同虫态对温度、湿度、光照的反应也不同，同时，温度、湿度、光照对药剂的影响也不同。另外，酸碱度对药效的影响也很大，控制酸碱度可降低贮存过程中有效成分的分解作用，防止制剂物理性能改变及其使用时产生药害。

4. 器械因素 雾滴的大小、数量、均匀度影响其在空间中的飘浮、沉降及分布，从而影响杀虫效果。

五、卫生杀虫剂的器械

在病媒生物的化学防制过程中离不开药剂、器械、施药的方法。因此，在化学防制中有三大支柱，即施药器械、杀虫药剂和防制方法，三者缺一不可，杀虫效果的好坏完全取决于三者的各自优势和合理配合。杀虫剂是通过施药器械将其分散成粒子而发挥有效的杀虫作用，因此一台好的器械可改善杀虫剂的缺陷，同时器械的机械性能稳定，操作灵活、方便，有效射程远，可提高防制效果。

杀虫剂要通过器械的使用，才能取得良好的杀虫效果。不同的剂型、不同性能的制剂，不能用同一种器械。有效剂型使用时选用何种器械是显而易见的，如粉剂只能使用喷粉机；油剂则不能使用压缩喷雾器。其他的剂型和制剂则要从药剂的理化性质、用途、使用方法等综合考虑，决定使用什么器械。

在使用高容量喷雾时，因器械和药剂都比较简单，应用方法也比较单一，对喷雾器的要求和依赖程度也相对较低。而在使用低容量喷雾技术、超低容量喷雾技术、烟雾技术、静电技术等时，单位面积用药的剂量大幅度减少，而又要达到有效的覆盖，这就要依靠器械来实现。

第三节 病媒生物的防制技术应用

一、蚊虫防制技术应用

（一）综合防制

综合措施的方法：①对本地区的防制，应对蚊种进行重要生态习性，特别是全年发生的活动规律的调查，作为确定初步防制手段、选择试行防制方法的依据；②建立种群调查系统，以监测种群的分布和变化；③在上述基础上，对于不同蚊种，按不同时期和不同条件采取相应的防制措施，并分别观察其效果，以评定所选择的措施是否合理；④在选择多种防制措施时应注意相互协调，减少矛盾以及发挥各措施之间相辅相成的作用，一次防制或一项防制措施，应当为后续的或另一措施创造更有利的条件；⑤对不同蚊种、时期、条件所采取的各项有效措施，综合规划，提出一套系统的全年防制计划，按时按地施行，并在实施中加以改进和提高。

（二）环境防制

蚊虫的环境治理通常有以下几种常用的形式：①清除和破坏孳生点，对容易孳生蚊虫的小型容器，如罐头盒、瓶子、轮胎、各类无用的缸和罐等进行清除和破坏；②填塞，用泥土、石头、橡胶等物填塞，或填充水坑、洼地、废除的池塘和沟渠，防止积水生蚊；③农业上的排水系统和城市中的污水排放系统是蚊虫的重要孳生场所，在开挖水渠和修建堤防时应注意同时建设排水系统；④隔离和封闭孳生场所，在储水容器、水井等可能的蚊虫孳生场所，可制作各类合适的盖子，防止蚊虫孳生。

（三）物理防制

物理防制工具主要有以下两种：光诱器（灯诱）、电子驱蚊器等。

（四）化学防制

1. 室内灭蚊 可使用速效灭蚊法，如使用拟除虫菊酯类杀虫剂的气雾剂，除对准蚊虫或其栖息处表面喷射外，也可空间均匀喷洒，喷洒量为 0.3~0.5mL/m^3。此外，还可直接喷射蚊虫或其栖息的表面，或空间均匀喷射，喷洒量为 0.5～1.0mL/m^3，必要时，可使用热雾或超低容量喷雾法。在蚊子密度高的居民区有较多孳生地而且难以控制时，应对室内墙面/天花板和其他物体的表面，使用有机磷或氨基甲酸酯类杀虫剂 1～2g/m^2，或拟除虫菊酯类杀虫剂 0.015～0.3g/m^2 进行滞留喷洒。

2. 室外灭蚊　在蚊密度高的情况下，特别是在蚊媒传染病暴发时，可在蚊虫活动高峰时（黄昏），使用超低容量喷雾快速杀灭成蚊。有机磷杀虫剂常用量为 40～90g/m^3，拟除虫菊酯类杀虫剂用量为 0.05～1.0g/m^3。

3. 幼虫杀灭　对于尚未清理的孳生地或无法清除的积水，如已经积水的轮胎、防火缸等，可以使用化学杀虫剂进行防制。

（五）生物防制

在我国利用家鱼防制蚊虫应用较广泛，以稻田养鱼为主，鱼类主要以鲤鱼为主，其次为草鱼，或两者混合放养。近来也有放养罗非鱼，据研究发现放养稻田按蚊幼虫密度，对比照稻田都明显下降，下降达 80%。食蚊鱼包括柳条鱼、网斑花鳉、斗鱼、青鱼等。

二、蝇类防制技术应用

（一）环境防制

1. 减少或清除蝇类孳生地　动物房、牛马棚、猪羊圈、饲养场、屠宰场等地方和排水沟应保持硬化，不留缝隙，禽畜粪便要日产日清，地面须每天冲洗干净，对于农村的堆肥地应存放于混凝土地面上，并用塑料布覆盖严实。对于露天粪坑，应安装防水盖板或防蝇幕网。对于露天下水道排水沟、污水井和排污管中的有机废物应及时发现并及时清淤。对于城镇内各种垃圾、特殊行业废弃物、下脚料、粪便（人、宠物、畜、家禽、兽）等应及时收集、储存、清运，应在远离居民生活区至少数公里处焚烧或挖坑深埋。

2. 减少吸引源　对食品加工厂等特殊场所，一方面，可通过改进工艺流程、封闭加工间，或采用特殊设备，尽量减少产品气味散发。另一方面，通过垃圾清理、移运和加盖储存，尽量减少对蝇类的吸引。

3. 阻断苍蝇与致病菌的接触　最大限度上阻止蝇类接触病人、病人排泄物、开放的疮口和伤口及被感染的眼睛。

4. 保护好食品、餐具　食品和餐具应放在防蝇网罩中或碗柜内，门口、窗户或其他开口可安装自动关闭的弹簧门帘或网幕，特别是超市、蛋糕房等食品加工场所。

（二）物理防制

该法操作简单易行，适合小规模使用，可避免卫生杀虫剂的耐药性问题。可在蝇类经常出没的地方悬挂诱蝇笼、粘蝇条、灯诱电击灭蝇器、充电式苍蝇拍，也可采用水淹、火烫等非常规方法。蝇类阻断扇或风幕（8m/s）均能有效阻止蝇类入侵。

（三）化学防制

室外防制主要使用超低容量喷雾方法。滞留喷洒主要针对幼虫和处于静止状态的成虫，可采用手持式或背负式喷雾剂。这种空间喷洒能够大面积有效杀死成蝇，但效果只是暂时性的，需要反复多次，其他长效控制措施在此也需要及时跟进。有风的情况下要合理使用，以防农药漂离靶标区域，成蝇从一个施药地点迁徙至未施药区。在疫情地区，大范围喷洒作业应在全面论证后，谨慎使用。对于蝇蛆的控制，最好能够刮除孳生场所表层覆盖物，使蝇蛆暴露，尽量确保卫生杀虫剂能够渗透孳生物质，与虫体保持接触。

对于飞机、船舶、火车以及室内，在无人情况下，可使用右旋苯醚菊酯气雾剂进行灭蝇活动。也可适当使用敌敌畏蒸发器、1%～10%对硫磷处理过的药蝇、干粉毒饵、液体毒饵、黏状毒饵等进行诱杀。需要注意的是：粘蝇条不能受潮或阳光下暴晒，不要置于气流过强区域。由于某些品牌的粘蝇条气味浓烈，最好不要用于空气不流通区域，对于食品加工间或保存间不能使用敌敌畏类粘蝇条。

应定期更换不同类型的化学杀虫剂，以防蝇类产生抗药性，有效地开展本区域主要蝇种对常用卫生杀虫剂抗药性测定，做出必要的专业技术报告与风险评估。

（四）生物防制

在生物防制过程中，应切实保护好天敌，达到事半功倍之效。在一些家禽粪肥堆积的地方，同时也会生存有一些捕食者和寄生者，如一些螨类可以捕食一些蝇卵或幼虫。此外，可利用一些蝇类信息素、性引诱剂等作为诱饵，用于粘蝇纸带或防虫网上，如灭多威、多杀菌素、吡虫啉等颗粒引诱剂，也可以达到良好的防制效果。

三、鼠类防制技术应用

（一）环境防制

环境防制以防为主，通过严格管理好粮食和饲料，增添防鼠设施，搞好室内外卫生，消除鼠类栖息场所等措施来进行，与其他方法配合进行，可显著提高效果。

首先做好防鼠设施，能有效地将鼠拒之门外。如门、窗、气窗和各种管道的空隙应小于 6mm；气窗要安装铁丝网，水管、电线在通过墙壁、地板、天花板处的空隙，用水泥严密堵塞或钉上铁皮；离地面 1m 内的空隙，如通风口、下水道等，要装孔眼小于 13mm×13mm 的铁丝网；下水道要安上 1 个口径较小的套管；管道周围要用混凝土填塞；坑道、地下室和储藏室及食品仓库等建筑物更应注意防鼠，要有砖石结构，门、窗钉上铁皮，所有孔隙应堵塞或安装铁丝网，最好要有 30～40cm 高的门槛。

（二）物理防制

又称机械灭鼠法、工具灭鼠法，主要是利用各种各样的工具进行灭鼠和驱鼠。常用鼠夹、鼠笼、粘鼠纸（板）、电子捕鼠器（电猫）等。机械灭鼠法对人、畜安全，尤其是对大的家畜一般不造成危害；结构简单，就地取材方便，制造不少种类的捕鼠器械；具有雄厚的群众基础，容易推广。

捕鼠器械的选择首先要根据鼠种确定捕鼠器的大小，捕捉褐家鼠和黄胸鼠需要用大号或中号的捕鼠夹（笼），而捕捉小家鼠则要用小号的捕鼠夹（笼），但在鼠情监测时，则应使用统一型号的捕鼠夹（笼）；其次，要考虑捕鼠器的灵敏度，同时考虑捕鼠器的价格、来源和质量。

诱饵的选择上很大程度决定了捕鼠的效果，选择诱饵要因地制宜，针对消灭对象的特点加以选择，原则上要选择鼠类适口性较高的而当地又不易获取的诱饵为佳。一般情况下，粮食制品、糖、油等具有较强的诱鼠力，效果也比较好。对于特殊环境，应选择更为合适的诱饵，如在粮库可用瓜果等含水量较多的食物作为诱饵。

装有诱饵的捕鼠器一般不要直接布放在洞口处，最好离鼠洞 20～30cm，以免引起鼠的疑忌。捕鼠器较合适的布放地点是鼠经常觅食的场所，在房间内鼠夹要放在墙边，最好放在墙角，有诱饵的一端朝向墙角，使鼠夹两侧沿墙活动的鼠都有机会取食。可将捕鼠器布饵虚设，诱饵被食后再加，如此连续几天，待鼠习惯并敢于取食诱饵后再支好捕鼠器，能取得更好的灭鼠效果。

捕鼠器的布放时间应视不同种类鼠的活动规律而定，一般要在鼠的活动高峰开始前布放。对于夜间活动鼠，应于傍晚布放，清晨即可收回。每一种捕鼠器只能在一个地方连续布放几天，通常是 3～5d 就得更换布放地点或改布另一种捕鼠器。若仅有一种捕鼠器，使用几天后，也应停止使用一段时间再投放。

捕鼠器在捕获鼠后会蘸上鼠血或鼠的排泄物，需要妥善处理，在一般地区可就地用泥沙、干草等擦洗，再放在日光下暴晒数小时，或用开水冲洗。在取下被捕获的鼠体时，应尽量避免与鼠体的直接接触，并将所捕鼠进行妥善处理。

（三）化学防制

化学防制鼠类的效果较好。由于鼠类觅食能力较强，进食频繁，使用适当的毒饵一般可获 80%以上的灭鼠效果，效率较高，费用少；在多数情况只需少量粮食，但使用不慎可能引起人畜误食中毒。目前，国内外用于灭鼠的常用药物一般可分为急性灭鼠药和慢性灭鼠药两大类。

1. 急性灭鼠药　是在老鼠取食毒饵后，能在几分钟至几小时内引起急性死亡的灭鼠药。投饵方法简便，一般只需 1 次就可见效。但急性灭鼠药一般都可能出现对天敌动物的二次中毒现象。根据鼠类的取食习性进行 1 次投毒灭鼠，往往难以使所有老鼠同时取食毒饵。如果老鼠取食毒饵时间过快，容易使未取食到毒饵的老鼠见到死鼠产生恐惧而影响效果。因此，在选择药物时，以取食毒饵后经数小时才出现死亡者为宜。常用的有磷化锌、毒鼠磷、溴代毒鼠磷等。

2. 慢性灭鼠药　指使用低剂量、多次投放毒饵，使得鼠类取食到足够剂量时才能引起中毒死亡。使用这种灭鼠剂虽比急性灭鼠剂要多花费劳力和诱饵，但不会引起老鼠的拒食，只要方法得当，有可能毒杀局部范围内的所有老鼠。慢性灭鼠药主要是抗凝血剂药物，它的作用是降低血液的凝固能力，阻碍凝血酶原的产生，使中毒动物死于大出血。由于抗凝血剂的作用缓慢，鼠类需要连续几天多次取食才能积累中毒，因此，采用低浓度毒饵，让老鼠多次反复取食，既符合鼠类的取食习性，又可避免其他靶子动物误食中毒。此外，抗凝血剂的作用慢，症状也轻，一般不会引起鼠类疑惧，可达到良好的灭鼠效果。常用的药物有敌鼠钠盐、杀鼠灵、大隆、溴敌隆等。

（四）生物防制

利用天敌动物捕鼠，或使用对人畜无害，而对鼠有致病力的病原微生物，使鼠群造成疾病流行而大批死亡。鼠的天敌动物多，主要指以鼠为主要食物的一些肉食性动物，如狐、黄鼬、青鼬、小灵猫、大灵猫、豹猫等兽类、各种猛禽以及蛇类等。在病原微生物灭鼠方面，能够灭鼠的病原微生物多数属于沙门菌，少数为病毒和寄生虫。

（五）其他防制方法

1. 熏蒸灭鼠　利用有些药剂在常温下易气化为有毒气体，或通过化学反应产生有毒气体的特点，让鼠类吸入而致死的方法。目前使用较多的是磷化氢、氯化苦、氰化氢、溴甲烷、二氧化硫等化学熏蒸剂；敌敌畏、硫黄等灭鼠烟剂。其优点是具有强制性，不受鼠的食性影响，不使用粮食和其他食物；收效快，效果好；兼有杀虫作用，对禽畜等非靶动物比较安全。缺点是仅能在可密闭场所使用，毒性大，作用快，使用不慎时易中毒；用量较大，费用较高。需要注意的是操作人员必须穿戴防毒服，熏蒸场所必须密闭，防止毒气外泄；熏蒸结束后，应妥善处理剩余熏蒸剂量，快速排放毒气，并防止人和动物接近。

2. 驱鼠剂　其作用是刺激鼠类的口腔黏膜，当鼠类的嘴唇或舌接触到驱鼠剂后即能让鼠难受，从而阻止鼠类啃咬物品。驱鼠剂应具有性质稳定、价格低廉、对人畜毒性低的特点，不难闻，使用方便，但对鼠类有驱避作用。驱鼠剂可用于保护电缆、果木、食品包装、家具等。常用的有放线菌酮、有机锡化合物、有机硫化合物等，但较理想的驱鼠剂不多，有效期太短，成本也高，只限于在特殊情况下使用。

3. 不育剂　是一类影响或破坏鼠类生育能力的药物，可使鼠类种群的出生率下降而达到控制种群数量的目的。该药对靶动物具有选择性，不会对其他动物或人产生不育作用或毒害影响。

四、蜚蠊防制技术应用

（一）环境防制

蜚蠊同其他生物一样，种群数量的增长与获得食物、环境条件和栖息场所有着密切的关系。采取各种措施使得蜚蠊失去生存的基本条件，如控制食源、水源、堵死洞缝等，使蜚蠊的种群逐渐下降，维持在不足为害的水平。

1. 减少蜚蠊取食的源头　对过夜的食品应存放在冰箱中或密闭存放，收藏好动物的饲料，对散落和残存的食物、用过的餐具要及时清理。清理灶台上、桌面上、地面上和柜橱里的污物，不留食物残屑。拧紧厨房、卫生间、洗涤间的水龙头，不滴水，周边无水迹，断绝蜚蠊的水源和食源。

2. 保持环境的整洁　及时处理垃圾、杂物，清扫死角，清除蟑迹。蜚蠊活动留下的粪便、虫尸、卵鞘等具有引诱蜚蠊的作用。

3. 堵洞抹缝　该法是环境防制中具有独特效果的方法。把墙上的裂缝、孔洞、破损的瓷砖墙面及时用水泥、石灰或硅胶堵塞填平；对柜橱桌台、不锈钢厨具内侧或背侧边角缝隙用石灰、硅胶等填补，能有效减少蜚蠊躲藏的场所，降低蜚蠊的侵害。

4. 堵塞室内小水道口　尤其是水池下的地漏口，洗涤房的小水道，烹调间的水沟口等部分用不锈钢网罩罩住，防止蜚蠊从小水道进入。

5. 查找和搜捕蜚蠊的卵鞘　结合定期地开展单位内室内卫生清扫工作，仔细查找橱、柜抽屉等部分和更衣室，仓库、杂物堆放间等场所的暗角，发现蜚蠊卵鞘，不论空、实均要剥除。蜚蠊可随家具、行李、包裹等迁移扩散，家庭乔迁时，外出回家时的行李，单位进货时均要仔细检查，发现蜚蠊的成若虫、卵鞘都要清除杀死，搬迁前先进行一次杀灭活动，能减少蜚蠊随物品搬出的机会。

（二）物理防制

1. 诱捕法　用诱捕器或粘蟑纸诱捕蜚蠊的成若虫，该法既可用于蜚蠊的密度调查，也可用于杀灭。

（1）广口瓶诱捕：选用500mL棕色的广口玻璃瓶，用牛皮纸做成1个漏斗，漏斗小口的直径约1cm，漏斗大口直径与广口瓶相符。纸漏斗插入玻璃瓶内，漏斗小口置于瓶底位置，距离瓶底约5cm，瓶口用橡皮筋套住。使用时在瓶内放入香甜食品作为诱饵，横放在蜚蠊经常出没的部位。晚上布放，次晨收回。

（2）罐头瓶诱捕：取500mL罐头瓶1只，在瓶口颈部涂抹1层食用油，在瓶口两侧用硬纸条搭一“引桥”。使用时在瓶内投放1匙红糖为诱饵，置放在蜚蠊活动的场所，蜚蠊一旦进入，因瓶壁垂直且有油膜，不易爬出。

（3）酒瓶诱捕：选用刚饮空的啤酒瓶或葡萄酒瓶，横放在桌面或蜚蠊经常出没的场所，用1根筷子在瓶口与桌面搭桥，诱瓶晚上布放，清晨收回，用开水烫死瓶内捕获的蜚蠊。

（4）诱捕器诱捕：诱捕器由塑料制成，体积为12cm×12cm×4cm，由底层、上层和盖3部分组成。底层在侧面有4个入口，各设有铝合金薄板制成的单向门扉；上层与底层之间有4个单向活门与底层相通。上盖有若干小孔能散发诱饵气味，使用时将诱饵放在底层中央和上层的4个槽内，加盖后将诱捕器布放在蜚蠊经常活动的场所。

（5）粘蟑纸诱捕：粘蟑盒由1张黏胶纸和1个纸盒组成。黏胶纸板上涂有黏胶，胶面覆盖1张防粘纸。诱捕盒形状像屋顶，四边开口。使用时将防粘纸撕掉，在黏胶板中央放1小块诱饵（2g），将黏胶纸放入盒中，可在家庭、幼儿园、敬老院、医院、轮船、宾馆、饭店以及食品行业与熟食加工间、配料间等禁用药物的场所使用。

2. 火焰喷杀　利用火焰的温度杀灭蜚蠊成虫、若虫、卵鞘。选用具有酒精燃料的火焰喷灯，亦可利用煤气灶的气源，用胶管连接改造过的鸭嘴形金属喷嘴。使用时点燃火焰，调整阀口形成5~10cm的火舌烧杀虫害，此方法可杀灭躲藏在水泥、墙砖、洞缝和不锈钢厨具等地方的蜚蠊成虫、若虫和卵鞘。

3. 沸水烫杀　利用沸水和蒸汽的高温杀灭蜚蠊成虫、若虫和卵鞘。将沸水直接浇灌有蜚蠊活动场所的孔、洞、缝，在水温达到60℃时，能有效烫死蜚蠊成虫、若虫和卵鞘中的卵。

4. 冷冻杀灭　该方法是利用蜚蠊在低温状况下不利于生长的特点所总结出来的防制方法。蜚蠊在7.5℃下进入越冬状态，4℃时就失去活动能力，在−7.5℃时很快死亡。在冬季，人们常将有蜚蠊的物品搬出室外，或在夜晚打开门、窗、橱门，拉开抽屉，连续2~3d就能将室内和躲藏在缝洞内的蜚蠊冻死，该方法适用于北方冬季较冷的地区。

5. 机械吸捕　利用吸尘器的原理，将吸管的吸头改装成鸭嘴形或斜面状，使用时启动马达，将吸头对准有蜚蠊聚集的缝洞或隔层，将聚集在内的蜚蠊吸出来，然后杀死。该方法对不易出穴的小龄若虫十分奏效，解决小龄若虫不易杀灭的难点。机械吸捕能吸除洞、缝、孔内蜚蠊的粪便、蜕皮和尸体，对减少致敏原有一定的作用，吸捕的蜚蠊绝大多数肢体完整，未受损伤，可为蜚蠊实验和抗性监测提供虫源。

6. 电击捕杀　对飞虫进行电击杀灭。在捕杀盒内壁布设3条平行裸露铜线，形成电网作电击，板盒底投放诱饵，蜚蠊一旦爬入，即会踩到电击板，电网形成短路放电，蜚蠊被击倒，落入密闭的盒内。由于电击装置的电流极低，仅7mA，非常安全，形成短路后产生电压12~15V，故能迅速击晕蜚蠊，此装置的捕蟑效果较好。

（三）化学防制

针对蜚蠊多在室内环境栖息的生态特点，虽然化学防制存在着抗药性和环境污染的问题，但由于见效快、使用方便以及适于大面积应用的特点，目前仍是室内蜚蠊防制的重要措施。

1. 毒死蜱　毒饵剂型有效成分含量0.1%，对所有蜚蠊均有效果，对德国小蠊效果显著，室内毒饵投放量0.5g/m^2，误食解毒剂为阿托品和解磷定。

2. 乙酰甲胺磷　在国外推荐用于滞留喷洒灭蟑，国内主要用于制成毒饵剂型防制蜚蠊。毒饵有效成分含量为1%，诱饵力强，蜚蠊食后2~4d还能活动，与同类接触能形成传毒作用。此药易产生抗药性，无刺激性，每15m^{2}房间施药5g，分8~10点施放，不慎误食应立即催吐。

3. 残杀威　对蜚蠊的致死作用略差于氯菊酯，而击倒作用明显优于氯菊酯。其有效成分为 1%，对蜚蠊、蚂蚁、潮虫等具有强力的杀灭效果，室内毒饵投放为 0.5g/m^2，对人畜安全。

4. 胺菊酯　对蜚蠊等爬行昆虫有一定的驱赶作用，可将蜚蠊从潜伏处驱赶出来，从而提高蜚蠊及其他昆虫接触药剂的机会，但对昆虫致死力和持效性差，蜚蠊击倒后复苏率高，加热不易蒸发，故可广泛用于气雾剂和喷射剂的配制，用于杀灭蜚蠊等虫害。使用时，对蜚蠊虫体和蜚蠊经常出没处喷雾，15min 后开启门窗，适当通风即可。

5. 氯菊酯　对蜚蠊等害虫的杀死力强，没有刺激性，适宜空间喷雾，持效时间长，可用作室内滞留喷洒，但击倒作用略差，宜与击倒型的菊酯复配。

6. 氯氰菊酯　用于蜚蠊等多种虫害有很好的杀灭效果，主要特点为对蜚蠊等虫害杀死力强，比氯菊酯高 2~4 倍，持效性好，适合滞留喷洒，具有一定的击倒作用，毒饵有效成分含量 1%，对蜚蠊具有强烈的触杀和胃毒作用，蜚蠊取食后 24~72h 死亡。

7. 溴氰菊酯　对蜚蠊及蝇类使用本剂 0.4~0.8g/m^2，加水稀释 30~100 倍喷洒；加工成悬浮剂时，药物有效成分含量 2.5%，对蜚蠊、蚊、蝇、臭虫及其他虫害的杀灭效果好，击倒作用强，效果迅速，悬浮剂稳定性好，残效期长(2~3 个月)，无异味，无腐蚀性。使用 1L 稀释液可处理 17~34m^2 的区域。

8. 氟虫胺　此药对蜚蠊各龄幼虫的口服毒力高于触杀毒力 3~4 倍，但有效成分过高对蜚蠊有拒避开作用，且药效迟缓。常用的剂型有 1%胶饵、1%颗粒剂毒饵。

9. 氟蚁腙　常用剂型有 1.65%毒饵和胶饵，用于蜚蠊防制，具有良好的连锁杀灭效果。

10. 氟硫酰胺　使用低剂量配制毒饵可以摧毁蜚蠊和蚂蚁巢穴的整个群体。常用剂型有 1.0%~1.5%毒饵和胶饵。

五、蚤类防制技术应用

(一) 环境防制

应在其繁殖季节和相关疾病流行季节之前，对蚤类繁殖栖息场所进行灭蚤。一般在 3~4 月和 8~10 月，第 1 个高峰主要是有缓慢细蚤等产生，第 2 高峰主要由印鼠客蚤产生。鼠洞、鼠巢、鼠类经常活动的地面、房屋角落、床下、畜舍、杂物堆放处若蚤传疾病暴发时，首先应采取消灭地面游离蚤，然后杀灭宿主(如老鼠)，最后消灭衣服、被服等处藏匿的跳蚤。

(二) 物理防制

经常打扫床铺、草席和房舍地面，加强通风干燥等，及时更换衣服和被褥，对有跳蚤的被褥、衣服可用热水烫。在农村房屋的土质地面，可采用热灶灰铺撒地面，既可杀灭蚤的成虫、幼虫和卵，又可使地面变得干燥，防止蚤类孳生。

(三) 化学防制

1. 有机磷灭蚤药物　代表药为敌敌畏。使用浓度为 0.1%~0.4%。使用方法：100~200mL/m^2 喷洒，可防制室内跳蚤，喷洒后密闭门窗 1~2h，1 次灭效可达 96%以上。或使用 2%粉剂的倍硫磷，地面用量 15~20g/m^2，20~30g/鼠洞。

2. 氨基甲酸酯类灭蚤药　使用 3%~5%粉剂、15~20g/m^2；0.5%药液浸泡或 2%~5%粉剂涂擦猫、犬体外灭蚤。

3. 拟除虫菊酯类灭蚤药　室内地面灭蚤配制成 0.025%~0.05%水悬液喷洒 100~200mL/m^2，鼠洞用 0.01%粉剂 20~25g/洞。猫、犬等动物使用 0.025%浓度进行浸泡或体外涂抹效果好，残效期长。

4. 氯菊酯类药物　用 0.01%乳剂或 0.4%复方气雾剂喷洒于室内灭蚤，体外灭蚤用 0.005%乳剂。

5. 奋斗呐　毒力比溴氰菊酯大，残效长，可用 5%可湿性粉剂 10mg/m^2，或 5%奋斗呐可湿性粉剂配制成 1 : 120 浓度的水悬剂进行地面游离喷洒，室内和室外(包括禽畜圈栏)均可喷洒 100mL/m^2。

(四) 药物应用

室内的鼠洞灭蚤可用喷粉器向每个鼠洞内喷入约 25g 倍硫磷或溴氰菊酯并堵严洞口，同时在洞口周围地面半径 25cm 内撒布灭蚤药物。室外鼠洞可选用敌敌畏或其他挥发性灭蚤药物浸泡在泡沫塑料或布片上装有透孔的球形小盒内，投入洞中，缓慢挥发进行灭蚤，药效可维持数个月至1年。

室内地面喷洒灭蚤药后，应关闭门窗1~2h；有蚤传疾病流行时，可用5%敌敌畏蜡纸条放在草席底下，持效达1~2个月，或选用粉剂撒在墙基、床下、鼠洞及鼠经常活动的地面上。

衣被灭蚤可用1%敌敌畏水溶性喷雾，$50mL/m^2$，然后折叠包裹，放置30min。

（黎湘娟　谭　勇）

第四章

虫媒病的流行病学

虫媒病是由医学节肢动物传播病原体而引起的疾病。近年来,全球气候变暖的变化趋势不仅扩大和改变了虫媒的活动范围与繁殖速度,同时也为虫媒携带病原体的传播创造了便利条件,虫媒病的全球性暴发、复发和流行对人类健康的威胁正逐步增加。本章主要包括虫媒病的流行特征、流行环节与因素、控制与预防等内容。

第一节　虫媒病的流行特征

虫媒传染病多属于自然疫源性疾病,只有当人类进入疫源地,才有可能受到侵袭而感染。自然疫源性疾病是指病原体在自然条件下,可不依赖人类即可以通过媒介感染宿主,在条件适宜情况下,可造成人和动物间疾病的发生与流行,病原体可长期在自然界进行循环,延续其后代,这种现象就称为自然疫源性。具有这样性质的疾病称为自然疫源性疾病(natural-focus disease),而自然疫源性疾病存在的地方,称之为自然疫源地(natural focus)。从生态学角度观察虫媒病,其流行病学特点如下。

一、地区分布特征

虫媒病的发生与流行有明显的区域性,这是由于病原体只有在特定的环境中循环,而特定的环境和特定的生物群落只有在特定的自然地理环境中存在。例如,蜱传回归热只在荒漠中出现,鼠疫则可存在于草原、半荒漠和荒漠地区。

地域性是由于引起虫媒病的节肢动物除少数分布于全世界外,大都各有其自然地理分布的特点。如我国森林脑炎主要媒介为全沟硬蜱,该蜱主要分布于东北和新疆的原始森林,其成虫和若虫经常侵袭林区活动的人群,使人致病。次要媒介如一些血蜱和革蜱在林区也有,但数量少,它们主要在动物间传播。疟疾虽然遍及世界大部分国家,但传播疟疾的媒介按蚊则有地区差异,如我国南方山区主要由微小按蚊传播,而中部和北方平原地区则由中华按蚊传播。锥虫病是由舌蝇类传播,舌蝇只分布于热带非洲一定的地理景观地区,因此该病仅见于非洲某些地区。

某些病原体、传播媒介和宿主在自己的世代交替中无限期地存在于自然界中,组成独特的生态系统,并维持着平衡状态而不依赖于人和家禽、家畜的参与。由此病原体、传播媒介和宿主动物组成的生态系统所处的地域,称为自然疫源地。该区域主要包括原始森林、沙漠、草原、深山、沼泽、荒岛等。对该病原体易感的人和动物闯入此地域时易感染而发病。

在一定的条件下,病原体向周围传播时所可能波及的范围称为疫源地。构成疫源地的条件是:传染源的存在和病原体能够从传染源向外散播。每个传染源都可以单独构成一个疫源地,一个疫源地内也可同时存在一个以上的传染源。动物作为传染源的疾病称为动物源性传染病,如鼠疫、森林脑炎、土拉菌病、蜱传回归热等,经常存在于某地区,是由于该地区具备该病的动物传染源、传播媒介即病原体在动物间传播的自然条件,当人类进入这种地区时可以被感染得病。自然疫源地不会因人或家禽、家畜的偶然闯入而消失,人和家禽、家畜闯入该区域,就可能将病原体带出并形成新的疫源地。

二、季节分布特征

季节性是虫媒病的另一流行特征。媒介节肢动物是变温动物，其孳生、生活、繁殖等常受环境条件，特别是温度、湿度、光照和降水量等气候因素的影响，其种群的发生和数量随着季节变化而呈现出季节性消长曲线，所传播的虫媒病也呈季节性消长。一般虫媒病的发生常随虫媒数量的增加而暴发流行，两者的季节消长基本一致，虫媒在前，疾病在后。在生物传播中，病原体在媒介体内需要经历一个外潜伏期，另外人畜在虫媒感染病原体后至发病也需要一定的时间，称为潜伏期（incubation period）。两个潜伏期相加约等于虫媒种群数量升降曲线与虫媒病例数量曲线之间间隔的时间。如流行于湖北长江流域的疟疾发病季节与媒介中华按蚊密度关系，中华按蚊密度高峰为7~9月，而疟疾发病高峰为9~10月。但对于机械性传播方式的虫媒病，因不必经过外潜伏期，间隔时间相应缩短。此外，由于宿主主要是野生脊椎动物，媒介主要是吸血节肢动物，两者都有各自的生活习性，其活动范围、数量的改变以及宿主本身的生理、病理、免疫状态等都随着季节的变化而变化，从而影响着病原体在宿主和媒介机体内的状态，同时也影响着宿主、媒介传播这种疾病的能力。这些都会导致虫媒病在动物群或人群中流行时表现出明显的季节性。

三、人群分布特征

由于人与动物处于不同的进化阶段，所以同一种虫媒病，人和动物分别感染后，其传染过程与流行过程则是不相同的。例如，鼠患鼠疫后表现为淋巴系统的受害和致死性的败血症，不发生肺鼠疫，人感染后则发生腺鼠疫、败血症以及肺鼠疫。肺鼠疫在人群中通过空气飞沫传播引起流行，但在动物中间则不会发生此种方式的传播。受人类经济活动的影响，自然疫源性疾病虽然不依赖于人类而存在于自然界，但其增强、减弱受人类经济活动的影响却非常显著。例如，垦荒、水利建设等常破坏或改变着原来的生物群落，使病原体赖以生存、循环的宿主以及媒介发生改变，因而导致此类疾病的增多、减少甚至消失，同时还可以引起从前在本地并不存在的自然疫源性疾病的出现。

有许多虫媒病是人与动物共患，即人兽共患病。按其病原体的储存宿主分类，可以分为以下4类：

1. 以动物为主的人兽共患病　病原体的储存宿主是动物，通常在动物中传播，偶尔感染人类，人间的流行是动物间流行波及的结果。

2. 以人为主的人兽共患病　病原体储存宿主是人，通常在人间传播，偶尔感染动物。

3. 人与动物并重的人兽共患病　人与动物均为储存宿主，病原体可分别在人、动物中循环，这类疾病在人、动物中都可以流行。

4. 真性人兽共患病　病原体以动物为中间宿主，人是终末宿主，对病原体的循环，人与动物都是必不可少。

四、宿主分布特征

虫媒病病原体的宿主包括多数脊椎动物，主要是指温血脊椎动物，如野生哺乳类和鸟类，其中以小型啮齿类最为重要，另外还包括一部分无脊椎动物。目前所知，绝大部分自然疫源性疾病的宿主是啮齿动物，如流行性出血热、鼠疫、土拉菌病、森林脑炎等。根据不同形式和性质，宿主可进行如下分类。

1. 根据宿主动物在疫源地的保存、病原体的繁衍或参与疫病的流行等所起作用的大小分类　可分为主要宿主（primary host）、次要宿主（secondary host，minor host）和偶然宿主（accidental host）。主要宿主是指病原体赖以长期繁衍、循环、保存其种群的宿主，每个自然疫源地必定至少存在一种主要宿主。例如，我国中东部地区的黑线姬鼠是当地野鼠肾综合征出血热的主要宿主。主要宿主在自然疫源性疾病的基本因素中占有重要地位，病原体依靠主要宿主动物获得保存和散布。因此，充分了解和掌握宿主这一特性，对预防、控制自然疫源性疾病有着重要意义。次要宿主常参与疫情的流行，有时流行的迅猛程度不亚于甚至超过主要宿主。次要宿主的种群数量不稳定，起伏波动很大，常有明显或不甚明显的周期性种群大发生现象。在大发生年份，种群数量可以大到难以计数，而在平常年份与其他动物一样，种群数量维持在一种较低的水平。由于次要宿主也可造成疫病猛烈流行，因而对人的威胁很大，尤其是像小家鼠这样家野两栖性的次要宿主，由于与人接触机会较多，常成为人间疫病流行的主要传染源。偶然宿主的种群数量一般都很少，它们只是偶然性地参与了疫病的流行，既不会对疫病总体的流行强度产生明显影响，更不会对病原体的保存起到实质性的作用。某些食肉类动物由于经常捕食鼠、兔等小型啮齿动物，可以偶尔感染鼠疫、土拉菌病。人在捕猎或接触这些偶然宿主时存在感染的可能，这是偶然宿主真正的流行病学意义所在。

2. 根据病原体在宿主动物体内的生长发育阶段以及繁殖方式分类 可分为终宿主（definitive host）、中间宿主（intermediate host）和终末宿主（terminal host）。有些作为病原体的寄生原虫，整个生活史需要在两种或两种以上宿主体内寄生才能完成，其中成虫或有性生殖阶段所寄生的宿主称为终宿主，幼虫或无性生殖阶段所寄生的宿主称为中间宿主，如需要两个以上的中间宿主，则依序称为第一、第二中间宿主。有些动物并非病原体的适宜宿主，它们虽然也能感染病原体并为其提供一定的发育和繁殖环境，但病原体在这种宿主体内不能完成其生活史的某个阶段，即在传播过程中进入一个盲端，这种宿主称为终末宿主。

3. 根据宿主动物在病原体的保存、增殖和传播过程中所起的不同作用分类 分为扩增宿主（amplifier host）和转续宿主（paratenic host，transport host）。扩增宿主是指可以使病原体在其体内于短时间内大量繁殖，而对其本身并不产生太大影响。例如，在流行性乙型脑炎流行的季节，乙型脑炎病毒可以在猪体内大量增殖，成为感染人和其他动物的传染源，但猪本身并不发病，而是乙型脑炎流行环节中重要的扩增宿主。有些宿主动物可使病原体在其体内正常生活和繁殖，并可长期处于"带菌（毒）状态"，通常是其他动物获得感染的共同来源，这种宿主被称为储存宿主。如有些寄生蠕虫的感染性幼虫侵入非适宜宿主体内后，不能继续发育而长期处于滞育状态，一旦有机会进入正常宿主体内又可继续发育。就寄生蠕虫而言，这种非适宜宿主只在它的中间宿主和终宿主之间起到一种转移、传输的作用，成为转续宿主。

第二节 虫媒病的流行环节与因素

虫媒传染病的流行与其他传染病一样，只有当传染源、传播途径和易感人群 3 个基本条件同时存在并相互作用才能形成，并受到自然和社会因素的影响与制约。

一、传染源

病原体侵入动物体内，进一步发育、繁殖，并排出体外才能成为传染源。虫媒传染病的传染源以感染了病原体的脊椎动物为主，包括野生脊椎动物和牧养的家畜及家禽，尤其啮齿动物，人类作为传染源的较少。人和其他脊椎动物对病原体敏感性存在显著差异，有些虫媒病原体，动物感染后无症状或呈隐性感染，而在人体则临床症状表现明显，如人类免疫缺陷病毒（human immunodeficiency virus，HIV），猴类感染后无明显症状，而对人类则可引起艾滋病。此外，易感性的高低与病原体的种类、毒力强弱、机体的免疫状态等因素有关。

虫媒传染病是以蚊、蠓、蜱、螨、虱、蚤、白蛉等节肢动物的吸血、叮咬引起感染为其特征的一类传染病。这类传染病的传染源具有以下特征：

1. 传播形式 在自然界是以动物—昆虫—动物的形式传播。以人—昆虫—人的形式传播的很少，只有疫情发生时，才可能出现这种情况。

2. 传播的危险程度 与传染源的种类、流行强度、接触机会和接触密切程度，以及当时的环境（包括温度、湿度）等有关。如鼠疫发生时，以家鼠作为传染源，发病人数多，而以旱獭作为传染源，则初发病例很少。鸟作为传染源，特别在迁移栖息地时，能将病原体从一个地区带到另一个地区，引起扩散，传播的危险程度更大。

3. 时空特征性 虫媒传染病具有很强的地域与季节性，这主要由传播媒介的生活习性及生存条件决定。虫媒传染病的发生和流行与虫媒种类的地理分布有直接关系，除少数媒介昆虫呈全球分布外，其他大多数都各有其自然地理分布的特点。如我国的森林脑炎主要媒介为全沟硬蜱，主要分布于东北和新疆，大量存在于原始森林。当某些带菌动物进入冬眠后，体内病原体的繁殖受到抑制，不具传染源作用；当动物从冬眠状态中出蛰后，病原体才开始繁殖，再起传染源作用，如鼠疫、蜱传回归热等。

二、传播途径

在自然疫源性疾病中，动物感染后，可通过多种途径向外排出病原体，如食入被病原体感染动物的组织、昆虫，以及被宿主排出物污染的食物、水，经消化道而感染；吸入含有病原体的飞沫、尘埃等，经呼吸道而感染；接触带有病原体的疫水、土壤、排泄物、分泌物、物品等，经破损的皮肤、黏膜而感染等。虫媒传染病的传染途径，主要是通过节肢动物媒介的刺叮、吸血而传播，媒介有蚊、蠓、蜱、螨、虱、蚤、白蛉等。节肢动物传播病原体可分为生物性传播和机械性传播，病原体在传播过程中未发生质和量的改变者，称为机械性传播。生物性传播是病原体进入媒介体内，经过发育和繁殖后再传给另一个易感者，完成病原体在自然界的循环，如乙型脑炎、森林脑炎、登革热等。此外，一些虫媒传染病还可通过呼吸道、消化道及破损的皮肤黏膜等多种途径传播，如鼠疫、流行性出血热、蚤传斑疹伤寒等均可通过上述多种途径传播。

三、易感性及易感机制

人和动物对虫媒传染病的病原体具有不同的易感性。如疟原虫，能感染人类的疟原虫有：间日疟、恶性疟和卵形疟；而猴疟只对猴类易感。这种彼此互补的感染性，称为种属的特异性。但是这种特异性并不是一成不变的。如禽流感病毒一般情况下对禽类敏感，可在家禽和野禽中流行，但对人畜并不构成威胁。但近年来则发现原本对人类不易感的禽流感病毒，感染人类后可以引起临床症状甚至导致死亡。

虫媒病是指通过吸血昆虫叮咬敏感的脊椎动物而在人、畜间传播的一类疾病。常见的虫媒主要包括蚊、蝇、蜱、蚤、螨和虱。在吸血昆虫体内，虫媒病毒可以复制，并通过叮咬其他宿主进行传播，进而使病毒在宿主和昆虫之间循环。国际上已发现 140 种虫媒病毒可引起人/畜或人兽共患病，主要有披膜病毒科、黄病毒科、布尼亚病毒科和呼肠孤病毒科等。虫媒病毒感染人的机制主要有 3 种：①野外传播周期中的直接溢出，即病毒从自然疫源性宿主传染给人类，如寨卡病毒（Zika virus，ZIKV）在城市传播之前的阶段。②在家养动物中扩增，然后溢出到人类，如裂谷热病毒（Rift valley fever virus，RVFV），它在羊、牛和其他家畜中扩增。在这两种机制中，人类可能会被意外感染，但他们是“死胡同宿主”，因为他们的低水平病毒血症不支持病毒进一步传播。③从地方性循环过渡到人—媒介—人循环，其中人充当扩增宿主，这种情况可以在城市环境中发生，如登革病毒（dengue virus，DENV）。具有城市传播潜力的虫媒病毒是对公共卫生的重大威胁。感染人类的虫媒病毒大部分是 RNA 病毒，主要属于黄病毒科、布尼亚病毒科、披膜病毒科和呼肠孤病毒科。

大多数虫媒病毒感染都有一些共同的特征。首先，潜伏期通常是 3~10d。其次，隐性感染占大多数，除了基孔肯亚病毒（Chikungunya virus，CHIKV）隐性感染率<15%和 ZIKV 隐性感染率约 50%。最后，虫媒病毒感染临床表现类似，通常表现为以下综合征：①发热、皮疹和流感样综合征，如 ZIKV、CHIKV；②关节炎综合征，如 CHIKV、DENV；③脑炎脑膜炎综合征，如黄热病毒（yellow fever virus，YFV）、西尼罗病毒（West Nile virus，WNV）、CHIKV 及 ZIKV；④出血热综合征，如克里木-刚果出血热病毒（Crimean-Congo hemorrhagic fever virus，CCHFV）、RVFV 及 DENV。

引起虫媒病的病原微生物（pathogenic microorganism）范围很广，包括细菌、放线菌、立克次体、病毒和支原体、衣原体、螺旋体及真菌等。也有些病原微生物如某些细菌，在一般情况下不致病，但在某些条件改变的特殊情况下，可以致病，称为条件致病菌（opportunistic bacteria）。病原微生物侵入机体后，由于受其本身因素如侵入数量、途径及致病性和机体的抵抗力即免疫力（immunity）的影响，若表现为临床症状称为传染病（infectious disease），若不表现为临床症状则称为隐性感染（inapparent infection）或病原携带状态（carrier state）。由于病原微生物和机体都具生命力，当病原微生物侵入机体后，双方作用的结果决定了传染病的发生与否，同时传染病的发生与环境有密切关系。

四、虫媒病的影响因素

1. 气象条件改变　许多虫媒病的地方性及季节性与气象条件改变有关。例如，我国北方以黄鼠作为传染源的鼠疫，只有在有这些动物的地方才有这种鼠疫；黄鼠在寒冷季节冬眠，鼠疫菌在其体内转入潜伏状态，只有当气温转暖，黄鼠出蛰后，才在它们中间发生鼠疫。在南方稻田，夏收夏种时，鼠活动猖獗，鼠尿污染田水的机会较大，容易形成钩端螺旋体病流行。蚊是传播乙型脑炎的传播途径，气温在25～35℃时蚊活动较频繁，吸血也频繁；此时雨量较多，地面上积水增多，形成了蚊孳生的条件。因此，通常乙型脑炎的流行季节在春、夏季。

2. 地理环境变化　土质疏松地带（如沙漠、草原、耕地、沙土地）适于鼠类做洞繁殖，植物种类丰富时，有利于鼠类生存繁殖；反之，鼠类生存受到限制。以鼠类为传染源的疾病，如鼠疫多限于草原和沙土地带。南方丘陵地区水域较多，容易形成钩端螺旋体传播的条件。因此，钩端螺旋体病在南方丘陵地区发病率较高。人在草地或丛林活动，有更多的机会被恙虫叮咬；下水田作业会有更多的机会接触钩端螺旋体。

3. 人员流动加剧　随着全球一体化进程的加速、各国对外开放力度的不断加大，国际旅游和商业活动的增加以及大量人员和物资往来流动频繁，易使传染源或病媒生物通过现代交通工具迅速地从一个国家或地区传向世界各地，从而造成疫情扩散。如自2009年4月中旬墨西哥暴发甲型H_1N_1流感疫情以来，疫情已在多个国家和地区蔓延，并对一些国家的旅游、食品、养殖和交通运输等实体经济部门产生了不利影响，而促使疫情得以迅速散播的主要因素就是通过旅游、商务活动等频繁人员流动造成感染，或者通过感染患者的自由往来而传播到各地。

4. 全球气候变暖　全球温度上升，将促使多种病媒生物传染病在新的地区发生。由于长期和短期的气候变化都会作用于病原体、媒介和宿主，可影响病原体的存活、变异，以及动物活动区域变迁，使传染病谱的格局和流行病学特征发生改变，引起新病原体及其新传染病的出现，也会影响传染病的发生与流行。例如，大多数蚊类发育和活动的温度范围为10～35℃，适宜的温度为25～32℃；若低于10℃时，就要滞育而进入越冬状态。同时，温度的升高也会影响病原体在媒介生物体内的繁殖或存活，如乙型脑炎病毒在蚊虫体内的适宜温度是25～32℃，受温度升高的影响，病毒可以持续增殖，其毒力也将随之增强。近年来，"暖冬"现象越来越明显，一些媒介昆虫易于存活并成功越冬，将进一步增加自然疫源性疾病发生和流行的风险。

5. 媒介和宿主动物入侵与抗药性等因素　媒介和宿主动物可以通过机械性或生物性传播方式进行病原体的传播，实现对传染病的传播和流行。由于大多数外来媒介和宿主的传入与人类活动有关，因而，随国际货物和旅行人员往来传入成为我国近年外来生物入侵的主要途径。此外，由于长期以来我国针对媒介和宿主动物的繁殖所采用的化学药剂种类单一、不合理使用以及过分依赖等因素，使得媒介和宿主动物对各类化学药剂产生抗药性，造成施药量增加、防制效果降低、有害动物再次猖獗，从而加大了防制难度。

6. 生态环境变迁因素　近年来，随着国家经济发展，大规模荒地复垦、植树造林、兴修水利以及环境开发，在某种程度上对生态环境产生了一定影响。在适宜的环境条件下，媒介生物种群容易发生迅速扩增或被动扩散，具有重要的流行病学意义；同时，人们越来越热衷于原始林区的原生态旅游，增加了与野生动物以及媒介生物的接触机会，加大了感染病原体的概率。此外，农业开垦过度、森林砍伐、兴修水利以及生态旅游的建设影响生态环境，增加传染病的流行风险。

7. 产业发展因素　我国自然疫源性疾病主要分布在边远省份，这些省份往往是以农牧业为主的经济欠发达地区，畜牧业和养殖业是该地区的支柱产业和当地居民的主要收入来源。目前，农村地区畜牧和家禽养殖仍以散在养殖为主要方式，饲养环境落后、规模化养殖程度低，并且缺乏必要的检疫条件，对自然疫源性疾病的发生和流行构成威胁。

五、我国从病媒生物体内新分离的病原体

新发虫媒病其狭义是指新发现的病原体导致的传染病，广义则包括已经得到控制但又死灰复燃的传染病、已知病原体出现新的变异导致的新传染病和原本认为不传染的疾病。近年来，国际上和我国新发传染病中，虫媒病毒病占据一定的比例，如由蚊媒传播的西尼罗病毒、裂谷热病毒、寨卡病毒、辛德毕斯病毒、巴泰病毒、马雅罗病毒、罗斯河病毒等；由蜱传播的新型布尼亚病毒能导致发热伴血小板减少综合征等。

新发虫媒传染病是新发传染病的重要组成部分。近几十年来全球生态系统发生了很大的变化，环境

的变化及交通与物流的便捷,为媒介生物繁殖、传播、扩散提供了便利条件。当前全球虫媒传染病的三大流行趋势是:新的病种不断被发现,流行地域不断扩展,流行的频率不断增强。如通过埃及伊蚊、白纹伊蚊传播的登革热,十余年来感染率明显回升,全球有 25 亿人受到威胁;如通过蜱叮咬传播的新发媒介生物性疾病莱姆病,目前已在世界五大洲 70 多个国家有病例报告。我国虫媒生物种类繁多,分布情况复杂,虫媒传染病在我国每年传染病总发病病例中占 5%~10%,但其死亡数占传染病总死亡数的 30%~ 40%,目前我国新发现的病媒传染病病原体主要有以下几种。

1. 蚊媒传染病　目前新发的蚊媒传染病如西尼罗热、乌苏图病毒感染等在我国尚未发现本土病例,病例主要是以输入性为主,在我国新发现的病种及病原体极少。

(1)寨卡病毒感染:根据 WHO 官方网站公布,2013—2014 年法属波利尼西亚发生寨卡病毒暴发疫情,报告病例约 10 000 例,其中 70 例为重症病例。2015 年 5 月巴西报告首例确诊的寨卡病毒感染病例以来,北美的美国、加拿大,亚洲的中国,欧洲的 10 个国家,均发现寨卡病毒输入病例。截至 2016 年 5 月 18 日,全球共有 60 个国家和地区报告仍然存在寨卡病毒流行。我国自 2016 年 2 月以来,中国内地已经报告了 18 例输入性寨卡病毒感染病例,其中广东报告 12 例。

(2)黄热病:根据 WHO 官方网站公布,本病主要流行于南美洲和非洲的 44 个热带地区,有逾 9 亿人面临感染风险。在非洲估计有 5.08 亿人生活在有感染风险的 31 个国家中。新进入疫区的外来人口病死率高达 30%~40%。WHO 估计每年有约 20 万人感染黄热病,3 万人因此失去生命,其中 90%发生在非洲。2016 年 6 月以来,中国内地报道了 11 例黄热病输入性病例。

(3)裂谷热:目前已有 30 多个国家发现该病,主要分布于非洲东部和南部,肯尼亚、津巴布韦、赞比亚、纳米比亚、索马里等国家,亚洲的沙特阿拉伯、也门也曾发生暴发疫情。2013 年以来,WHO 未通报全球范围内有裂谷热暴发疫情发生。2016 年 7 月,中国内地首次报道 1 例输入性病例。

2. 蚤媒传染病　蚤媒传染病主要以鼠疫为主。20 世纪 80—90 年代,我国每年均有鼠疫发生,疫情呈明显上升趋势。2005—2012 年有连续疫情发生的省份主要在西北五省:新疆、西藏、青海、甘肃和四川 37 例,2013 年至今报道 4 例,死亡 3 例。总体趋势是新的鼠疫疫源地不断被发现,动物间和人间鼠疫疫情正在进一步扩大,防控形势仍很严峻。

3. 蜱媒传染病　已知蜱可携带 83 种病毒、14 种细菌、17 种回归热螺旋体、32 种原虫。

(1)莱姆病:莱姆病是由伯氏疏螺旋体引起的感染性疾病。1975 年,美国康涅狄格州首次发现该病病例,随后在全世界 5 个洲 70 个国家都有报道。我国于 1986 年首次在黑龙江省海林县(现为海林市)的人群及全沟硬蜱中检测到伯氏疏螺旋体。到目前为止,该病原体被证实在我国 25 个省份的 26 种蜱中广泛分布。

(2)无形体病:目前在中国已确认的无形体有 5 种,包括嗜吞噬细胞无形体、山羊无形体、牛无形体、绵羊无形体和扁平无形体。嗜吞噬细胞无形体于 1997 年在黑龙江全沟硬蜱中首次被检测到,被认为是分布地区最广泛、感染蜱种最多的无形体,能感染家畜和野生动物,包括牛、绵羊、山羊、马、犬、兔子、牦牛和啮齿动物。嗜吞噬细胞无形体感染人会引起人粒细胞无形体病(human granulocyticanaplasmosis,HGA),HGA 最早于 1994 年在美国报道。2006 年安徽省发生了我国第一组包含 10 例人嗜吞噬细胞无形体感染病例的医院感染事件,此后在安徽、天津、山东、内蒙古、河南、湖北等省都有报道。山羊无形体首次发现于我国的山羊(家山羊)中,随后在黑龙江省确诊了 28 例感染病例,证实山羊无形体为引起人无形体病的一种新型病原体。牛无形体和扁平无形体目前还没有感染人的报道。

(3)埃立克体病:在中国已确认的埃立克体有 4 种,包括查菲埃立克体(*Ehrlichia chaffeensis*),犬埃立克体(*Ehrlichia canis*),西藏埃立克体(*Ehrlichia sp. Tibet*)和新米库尔埃立克体(*Candidatus Neoehrlichia mikurensis*,CRT)。查菲埃立克体感染人引起人单核细胞埃立克体病(human monocytotropic ehrlichiosis,HME),在 1987 年于美国首次报道,中国的首例患者于 1999 年在内蒙古林区被发现,随后在内蒙古、北京、天津、山东等地区陆续报道了 12 例人感染 HME 病例。新米库尔埃立克体最初在全沟硬蜱和嗜群血蜱(*Haemaphysalis conicinna*)中被检测到,随后在森林革蜱、长角血蜱(*H. longicornis*)和多种啮齿动物中发现存在感染。中国于 2010 年在黑龙江省报道了人感染新米库尔埃立克体的病例。

（4）发热伴血小板减少综合征（severe fever with thrombocytopenia syndrome，SFTS）：SFTS是由一种新型布尼亚病毒引起的急性传染病，WHO已将SFTS列为2017年优先关注的传染病，2009年我国湖北省和河南省首次报道了发热伴血小板减少综合征布尼亚病毒，之后在其他10多个省份也报道了该病毒。中国传染病报告数据显示，在2011—2014年，我国23个省份报告SFTS共5 352例，病死率约为7.9%，病例主要分布在我国中部和东部地区。该病主要与传播媒介蜱的生活习性有关，患者以中老年农民为主，多居住在丘陵地带和山区，SFTS已确定可经蜱叮咬和接触病例血液传播，而长角血蜱很可能是主要传播媒介。

（5）斑点热群立克次体病：自1982年之后，中国大陆共有8种斑点热群立克次体（spotted fever group rickettsia，SFGR）被发现。它们主要分布在中国北纬36°以北地区，其中4种SFGR有感染病例报道，包括黑龙江立克次体（*Rickettsia heilongjiangiensis*），新塔拉塞维奇立克次体（*Candidatus Rickettsia tarasevichiae*），西伯利亚立克次体BJ-90（*R. sibirica sp* BJ-90）以及拉乌尔立克次体（*R. raoultii*）。到目前为止，中国共报道了34例感染黑龙江立克次体的病例，其中19例感染病例发生在东北林区，另外15例感染病例发现于海南省。2013年，在中国黑龙江省开展对蜱叮咬人的主动监测，确认了5例新塔拉塞维奇立克次体感染病例。此后，在河南省信阳地区开展的医院哨点监测发现了另外1组新塔拉塞维奇立克次体感染病例，其临床症状与当地流行的SFTS病例相似。新塔拉塞维奇立克次体与发热伴血小板减少综合征新布尼亚病毒复合感染的病例，其临床症状较重，有死亡病例发生。

（6）巴贝西虫病：巴贝西虫病是由巴贝西原虫引起的，通过蜱类媒介感染所致人兽共染的寄生虫病。人巴贝西虫病急性发病时颇似疟疾，临床以间歇热、脾大、黄疸及溶血等为特征。世界上首例病例是于1957年报道的克罗地亚一位脾切除的牧人感染了分歧巴贝西虫（*Babesia divergens*）。已有报道显示，微小巴贝西虫（*B. microti*）、分歧巴贝西虫和猎户巴贝西虫（*B. venatorum*）在中国大陆可以引起人群感染。浙江和云南两省报道了微小巴贝西虫的感染病例，山东省报道了分歧巴贝西虫的感染病例，2011—2014年，中国东北地区的林区报道了48例猎户巴贝西虫感染病例，此外，新疆也有儿童感染猎户巴贝西虫的病例报道。

第三节 虫媒病的控制与预防

虫媒传染病的预防与其他传染病一样，强调控制传染源和切断传播途径，并通过多种途径改善与提高人群免疫力。但因虫媒传染病是通过媒介传播，故控制媒介是重要的一个环节。传染病的发生和流行过程往往受到复杂的社会和自然因素的影响。因此，重视综合防制，根据各种传染病发生的时间和地区规律，适时地进行卫生教育，普及传染病预防知识，提高居民的防病意识也很有必要。

一、虫媒病的控制

虫媒传染病的传染源主要包括宿主动物、现病人和病原体携带者，是传染病发生流行、暴发的源头。故应采取相应措施加以管理，以防造成新的感染。

（一）加强疫情和媒介生物的监测

完善的监测工作是做好虫媒病防制的前提，一旦发现疫情或出现危险虫情警戒线时，能提供给政府相关决策部门采取有效措施，这对虫媒传染病的预防起着重要作用。

（二）提高对疫源地或流行区的认识

一般而言，进入虫媒病疫源地或流行区的人群多数是易感人群，一旦被媒介昆虫刺叮，容易感染相应的疾病。因此，为保障这些人员的健康，首先应提高对疫源地或流行区的认识，包括疾病、宿主、地区范围、传播途径和媒介等。这类人群应该在专业人员指导下，采取必要的防治措施，包括个人和集体防护，以及除害工作。从长远利益出发，更应重视开发建设对虫媒病传播的影响，进行必要的调查研究，防止疫源地或流行区因开发而扩大，造成更多的危害。

（三）加强媒介生物本底调查和控制

通过媒介生物的本底调查，可掌握当地媒介生物的种群构成、季节消长和密度，从而为虫媒传染病的预防控制提供科学依据。在开展本底调查时，应采用科学的监测方法，遵循“五定”（定人、定时、定点、定方法、定器械）原则，同时应该加强媒介生物的综合治理，从而将媒介生物密度控制在不足为害的水平之下。

（四）现病人的管理

1. 早发现、早诊断　早期发现和诊断传染病病人，是尽快采取防疫措施、控制疫情、防止蔓延和尽快隔离治疗病人的前提。发现病人越早，诊断越及时，可越早采取防疫措施，防止疾病蔓延。

2. 加强疫情报告　《中华人民共和国传染病防治法》规定，对法定传染病做出诊断或疑似诊断后，应在规定的期限内向卫生防疫部门和有关机构及时、全面和准确报告。

3. 早隔离和早治疗　隔离是控制传染病传播的重要措施，它是将处于传染期内的病人安置于一定的场所，使其不与健康者或患其他病的病人接触，以减少引起新感染者的机会。但有些传染病，如菌痢、白喉、流脑、病毒性肝炎等因有大量轻型病人和病原携带者存在，单纯依靠隔离并不能完全防止其传播，还须同时采取其他防疫措施。有些疾病则不在人间相互传播，可不必隔离。具体的隔离期限应根据该种传染病的传染期来确定。一般在病人临床症状消失后，经 2~3 次病原学检查（每次间隔 3d）为阴性时，即可停止隔离。病人确诊后，应尽早获得合理、特效的治疗和辅助治疗。

（五）加强检验检疫

检疫是指对接触者即接触过病人、受染人员、动物或污染的环境并有可能受到感染的人采取的管理措施。检疫的目的在于早期发现病人，给予相应处置。

1. 检疫的方式　按传染病的性质，检疫有以下 3 种方式：

（1）医学观察：即对接触者每日进行视诊、问诊和测量体温，有发病征象时进一步作临床检查和实验室检验。当发病或疑似发病时应立即隔离。在接受医学观察时，接触者日常活动不受限制，可照常参加工作和活动。医学观察适用于乙类和丙类传染病的接触者。

（2）留验：也称隔离观察。是将与甲类传染病病人的接触者隔离于专门场所，限制其活动，不准与其他人员接触，并同时进行医学观察。

（3）集体检疫：又称集体留验。受检疫单位全体人员不得与外单位人员接触，同时也不向该单位补充和调出人员。在检疫期间，除对全体人员进行医学观察外，可在单位内进行日常活动。

2. 检疫措施　检疫期间，对接触者除进行医学观察和必要的病原学、免疫学、血清学检验外，尚可根据传染病的性质采取卫生处理与整顿、自动和被动免疫、预防服药和健康教育等措施。

3. 检疫期限　检疫期限一般为该种传染病的最长潜伏期，但有下列情况时可延长或中止检疫：如确能证明接触者未受到传染，或具有充分免疫力或用人工方法已获得免疫者，可提前中止检疫；在检疫期间，如受检疫者中有该传染病新病人发生，其余人员应从该病人隔离之日起，再延长一个检疫期。

二、虫媒病的预防

1. 免疫接种　免疫接种是将抗原或抗体等生物制品接种给受体（包括人畜），使之产生对某种传染病的特异性免疫力。有计划地进行预防接种，是提高群体抗病能力、控制和消灭传染病发生与流行的重要措施，也是战时反生物战的主要手段。

（1）按生物制品种类分类：可分为人工自动免疫、人工被动免疫和被动自动免疫。人工自动免疫是指接种于受体的物质为减毒或灭活的病原体，如疫苗包括基因工程疫苗，使机体产生特异性免疫力，如乙脑疫苗等。人工被动免疫是指将含有抗体的血清或血清制剂接种于人体，使其立即获得抗体而受到保护，如免疫血清和免疫球蛋白等。被动自动免疫是先接种被动免疫制剂，迅速获得免疫力后再接种自动免疫制剂，以获得持久的免疫力，是一种用于保护年老体弱、婴幼儿和特殊情况的方法。

（2）按接种的时机分类：分为计划免疫、应急接种和暴露后接种。即根据传染病流行病学特征、疫情和人群免疫水平的监测，按科学的免疫程序有计划、适时地进行基础免疫和加强免疫，即计划免疫。我国目前采用计划免疫的疫苗有：卡介苗、脊髓灰质炎三价疫苗、百白破混合针剂、麻疹活疫苗、乙肝疫苗等。应急接种是指对进入疫区的人员或传染病流行前紧急接种生物制剂，借助产生的免疫力以抵御病原体的侵袭，虫媒传染病的免疫接种属于应急接种。暴露后接种：是指暴露于某病的传染源后或暴露于某感染因子后的预防接种，这种接种多为疫苗和抗血清或特异免疫球蛋白联合应用，以增强免疫效果，如被患狂犬病的动物咬伤后接种狂犬病疫苗等。

2. 药物预防　药物预防也称预防服药，即给对传染病易感的人群服用某种药物，防止传染病在该人群中发生和传播。它是一种控制传染病流行的应急措施。药物预防实施简便、见效较快。但由于是非特异性预防措施，预防效果持续时间短，需要多次重复给药，不仅增加经济负担，且易产生耐药性。由于病原体发生变异，毒力改变，药物预防的效果有时难以保证；此外药物预防对绝大多数病毒性传染病无效。

（文育锋）

第二篇

病媒生物学

病媒生物主要包括病媒节肢动物和啮齿类，而病媒节肢动物是病媒生物的主要部分，种类繁多，常分为 13 个纲，其中最为重要的类群是病媒昆虫和病媒蜱螨，本篇将作详细介绍。

第五章

病媒昆虫

昆虫属节肢动物门昆虫纲，是种类最多的动物，已知100多万种。昆虫可以生活于水体、陆地和在空中飞翔，对外界环境适应能力强、地理分布广。其中一些昆虫可通过刺蜇、吸血、寄生等方式来危害人类健康，同时也可作为媒介传播许多重要疾病，称为病媒昆虫。

第一节　概　　述

一、形态

各类昆虫由于生存环境和生活方式的不同，其形态构造有许多适应性的变化，但不同虫种群体之间仍有一些共性和特性。

（一）外部形态

昆虫的成虫具有较硬的体壁，躯体左右对称，分节，并着生分节的附肢。体躯多由20节构成，分为头、胸、腹3部分，头6节，胸3节，腹11节；头部有触角1对（主要的感觉器官）和口器（取食器官）；胸部有足3对，多有翅2对；腹部各节无附肢，末端数节变形称外生殖器；以气管呼吸（图5-1）；发育过程多有变态。

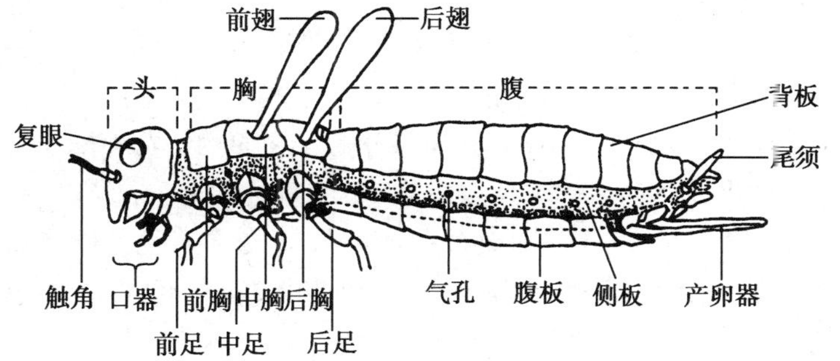

图5-1　昆虫结构模式图

1. 体壁　昆虫的体壁包括虫体外表组织以及衍生的构造，具有生理保护性调节功能和外貌特征决定性的作用。由外至内分为表皮、真皮和基膜等3部分。其中表皮在真皮层的上方，有真皮细胞分泌的非细胞层。分别由上皮层、外皮层和内皮层组成。真皮位于表皮与基膜之间的单组胞层。基膜则是体壁的最内层，无细胞构造，与体腔内的血液、淋巴液等直接接触，对虫体生理介质的渗透起一定的作用。

2. 头部　头部的6节融合成为头壳，界限不清。以头壳缝为界，由后向前依次为：后头、头顶、额和唇基，复眼下侧是颊。共有复眼1对，由许多蜂房状小眼面组成，为主要的视觉器官。许多昆虫还有单眼，常为2~3个，位于头顶部。单眼仅能形成模糊的物像，但可以感受光强度的变化。同一昆虫可以既有复眼又有单眼，也可缺其一，或全部缺失。

感觉器官为触角，共有1对，司嗅觉、触觉以及声音和温度等感觉功能。昆虫类群不同，其触角的形状和分布情况也不同。

头部前下方为口器，为昆虫摄取食物的主要器官，其基本构造相似，由上内唇、上颚、下颚、舌和下唇组成。下唇和下颚又各具分节的下唇须和下颚须。昆虫的不同口器决定了昆虫的食性，有助于了解昆虫传播病原体的方式，主要有3种类型：①刺吸式口器，又称为喙，有上内唇、下唇、舌各1个和1对上颚、1对下颚组成，其中上内唇、上颚、下颚及舌组成食物道。各组成部分均细长，适用于刺入宿主皮肤吸取血液，如雌蚊的口器。②咀嚼式口器，是昆虫原始的口器类型，上颚发达，具齿，适于咀嚼固体食物。③舔吸式口器，上、下颚均退化，下唇发达，末端具备盘状唇瓣，此型口器适于摄取液体食物，但也能用唾液把固体食物溶化成微小颗粒，然后舔吸，如家蝇的口器。

3. 胸部　分为前胸、中胸和后胸3节。各胸节的腹面有足1对，足分为基节、转节、股节、胫节和跗节，跗节又分为1~5节，其末端具爪，有的昆虫爪上有1对爪垫，中间有爪间突。中胸和后胸的背上各有翅1对，分别称为前翅和后翅。双翅目昆虫仅有前翅，后翅退化成平衡棒。有的昆虫无翅。翅上翅脉的排列称为脉序，为昆虫的分类依据。

4. 腹部　由11节组成，但是各类昆虫可见的节数不同。因第1腹节退化，最后数节变为外生殖器，故可见的节数因种而异。外生殖器的形态构造也因种而异，特别是雄性外生殖器，是昆虫种类鉴定的重要依据。

（二）内部构造

1. 消化系统　昆虫的消化系统为一条自口至肛门的长管，分为前肠、中肠及后肠三部分。前肠具有摄食、储存、磨碎食物和化学消化的作用，按顺序可分为口腔、咽部、食道、嗉囊和前胃。前肠两侧有唾液腺1对，由唾液腺管通至口器内。病原体进入唾液腺后，可随着唾液的分泌侵入宿主。中肠即胃，具有消化和吸收的功能。许多昆虫在前肠和中肠间具有一些特殊的上皮细胞，即贲门细胞。食物进入中肠时，贲门细胞或中肠分泌形成一层半渗透性薄膜，将食物包围，这种薄膜称为围食膜。病原体往往在胃腔或胃壁繁殖。后肠具有吸收食物水分和排除残渣的功能。中肠与后肠间有4~6条马氏管通入。马氏管是昆虫的排泄器官。

2. 生殖系统　昆虫均是雌雄异体。雄虫的生殖器官主要是一对睾丸，每一睾丸发出一条输精管，有时部分输精管膨大形成储精囊，两条输精管合并为射精管，开口于外生殖器。此外，还有副腺一对。

雌性生殖器官主要为一对卵巢，每个卵巢发出一条输卵管，两条输卵管合并为阴道。此外，通常有一对副腺和一个受精囊与阴道相连。卵在卵巢内产生后，经输卵管进入阴道，在阴道内与受精囊内储存的精子受精。因此，雌虫即使仅交配一次，也可不断产生受精卵。

3. 呼吸系统　由气门和气管组成。气门位于胸节和腹节的两侧，成对排列，可开关调节。气管自气门开始分成许多细支，深入体内，布满虫体全部，与器官、组织直接联系，交换气体。

4. 循环系统　昆虫具开放式循环系统，即血液在体内流动仅有一段经过背血管，其余都是在血腔内和器官间流动。背血管位于背面体壁下面，前部为主动脉，直径较小，后部的直径较大，为搏动部分，实际上是心脏。

二、生活史

昆虫的发育需要经历胚胎发育和胚后发育。昆虫的幼或若虫破卵而出的过程称为孵化。从幼体（幼虫、若虫）到成虫性成熟为胚后发育。幼虫、若虫在发育过程中必须蜕皮若干次才能发育长大。

（一）胚胎发育阶段

整个胚胎发育过程在卵内完成，其受精卵可在母体内发育，也可排出母体在外环境中完成发育，最后形成生理上尚未完全成熟的幼虫从卵内孵出。绝大多数的昆虫雌虫将卵产出，在外环境中完成胚胎发育，属于卵生型。少数昆虫的受精卵不产出，在体内孵出幼虫，发育为1龄或2龄或发育至3龄幼虫排出体外，属于蛹生型或者胎生型。此外，有些雌性昆虫能产生未受精卵并正常孵化发育，即孤雌生殖。还有一些吸血昆虫未经吸血，依靠自体储存的营养也能交配产卵，称为自育生殖。

(二) 胚后发育阶段

胚后发育阶段包括从卵内孵出幼虫至成虫性成熟的发育过程。昆虫幼体在发育为成虫的过程中,其外部形态、内部构造、生理功能和生活习性发生的一系列变化叫作变态。可根据变化程度的不同将变态分为多种类型。医学昆虫的发育主要有完全变态和不完全变态两大类。

1. 完全变态　生活史分为卵、幼虫、蛹和成虫 4 个时期。卵孵化为幼虫,幼虫化蛹,蛹再羽化为成虫;幼虫和蛹的形态、生态习性与成虫完全不同,即各期之间在外部形态、生活习性上差别显著,属于完全变态的昆虫有蚊、蚋、虻、蝇、白蛉和蚤等。

2. 不完全变态　生活史分为卵、若虫、成虫 3 个时期。其卵内孵出的幼虫外形和生活习性与成虫相似,称为若虫,若虫体较小,性器官未成熟。属于不完全变态的昆虫有臭虫、虱等。

三、生态

研究昆虫与环境的相互关系即为昆虫生态。昆虫与环境之间的作用是相互的,昆虫的多样性、分布以及丰度均可对生态系统产生一定的影响,同时环境因素也可对昆虫个体的行为和种群以及群落产生影响。影响昆虫生长发育的因素包括:一定的温度、湿度、空气、光照等自然因素,成虫的活动与栖息,幼虫的孳生习性、食性,季节的消长、越冬等因素。其中温度对昆虫的影响尤为重要。各种昆虫都有一定的温度适宜范围,适温区是指发育与繁殖能正常进行的温度范围。一般来说,温度低于或高于适温区温度,昆虫的生命活动降低。当温度下降到某一点时,昆虫则停止发育,这个温度则是发育的起始温度。当温度低于或高于昆虫的耐受程度,昆虫会不易生存甚至死亡。此外,温度和其栖息环境中其他因素的不同组合对昆虫生命活动的影响也很大。

每一种昆虫都有一定的生境,需要一定适宜的栖息场所。在某一区域内,可生存的场所和不适宜的生存场所彼此相互交替。因此,每一种昆虫都有一定的空间分布,在其分散的、不连续的栖息地,可形成大小不同的昆虫群体单元。

昆虫幼虫多具有孳生的习性,其生活的环境称为孳生地。温度会直接影响幼虫的生长发育,昆虫发育具有最低、最高的最适温度,孳生环境的温度可随孳生物的性质和数量不同而有所不同,从而影响幼虫的龄期即发育。同时在不同的龄期,温度对幼虫生长发育的影响也不同。如蚊幼虫生活在水中,孳生地的类型从大型的长久性水体(湿地、沼泽地等)到小型暂时性水体(如水塘、水坑等)都有。

昆虫特定种类的密度和种群大小随着季节变化而变化,称为季节消长。我国地域辽阔,南北气候差异大,昆虫的季节消长各不相同,同一地区各种类的季节消长也有一定差别。影响季节消长的主要因素包括温度、雨量和幼虫的孳生环境。

(韩　甦)

第二节　蚊

蚊(mosquito)属于昆虫纲双翅目(Diptera)、蚊科(Culicidae),是最重要的病媒昆虫类群。蚊分布广,种类多,迄今为止全世界已记录蚊虫共 3 亚科,35 属,3 600 多种和亚种。我国目前有蚊种类 35 属,400 余种。

一、形态

蚊是小型昆虫,成蚊体长 1.6~12.6mm,呈灰褐色、棕褐色或黑色,分头、胸、腹 3 部分。

1. 头部　似半球形,有复眼和触角各 1 对。触角分 15 节,第 1 节称柄节,第 2 节称梗节,第 3 节以后各节均细长,称鞭节。各鞭节具轮毛,雌蚊的轮毛短而稀,雄蚊的轮毛长而密。在雌蚊触角上,除轮毛外还有另一类短毛,分布在每一鞭节上,这些短毛对空气中化学物质的变化有反应,对二氧化碳和湿度尤其敏感,在雌蚊寻觅吸血对象时起重要作用。触须 1 对,两性按蚊的触须均与喙等长,雄蚊的触须末端膨大;蚊的口器常称为喙,属刺吸式口器,由上内唇、舌各 1 个,上、下颚各 1 对,共同组成细长的针状结构,包藏在鞘状下唇之内。上内唇细长,腹面凹陷构成食物管的内壁,舌位于上内唇之下,和上颚共同把开放的底面封闭起来,组成食管,以吸取液体食物。舌的中央有一条唾液管。上颚末端较宽如刀状,其内具细锯齿,是蚊吸血时用于切割皮肤的工具。下颚末端较窄呈细刀状,其末端具有锯齿,在吸血时随皮肤切开之后,起锯刺皮肤的功用。下唇末端裂为二片,称唇瓣。当雌蚊吸血时,针状结构刺入皮肤,而唇瓣在皮肤外挟住所有刺吸器官,下唇则向后弯曲而留在皮外,具有保护与支持刺吸器的作用。雄蚊的上、下颚退化或几乎消失,不能刺入皮肤,因而不适于吸血。

2. 胸部　分前胸、中胸和后胸。每胸节各有足 1 对,中胸有翅 1 对,后胸有 1 对平衡棒,是双翅目昆虫的特征。中胸、后胸各有气门 1 对。中胸特别发达,其背板几乎占据全胸背,由前而后依次为盾片、小盾片及后背片。库蚊和伊蚊的小盾片呈三叶状,按蚊的小盾片后缘呈弧形。蚊翅窄长,膜质。翅脉简单,上有鳞片覆盖。鳞片可形成麻点、斑点或条纹,是按蚊分类的重要依据。蚊足细长,自前而后分别称前足、中足和后足。足上常有鳞片形成的黑白斑点和环纹,为重要分类特征。

3. 腹部　分 11 节,第 1 节不易察见。第 2~8 节明显可见,在其背面,有的蚊种具有由鳞片组成的淡色横带、纵条或斑。最末 3 节变为外生殖器;雌蚊腹部末端有尾须 1 对,雄蚊则为钳状的抱器,构造复杂,是鉴别蚊种的重要依据(图 5-2)。

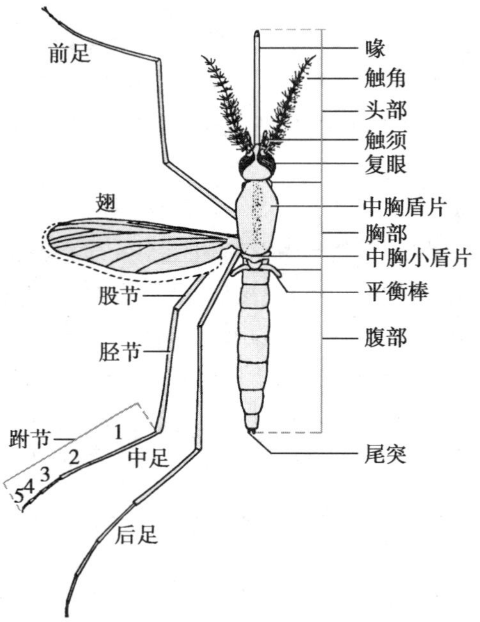

图 5-2　成蚊模式图

二、生活史与生态

(一) 生活史

蚊的发育为完全变态,生活史分 4 个时期,即卵、幼虫、蛹和成虫。前 3 个时期生活于水中,成虫生活于陆地。

1. 卵　蚊的卵根据种类的不同可能产在水面、水边或水中 3 种不同的位置,水面上的如按蚊和库蚊,水边的如伊蚊。按蚊和库蚊约在 2d 内孵化,而伊蚊则在 3~5d。雌蚊产卵于积水中。蚊卵小,长不足 1mm。按蚊卵呈舟形,两侧有浮囊,产出后浮在水面。库蚊卵呈圆锥形,无浮囊,产出后粘在一起形成卵筏。伊蚊卵一般呈橄榄形,无浮囊,产出后单个沉在水底。蚊卵必须在水中才能孵化,在夏天通常经 2~3d 后幼虫孵出。

2. 幼虫　蚊子的幼虫称为孑孓。孑孓用吸管呼吸,摄食有机物及微生物,口的刷毛会产生水流,流向嘴巴。这个时期维持 10~14d,经 4 次蜕皮后变成蛹。初孵出的幼虫长约 1.5mm,幼虫共分四龄。经 3 次蜕皮,成为第四龄幼虫时,体长可较第一龄幼虫增长 8 倍。幼虫体分为头、胸、腹 3 部,各部着生毛或毛丛。

3. 蛹　侧面观呈逗点状,胸背两侧有 1 对呼吸管,是分属的重要依据。蚊蛹不摄食,但可在水中游动,靠第一对呼吸管呼吸,常停息于水面,遇惊扰时迅速潜入水中。蛹的抵抗力强,在无水情况下,只要保持一定的湿润,仍能发育羽化为成蚊。经 2d 完全成熟。

4. 成虫　新羽化的成蚊经 1~2d 发育,即行交配、吸血、产卵。自卵发育到成蚊所需时间取决于温度、食物及环境等诸因素,在适宜条件下需 9~15d,一年可繁殖 7~8 代。

(二) 生态习性

1. 孳生习性　成蚊产卵的地点就是幼虫的孳生地,蚊虫孳生地的区分在调查和防制上有重要的意义。各种蚊虫对孳生环境有一定的选择,可分为 5 种类型:

(1) 田塘型:田塘型主要包括稻田、沼泽、芦苇塘、各类池塘、草塘、人工湖等大型或较大积水场所,是中华按蚊、三带喙库蚊的主要孳生地。

(2) 缓流型:缓流型主要包括清洁的小溪、灌溉沟渠、溪床、积水梯田、渗水坑岸边等,是微小按蚊的主要孳生地。

(3) 丛林型:丛林型主要包括丛林浓荫下的山溪、蔽荫的山涧溪床、石穴、泉潭等小型清洁积水体,是大劣按蚊的主要孳生地。

(4)污水型:污水型主要包括洼地积水、阴沟、下水道、污水坑、沙井、浅潭、清水粪缸、积肥坑、污水池,是淡色库蚊和致倦库蚊的主要孳生地。

(5)容器型:包括积水的人工容器(如缸、罐、坛、桶、盆、碗、瓶、盒、废旧轮胎等)和植物容器(如树洞、竹筒、叶腋、椰子壳等可以积水的部分),是埃及伊蚊和白纹伊蚊的主要孳生地。

2. 成蚊交配 蚊羽化后 1~2d 便可交配,交配常在未吸血之前。交配是在群舞时进行的,群舞是几个乃至几百、数千个雄蚊成群地在草地上空、屋檐下或人畜上空飞舞的一种性行为。雌蚊飞入舞群即与雄蚊完成交配,然后离去。通常雌蚊一生只需交配一次。

3. 活动习性 蚊的活动习性主要是指寻觅宿主吸血的行为,其活动能力与温度、湿度、光照及风力等有关。多数蚊种在清晨、黄昏或黑夜活动,伊蚊多在白天活动。在我国偏嗜人血的按蚊,如微小按蚊、嗜人按蚊、大劣按蚊,其活动高峰多在午夜前后。兼嗜人畜血的多在上半夜,如中华按蚊。嗜人按蚊吸血活动始于日落后 0.5~2h,可持续至黎明 5 时,吸血高峰通常在上半夜。

4. 食性 雄蚊不吸血,只吸植物汁液及花蜜。雌蚊必须吸食人或动物的血液其卵巢才能发育、产卵,同时在吸血过程中获得病原体而成为传播媒介。

蚊虫对宿主的选择性因蚊种而异。根据嗜血类型,主要可以分为以下几类:①嗜人血:大劣按蚊、嗜人按蚊、白纹伊蚊、埃及伊蚊、致倦库蚊、淡色库蚊;②嗜家畜血:中华按蚊、三带喙库蚊等。偏嗜人血的蚊可兼吸动物血,嗜吸动物血的也可兼吸人血。即使是同一蚊种,其吸血习性也可发生变化,如在海南岛的微小按蚊主吸人血并内栖,而大陆的微小按蚊则不同程度地吸取家畜血液并外栖。这种差别也反映在它们的媒介效能上,即偏嗜人血的蚊,传播人体疾病的机会较多,往往是蚊媒疾病的主要媒介。因蚊能兼吸人和动物的血,故能传播人兽共患疾病,如流行性乙型脑炎和黄热病。蚊吸血习性是判断蚊与疾病关系的一项重要内容。

5. 生殖营养节律和周环 蚊每次从吸血到产卵的周期称为生殖营养周环。生殖营养周环分 3 个阶段:①寻找宿主吸血;②胃血消化和卵巢发育;③寻找孳生地产卵。3 个阶段所需的时间主要决定于胃血消化和卵巢发育的速度,并受栖息场所内的温度和湿度影响。正常情况下,两次吸血的间隔时间与其卵巢周期发育相一致,称为生殖营养协调,通常约为 2d。但也有个别蚊种需吸血 2 次以上才使卵巢发育成熟。一般蚊一生中有生殖营养周环 3~7 次,产卵总数几十个至几百个。雌蚊的生殖营养周环次数是蚊虫存活时间的一个度量指标,称为生理龄期。蚊虫每排卵一次,在卵巢小管上就留有一个膨大部,所以根据卵巢小管上膨大部的数目多少,可判断雌蚊的生理龄期。生理龄期的次数越多,传播疾病的机会也越多,故生理龄期的判断在流行病学上具有重要意义。

6. 栖息习性 雌蚊吸血后即寻找比较阴暗、潮湿、避风的场所栖息。室内多栖于蚊帐内、床下、屋角、门后、墙面及杂物上。室外多栖于草丛、洞穴、树下及人畜房舍附近的农作物。

7. 季节消长和越冬 蚊的季节消长与温度、湿度和雨量等密切相关。我国气候南北悬殊,各蚊种季节消长亦不同。即使在同一地区的不同蚊种,或不同地区的同一蚊种,也因蚊本身的习性和环境因素的影响而有不同的季节消长情况。如中华按蚊,在长江中下游一带,每年 3 月初出现第一代幼虫,成蚊密度在 5 月起始上升,7 月达高峰,9 月以后下降;但在台湾省每年 4~9 月有两个高峰。我国大多数地区在 6~9 月是成蚊密度高峰季节。蚊虫的季节消长与疾病流行的季节有关。

越冬是蚊对气候季节性变化而产生的一种生理适应现象。蚊本身规律性生理状态受到阻抑,进入休眠或滞育状态。以成蚊越冬的雌蚊表现为不吸血,卵巢停止发育,脂肪体增大,隐匿于山洞、地窖、墙缝、暖房、地下室等阴暗、温暖、潮湿、不通风的地方,不食不动,新陈代谢降至最低点;到次年春暖时,蚊开始复苏,飞出吸血产卵。以成蚊越冬的有致倦库蚊、淡色库蚊、中华按蚊等;以卵越冬的多见于伊蚊,嗜人按蚊也可以卵越冬;以幼虫越冬的多见于清洁水体孳生的蚊种,如微小按蚊,骚扰阿蚊的幼虫也能越冬。在热带及亚热带地区,全年平均温度均达 10℃上,蚊虫无越冬现象。越冬机制复杂,受外界因素如温度、光照、内分泌调节、种的遗传性等各种因素的影响。

三、常见种类

蚊有 3 个重要的属,分别是按蚊属(*Anopheles*)、库蚊属(*Culex*)和伊蚊属(*Aedes*)。我国已发现蚊类有

18 属 400 余种(亚种)。在我国,重要的病媒蚊种如下:

1. 嗜人按蚊(*Anopheles anthropophagus*)　该蚊是我国独有蚊种,分布在北纬 34°以南地区,主要孳生于植物遮荫较好、水质清凉的静水或缓流小积水中,如稻田、茭白田、水坑、灌溉沟等。该蚊是疟疾和马来丝虫病的重要媒介,传疟作用高于中华按蚊。

2. 中华按蚊(*Anopheles sinensis*)　分布于除新疆和青海以外的全国各省区,是广大平原,特别是水稻种植区疟疾和马来丝虫病的重要媒介。虽然不是高效的传播者,但由于种群数量大,可引起暴发性流行。幼虫主要孳生于缓流清水中,如小溪、沟渠、渗出水等。

3. 微小按蚊(*Anopheles minimus*)　棕褐色小到中型蚊种。分布在北纬 32°以南山地和丘陵地区,是该地区疟疾的主要媒介。

4. 大劣按蚊(*Anopheles dirus*)　灰褐色中型蚊种。大劣按蚊是热带丛林型按蚊,主要孳生于丛林边缘荫蔽的溪床积水、浅潭、小池等处。大劣按蚊在我国主要分布于海南岛以及云南西部和广西南部的少数地区,通常有较高的自然感染率,是海南岛疟疾病媒防制的主要对象。

5. 淡色库蚊(*Culex pipiens pallens*)和致倦库蚊(*Culex pipiens quinquefasciatus*)　褐色、红棕或淡褐中型蚊种。致倦库蚊分布在南方广大地区,淡色库蚊分布于长江流域及以北地区。两者都被称作"家蚊",是室内常见的刺叮吸血蚊虫,是城市灭蚊的主要对象之一。幼虫主要孳生在小型,特别是污染的坑洼、水沟以及容器积水。淡色库蚊和致倦库蚊是班氏丝虫病的主要媒介。

6. 三带喙库蚊(*Culex tritaeniorhynchus*)　棕褐色小型蚊种。三带喙库蚊广布除新疆维吾尔自治区以外的全国各省区,是绝大多数地区稻田蚊虫的优势种,但也广泛孳生在沼泽、池塘、灌溉渠、洼地积水等处。雌蚊人畜血液兼吸,而偏吸牛、马、猪、犬等血液,是我国流行性乙型脑炎的主要媒介。

7. 白纹伊蚊(*Aedes albopictus*)　中小型黑色蚊种,有银白色斑纹。在中胸盾片上有一正中白色纵纹。分布较广,北达沈阳(约北纬 41.8°),西北至宝鸡,西南到西藏自治区,但以北纬 34°以南为常见,多孳生在居民点及其周围的容器(如缸、罐、盆、废弃轮胎等)和植物容器(如竹筒、树洞等)以及石穴等小型积水中。

8. 埃及伊蚊(*Aedes aegypti*)　深褐或黑色而具银白色或白色斑纹的中型蚊种。中胸背面两肩侧有一对由白宽弯鳞形成的长柄镰刀状斑,分布限于北纬 22°以南的海南、广东、广西部分地区和台湾省的南部。主要孳生在室内及其周围容器积水中。雌蚊偏吸人血,而且在一个生殖营养周环中有多重吸血的习性,因而增加了传播疾病的机会。埃及伊蚊和白纹伊蚊是我国登革热的媒介。

(赵纯中)

第三节　蝇

蝇(fly)属昆虫纲,双翅目,蝇科,是人们最熟悉的一类昆虫。由蝇类传播的疾病很多,如有些蝇类的幼虫可寄生在人体引起蝇蛆症,有些蝇能刺吸人畜血液,对人类危害极大。全世界已知蝇种 34 000 余种,我国有记录的 4 200 余种,与人类疾病有关的常见种类有家蝇、绿蝇、金蝇、丽蝇和麻蝇等。

一、形态

蝇类有大、中、小 3 型,体长多为 6~14mm,体色呈暗灰黑色、黄褐、暗褐或具金属光泽的绿色、蓝色、紫色或青蓝色,全身覆有鬃毛。口器吸式,少数为刺吸式。足末端有爪及爪垫各 1 对,爪垫有细毛并分泌黏液,故易携带各种病原体。

1. 成虫　体长 5~10mm,体色呈暗灰、黑、黄褐等,许多种类有金属光泽,全身被有鬃毛。

头部近半球形,具 1 对大的复眼,复眼间的距离通常作为区分雌雄的标记,雄蝇眼间距较窄,而雌蝇较宽。但也偶见有雌雄区别不大,或没有区别的情况。头顶具 3 个单眼,排成三角形,颜面中央有 1 对触角,隐藏于头部前方凹陷处,较难发现。触角分 3 节,第 3 节最长,其基部外侧有 1 根触角芒。大部分蝇的口器为舐吸式,不使用时部分缩入头壳内,进食时垂直向下伸展。口器末端为 1 对卵圆形的肉质唇瓣,以唇瓣直接舔吸食物。唇瓣上有细小的凹槽,称假气管,流质食物由此汲取进入唇瓣间的口腔。吸血蝇类的口器为刺吸式，能刺入人、畜皮肤吸血。根据成虫口器构造及食性不同，可将蝇分为三大类（图 5-3）。

（1）不食蝇类：成虫口器退化，不能吃食而依靠幼虫时期贮存的营养维持生活。因幼虫时期过寄生生活，故又称寄生性蝇类，如胃蝇科、狂蝇科和皮蝇科等。在中国主要分布于西北、东北等牧区，后二科也发现于西南牧区，其中某些种的幼虫可引起人畜蝇蛆病。

（2）吸血蝇类：成虫具有发达的刺吸式口器，雌雄均吸血，可在吸血时传播疾病。如蝇科的螫蝇属和舌蝇属等。厩螫蝇为中国常见的蝇种，幼虫孳生在禽、畜粪和腐败植物质中，主要吸牲畜血，有时也吸人血。舌蝇也称采采蝇，分布于非洲，在沿河流或沿森林的稠密植物地带孳生，成虫嗜吸牛血，也吸羊、猪、犬及其他动物血，并可吸人血，某些种类为非洲锥虫病的传播媒介。

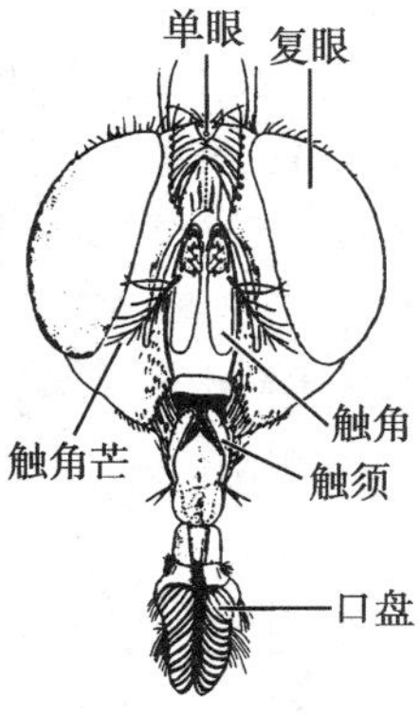

图 5-3　蝇的口器

（3）非吸血蝇类：成虫不吸血，具有适于吮吸食物的舐吸式口器。口器可伸缩折叠，以口盘直接舔吸食物，如蝇科、麻蝇科、厕蝇科、丽蝇科等。此类多为杂食性，食垃圾中的腐败有机物和人类的食物，也舔食人和动物的排泄物、分泌物和脓血，甚至动物尸体。成虫取食频繁，且有边吃、边吐（吐出物称吐滴）、边排粪的习性，蝇体内的病原体可借此传播；该类蝇体表具细毛，足有爪垫，上有小毛及腺体分泌物，栖息与活动场所广泛，这些均增加了传播疾病的机会。

蝇的中胸特别发达，前胸和后胸退化。中胸背板和侧板上的鬃毛、斑纹等特征可作为分类的根据。翅1对，有6条纵脉，均不分支；后翅退化为平衡棒。足3对，较短，跗节分5节，末端有爪和爪垫各1对，中间有1爪间突，爪垫发达，密布黏毛。足上密布鬃毛，适于携带各种病原体。

腹部由10节组成。前5节可见，称前腹部；后5节称后腹部，演化为外生殖器。雌外生殖器通常藏于腹部，产卵时伸出；雄外生殖器是蝇种分类的重要依据。

2. 卵　乳白色，卵圆形或香蕉形，长约1mm，常数十粒堆积成块。在夏季，卵产出后1d即可孵化。

3. 幼虫　又称为蛆，多为乳白色，无眼亦无足，头尖后钝。头部较小，下方有1对口钩；除少数体扁和节上有棘状突外，多数身体呈圆柱形，分11节，在第8节后侧有后气门1对，由气门环、气门裂、钮孔组成，后气门的形状是幼虫分类的重要依据。幼虫分3龄，家蝇1龄幼虫长2mm，3龄幼虫长8~10mm。

4. 蛹　蛹壳大多数呈桶状，似带皮的花生米，初为黄白色，后转呈深棕色至黑色。长5~8mm。蛹形成于蛹壳内部，受其保护。不食不动，在夏秋季，家蝇蛹一般3~6d羽化。蛹内成虫借额囊的膨胀和收缩，顶破蛹壳前端，形成一环状裂缝钻出。

二、生活史与生态

蝇的生活史为完全变态，历经卵、幼虫（蛆）、蛹和成虫4期。多数种类成虫产卵，有些种类直接产幼虫，如麻蝇。

蝇的发育一般需要较高温度，在35℃左右发育很快，8~10d即可完成一代。温、湿度适宜条件下，一年可传10余代。

1. 孳生习性　根据不同蝇种的产卵习性和幼虫发育所需的孳生物质，通常可分为4种类型。

（1）粪便类：可分人粪型及禽畜粪型。在这类孳生地的蝇种较多，通常有巨尾阿丽蝇、大头金蝇、家蝇、麻蝇。

（2）腐败的动物质类：包括兽骨、兽皮毛、羽禽毛、硝皮作业、腌腊制作业、动物尸体、屠宰废弃物等。通常为丝光绿蝇、麻蝇、丽蝇的孳生地。

（3）腐败的植物质类：包括腐败腐烂蔬菜、瓜果、酱及酱制品、家禽家畜饲料等。通常孳生麻蝇、家蝇。

（4）垃圾类：由于组成成分较为复杂，一般常见的有家蝇、大头金蝇、丝光绿蝇等。

孳生物是蝇类孳生的基本条件，不仅是幼虫的食物，也是幼虫的栖息环境。掌握不同孳生物中常见的孳生蝇种对蝇类防制具重要意义。

2. 食性　蝇类的嗅觉十分灵敏。大多数蝇种为杂食性，对香、甜、腥、臭的物质均喜爱。

3. 活动与栖息　蝇类主要在孳生地与取食场所之间活动，活动范围不大。活动受温度的影响较大。

例如，家蝇在30℃最活跃，15℃时尚能正常取食，12℃时尚能正常飞行，9～10℃时只能爬行，7～8℃则完全不动。

蝇类较善于飞翔，每小时可飞行6～8km，一昼夜飞行8～18km。但在通常情况下，蝇类主要在栖息地附近觅食，常在以孳生地为中心的100～200m半径范围内活动。风向、风速、食物、孳生物的气味是影响蝇类种群迁飞的主要因素。此外，交通工具如汽车、火车、飞机、轮船均有利于蝇类由一地向另一地的扩散。

4. 季节消长　各种蝇类季节消长各不相同，随蝇种、气候和地区条件而异。一般以春夏季节为盛。我国北方寒区，蝇的繁殖季节较短（7～9月），温带地区较长（5～11月）。气温过高或雨量过多对蝇的孳生、繁殖均不利。按蝇类繁盛期所在的季节，将蝇类分为早春型、春夏型、夏型、夏秋型和秋型，其中以夏型蝇类与肠道传染病关系最为密切。

5. 越冬　大部分的蝇类都以蛹越冬，除蛹外尚可以幼虫或成虫越冬。蛹的越冬场所大多都在孳生地附近的松软泥土中。蛹对寒冷和干燥的抵抗力较强。经过-10℃低温，长达4～5个月的冬季，于翌年还能羽化为成虫。若以成虫越冬，常蛰伏于温暖、避风的厨房、地下室、暖房、仓库地窖、禽畜圈舍等处。

三、常见种类

1. 家蝇（*Musca domestica*）　我国最常见的蝇种。体型中等，长5～8mm，全身灰褐色，中胸背板呈黄灰色，有4条黑色等宽的条纹，翅第4纵脉末段向前急剧弯曲成折角，腹部正中有黑色纵纹，在基部两侧尤明显。家蝇分布遍及全世界，与人畜关系最密切。幼虫主要孳生于粪便和垃圾中，成蝇常飞进居室活动，我国家蝇活动期为3～11月份，季节高峰为9月份。

2. 丝光绿蝇（*Lucilia sericata*）　体型中等，长5～10mm，有金绿色光泽，特别是胸部背板具闪耀光彩，头的颊部银白色。在我国广泛分布。幼虫主要孳生于动物尸体或腐败的肉类中，成虫常活动在腥臭腐败动物质及垃圾堆放处。也常飞入居室或食品店。繁殖盛期在夏季。

3. 大头金蝇（*Chrysomya megacephala*）　体型大，长8～11mm，有蓝绿色金属光泽，复眼鲜红色，胸背部多细毛，头端两颊为橙黄色。幼虫主要孳生于人、畜新鲜粪便中，成蝇活动于腐败的瓜果、蔬菜及粪便周围，常飞入居室和厨房。我国大头金蝇的活动季节为4～12月、6～10月份可分别出现高峰。

4. 巨尾阿丽蝇（*Aldrichina grahami*）　为大型蝇种，体型大，长5～12mm，深青黑色，中胸背板前中部有3条纵纹，腹部带有深浓的蓝黑色金属光泽。幼虫主要孳生于半稀的人粪便和尿液中，成蝇喜在室外活动。早春出现，5月份达高峰。

5. 黑尾黑麻蝇（*Helicophagella melanura*）　为中大型蝇种，长6～12mm，暗灰色，中胸背板有3条黑色纵纹，腹部背面具黑白相间的棋盘状斑。全国分布。雌蝇直接产幼虫，主要孳生在人、畜粪便中，成蝇常活动于室内外。

6. 厩螫蝇（*Stomoxys calcitrans*）　体长5～8mm，暗灰色，形似家蝇，刺吸式口器。翅第4纵脉末段呈弧形弯曲。幼虫孳生于禽、畜粪和腐败的植物质堆放处，成蝇在室外活动，刺吸人、畜血液。

7. 厩腐蝇（*Muscina stabulans*）　深灰色，6～9mm长，胸背有4条黑色纵纹，中央2条较明显；翅第4纵脉末端与第8纵脉相距较远。幼虫孳生于人、畜粪或腐败的动、植物质，尤其是猪粪中。成蝇室内外均可发现，也常飞入居室。夏秋季最为常见。

（秦小江）

第四节　蜚　　蠊

蜚蠊泛指昆虫纲蜚蠊目（Blattaria）的昆虫，蜚蠊是这个星球上最古老的昆虫之一，曾与恐龙生活在同一时代。生活在野外或室内。全世界蜚蠊种类约有6 000种，主要分布在热带、亚热带地区，生活在野外或室内。中国有200余种，常见的室内蜚蠊有10种左右，各地有所不同。主要有德国小蠊、美洲大蠊、澳洲大蠊等。

一、形态

蜚蠊头小,能活动。触角长丝状,复眼发达。翅平,前翅为革质、后翅为膜质,前、后翅基本等大,覆盖于腹部背面;有的种类无翅。不善飞,能疾走。

二、生活史与生态

(一) 生活史

蜚蠊是不完全变态的昆虫,整个生活史包括卵、若虫和成虫3个时期。

1. 交配和产卵 蜚蠊1次交配就可使它终生产出受精卵,雌虫产卵在特殊的胶质囊内,形成卵鞘(卵荚)。蜚蠊的繁殖是有性繁殖与无性繁殖相结合。一只成熟的雌蜚蠊每隔7~10d即可产出一只含有14~40粒卵的卵鞘,其卵鞘为胶质体,20~37℃条件下孵化。卵呈窄长形,乳白色,半透明,在卵鞘中排成整齐的两列。胚胎头向孔缝。孵化时,若虫向上顶,使闭合的卵鞘缝裂开而逸出。

2. 若虫期 刚从卵鞘孵出的若虫都聚集在卵鞘周围,呈白色,后颜色逐渐变深并散开活动,若虫形状类似成虫,只是虫体小,无翅,性器官未成熟。若虫发育缓慢。必须经历多次蜕皮,逐渐长大,触角和尾须节数也随龄期而增长。

3. 成虫期 若虫最后一次蜕皮后,长出翅膀、羽化为成虫。

蜚蠊生活史的特点之一是周期长。以周期最短的德国小蠊而论,一般完成一个世代也需2个多月,最长的美洲大蠊等历时1年有余。生活史的长短不仅因种类而异,而且因不同温度、营养等条件而不同。成虫寿命也较长,德国小蠊最短约为100d,寿命最长的美洲大蠊可存活1年。寿命长短也同样因种类以及环境条件而不同。

(二) 生态

蜚蠊孳生的4个基本条件是温暖、潮湿、食物丰富和多缝隙的场所栖居,喜暖爱潮是蜚蠊的重要习性。喜暗怕光,昼伏夜出,这也是蜚蠊的另一重要习性。白天隐藏在阴暗避光的场所,如室内的家具、墙壁缝隙、洞穴中和角落、杂物堆中。夜晚,特别是在灯闭人睡之后才出外活动、觅食或交配。

蜚蠊体扁,适于钻缝藏洞。例如德国小蠊的成虫和若虫可躲进仅1.6mm的缝隙,怀卵的雌虫也可在4.5mm宽的缝隙中栖居。蜚蠊还有群居的习性。在一个栖息点上,少则几只,多则几十、几百只聚集在一起,这主要是由于信息素的诱集作用。蜚蠊的成虫和若虫都能分泌一种"聚集信息素",它由直肠垫所分泌,可随粪便排出体外。在蜚蠊栖居的地方,常可见由它们粪便形成的棕褐色粪迹斑点,粪迹越多,蜚蠊聚集也越多。在蜚蠊防制中,搞好卫生、清除蟑迹是一项重要的措施。

蜚蠊是杂食性昆虫,食物种类非常广泛。各类食品,包括面包、米饭、糕点、荤素熟食品、瓜果以及饮料等,尤其喜食香、甜、油的面制食品。蜚蠊也常咬食其他物品,例如在住房、仓库、贮藏室等处,它们可啃食棉毛制品、皮革制品、纸张、书籍、肥皂等。在室外垃圾堆、阴沟和厕所等场所,它们又以腐败的有机物为食,甚而啃咬死动物。但是不同种类的蜚蠊,食性也有一定的差别。例如德国小蠊爱吃发酵的食品和饮料,美洲大蠊喜食腐败的有机物,而澳洲大蠊却以植物性食物为主等。

三、常见种类

1. 德国小蠊(*Blattella germanica*) 成虫为背腹扁平的椭圆形,分头、胸、腹3部分,小的仅2~5mm,多数体长在10~30mm,呈黄褐色、红褐色或深褐色,体长和体色因种而异,一般体表具油亮光泽(图5-4)。德国小蠊是蜚蠊目中分布最广泛、与人类生活密切相关和最难治理的一类重要害虫,它在全世界热带、亚热带、温带、寒带均有分布,在我国云南、贵州、四川、西藏、广西、广东、福建、上海、北京、山东、辽宁、湖南、湖北、黑龙江、陕西和新疆等地都广泛分布。

2. 美洲大蠊(*Periplaneta americana*) 美洲大蠊是蜚蠊科中体积最大的昆虫。成虫体长29~40mm,红褐色,翅长于腹部末端。触角很长,前胸背板中间有较大的蝶形褐色斑纹,斑纹的后缘有完整的黄色带纹(图5-4)。美洲大蠊原产于非洲北部,公元17世纪前后经由船只带到美洲,并于18世纪被人在美洲发现。

美洲大蠊善爬行，飞行能力差。食性广泛，喜食糖和淀粉，污染食物、传播病菌和寄生虫，是世界性病媒生物种类。美洲大蠊主要是热带和亚热带的种类，但它的分布伸达温带北部。在我国吉林、辽宁、河北、北京、内蒙古、山东、河南、江苏、上海、浙江、福建、江西、湖南、湖北、广东、广西、海南、四川、云南、贵州以及新疆等省（区）均有报道。它是广东、广西、海南以及福建南方诸省（区）的优势种，主要生存于下水道、暖气沟、厕所、浴室及酿造厂、酱品厂等阴暗潮湿的环境。

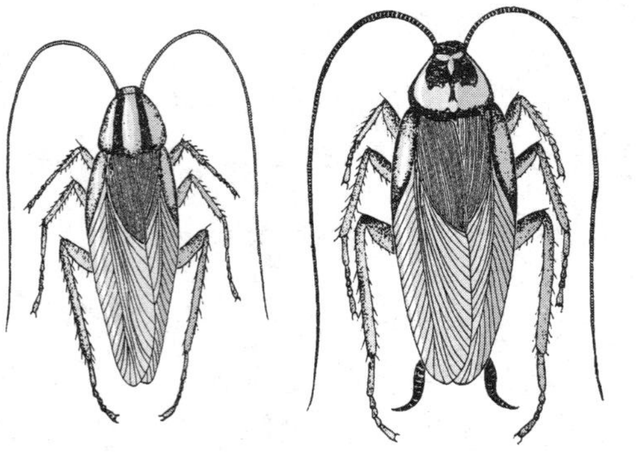

图 5-4　德国小蠊和美洲大蠊

3. 澳洲大蠊（*Periplaneta australasiae*）　澳洲大蠊隶属蜚蠊目蜚蠊科大蠊属。成虫体长 22～35mm，大型种，虫体深褐色，雌、雄虫体型相似，但雌虫体稍宽于雄虫。头部：雄虫头顶部黑色，复眼及触角窝间黑色，中部有一前宽后窄的淡褐色长斑，面部褐色，下颚须红褐色。胸部：前胸背板较大、梯形，与美洲大蠊近似，前缘平直，后缘弧形，背板淡黄或淡赤褐色，中部有两个大近圆形黑斑，两大斑分开较明显，背板周缘黑色，后缘黑色较宽。雌雄虫翅均较发达，其长均超过腹部末端，翅赤褐色，前缘室淡黄色。足赤褐色。澳洲大蠊也是世界性的病媒生物，可传播多种疾病和寄生虫，对人类环境和健康造成严重影响。澳洲大蠊主要分布在热带和亚热带，在我国福建、广东、广西、四川等省（区）有记载。

（赵纯中）

第五节　虱

虱（louse）隶属虱目、吸虱亚目，常见虱属于虱科（Pediculidae）和阴虱科（Phthiridae），为无翅小昆虫，是永久性的体外寄生虫。寄生于人体的虱有两种，即人虱（*Pediculus humanus*）和阴虱（*Phthirus pubis*）。由于人虱在人体上寄生部位的不同，以及形态和生理上的某些差异，又分为两个亚种，即人体虱和人头虱，故通称为 3 种：头虱（*P. h. capitis*）、体虱（*P. h. corporis*）和阴虱。虱作为媒介昆虫，以体虱最为重要，主要传播流行性斑疹伤寒、回归热和战壕热等疾病。

一、形态

虱体呈梭形，体长 4mm。体壁革质具有韧性，背腹扁平，胸节愈合，灰白色或灰色。虱足短而壮实，虱爪适于抓握，特别其胫节末端有一向内侧而生的指状突起，与跗节末端的强弯钩爪相对而握成为抓握器，此适应性构造利于虱紧紧抓握住宿主的毛发或衣服纤维。人体虱和人头虱形态相似，相对体虱体型较大，体色较浅；头虱体型较小，体色较深。

阴虱因其体型宽短呈蟹状，又称蟹虱。比体虱更小，仅为 1.5～2mm。前足细弱，中后足粗壮，且胫突与爪发达（图 5-5）。

二、生活史与生态

虱的发育属不完全变态，分卵、若虫和成虫 3 个时期。成虫交配后约 2d 即产卵于人的毛发或衣服纤维上。虱的卵为淡黄色，椭圆形，长 0.9～1.0mm，一端有盖。卵 7d 孵化，若虫即从卵盖处钻出，若虫的形态基本上与成虫相似。若虫一经孵出，数小时即可吸血。若虫经 3 次蜕皮发育，约经 9d，即变为成虫。成虫寿命约 1 个月。雌雄成虫在若虫末次蜕皮后 10h 之内即可进行交配，一只成虫可交配若干次。雌虫在交配 2d 后开始产卵，每天可产卵 7～8 个，一只雌虫一生可累计产卵 200～300 个。只要温度适宜（30～32℃）并且可以获得血源的情况下，完成一次传代需 16d。

虱的成虫、若虫专吸人血，吸血量一般可达其体重的 1/3 以上。虱不耐饥饿，若虫每日至少需要吸血 1 次，成虫则需要数次，常边吸血边排粪。体虱多集聚于内衣领襟、衣缝、裤腰或被褥的线缝处；头虱多寄生

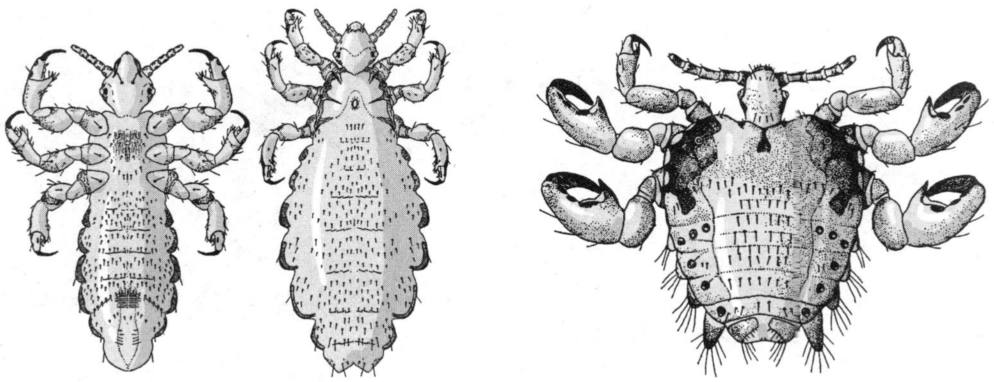

图 5-5 人体虱和阴虱

于头部耳后两侧发际处,也能迁移至内衣中寄生;阴虱多集中在阴毛或肛毛上,也有转移至腋毛寄生,甚至在眉毛或眼睫毛上也有发现。

体虱避光而喜于暗处,对黑暗有趋向性。喜接近有人气味或有虱粪黏着的衣服。对温度、湿度极敏感,既怕热怕湿又怕冷。最适宜温度为 29~32℃,接近人体表的温度,虱一般情况下不会离开人体。最适相对湿度为 10%~60%,不喜欢潮湿和高温。当人出汗或生病体温升高或死亡后,极易迅速爬离,寻觅新宿主,由此造成散播。

三、常见种类

1. 体虱(*P. h. corporis*) 又称衣虱,体长 3.5mm,为灰色或灰白色。头略呈橄榄形,在触角处最宽,向后渐窄细,颈小可动。触角短,分 5 节,末节较长。眼较小不发达,位于触角后的两侧。口器为刺吸式,不用时缩入下方的一个囊中。胸节融合不能区分,在中胸两侧有气孔 1 对。腹长而扁,分 9 节,外观可见只有 7 节,每节两侧有气孔 1 对。腹部边缘无深色角质侧片。足粗壮,跗节只有 1 节,其末端有一个大而弯曲的爪。胫节梢端内侧有一个突出的胫指,指上有一个明显的刺。当爪与胫指合拢时,可牢固地握住毛发。雄虱腹部末端钝圆,常有生殖器的阴茎伸出。雌虱尾端分叉,形似"W"形凹陷。

2. 头虱(*P. h. capitis*) 体色较深黑,体型较小,长 2.5~3.5mm。触角各节较短粗,腹部边缘为暗黑色,其他与体虱相似。

3. 阴虱(*Phthirus pubis*) 为灰白色,雌虱体长 1.5~2.0mm,雄虱稍小,体宽与体长几乎相等。腹短,分节不明显,两侧有疣状突起,以最后一对为最大。前腿细小,中腿及后腿粗大,跗节上有大而粗壮的爪,外形类似于螃蟹状。其他构造与体虱、头虱相似。

第六节 蚤

蚤(flea)属昆虫纲,蚤目,蚤科(Pulicidae),俗称跳蚤。目前全世界已知有 2 500 种(亚种),我国约有 650 种(亚种)。蚤类可以吸血并传播鼠疫等疾病,是重要的媒介昆虫。其中和人类健康关系最密切的蚤类隶属于蚤科、角叶蚤科、多毛蚤科和细蚤科。

一、形态

蚤体形小而扁,无翅,足长,其基节特别发达,善跳,触角长在触角窝内,长约 3mm,棕黄至深棕色。体壁坚硬,长有许多鬃、刺、栉,均向后生长,体分头、胸、腹 3 部,分节明显。通常雄蚤比雌蚤小。口器呈刺吸式,由针状的下颚内叶 1 对和内唇组成食物管,外包以分节的下唇须形成喙。蚤的消化道分为咽、食管、前胃、中肠等。其体内构造与传播疾病具有密切关系,对鼠疫传播起了极大作用(图 5-6)。

二、生活史与生态

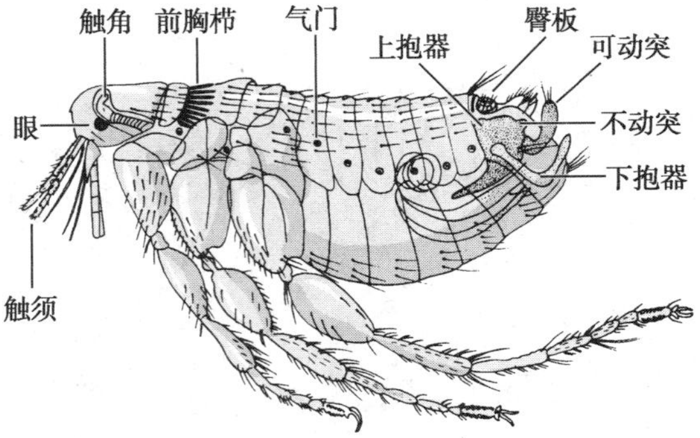

图 5-6　蚤成虫

蚤为完全变态昆虫。生活史历经卵、幼虫、蛹和成虫4期。卵呈椭圆形,长0.4~1.0mm,初产时为有光泽的白色,随着时间的推移则逐渐变成暗黄色。雌蚤通常产卵于宿主毛内或巢穴中,适宜温、湿度条件下约经5d孵出幼虫。幼虫体小细长,蛆形,乳白色,无眼、足,体长约4.5mm,多在阴暗地面、缝隙中及鼠洞、猫、犬窝巢等处活动,幼虫极活跃,畏光,对干燥颇敏感。口器为咀嚼式,自然条件下以生活环境(尘土、垃圾)中的某些有机物碎屑为食料。幼虫发育需要成蚤在宿主巢穴内排出的大量血粪为营养。在适宜条件下幼虫期为2~3周。成熟幼虫自行吐丝作茧,在茧内经过3次蜕皮,然后化蛹。茧略呈黄白色。茧外常黏附的尘土、碎屑等具有伪装作用。蛹期长短取决于温度和相对湿度条件,通常1~3周,有时蛹期可长达1年或更长。发育的蛹已具有成虫雏形,头、胸、腹及足均已形成,并逐渐变成淡棕色。成虫羽化出茧有时需要外界刺激,如动物来临带来的空气震动,接触的压力或实时的温度升高,均可诱导成虫破茧而出。一般由卵发育至成虫需要1个月。雌蚤吸血交配后分批产卵,产卵时间可持续数个月,雌蚤一生产卵300~500个,寿命1~2年。

蚤的雌雄虫均吸血。雌蚤的生殖活动更与吸血密切相关。每天吸血多次,每次2~10min,常因吸血过量以致来不及消化便随粪便排出。某些蚤能耐饥饿达10个月以上。蚤对温度反应敏感,宿主范围也很广,但是只有宿主体温正常时方可寄生,若宿主发病体温升高或死亡后体温下降,则立即转移到其他宿主身上吸血,其流行病学意义重大。蚤各期发育和繁殖都对温度有很强的依赖,温度低时卵的孵化、幼虫的蜕皮化蛹都会大大延迟。不同种类的蚤在发育时所需的温度也不尽相同,这一特点可反映在地理分布上。蚤吸血时常常时吸时停,且边吸血边排粪,这一习性也与疾病的传播有着极大关系。

成蚤跳跃能力很强,如人蚤跳跃可远至33cm,高达18cm,是自身体长的100~200倍。但其散布主要依靠动物宿主(鼠类等)的活动而带至他处。人类的经济活动和交通工具使有些蚤种成为世界性的广布蚤种。

三、常见种类

1. 印鼠客蚤(*Xenopsylla cheopis*)　又称印度鼠蚤、开皇客蚤,是世界公认的鼠疫的最重要传播媒介。蚤体较小,几丁质化较浅,淡黄,无颊栉与前胸栉,中胸腹侧板上有2根角质厚杆,成"V"字形。在眼的前方,受精囊的头部与尾部宽度相近,且大部分呈暗色。在我国沿海省市多见,主要宿主是家栖鼠类,亦吸人血,是鼠疫的重要媒介。

2. 猫栉首蚤(*Ctenocephalides felis*)　俗称猫蚤,棕黄色,头部长而尖,头部有颊栉,具有8个栉齿,又有前胸栉。猫蚤是目前人们饲养宠物猫、犬身上最常见的寄生蚤种。

3. 不等单蚤(*Monopsyllus anisus*)　通称东亚鼠蚤,又称横滨单蚤,体色淡,缺颊栉,有前胸栉。

4. 长须山蚤(*Oropsylla silantiewi*)　又称谢氏山蚤,无颊栉,具有前胸栉。下唇须发达,至少有一节超过前足转节,甚至达到股节之半。该蚤种是旱獭的特有寄生蚤。

5. 致痒蚤(*Pulex irritans*)　又称人蚤,在眼下方有一根眼鬃毛,纳精囊的头部呈圆形,尾部细长弯曲。全世界均有分布,在我国各地也均可见,致痒蚤也是人体最常见的蚤。嗜吸人、犬和猪血,对人体的骚扰性较大,尤以儿童更甚,可传播鼠疫。

第七节　白　　蛉

白蛉(sandfly)属双翅目、长角亚目、白蛉科,是一类体小、多毛、背驼的与蚊相似的小型吸血双翅目昆虫，呈世界性分布。迄今为止，全球共记录的白蛉有700多种，国内报道的约48种。白蛉亚科共分8个属，中国有其中的5个属，即白蛉属（*Phlebotomus*）、秦蛉属（*Chinius*）、格蛉属（*Grassomyia*）、异蛉属（*Idiophlebotomus*）和司蛉属（*Sergentomyia*）。在我国，与人类疾病有关的主要是白蛉属蛉种。成蛉形态仍是目前白蛉传统分类中重要的依据。我国以中华白蛉为最重要的媒介蛉种，其地理分布、季节消长与黑热病（又称内脏利什曼病）流行相一致。能传播黑热病的媒介蛉种还有长管白蛉、亚历山大白蛉和吴氏白蛉。

一、形态

白蛉体小，体长2~4mm，体多毛，色灰褐。口器为刺吸式，基本构造与蚊相同，喙内的食道向后延至头内为口腔及咽，口腔形似烧瓶，其内大多有口甲和色板；咽似舌状，内有咽甲。停息时两翅向背面竖立，呈"V"字形。头部有一对大而黑的复眼，触角细而长，由16节组成，其上密生细毛。胸部驼背，分前、中、后胸3部分（图5-7）。胸背部有1对细长形如柳叶或桉树叶，末端尖锐的翅，停息时两翅向上与身体呈45°角展开，胸腹面有3对长足。腹部由10节组成，前7节形状相同，雄蛉第8节显著缩小，第9、10节特化为雄外生殖器，为爪状，雌蛉尾部钝圆。腹部第2~6节背板上着生毛，依此将白蛉分为竖立毛、平卧毛和交杂毛三大类。白蛉的鉴别主要依据口甲、色板、咽甲、雄蛉外生殖器和雌蛉受精囊等形态特征。

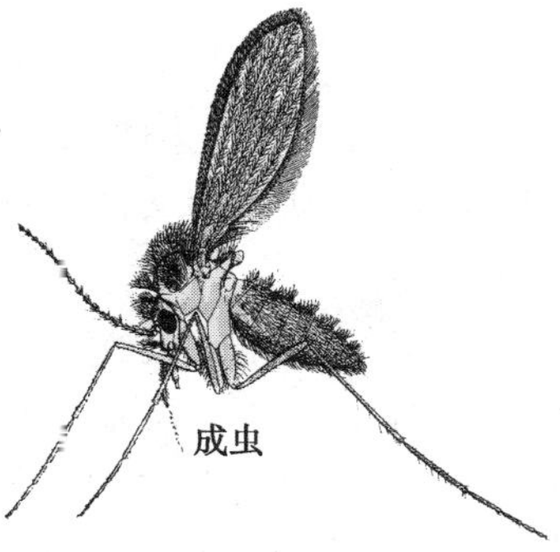

图5-7 白蛉成虫

二、生活史与生态

白蛉的发育属于完全变态，其生活史包括卵、幼虫、蛹和成虫4个时期。前3个时期生活在土壤中，阴暗、潮湿、富含有机物的土壤均适于白蛉孳生。雄蛉仅吸吮植物汁液，雌蛉吸取人和其他动物的血液。白蛉以头部的喙刺入皮肤吸吮人和动物的血液，被叮咬后常无特殊反应，但有时会感到微痒或剧烈瘙痒，局部可出现红色丘疹、风团、结节或者是糜烂、水疱等损害。痊愈后，可留下色素沉着斑。卵呈长椭圆形，大小为0.38mm×0.12mm，深棕或黑色，表面具有纹饰。卵常产于房屋内外或附近疏松泥土的缝隙内，和泥土混杂，亦不受水旱影响的阴暗潮湿场所，在适宜条件下可孵化6~12代。幼虫似毛虫，白色。以腐烂的有机物为食，经3次蜕皮，入土化蛹，再羽化为成蛉。幼虫的耐寒能力强，潜藏于地面下10cm内的浅土中越冬。蛉从卵发育至成虫所需时间随种类及温度的不同而异，短则30d左右，长则达100d。有些温带种类需经历滞育期。高峰出现在6月下旬前后，多数白蛉每年仅繁殖1代，一般不超2代。

白蛉成虫的活动时间主要在黄昏后至黎明前，在活动中寻找血源和进行交配等。雌蛉一生仅交配一次，多在吸血前进行，可产卵多次。整个生活史所需时间与温度、湿度以及食物充足与否有关。雄蛉交配后不久死亡，雌蛉可存活2~3周。白蛉的飞行能力很弱，可作短距离（常在10m之内）持续飞翔或芭蕾式跳跃。白蛉多栖息于阴暗、无风、安静的场所，包括树洞、树板根夹缝、森林的腐烂树叶缝隙、动物洞穴（鼠洞、兽穴）、岩石缝隙、土洞、土、石、砖墙的缝隙，废弃的窑洞、矿坑和防空洞以及枯井等地。

三、常见种类

1. 中华白蛉（*Phlebotomus chinensis*） 广泛分布于我国平原地区，是我国利什曼病流行区的主要传病蛉种。中华白蛉成虫体淡黄色至灰黄色，腹部2~4背板上的毛竖立。口甲不发达，无色板。雌岭受精囊的形状略似玉米穗状，由11~13节组成。雄蛉外生殖器的上抱器有长毫5根，2根在顶端，3根在近中部。

2. 长管白蛉（*Phlebotomus longiductus*） 分布于新疆西部的老居民区，是该地区内脏利什曼病的传病蛉种。

3. 四川白蛉（*Phlebotomus sichuanensis*） 主要分布于我国西南山区海拔1 000m以上地区，是该地区的传病蛉种。

4. 斯氏白蛉（*Phlebotomus smirnovi*，同种异名吴氏白蛉 *Phlebotomus wui*） 主要分布在我国的新疆、内蒙古和甘肃等有胡杨和红柳伴生的干旱荒漠地带，是上述地区内脏利什曼病的重要传播媒介。

5. 亚历山大白蛉(*Phlebotomus alexandri*)　主要分布于我国的新疆、内蒙古西部和甘肃西部的山麓砾石戈壁荒漠地带,是这些地区的主要传病蛉种。

此外,亚历山大白蛉、安氏白蛉、高加索白蛉、蒙古白蛉和斯氏白蛉可传播沙鼠利什曼病,新疆司蛉可传播蜥蜴利什曼病。

第八节　虻

虻(gadfly)属昆虫纲、双翅目、短角亚目、虻科(Tabanidae)的小型昆虫,在双翅目昆虫中,虻属个体大、种群数量大和吸血量大的类群。虻分布广泛,最常见的种是牛虻。

一、形态

虻类体型粗壮,飞翔力极强,外观类似特大号的苍蝇。体长 6~30mm。雌虻吸血。雌虻口器甚发达,上、下颚及口针都极锋利而发达。不同种的虻科雌性成虫其尾器亚生殖板整体大小、颜色、有无骨化现象、骨化部位及骨化程度,端缘、基缘凹陷深浅及宽窄,侧突位置、大小,基角大小及形状,毛和鬃的有无、着生位置及多少,褶皱位置等特征有明显变化(图 5-8)。

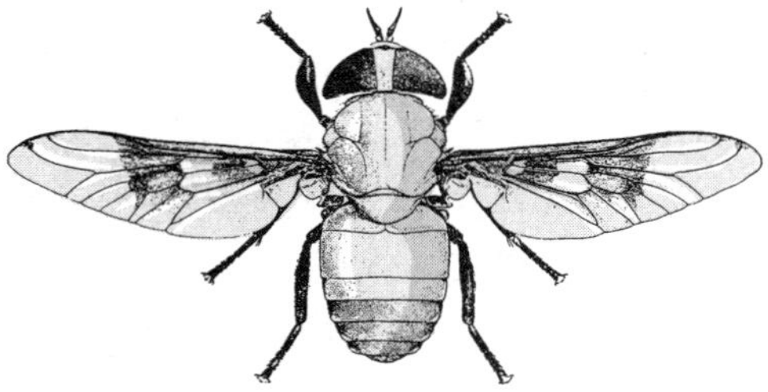

图 5-8　虻成虫

二、生活史与生态

虻类集中的地方是近水而温度较高的地方,水田、沼泽地、苇坑、流水、静水附近是它们生育的理想环境。它们往往将卵集中产在水中禾本科等植物的叶上,幼虫孵化后便掉入水中,在水下生活,待到化蛹时才游到岸边。幼虫很少有陆生,一般为水生或半水生,纺锤形。肉食性,捕食小动物。

成虫白天活动,以午时为活动高峰。善飞翔。雌虫有较强的螫刺能力,牛、马等厚皮动物亦易受其侵袭,雌虻每次吸血数分钟,即能充满血液于腹部。据报道,小型虻咬伤一次可使动物失血达 40mg,最大型的虻,如虻属、瘤虻属的某些种类则一次可使动物失血 200mg。虻不仅刺叮骚扰传播人兽共患疾病,而且还可以通过对家畜刺叮吸血,造成皮毛质量下降和产奶量减少,已对我国一些地区构成特有的危害。不仅如此,某些虻还能传播牛羊等家畜的炭疽病、边虫病、土拉伦斯热等。因此,虻类也是重要的畜牧业害虫。

三、常见种类

全世界的虻据统计有 3 500~4 000 种,分别隶属于 200 多个属。截至 2012 年,我国记录有 300 余种。

1. 牛虻(*Tabanus bivitatus*)　东北林区俗称“瞎碰”或“瞎虻”,头大,半球形,或略带三角形。复眼很大,某些雄虫接眼式或离眼式;常有绿红及其他金属闪光;单眼有时消失。触角长短不一,多向前伸出,基部二节分明,端部 3~8 节愈合成角状。口器适于刺吸。下颚阔叶状;有下颚须 2 节,片状有毛;上颚强大;下唇或喙直而短,偶有细长者。胸大有毛。翅大透明,或着色彩。有亚缘室 2 个,后室 5 个,基室大形,臀室一般封闭,前缘脉围绕全翅缘,腋瓣大形。足强壮,胫节有时扁阔,中胫有二距,后胫有时缺距,有爪垫及爪间突。腹部宽有毛,扁形、7 节,交尾器隐蔽。卵长针状,产叠成块并盖以胶质。

2. 中华单羽食虫虻(*Cophinopoda chinensis*)　又称中华盗虻,是中国常见的食虫虻,日本、朝鲜等国也有分布。成虫可捕食许多类昆虫,如半翅目的蝽、鞘翅目的隐翅虫等。这类昆虫身体强壮、飞行快速,常常停息在草茎上,可以捕食飞行中的猎物。

第九节　蠓

蠓(biting midge)是隶属双翅目蠓科(Ceratopogonidae)的小型昆虫,俗称“小咬”或“墨蚊”。全世界已知125属5 500余种，我国已记录38属1 000余种，其中吸血的蠓类3属410余种，即细蠓属(*Leptoconops*)、蠛蠓属(*Lasiohelea*)和库蠓属(*Culicoides*)。在我国，库蠓分布最广，种类最多。

一、形态

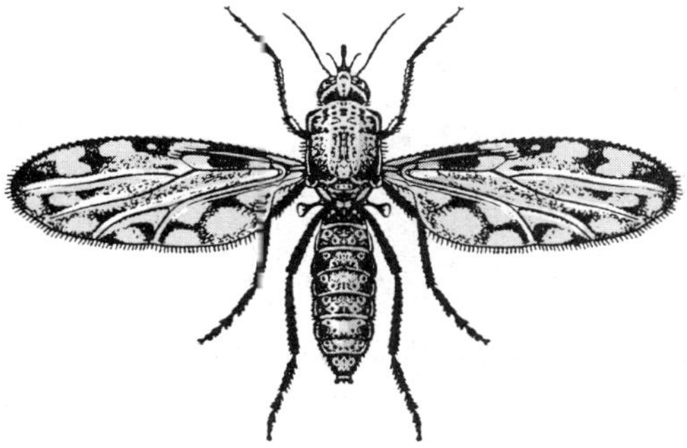

图5-9 蠓成虫

成虫体小，仅1~6mm，多呈黑色或褐色。头部有复眼1对，显著并突出，呈肾形。雄蠓两复眼相接，雌蠓相距稍远。丝状触角1对，相对较长，分15节。雄蠓不吸血，只吸食植物汁液，触角羽毛状。触须1对，短小，分5节。口器为刺吸式，与头部垂直，向下伸出。胸部较宽，背面凸起，背部的小黑斑和斑纹因种而异。翅短而宽，翅上常有斑和微毛，其大小、颜色和位置等是分类的重要依据。翅休息时似折起的剪刀叠于腹部上方。足3对、细长。腹部颜色暗淡，棕黄色或黑褐色。雌蠓腹部末端钝圆，有尾须1对；雄蠓的腹部末端则具小而明显的尾铗(图5-9)。卵色泽灰暗，呈长纺锤形，长0.25~0.5mm。

二、生活史与生态

蠓为全变态昆虫，生活史包括卵、幼虫、蛹和成虫4个阶段。蠓在一年中发生的代数，因气候和环境而异。交配时，雄蠓成群飞舞，雌蠓加入求偶结对后完成交配。雌蠓交配后需要吸血，卵巢才能发育，3~4d后发育成熟并产卵于孳生地。雌蠓通常一生产卵2~3次，通常是30~350粒成簇产于泥土地面、潮湿土壤，特别是湿地和沼泽(包括盐碱地)，以及腐叶、腐殖质、堆肥或植物、水上漂浮的物体；也可产在树洞、半腐殖物和半截香蕉树桩上。产卵地点与蠓的种类有关。

卵产出后2~9d孵化，时间长短取决于种类和温度，有些种类以卵越冬。幼虫细长，分为4龄，灰白色，蠕虫状，长3~6mm，头部小，呈深褐色，胸、腹部淡黄色，各体节有短毛，最后一节的毛较长。幼虫主要以腐殖质为食，孳生地类型繁多，雌虫选择的孳生地一般为有机物质丰富的阴凉、潮湿处所，如淡水或海水湿地、沼泽地、池塘边、泥沼地和半湿地，以及马和牛粪堆积处、树洞等处。若湿地和沼泽地的水位上升，蠓幼虫会迁移至潮湿土壤或泥沼中，以免被淹没。通常情况下蠓幼虫很难被发现。一般幼虫发育需要4~5d，温度较低时可能需要数周。温带地区的许多种类以幼虫越冬，时间为7个月甚至更长。在湿地孳生的幼虫常需迁移到干燥的地方化蛹，而一些水栖种类的蛹则会漂浮在水面。蛹长2~4mm，蛹期通常持续2~3d。

雌、雄成虫均以天然含糖液体为食。雌虫吸血一般没有严格的选择性，但有的种类也具倾向性，会吸食人和多种哺乳动物或鸟类的血液。叮咬可在白天或夜间的任何时候进行，但多在夜间特别是上半夜活动和叮咬。由于蠓的口器短小，因此不能像蚊虫等具有较长口器的昆虫一样穿透衣服进行吸血。蠓经常成群地围绕在人的头部，叮咬脸部，特别是前额和头皮。也叮咬其他裸露在外的部分，如手、胳膊和腿等。被刺叮处常有局部反应和奇痒，甚至引起全身过敏等症状。大多数蠓在室外叮咬，仅少数种类会进入室内。蠓一般活动于孳生地周围200~500m以内的范围，但有时可借助风力飞至更远。成虫寿命约1个月。

蠓生活史所需的时间与温度关系密切。蠓在我国一般是4~5月份出现，7~8月份最多，10月份以后渐减少。在热带和亚热带地区可终年繁殖。

三、常见种类

蠓科昆虫种类繁多，和人类健康有关的蠓科种类有：库蠓属(*Culicoides*)、蠛蠓属(*Lasiohelea*)、细蠓属(*Leptoconops*)等。有关吸血蠓种的分类研究，国内已经有很多相关报道，目前已经发现其分类在100种以上。

常见吸血蠓中，除嗜库蠓在1~2月间未发现成虫进行吸血活动外，其余全年均有吸血活动。平原地区以尖喙库蠓、禽库蠓最为多见，日本库蠓、异域库蠓与台湾库蠓次之，其余均较少见，在山区除上述蠓种亦属多见外，嗜按库蠓、罕须库蠓、端斑库蠓密度较高。

第十节　蚋

一、形态

蚋（blackfly）属双翅目，长角亚目，蚋科（Simuliidae），一类与蚊和家蝇相近的吸血蝇类，俗称黑蝇。

1. 成虫　成虫体短小，长 1.5～5mm，呈暗褐色或黑色。头部有复眼 1 对，雄蚋两复眼沿中线相接，雌蚋两复眼则被额分开。额下缘有触角 1 对，一般 11 节。口器为刺吸式。触须较口器长，稍向后弯，分 4～5 节，第 2 节上有嗅觉器官，称拉氏器，有时可作为种类鉴别的依据。胸分前胸、中胸和后胸 3 部分，前、后胸较小，中胸发达，背部隆起如驼背。翅宽而透明，有发达的纵脉，前部翅脉粗，后部翅脉退化。蚋的翅脉是蚋种分类上重要的依据之一。后胸有平衡棒 1 对，足 3 对，腹部由 11 节组成，第 9～11 节变为外生殖器，雌、雄两性的外生殖器在种类鉴定上十分重要（图 5-10）。

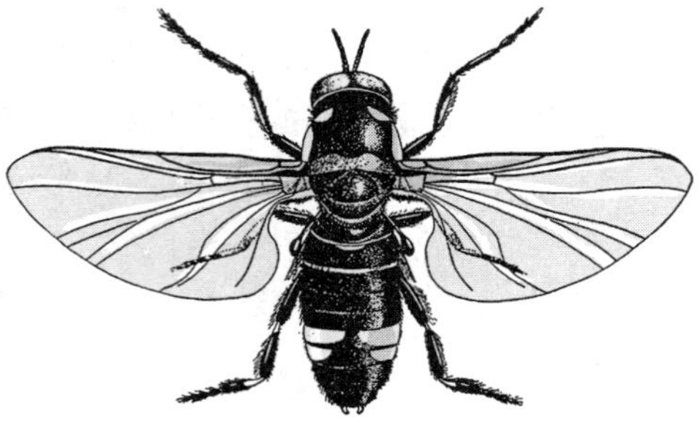

图 5-10　蚋成虫

2. 卵　卵呈圆三角形，长 0.1～0.2mm，卵壳表面光滑、薄而透明，初产卵呈黄白色，逐渐变为黑褐色。

3. 若虫　幼虫形状独特，后端明显膨大，中间较细。新孵出的幼虫为淡黄色，以后渐变为褐色。蛹呈半裸茧型，茧由幼虫唾液腺分泌的丝织成，前段开口似袋状，蛹头及胸部前段裸露在外，后端牢固地黏着于石头或植物上。

二、生活史与生态

蚋的发育为完全变态，生活史包括卵、幼虫、蛹和成虫 4 期。

雌蚋产卵与光照有关，一般在日落时产卵，有些种类是在阴天产卵，将卵产于清洁的水流中，如山泉、溪流、河水及路旁清洁的流水沟。产卵地点多在绿色或黄色物体上，如水草、树枝、叶片或石块上。此外，雌蚋对产卵地点水的流速、水温也具有选择性。每一雌虫平均产卵百余至数百粒，在 20～22℃ 流水里经 4～5d 孵出幼虫。蚋幼虫孳生于新鲜水中，水的清洁度直接影响着幼虫的发育和生存率。幼虫有 6～9 龄期，幼虫期 1～2 个月，因水温和虫体而异。蚋的蛹阶段与其他双翅目昆虫相比有其独特点，即吐茧之前的几天里能吃能动。茧成形之前，气门鳃充满气体，气层充满气管分支内的垂直支架之间，成熟幼虫在茧内化蛹，茧体的后端黏附于水中石块或植物上，蛹期 1～4 周。蚋的成虫羽化通常发生在白天，且因种类的不同而存在不同的高峰时间，其羽化时间受到羽化水温的影响。初羽化的成虫栖息于孳生地附近的草丛和灌木丛里，过段时间，雌蚋交配后开始吸血，吸血后卵巢内的卵方成熟。整个生活史 2～3.5 个月。雌蚋寿命约 2 个月，雄蚋在野外存活约 1 周。

雄蚋不吸血，以植物汁为食，其对汁液源的趋向性依赖于嗅觉刺激；雌蚋在交配后开始吸血，喜吸畜、禽血，有时也吸人血和其他哺乳类动物及鸟类的血。多数雌蚋吸血的趋向性来自宿主发出的颜色、外形、二氧化碳和气味等一系列刺激。无论初产或经产，雌蚋频繁吸血可能增加传播盘尾丝虫的媒介潜力。蚋一般在白天吸血和活动，且在日出和日落前后会出现刺叮高峰期。蚋飞行能力强，飞行距离可达 2～10km。蚋的大多数种类具有典型的群舞交配，雌、雄蚋在黄昏时群舞，在飞行中进行交配，少数种类于羽化后不久即在水边的石块或植物上爬行进行交配。蚋出现于春、夏、秋三季，但以 6～7 月份为活动高峰。蚋以卵或幼虫在水下或冰下越冬。一年繁殖代数因种及其生活水域温度而异，一般为 1～3 代，多则 5～6 代。

三、常见种类

全世界已记录的蚋有逾 2 000 种，我国已知 200 余种，重要的种类有黄毛纺蚋（*Simulium aureolhirtum*）、宽足纺蚋（*S. vernum*）、双齿蚋（*S. bidentatum*）和班布蚋（*S. maculatum*）等。

第十一节 臭 虫

臭虫（bedbug）属半翅目，臭虫科（Cimicidae），古时又称床虱、壁虱，在人居室内繁殖，嗜吸人和温血动物的血液。臭虫有 1 对臭腺，能分泌异常臭液，其有防御天敌和促进交配的作用。臭虫爬过之处都留下难闻的臭气，故名臭虫。我国的常见臭虫是臭虫属的温带臭虫和热带臭虫，前者因抗寒性较强，分布遍及全国；后者抗寒性较弱，分布局限于见南方的热带和亚热带地区。

一、形态

1. 成虫　成虫背腹扁平，宽椭圆形，红棕色，遍体生有粗短毛，雌虫长约 5mm，宽约 3mm，雄虫略小于雌虫。头两侧有突出的复眼 1 对，触角 1 对，分 4 节，能弯曲，口器刺吸式。不吸血时弯向胸部腹面的纵沟内；胸分为 3 节，前胸明显，背板隆起，前缘有不同程度的凹陷，通常温带臭虫凹入深，热带臭虫凹入浅，中胸背板三角形，附着 1 对翅基。后胸背板大部被翅基遮盖。胸部腹面有 4 对足，在中、后足基节间各有 1 个新月形的臭腺孔，受惊扰时可分泌独特的臭气。腹部由 10 节组成，仅见 8 节，雌虫腹部第 5 节腹面右侧有一三角形凹陷，为交合口，称柏氏器。雄虫腹部第 9 节有镰刀状交尾器（图 5-11）。

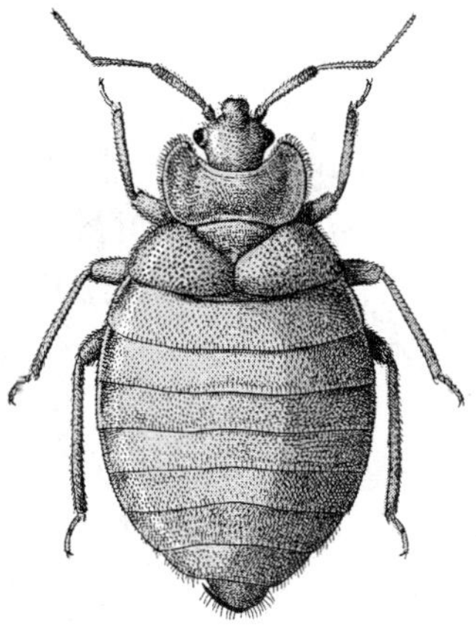

图 5-11　臭虫成虫

2. 卵　卵长约 1mm，淡黄色，椭圆形，具卵盖，略偏一侧，卵壳有网状纹，前端有盖。

3. 若虫　卵盖处钻出，若虫与成虫相似，体形小而颜色浅，生殖器官未发育成熟。若虫须经 5 龄期蜕皮，刚蜕皮时体色乳白，以后渐变褐色。

二、生活史与生态

臭虫的生活史为不完全变态，一生分卵、若虫和成虫 3 个时期。其中若虫有 5 个龄期。若虫在蜕皮前必须吸血 1 次以上。

臭虫一般是过群居生活，因此在适合孳生的场所常常发现臭虫聚集。臭虫的雌雄虫和若虫均吸血，主要吸人血，也可吸鼠类、兔等的血液。成虫必须吸血才能产卵，常产于床板、褥垫、蚊帐四角、墙壁、墙纸、地板及木器家具的缝隙中。臭虫贪食，吸血量可超过自身体重的 1~2 倍；并且吸血速度很快，5~10min 就能吸饱，冬季停止吸血和产卵。

臭虫繁殖力强，在气候温暖处，一年可繁殖 4~5 代，繁殖代数也视血食、温度和相对湿度的情况而定。无论是若虫或是雌雄成虫，多在夜间寻求血食，凭借刺吸式的口器嗜吸人血，其高峰在人就寝后 1~2h 和拂晓前一段时间，臭虫活动敏捷而机警，在吸血时，如人体稍有动作即立刻停止吸血，爬走而隐藏起来。爬行甚快，每分钟达 1~2. 1m，易散播多种疾病。成虫耐饥能力强，不吸血也可存活长达半年多，若虫也可存活 30~70 天。成虫寿命 1 年或 1 年半。在中国，温带臭虫分布于南北各地，热带臭虫只分布于长江以南地区，两者都是危害人类健康的害虫。其最适宜的生长温度不同，温带臭虫为 28~29℃，热带臭虫为 32~33℃。

三、常见种类

臭虫共 22 个属，其中危害人类最大的属为臭虫属。臭虫属吸食哺乳类和鸟类血。全世界已知的所有种类臭虫中，只有温带臭虫和热带臭虫 2 种以吸食人血为主，它们也能吸食其他动物的血，如鼠类、鸡、兔等。

1. 温带臭虫（*Cimex lectularius*） 卵圆形，长 5.6mm，前胸背板前缘凹陷较深，两侧缘向外延伸成翼状薄边，腹部较短胖，柏氏器管状，不明显。

2. 热带臭虫（*Cimex hemipterus*） 长椭圆形，长 7.0mm，前胸背板前缘的凹陷较浅，两侧缘不外延，腹部较瘦长，柏氏器块状，较明显。

（秦小江）

第十二节 猎 蝽

猎蝽是半翅目（Hemiptera）、猎蝽科（Reduviidae）昆虫的统称。全世界已知约 6 800 种，我国已记载 400 余种。其中，锥蝽亚科（Triatominae）的猎蝽以脊椎动物或人的血液为食，是传播人类疾病的重要媒介。

一、形态

锥蝽亚科虫体大，长 25～32mm，椭圆形，略扁，呈褐色或黑色，常有红色或黄褐色斑纹（图 5-12）。头相对较小，尖、长，呈长圆锥形，在眼后细缩如颈状；唇基和前唇基突出。触角 4 节，喙 3 节，粗短而弯曲，后端放在前胸腹板沟内。口器为刺吸式。头两侧有 1 对凸出的复眼，在二复眼后缘的连线中间还有单眼 2 个，小盾片小三角形，并有光感作用。复眼的颜色与其体色相近，但也有白色或红色复眼的锥蝽。触角细长，由 4 节构成，通常为头长的 3～4 倍。前胸背板宽大，前端较窄，向后逐渐增宽，其末端的两侧呈肩形突出。在中胸着生两对翅膀，前翅的基部革质、色深，端部膜质。前翅膜片常有 2 个翅室，室端伸出 2 条纵脉；而整个后翅均为膜质。前、中、后胸各着生 1 对足，均较细长；其跗节又分为 3 节，且末端有 1 对爪；雄虫前、中足的胫节上有凹陷的胫窝。飞行时，后翅以钩卷式联锁方式与前翅紧密相连；停息时，后翅折叠，覆盖在腹背部，前翅则交叉重叠在后翅上。腹部的背面较平坦，腹面呈弧形隆起，其侧缘扁平且外展；腹部侧接缘发达，明显宽于翅。成虫的侧接缘有明显的黄色或棕色甚至红色的色斑，这在分类上有重要价值。成虫的外生殖器发达，雌虫的腹部尾端略尖或呈叶片状，而雄虫的尾端钝圆；二者尾端均无尾须。锥蝽具有完整的呼吸、消化、循环、生殖、排泄及内分泌等器官系统，但多无臭腺。

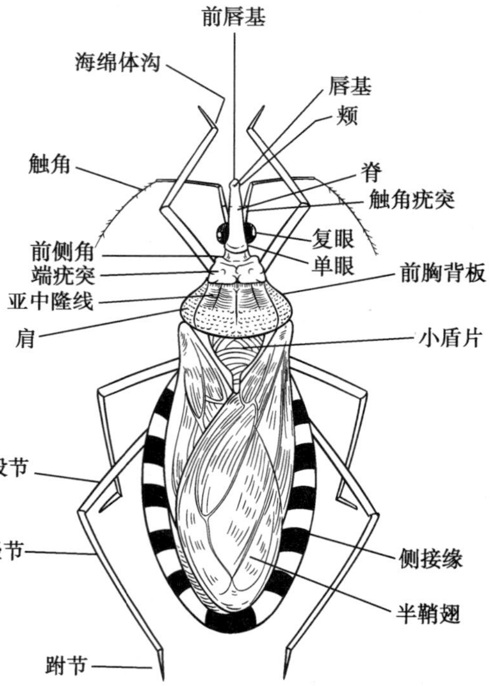

图 5-12 锥蝽雄虫的外部形态

二、生活史与生态

锥蝽的生活史为不完全变态，包括卵、若虫和成虫 3 个发育时期，其中若虫又分为 1～5 龄。单个雌虫每次产 8～12 枚卵，卵可粘连在一起，亦可单个散开分布。在自然环境下，1 只雌虫在 3～12 个月的产卵总量一般可达 100～600 枚。锥蝽卵孵化时间的长短因虫种和温度而异，通常经 10～30d，卵内若虫即可顶开卵盖、从卵内孵化出来。每一期若虫的发育一般需要 40～50d，但初龄若虫的蜕皮时间较短，随着若虫龄期的增长，蜕皮的速度则逐渐变慢。若虫如未饱血，可迁延数个月不蜕皮，最长的可达 4 年之久。在适宜条件下，若虫的体壁不断变硬，体色逐渐加深。5 龄若虫胸部两侧还长出翅基，并清晰可见。若虫发育为成虫所需要的时间因虫种、环境温度、宿主情况及吸血频度等而异。雌雄成虫交尾后 10~20d，雌虫开始产卵；有些未交配的雌虫也可能产少量卵。多数虫种在 16℃以下的气温中不能完成发育过程，但环境温度高于 37℃时又会很快死亡；而在 40~41℃时则将立即死去。在自然条件下，从虫卵发育到成虫一般需要 1~2 年。成虫的寿命一般为 1~2 年。

锥蝽的栖息场所多样，通常可分为野栖类和家栖类。前者主要生活在野外的树丛或岩洞、瓦砾下和土面上；后者则主要生活在居室的墙角、墙缝、鼠洞、屋顶或住房周围的畜厩、柴垛及垃圾堆中。此外，野栖类锥蝽突遇酷暑或严寒时，亦会入室蛰伏或越冬。还有一些锥猎蝽甚至可在其栖息场所加以伪装，以尘土将其身躯掩盖起来，从而不易被发觉。

锥蝽亚科栖居于哺乳动物巢穴和人的居室附近，吸血为食。刚孵化出来的若虫经 2~3d 即开始吸血，各龄期的若虫都必须饱血才能蜕皮。若虫和成虫的吸血对象十分广泛，如哺乳类、鸟类、爬行类，甚至两栖类及其同类或臭虫的血均可为其所吸食。锥蝽多于夜间、在动物或人入睡、休息时开始吸血；不过，吸夜行动物或蜥蜴血液的锥蝽，则通常在白天吸血。锥蝽的吸血量因虫种及龄期而异，成虫的吸血量可达自身重的 2~4 倍。因此，锥蝽的耐饥力很强，有的可长达 11 个月之久。

锥蝽绝大部分为捕食性，多以捕食鞘翅目、鳞翅目幼虫等体软而行动不甚活泼的昆虫为食，但亦有捕食象甲成虫、蚁类等体壁坚硬的昆虫，以及攻击力强的蜂类等。受惊扰时亦可刺人，引起激烈疼痛。锥蝽吸血时及吸血后不断地排粪，粪便内含有剩余的水分和血餐，其中有尿酸及未消化的蛋白质，还可能有大量的病原体。由于锥蝽常将其粪便排泄在叮咬部位附近，因此这在流行病学上具有十分重要的意义。锥蝽有一定的活动能力，成虫既能飞行亦能爬行，但若虫只能爬行。

三、常见种类

1. 红带锥蝽（*Triatoma rubrofasciata*） 成虫长约 22mm，宽约 8mm，黑褐色。头比胸短，头及前胸的背部表面呈颗粒状。喙的基节为中间一节的 1/2 长，然而比末节长得多。触角在头端与复眼连线的中点，翅短于腹部。分布于热带和亚热带地区，如我国的福州、厦门、柳州、广州及海南岛等地。在美洲，已发现本虫能传播克氏锥虫病，但在国内无此病报道。

2. 侵扰锥猎蝽（*Triatoma infestans*） 体色较深。分布于阿根廷、智利、秘鲁南部、巴拉圭、乌拉圭及巴西等国和地区，是克氏锥虫病的重要传播媒介。

3. 长红猎蝽（*Rhodnius prolixus*） 小型猎蝽，触角在头的顶端，胸背板的后侧两角钝圆，其卵常附着在棕榈树叶上，当人们用棕榈树叶盖屋顶时，这种锥蝽即随之侵入室内。分布于委内瑞拉、哥伦比亚及中美洲的部分地区，是传播克氏锥虫病的重要媒介。

4. 大锥蝽（*Panstrongylus megistus*） 虫体比侵扰锥猎蝽大，但分布范围较后者小。目前，在巴西的很多地区已被侵扰锥猎蝽所取代，但仍保持着野栖型特性，若侵扰锥猎蝽一旦被消灭，它们就又可能再度入侵民房变为家栖型锥蝽，成为克氏锥虫病最重要的家栖型传播媒介。

第十三节 毒隐翅虫

毒隐翅虫俗称“洋蚂蚁”或“飞蚂蚁”，属昆虫纲、鞘翅目（Coleoptera）、隐翅虫科（Staphylinidae），是一类小型甲虫。全世界已报道的能引起皮炎的毒隐翅虫有 20 种，我国已报道的能引起皮炎的毒隐翅虫有黄足毒隐翅虫（*Paederus fuscipes*）、黑足毒隐翅虫（*P. tamulus*）和奇异毒隐翅虫（*P. peregrinus*）。人、畜因接触毒隐翅虫体液及生殖器内的毒素，在接触部位出现皮肤特异性损害，即隐翅虫皮炎（paederus dermatitis），也称为线状皮炎（dermatitis linearis），欧美称该病为季节性大疱皮炎（seasonal bullous dermatitis）。

一、形态

成虫体长 6.5~7mm，为细长蚁状的小飞甲虫（图 5-13）。头、胸和腹部橘红色和黑色相间，头部稍呈圆形，散布大刻点，触角 10～11 节，鞭状、丝状或半棍棒状。头及尾端 2 节呈青黑色而有光泽。前胸、腹基部及足均呈橘黄色，前胸背呈卵形，无刻点。胸部背面有翅 2 对，后翅发达，无纵脉或环状脉。两翅之间在腹部背面中央成一直缝。前腹部被蓝黑色、有光泽鞘翅所覆盖，鞘翅膜质，脉序简单。鞘翅短而厚，长约等于宽，后端平截，呈金属蓝或绿色；腹部呈长圆形，表面光滑，大部外露，能自由活动，其末端具尾毛状突起并能向上向前弯曲。有足 3 对，短而强壮，适于迅速移动，全身被覆短毛，每足分基节、转节、股节、胫节及跗节，跗节又分 5 节。头、前胸和鞘翅都分布有刻点。

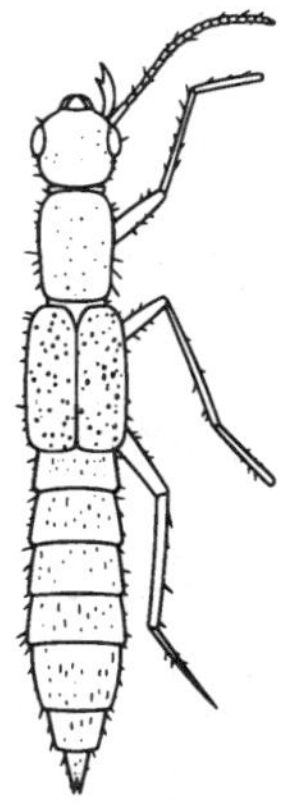
图 5-13　毒隐翅虫

二、生活史与生态

毒隐翅虫是一种完全变态的昆虫。生活史有卵、幼虫、蛹和成虫 4 期，寿命可长达 6 个月左右。一年有 1～3 代，在温度 24～28℃，相对湿度>90%条件下，卵期 5～19d，幼虫期 18～50d，蛹期 5～6d，以成虫越冬，一般无休眠滞育现象。雌虫一生交配多次，产卵期长，可断续产卵，卵散产于稻丛基部，平均产卵 2～6 粒/d，最多可达 23 粒/d。幼虫共 2 龄，初孵幼虫较活跃，四处爬动，寻找猎物；2 龄幼虫较迟钝，多活动在稻丛基部或土面，猎食小虫。老熟幼虫多在稻丛基部化蛹。初羽化的成虫不甚活跃，后翅露在前翅之外，约经 1h 折叠起来，置于短鞘翅之下。

隐翅虫的种类食性复杂，食腐败物质，如尸体、粪便、菌类、腐烂水果等，亦有食花粉者。毒隐翅虫栖息的生境多种多样，可以生长在湿地、草原、农田、果园、森林地区，常潜伏在果叶、绽放的花朵、残菜、腐烂的树木、树皮下宽松的空间，搜捕猎物。近水边处，常成群而出，漂流在河岸和湖泊里的植物，徘徊于树上或草地上；有的种类寄生于哺乳动物或鸟巢内，甚至有的在大黄蜂与胡蜂巢中生活，捕食它们的蛹和幼虫。该虫分布范围较广，喜潮湿环境；在夏、秋两季最常见，趋光性强，白天栖居在潮湿的草地或石下等阴暗处，昼伏夜出，夜间常有飞集灯火习性，尤其是日光灯。同时还具有趋高性，在相同的条件下总是飞向高处，进入室内后常在家具、天花板、墙壁等处爬行，能够耐饥数日，使人体反复受到损害。毒隐翅虫生性活泼，跑动迅速，善于飞翔，如遇惊扰立即逃逸。夏秋季 5～10 月份是隐翅虫生长、繁殖期，气温越高其活动能力越强。毒隐翅虫出现的高峰期，也是隐翅虫皮炎发病的高峰期。

三、常见种类

1. 黄足毒隐翅虫（*Paederus fuscipes*）　又名黄足蚁形隐翅虫、梭毒隐翅虫和青翅蚁形隐翅虫。成虫体长 6.5～7.5mm，头、中胸、后胸，腹末 2 节和尾突均呈黑色。蓝黑色鞘翅，有光泽，前胸、后胸连同腹部的前 4 节及足均呈黄色，颚须、唇须也为黄色。头、前胸及鞘翅均布刻点。触角丝状 11 节，色暗，前 3 节褐黄色，第 3 节最长，约为第 2 节的 2 倍。头正面近圆形，光滑且具有光泽，前胸背板比头略窄，长大于宽。鞘翅短，长方形，后端平截，长和宽比前胸稍大，背面隆起，被有黄白色毛。足部除黄色外，后足腿节末端及各足第 5 跗节均为黑色。腹部呈长圆形，表面光滑，被棕黑色长毛，腹两侧近于平行，末端尖形，有 1 对极短尾突，雄虫第 8 节腹板后缘中央有一深的凹缺。分布于广东、重庆、福建、四川、河南、湖北、湖南、浙江、安徽等地。

2. 黑足毒隐翅虫（*Paederus tamulus*）　又名塔毒隐翅虫、黑足蚁形隐翅虫。其外形与黄足蚁形隐翅虫相似，体长约 6mm。头部、中胸、后胸、足、腹末 2 节及尾突均为黑色，前胸和腹部其余各节均为黄色。足黑色是与黄足蚁形隐翅虫的主要区别。鞘翅黑色，带蓝色金属光泽。触角丝状，前胸长椭圆形。两鞘翅合拢时略呈长方形，翅面密布粗刻点，被黄色短毛。腹部两侧近于平行，以第 7 节最长，腹面被棕黑色长毛、腹端有尾突一对，雄虫腹部端节下方后缘中部凹入。分布于山东、四川、广西等省。

3. 奇异毒隐翅虫（*Paederus peregrinus*）　外形与黄足蚁形隐翅虫相似，头黑色，鞘翅蓝色。触角烟褐色，前 3 或前 4 节褐黄色。下颚须第 3 节端部褐色。前足褐黄色，中后足腿端、胫节和跗节多为烟褐色。

雄性外生殖器二侧叶不对称，端部变狭，末端弯；后颊比眼短，内囊交尾片较短，端部较细是与黄足蚁形隐翅虫的主要区别。

4. 巾形隐翅虫（*Paederus parallelus*）　成虫体长约8mm，全身具光泽。头部黑色，前胸、中胸及腹部均为黄色，足为黄褐色。触角暗褐色，第1节至第4节黄褐色。腹部末2节为黑褐色，鞘翅蓝色有光泽，前端有一个窄的黄褐色肩部。后翅短小退化。

（孙恩涛）

第六章

病媒蜱螨

第一节 概 述

病媒蜱螨学是研究危害人体健康的蜱螨的形态、分类、生物学、生态学、致病机制以及防制措施等内容的一门学科。蜱螨的孳生地广泛,可存在于人类活动和居住的场所,有些种类可通过叮咬、吸血、毒害、寄生或致敏等引起蜱螨源性疾病,有些种类还可传播疾病。

一、形态

蜱螨身体微小,多呈椭圆形,大多在1mm以下,蜱较大,螨较小。螨体通常由颚体(gnathosoma,又称假头 capitulum)和躯体(idiosoma)两部分组成,以围颚沟(circumcapitular suture)为界。颚体位于躯体前方或前部腹面,为口器部分,其上生有螯肢和须肢;躯体位于颚体的后方,是螨体的主要部分。成虫与若虫均有足4对,而幼虫仅有足3对。

躯体可再划分为有4对足的足体和足后面的末体两部分。足体又以背沟为界,分为前足体(足Ⅰ、Ⅱ区)和后足体(足Ⅲ、Ⅳ区)。也有学者将整个螨体分为前半体和后半体两部分,前半体包括颚体和前足体,后半体包括后足体和末体(图6-1)。

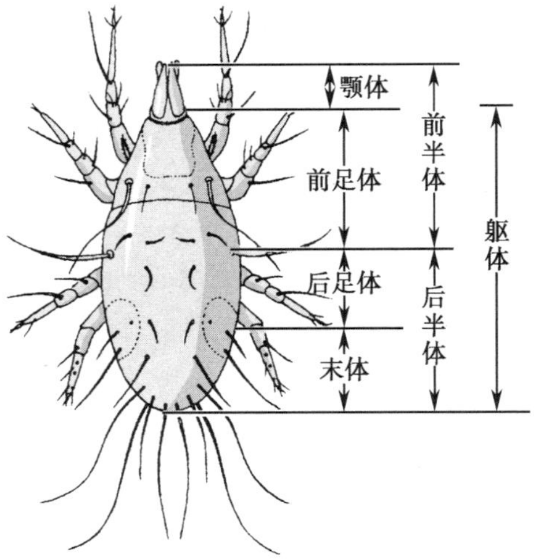

图6-1 蜱螨体段划分示意图

二、生活史

蜱螨的发育要经过卵、幼虫、若虫以及成虫4个时期,其中若虫又分为第一若虫(又称前若虫)、第二若虫、第三若虫。有的种类在若虫期中有一个休眠时期,称为休眠体(hypopus),能抵御外界不良环境。有的只有前两个若虫期,雄螨通常不经过第二若螨即变为成螨。

蜱类生活史的长短因种类不同而异,其发育一代所需时间较长,硬蜱在实验室适宜条件下,可自6~7周到8~9个月,在自然界可由2个月到3年、甚至5年不等。如,我国分布最广的微小牛蜱(*Boophilus microplus*)整个生活史在华北地区需65~84d,而嗜群血蜱(*Haemaphysalis concinna*)完成一代发育则需要2年。恙螨只有幼虫营寄生生活,其他各期均营自生生活,并在每个活动期前必须经过一个静止期,其生活史周期也较长,如地里纤恙螨,通常完成一代生活史需3个月左右;在自然界每年可完成1~2代,若在实验室培养条件下(温湿度适宜、足量食物)一年可传3~4代。疥螨完成整个生活史需8~17d,人体蠕形螨完成一代生活史约需14.5d。粉螨发育一个世代一般均在1个月以内,但所需时间常与环境的温、湿度有关。革螨由卵发育至成螨少则5~7d,长则1个月以上,其寿命长短与生活史类型有关,寄生型的寿命较自生生活型长。

三、生态

蜱螨的生境多种多样，其习性也多种多样。根据医学蜱螨的习性特点大致可分为两大类：自生型和寄生型。除蜱亚目外，其他亚目均有自生的种类，并可根据其习性及部分形态特征将螨类分为不同类型的自由生型螨种，如捕食性螨、菌食性螨、植食性或腐食性螨等。蜱亚目和各亚目螨类都有寄生于动物体上的种类，可引起宿主直接机械性损伤或作为病原媒介传播疾病引起间接损害。根据寄生取食部位的不同，可将其分为外寄生类与内寄生类。

本章将介绍医学蜱螨中有重要医学意义的蜱、革螨、恙螨、蠕形螨、疥螨和粉螨等。

（赵金红）

第二节　蜱

蜱是专性寄生的节肢动物，隶属于蛛形纲，蜱螨亚纲，寄螨总目（Parasitiformes），蜱目（Ixodida），蜱总科（Ixodoidea），下分硬蜱科（Ixodidae）、软蜱科（Argasidae）和纳蜱科（Nuttalliellidae）3 科。全世界已发现 860 余种，其中以硬蜱科种类最多，包括 13 属共约 683 种；其次为软蜱科，包括 5 属共约 185 种；纳蜱科种类最少，至今只发现在非洲的一属一种。其中，中国蜱类有 2 科（硬蜱科和软蜱科）10 属 123 种。

蜱的幼虫、若虫和成虫均营寄生生活，是许多种脊椎动物体表的暂时性寄生虫，包括哺乳类、鸟类、爬行类和两栖类。蜱是一些自然疫源性疾病的传播媒介和储存宿主。

一、形态

蜱体椭圆形，分为颚体和躯体二部分，无头、胸、腹之分。体型在蜱螨亚纲中最大，虫体未吸血时腹背扁平，背面稍隆起，成虫一般体长 2～10mm；饱血后胀大如赤豆或蓖麻子状，虫体大者可达 30mm。表皮革质，背面或具壳质化盾板。成虫和若虫足 4 对，幼虫足 3 对。气门 1 对，有气门板围绕，位于第 4 对足基节前外侧或后外侧。足Ⅰ跗节背缘近端部具一感觉窝，称为哈氏器（Haller's organ），具有嗅觉功能。口器特化，由 1 对螯肢和 1 片口下板构成，口下板具成列的逆齿。有些蜱属具眼 1 对，分别位于盾板前部两侧缘。须肢（palp）可见 4 节，末端无爪。足分为 6 节，其末端具爪 1 对及爪垫 1 个。

（一）硬蜱

颚体也称假头，位于躯体前端，从背面可见（图 6-2），由颚基、螯肢、口下板及须肢组成。颚基与躯体的前端相连接，是一个界限分明的骨化区，颚基背面形状呈矩形、三角形、六角形或梯形。螯肢呈长杆状，从颚基背面中央伸出，顶端有向外的锯齿状倒钩，是重要的刺割器官；雌蜱的颚基背面有 1 对孔区，在产卵时其分泌物附在卵表面起抑制氧化的作用。口下板 1 块，位于螯肢腹面，与螯肢合拢时形成口腔。口下板腹面有逆齿，为吸血时固定于宿主皮肤内的附着器官。螯肢的两侧为须肢，分 4 节，其中第 1、4 节很短；第 2、3 节较长，形状各异。第 4 节短小，须肢为吸血起到固定和支持虫体的作用。

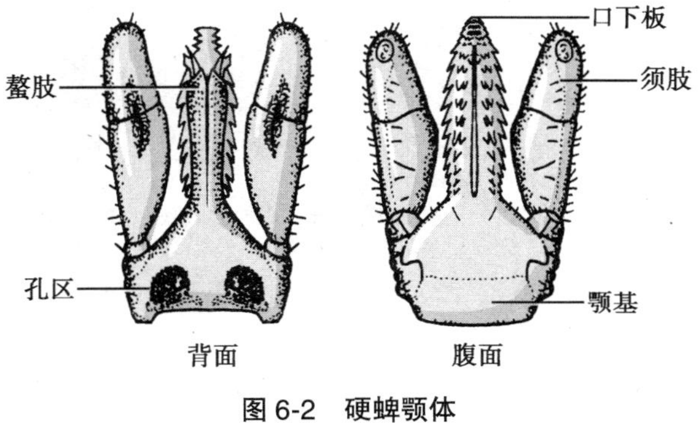

图 6-2　硬蜱颚体

躯体呈袋状，两侧对称。雄蜱躯体背面有骨化的盾板，几乎覆盖着整个背面；雌蜱、幼蜱和若蜱的盾板仅覆盖背面的前部，有的蜱在盾板后缘形成不同花饰，称为缘垛（图 6-3）。腹面有足 4 对，每足 6 节，即基节、转节、股节、胫节、后跗节和跗节(图 6-4)。基节上通常有距。足末端有爪 1 对及垫状爪间突 1 个。躯体腹面的前部正中有 1 个生殖孔,腹面后部正中有 1 个肛门。在肛门之前或之后有肛沟。气门 1 对,气门板宽阔,位于足Ⅳ基节的后外侧。雄蜱腹面有几丁质板,其数目因蜱的属种而异。

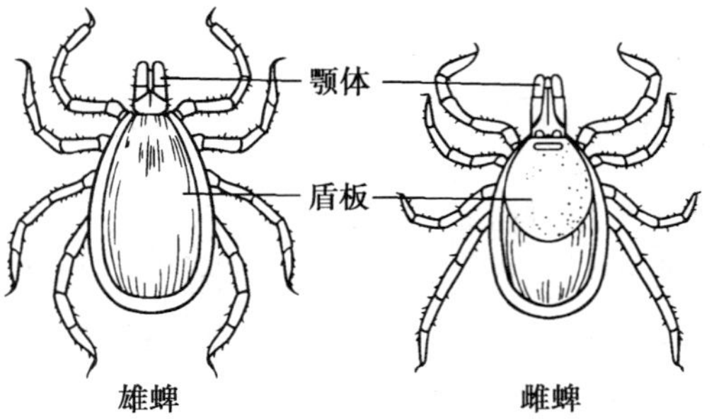

图 6-3 硬蜱成虫背面

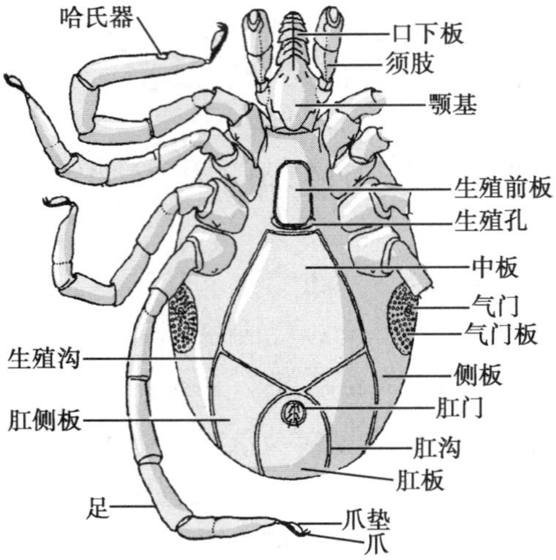

图 6-4 硬蜱成虫腹面模式图

(二)软蜱

颚体小,位于躯体腹面,从背面不可见颚基较小,一般为方形,其背面无孔区。口下板内逆齿不发达。须肢较长,各节均为长圆柱形。躯体背面无盾板,体表多具颗粒状小疣,或具皱纹、盘窝。气门板小,位于基节Ⅳ的前上方。生殖孔位于腹面的前部,两性特征不显著。肛门位于体中部或稍后,有些软蜱尚有肛前沟和肛后中沟及肛后横沟,分别位于肛门的前后方。各基节都无距刺,跗节虽有爪,但无爪垫(图 6-5)。成虫及若虫足基节Ⅰ~Ⅱ之间有基节腺的开口。基节腺液的分泌,有调节水分和电解质及血淋巴成分的作用。在吸血时,病原体也随基节腺液的分泌污染宿主伤口而造成感染,如钝缘蜱属的一些种类。

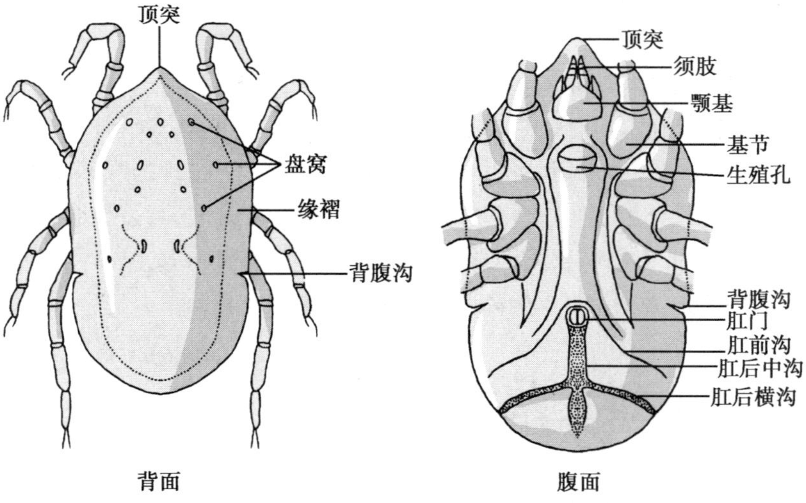

图 6-5 软蜱成虫背、腹面模式图

二、生活史与生态

(一)生活史

蜱的发育分为卵、幼虫、若虫和成虫 4 个阶段。成虫吸血后交配落地,爬行在草根、树根、畜舍等处,在表层缝隙中产卵。产卵后雌蜱即干死,雄蜱一生可交配数次。卵呈球形或椭圆形,大小为 0.5~1mm,淡黄色至褐色,常堆集成团。卵在适宜条件下 2~4 周孵出幼虫。幼虫形似若虫,但体小,有足 3 对,幼虫经 1~4

周蜕皮为若虫。硬蜱的若虫只有1期,饱血后即蜕变为成虫。软蜱的若虫经过1~6期,因种类或生活条件而异。若虫有足4对,无生殖孔。若虫再到宿主身上吸血,落地后再经1~4周蜕皮而为成虫。幼虫和若虫的形态及生活方式与成虫相似,整个发育过程为渐进的,相当于昆虫类的渐变态。硬蜱完成一代生活史所需时间为2个月至3年;多数软蜱需1个月至1年。硬蜱成虫的寿命自1个月至1年;软蜱成虫由于多次吸血和多次产卵,一般可活五六年至数十年。

生活史的长短,在不同种类有很大差异。在我国分布广泛的微小牛蜱,生活周期约75d,在华北地区每年繁殖3代。寄生在犬和羊上的血红扇头蜱,室内饲养约50d。残缘璃眼蜱、草原革蜱、森林革蜱等北方常见种,生活周期一年只繁殖一代。在东北林区最常见的全沟硬蜱生活史一般3年完成,在自然界有时需要8年才完成一代。软蜱的生活史长短更有显著不同,一般从卵发育到成虫大约需要1个月到1年。即使在同一个种,由于吸食的频率和温度的不同,发育周期也有很大差异。例如分布在新疆的乳突钝缘蜱在26℃条件下3~4个月可以完成发育,而在不适宜的条件下有时延长至3~5年或十多年。温度、湿度、生境及吸食是影响各期发育的重要因素。

蜱在生活史中有更换宿主的现象,根据其更换宿主的次数可分为4种类型。①单宿主蜱:发育各期都在一个宿主体上,雌虫饱血后落地产卵,如微小牛蜱。②二宿主蜱:幼虫发育为若虫在一个宿主体上,而成虫在另一个宿主体上寄生,如残缘璃眼蜱。③三宿主蜱:幼虫、若虫、成虫分别在3个宿主体上寄生,如全沟硬蜱、草原革蜱。90%以上的硬蜱为三宿主蜱,蜱媒疾病的重要媒介大多是三宿主蜱。④多宿主蜱:幼虫、各龄若虫和成虫以及雌蜱每次产卵前都需寻找宿主寄生吸血,每次饱血后离去。通常软蜱都属多宿主蜱。

(二)生态

1. 生殖和繁殖　蜱在正常情况下需经过吸血、交配、繁殖后代。硬蜱多生活在森林、灌木丛、开阔的牧场、草原、山地的泥土中等。软蜱多栖息于家畜的圈舍、野生动物的洞穴、鸟巢及人房的缝隙中。蜱的繁殖力强,硬蜱每一雌虫可产卵数千粒至万粒以上。软蜱一般产卵1 000多粒。有的硬蜱有时行单性生殖,雌虫未经交配可以产卵繁殖。雌蜱受精吸血后产卵,硬蜱一生产卵一次,饱血后在4~40d内全部产出,可产数百至数千个卵,因种而异。软蜱一生可产卵多次,一次产卵50~200个,总数可达千个。

蜱的耐饥力也很强,硬蜱一般可耐饥半年至一年,而软蜱则达几年以至10余年。硬蜱的寿命由几个月至10余年不等。在同一个种类,越冬虫期较其他虫期为长。草原革蜱和森林革蜱的幼虫及若虫一般能活3~4个月,而越冬成虫可活1年。硬蜱吸血后的虫体寿命都较短,雄虫一般活1个月左右,而雌虫在产完卵后一二周内就死亡。软蜱由于多次吸血和多次产卵,一般可活五六年,如波斯锐缘蜱。而钝缘蜱的寿命一般更长,例如乳突钝缘蜱,可活十几年以至20年以上。

2. 吸血习性　蜱的幼虫、若虫和成虫均需吸血才能发育。吸血时间长短因种类和虫期而异,硬蜱一般幼虫和若虫2~5d,成虫7~9d;软蜱较短,每次0.5~1h,但也常因种类和虫期不同而异。

蜱的宿主包括陆生哺乳类、鸟类、爬行类和两栖类,有些种类侵袭人体。寄生因种而异,多数蜱种的宿主很广泛。例如,全沟硬蜱的宿主包括哺乳类200种,鸟类120种和少数爬行类,并可侵袭人体。这在流行病学上有重要意义。有的为专性寄生,如寄生于鸟类的树栖锐缘蜱,在兔身上饲喂则很快死亡;多数需更换宿主。

硬蜱多在白天侵袭宿主,吸血时间较长,一般需要数天。软蜱多在夜间侵袭宿主,吸血时间较短,一般数分钟到1h。蜱的吸血量很大,各发育期饱血后可胀大几倍至几十倍,雌硬蜱甚至可达100多倍。

3. 与宿主的关系　蜱在宿主的寄生部位常有一定的选择性,一般在皮肤较薄、不易被挠着的部位。例如,全沟硬蜱寄生在动物或人的颈部、耳后、腋窝、大腿内侧、阴部和腹股沟等处。微小牛蜱多寄生于牛的颈部肉垂和乳房,次为肩胛部。波斯锐缘蜱多寄生在家禽翅下和腿腋部。

4. 生活习性　硬蜱多分布在开阔的自然界,如森林、灌木丛、草原、半荒漠地带。而不同蜱种的分布又与气候、土壤、植被和宿主有关,如全沟硬蜱多见于高纬度针阔混交林带,而草原革蜱则生活在半荒漠草原,微小牛蜱分布于农耕地区。在同一地带的不同蜱种,其适应的环境有所不同,如黑龙江林区的蜱类,全沟硬蜱多见于针阔混交林带,而嗜群血蜱则多见于林区的草甸。软蜱栖息于隐蔽的场所,包括兽穴、鸟巢及人、畜住处的缝隙里。

蜱类寻觅宿主的方式：蜱的嗅觉敏锐，对动物的汗臭和 CO_2 很敏感，当与宿主相距 15m 时即可感知，由被动等待到活动等待，一旦接触宿主即攀登而上。例如，栖息在森林地带的全沟硬蜱，成虫寻觅宿主时，多聚集在小路两旁的草尖及灌木枝叶的顶端等候，当宿主经过并与之接触时随即爬附宿主；栖息在荒漠地带的亚东璃眼蜱（*Hyalomma asiaticum kozlovi*），多在地面活动，主动寻觅宿主；栖息在牲畜圈舍的蜱种，多在地面或爬上墙壁、木柱寻觅宿主。

蜱的活动范围不大，一般为数十米。宿主的活动，特别是候鸟的季节迁移，对蜱类的散播起着重要作用。蜱的活动一般在白天，但活动节律因种而异。如：全沟硬蜱在午后 12：00~14：00 和 18：00~20：00 有 2 个高峰，常受温度和湿度影响；草原革蜱整个白天均见活动。蜱有明显的季节性，季节因期因种而异。全沟硬蜱 5 月有一活动高峰；而草原革蜱和森林革蜱在春季有一活动高峰。

地理分布与生境密切相关。全沟硬蜱适应低温、高湿的生态条件，因此适应在温带的林区；草原革蜱适于干旱的半荒漠草原地带；软蜱都在宿主动物居处生活，小环境生境变化稳定，适合其生活和繁殖。

5. 季节消长　气温、湿度、土壤、光周期、植被、宿主等都可影响蜱类的季节消长及活动。在温暖地区，多数种类的蜱在春、夏、秋季活动，如全沟硬蜱成虫活动期在 4~8 月，高峰在 5~6 月初，幼虫和若虫的活动季节较长，从早春 4 月持续至 9~10 月，一般有两个高峰，主峰常在 6~7 月，次峰在 8~9 月。在炎热地区，有些种类在秋、冬、春季活动，如残缘璃眼蜱。软蜱因多在宿主洞巢内，故终年都可活动。

6. 越冬　蜱多数在栖息场所越冬，硬蜱可在动物的洞穴、土块、枯枝落叶层中或宿主体上越冬。软蜱主要在宿主住处附近越冬。越冬虫期因种类而异。有的各虫期均可越冬，如硬蜱属中的多数种类；有的以成虫越冬，如革蜱属中的所有种类；有的以若虫和成虫越冬，如血蜱属和软蜱属中的一些种；有的以若虫越冬，如残缘璃眼蜱；有的以幼虫越冬，如微小牛蜱。

三、常见种类

我国的蜱类，已知共 120 多种（亚种），分属于硬蜱科的 7 属和软蜱科的 3 属。其中常见的蜱种有：

1. 全沟硬蜱（*Ixodes persulcatus*）　未吸血成蜱长 2.5~3mm；盾板褐色，须肢为细长圆筒状；躯体背面有缘褶；肛沟在肛门之前呈倒“U”形，足基节Ⅰ具一细长的内距。颚基腹面的耳状突粗，呈钝齿形。三宿主蜱，宿主范围很广，成蜱寄生于大型哺乳动物和啮齿类，经常侵袭人；幼蜱和若蜱寄生于小型哺乳动物及鸟类。成蜱在春夏季（4~6 月）活动，幼蜱和若蜱在温暖季节（4~10 月）出现。一般 3 年完成一代。生活于原始林区，尤其在针阔混交林。以未吸血的幼蜱、若蜱和成蜱在自然界越冬。分布于我国东北和内蒙古、甘肃、新疆、西藏等地，为东北林区的优势种。该蜱是森林脑炎的主要传播媒介，并能传播 Q 热和北亚蜱传立克次体病（又称西伯利亚蜱传斑疹伤寒）。不仅在越冬期能保存病原体．并能经变态期和经卵传递。

2. 中华硬蜱（*Ixodes sinensis*）　成蜱形态与全沟硬蜱相似，但颚基腹面的耳状突很短而圆钝；雌虫足Ⅰ基节内距略短，其末端略越过足Ⅱ基节前缘。颚基基突粗短，但明显；雄虫颚基腹面后缘浅弧形，中板后缘中部弧度不深。寄生于大型家畜和野生哺乳动物，也侵袭人，叮附吸血。主要生活于山林地区，成虫自 11 月至次年 6 月出现，以春季数量最多。该蜱为我国南方种类，分布于安徽、湖南、浙江、福建等省，属于东洋区的种类，较为常见。目前尚未发现本蜱传播人畜疾病。

3. 草原硬蜱（*Ixodes crenulatus*）　成蜱须肢较粗短，颚基基突缺如，耳状突短小呈脊状，各足基节均无距，第Ⅰ对足基节无内距，雌虫足Ⅰ基节的后内角细窄，爪垫短，不及爪长的 1/3，口下板齿式前部为 3/3，后部为 2/2。主要寄生在旱獭、狐、獾、狸、黄鼠、刺猬等洞穴型兽类，在宿主洞穴内常发现，在犬和鸟类体上也有发现。该蜱生活在草原地区。温暖季节（5~8 月）发生最多。分布于我国新疆、青海、西藏、甘肃、宁夏、四川、内蒙古、黑龙江、吉林、山东等省区，国外广布于中亚、西亚、欧洲和北非一些国家。据报道，新疆、青海和甘肃的草原硬蜱体内分离出鼠疫菌，故该蜱可能与鼠疫传播有关，病原体能经卵传递。

4. 长角血蜱（*Haemaphysalis longicornis*）　假头呈钝楔形；须肢第 3 节背面后缘具有一个三角形尖刺；口下板齿式为 5/5；雌虫盾板亚圆形，中部最宽；雄虫基突强大，末端尖。宿主种类广泛，包括牛、马、羊等家畜和熊、鹿、狐、兔等野生动物,也侵袭人。主要生活于次生林或山地,为温带种。在华北地区一年繁殖一代。成蜱4~7月活动,6月下旬为高峰。若蜱4~9月活动,5月上旬出现高峰。幼蜱8~9月活动,9月上旬为高峰。以饥饿的成蜱和若蜱在自然界过冬。分布于我国辽宁、陕西、河北、山西、河南、山东、台湾等地。可携带森林脑炎病毒。

5. 血红扇头蜱(*Rhipicephalus sanguineus*) 未吸血成蜱体长2.1~3.3mm,颚基宽短呈六角形;须肢粗短,口下板齿式为3/3;盾板上刻点以细的居多;雌蜱盾板卵圆形,长度大于宽度,侧沟长,伸延至盾板后侧缘;雄蜱气门板长逗点形,肛侧板窄长,其内缘突角不明显。三宿主蜱,成蜱主要寄生在犬,但也常寄生于羊、牛、猫等家畜和狐、野兔等野生动物,有时侵袭人,幼蜱和若蜱也寄生于犬。生活于农区或野地,在华北地区,5~9月均见活动。主要以饥饿的成蜱在自然界过冬。本蜱为世界性广布种,分布于我国大多数省区。可传播Q热和北亚斑点热病原体。

6. 中华革蜱(*Dermacentor sinicus*) 体型较草原革蜱小,雄蜱长约4.5mm,饱血雌蜱长约13.5mm,盾板上珐琅彩也较浅,须肢略长,外缘不明显突出。足基节Ⅰ距裂劈口状,外距较内距稍长,基节Ⅱ~Ⅳ外距发达,呈锥状;足Ⅰ转节背距末端尖细;口下板齿式雌蜱前段为4/4,后段为3/3,雄蜱为3/3;雌蜱盾板卵形,长度明显大于宽度;雄虫侧沟短小,不甚明显。成蜱寄生于牛、马、骆驼、羊等家畜及蒙古兔、刺猬等野生动物,幼蜱和若蜱寄生于啮齿类等小型动物。生活在农区和草原区,一年繁殖一代。成虫在3~6月活动,幼蜱和若蜱多在7、8月出现,8月中旬以后又开始出现下一代成蜱,主要以饥饿成虫在自然界过冬。分布于我国华北、东北以及山东、新疆等地。该蜱在我国是驽巴贝西虫(*Babesia caballi*)的传播媒介,能够感染和传播布鲁氏菌。

7. 森林革蜱(*Dermacentor silvarum*) 形态与草原革蜱相似,主要区别为足Ⅰ转节背面的距末端尖细,雌蜱第Ⅳ对足基节外距末端超出该行后缘;雄蜱气门板背突长,达到盾板边缘。盾板上珐琅彩明显;二宿主蜱,成蜱寄生于牛、马、羊、猪等家畜和大型野生动物,也侵袭人,幼蜱和若蜱寄生于啮齿动物等小型兽类,偶尔也寄生于鸟类。一年繁殖一代。生活于林区或草原地带,常见于再生林、灌木丛和林区边缘。成虫春季活动,幼虫和若虫夏秋季出现。在自然界中主要以饥饿成蜱越冬。分布于我国黑龙江、吉林、辽宁、内蒙古、河北、北京、山东、山西、陕西、宁夏、甘肃、新疆、贵州等地,国外见于俄罗斯和蒙古。该蜱可以传播森林脑炎、Q热、北亚斑点热和土拉菌病。

8. 草原革蜱(*Dermacentor nuttalli*) 形态与森林革蜱相似,但足Ⅰ转节背距短,末端粗钝。未吸血成蜱长5.5~6.5mm。盾板有珐琅样斑,须肢粗短,颚基矩形。雌蜱口下板齿式前段为4/4,后段为3/3,雄蜱为3/3;雌蜱足基节Ⅰ外距短小,末端不超出该节后缘;雄蜱气门板背突较直而短,达不到盾板边缘。三宿主蜱,成蜱主要寄生于各种家畜和大型野生动物,有时也侵袭人;幼蜱和若蜱通常寄生于啮齿动物和小型兽类,一年完成一代。该蜱是典型的草原种类,多栖息于干旱的半荒漠草原地带。成蜱活动季节主要在春季,以4月数量最多;幼蜱和若蜱在夏、秋季出现。以饥饿成蜱在自然界过冬,亦有少数成虫在宿主体上处于不吸血状态过冬。分布于我国黑龙江、吉林、辽宁、内蒙古、河北、北京、陕西、宁夏、甘肃、青海、新疆、福建、云南(保山)等地,国外见于俄罗斯、蒙古和朝鲜。该蜱是北亚蜱传立克次体病的主要媒介,可以传播北亚斑疹热,还是驽巴贝西虫和马巴贝西虫的传播媒介,并曾从其体内分离出布鲁氏菌、鼠疫菌等病原体,可传播布鲁菌病。

9. 残缘璃眼蜱(*Hyalomma detritum*) 体型瘦窄,未吸血成蜱长2.2~5.5mm,须肢窄长,口下板齿式3/3,足细长,其背缘有浅黄色纵带,但各关节附近无浅色带;盾板表面较平滑,侧沟不明显或付缺;雄蜱盾板窄长,表面平滑,后中沟达到中垛。二宿主蜱,成蜱主要寄生在牛或其他牲畜和某些野生动物,幼蜱和若蜱主要寄生于啮齿动物。有时也侵袭人。本蜱见于草原和农区,常见于草原和农区的牲畜棚舍。一年繁殖一代,成蜱在春夏季(5~7月)活动,幼蜱多在夏秋季出现。以幼蜱在棚舍内或以若蜱在宿主体上过冬。分布于我国黑龙江、吉林、辽宁、内蒙古、河北、北京、山西、山东、河南、湖北、甘肃、宁夏、新疆、江苏(苏州)和贵州(贵阳)等地,国外广布于中亚、西亚、欧洲、北非和东非一些国家。该蜱是牛焦虫病的传播媒介,并能携带Q热、北亚斑点热等病原体。

10. 亚东璃眼蜱(*Hyalomma asiaticum kozlovi*) 体型较大,未吸血成蜱长4.8~7.6mm,饱血雌蜱长达

10~22.5mm。有眼和缘垛，须肢为长圆筒状，第二节显著伸长；足淡黄色，足各关节的淡色环带和背缘淡色纵带相当明显；盾板红褐色，雄蜱盾板后中沟与后侧沟之间的细刻点稠密而明显，气门板背突后缘基部内弯呈浅凹。颈沟长，呈斜沟形；雄蜱颈沟明显呈深沟状，气门板呈烟斗状。三宿主蜱，成蜱主要寄生于牛、骆驼、羊、猪、马、野猪等大型家畜和野生动物，幼蜱和若蜱寄生于塔里木兔等小型野生动物，常侵袭人。栖息于荒漠或半荒漠地区，在戈壁滩胡杨林和柽柳沙丘附近出现最多。一年繁殖一代，成蜱3~10月均见活动，但以春夏季为高峰。主要以饥饿的成蜱、幼蜱和若蜱在自然界越冬。分布于我国新疆、青海、甘肃、宁夏、内蒙古、陕西、山西和吉林等地，国外见于蒙古和俄罗斯。该蜱为克里木-刚果出血热的传播媒介，并曾从该蜱体内分离出Q热立克次体，病原体能经卵传递。

11. 微小牛蜱(*Boophilus microplus*) 体型小，未吸血成蜱长2~2.5mm，颚体短小，颚基六角形，基突短小或缺；口下板短，口下板齿式为4/4；肛沟不明显；雌蜱盾板略呈五边形，后角窄钝，长大于宽，雄蜱具尾突；肛沟不明显；第Ⅰ对足基节具2粗短的距，距裂放宽；雄虫盾板具尾突。一宿主蜱，主要寄生于牛，但也可寄生于羊、马、猪、犬等家畜和水鹿、青羊、野兔等野生动物，并可侵袭人。为农区常见种，我国除西北和东北少数地区外，各地均有发生，在华北地区活动季节自4月至11月。成虫3次活动高峰发生在5月上旬、8月上旬和9月中下旬。一年繁殖3代。以未吸血幼蜱在野外越冬。该蜱分布广泛，除西北和东北少数省市外，大部分地区都有，而且是常见种。为牛双芽巴贝西虫的传播媒介。

12. 乳突钝缘蜱(*Ornithodoros papillipes*) 躯体椭圆形，前端逐渐尖窄；体缘圆钝，背面边缘有缘褶；雄蜱体长4~6mm，雌蜱体长6.5~10mm；体表粗糙，遍布小颗粒；肛后横沟较直或呈微波状，与肛后纵沟相交处几乎呈直角。足跗节Ⅰ背缘呈微波状，形成4个不明显的瘤突。主要寄生于狐狸、野鼠、野兔、刺猬等中小型兽类，有时也在绵羊和犬等家畜体上发现，常侵袭人。生活于荒漠和半荒漠地带，常栖息在中小型兽类的洞穴、畜舍、土木住房内。白天隐伏，夜间活动。分布于我国新疆和山西，国外分布于俄罗斯、塔吉克斯坦、阿富汗、伊朗和印度等地。可传播蜱媒回归热和Q热。

（杨邦和）

第三节 革 螨

革螨(gamasid mite)属寄螨目、中气门亚目(Mesostigmata)，与医学有关的属于皮刺螨总科(Dermanyssoidea)中的皮刺螨科(Dermanyssidae)、巨刺螨科(Macronyssidae)和厉螨科(Laelapidae)。革螨可叮刺吸血造成局部皮肤损害及过敏性反应，引起革螨皮炎，并可传播肾综合征出血热和立克次体痘等疾病。全世界已知革螨800余种，我国记录600余种。多数种类营自生生活。

一、形态

成螨呈卵圆形，黄色或褐色，体表膜质。体长0.2~0.5mm，大者可达3.0mm。虫体分颚体和躯体两部分(图6-6)。颚体位于躯体前端，由颚基、螯肢及须肢组成。颚基紧连躯体，其形状是分类鉴定的依据。螯肢由螯杆和螯钳组成，螯钳分动趾和定趾。雄虫螯肢演变为导精趾。须肢长棒状，因基部与颚基愈合，故仅见5节。躯体背面隆起，有背板1~2块。背板上的刚毛数目和排列的毛序，因种而异。多数种类躯体腹面前缘具叉形胸叉。雌螨腹面有胸板、生殖板、腹板和肛板。很多革螨的生殖板和腹板愈合为生殖腹板。雄螨腹面的骨板常愈合为一块全腹板。雌虫生殖孔位于胸板之后，被生殖板遮盖，呈横缝隙状。雄虫生殖孔位于胸板前缘，呈漏斗状。气门1对，呈圆孔状，位于第Ⅲ、Ⅳ对足基节间的外侧。足4对，分6节，足Ⅰ跗节背面亚端有1个跗感器，司感觉功能。

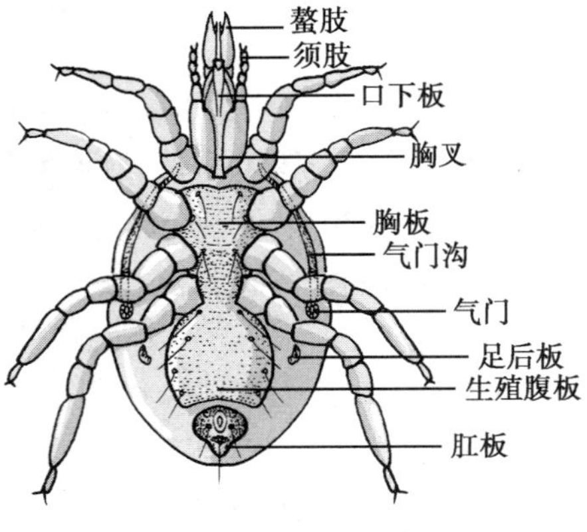

图6-6 革螨成虫腹面

二、生活史与生态

革螨生活史包括卵、幼虫、前若虫、后若虫和成虫5期(图6-7)。革螨行卵生、卵胎生或孤雌生殖。雌螨产卵后一般在1~2d孵出幼虫。幼虫不摄食,在24h内蜕皮为前若虫。雌性前若虫吸血2次,雄性吸血1次,经2~6d发育为后若虫。后若虫与成虫相似,但无生殖孔和生殖板,摄食后经1~2d蜕皮为成虫。革螨完成一代需1~2周。自生型寿命通常较寄生型短。每一雌革螨每天约产10粒卵,卵牢固地黏附在人的毛发或衣服上。

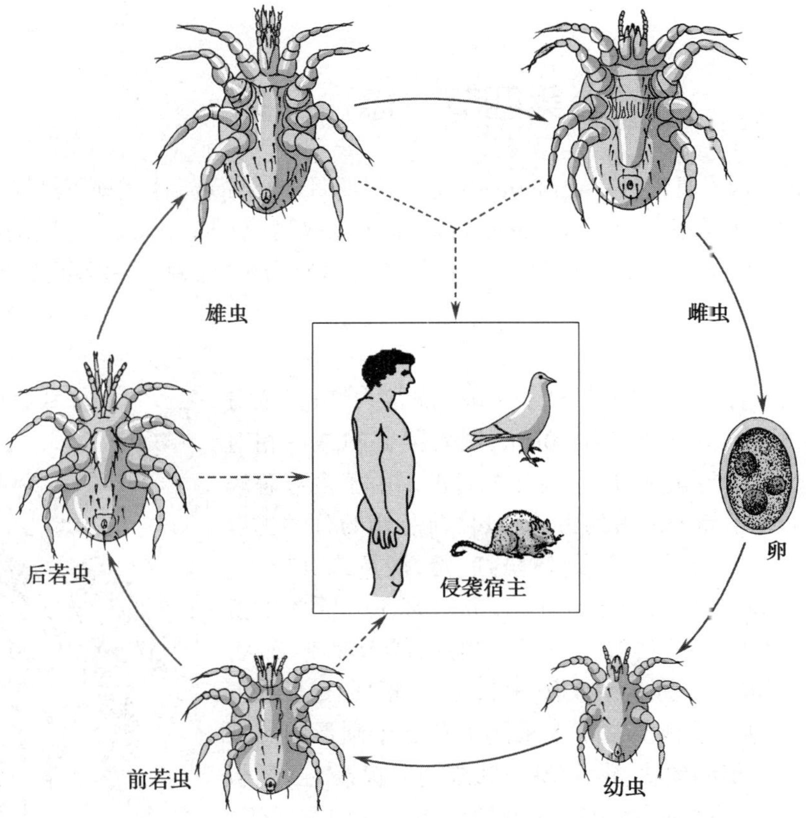

图6-7 格氏血厉螨生活史

革螨大多数营自生生活,少数营寄生生活。营自生生活的革螨孳生于枯枝烂叶下、草丛和土壤里、禽畜粪堆和仓库贮品中,主要捕食小型节肢动物,亦能以腐败的有机质为食。营寄生生活的革螨多寄生于宿主体表,少数寄生于宿主体内,如呼吸道、外耳道、肺部等,如肺刺螨属等。革螨宿主广泛,包括哺乳类、鸟类、爬行类、两栖类及无脊椎动物等,亦可侵袭人。根据其与宿主的关系,分为①巢栖型:整个发育和繁殖过程都在宿主巢穴中进行,仅在吸血时才与宿主接触,其宿主广泛,吸血量较多,耐饥力较强(可达数个月)。此型中兼性血食者如格氏血厉螨,专性血食者如柏氏禽刺螨。②毛栖型:长期寄生在宿主体表,对宿主有较严格的选择性,吸血量较少,耐饥力较差(仅为数周)。此型中兼性血食者如毒厉螨,专性血食者如淡黄赫刺螨。多数革螨全年活动,但有明显有繁殖高峰,一般在9月份以后数量逐渐增多,10~11月份可出现高峰。

三、常见种类

1. 柏氏禽刺螨(*Ornithonyssus bacoti*) 雌螨背板狭长,足Ⅱ水平处最宽,向后逐渐狭窄,末端稍尖;背面表皮密生长刚毛,其长度约与背板的刚毛等长。生殖板狭长,后端尖细,肛板长椭圆形。螯肢呈剪状(图6-8)。属巢栖型,寄生于鼠类,亦可侵袭人。

2. 鸡皮刺螨(*Dermanyssus gallinae*) 雌螨背板前端宽后端窄,末端平直。胸板宽大于长,拱形。生殖板末端钝圆。肛板呈圆三角形。螯肢刺针状或鞭状。属巢栖型,寄生于家禽,常自禽窝中爬出叮刺人体。

3. 格氏血厉螨(*Haemolaelaps glasgowi*) 雌螨背板几乎覆盖整个背部,胸板扁宽,后缘内凹;生殖腹板较短。螯肢发达,钳齿毛中部膨大,末端细长呈弯钩状。属巢栖型,寄生于鼠类,亦可叮刺人体吸血。

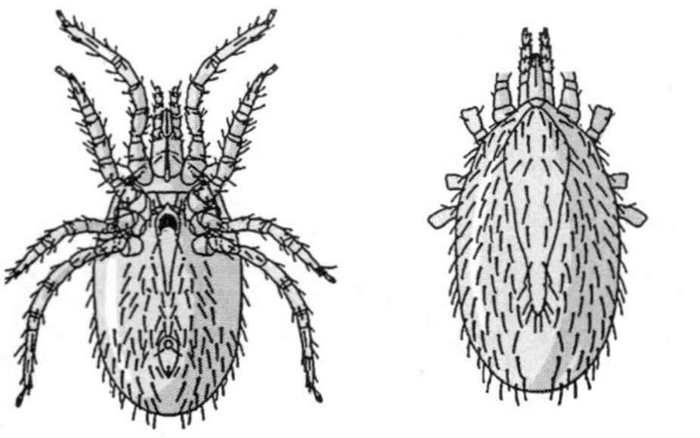

图 6-8 柏氏禽刺螨成虫

第四节 恙 螨

恙螨(chigger mite)属于真螨目(Acariformes)、前气门亚目(Prostigmata)、恙螨总科(Trombiculoidea)中的恙螨科(Trombiculidae)、列恙螨科(Leeuwenhoekiidae)和无前螨科(Walchiinae)。恙螨幼虫可侵袭人类,引起恙螨皮炎,并传播恙虫病和肾综合征出血热。全世界已知3 000余种(亚种)。我国已记录500余种(亚种)。

一、形态

恙螨成虫体长1.0~2.0mm,外形呈“8”字形,通常为红色,全身密布绒毛;若虫形似成虫,体长0.5~1.0mm,体表覆盖的绒毛相对稀疏。成虫和若虫均具有足4对,足末端有1对爪。由于多数恙螨种类均是从其寄生的宿主体上采得幼虫,所以目前恙螨的分类仍以幼虫形态为依据。幼虫一般呈椭圆形,体呈红、橙、淡黄或乳白色。初孵出时体长约0.2mm,饱食后可达0.5~1.0mm以上。颚体由螯肢1对、须肢1对和颚基组成,螯肢基节呈三角形,端节呈弯刀状;须肢粗壮,圆锥形。躯体背面前部有盾板,呈长方形、矩形、梯形或五角形,是重要的分类依据。盾板上常有5根刚毛和2个圆形的感器基,由此生出具有感觉功能的丝状、棒状、球杆状或羽毛状感器。盾板两侧有眼1~2对,盾板后方的躯体上有横列的背毛。气门有或无,位于颚基与第1对足基节之间。足3对,足上多羽状毛(图6-9)。卵呈球形,淡黄色,直径约200μm。

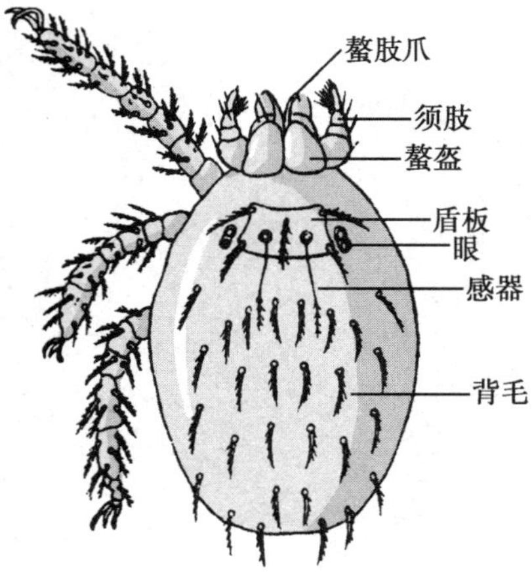

图 6-9 地里纤恙螨幼虫

二、生活史与生态

恙螨发育过程包括卵、前幼虫、幼虫、若蛹、若虫、成蛹和成虫七期,仅幼虫时期在动物或人体表面短期营寄生生活,其余各期均营自生生活于地面浅表层。卵成堆产于土壤浅表缝隙中,在适宜温度和湿度条件下经5~7d发育成熟,卵壳破裂,逸出一包有薄膜的前幼虫。约10d后发育成幼虫破膜而出,活动敏捷,成群在地面爬行,如遇适宜宿主,常攀附在宿主皮肤柔软湿润处叮刺,经3~5d饱食后坠落地面缝隙中,3~7d后静止不动变为若蛹,若蛹内若虫发育成熟后,进入静止的成蛹期,经7~15d发育为成虫。成虫成熟后,雌螨寻找到雄螨产出的精胞,摄取精胞并在体内完成受精。雌螨受精后约3周开始产卵于泥土表层缝隙中,产卵可达15枚/d,持续时间平均为30d。雌虫一生可产卵100~200枚,产卵后约经30d死亡。恙螨生活史较长,需3个月至1年。

恙螨主要孳生于隐蔽潮湿、多草多鼠等场所,以江河沿岸、溪边、山坡、森林边缘等杂草丛生地为最多。恙螨幼虫活动范围小,未进食的幼虫水平爬行半径一般不超过3m,垂直范围为0.1~0.2m。在遇到宿主之前,幼虫常聚集于一处,在地表呈点状分布,称螨岛(mite island)。幼虫喜群集于草树叶、石头或地面物体尖端,有利于攀附宿主。其活动主要受温度、湿度、光照及气流等因素影响,多数种类需要温暖、潮湿的环境。幼虫对宿主的呼吸、气味、体温和颜色等敏感，主要依靠宿主携带而得以散布。

成虫和若虫主要以土壤中的小型节肢动物及昆虫卵为食，幼虫则以分解的宿主组织和淋巴液为食。恙螨幼虫的宿主广泛，包括哺乳类（以鼠类为主）、鸟类、爬行类、两栖类及无脊椎动物，有些种类亦可侵袭人。大多数恙螨幼虫主要寄生在宿主体表细嫩而湿润处，如哺乳动物的耳窝、会阴部和肛门，鸟类的腹股沟和翼腋，爬行类的鳞片下等部位。在人体则常寄生在腰、腋窝、腹股沟、阴部等处。

三、常见种类

1. 地里纤恙螨（*Leptotrombidium deliense*）　幼虫躯体橘红色，体毛较少；2 对眼明显，红色。盾板略呈长方形，前缘和两侧缘微内凹，后缘微凸出，而中部微内凹。盾板上有羽状毛 5 根（图 6-10）。感器呈丝状，近基部无棘，端部分为 17~19 支。感器基位于后侧毛孔的水平线略前方。地里纤恙螨是我国恙虫病的主要媒介。以黄毛鼠、褐家鼠、黄胸鼠、社鼠、黑线姬鼠为主要宿主。分布广泛，其中广东和福建省分布最广。

2. 小盾纤恙螨（*Leptotrombidium scutellare*）　幼虫躯体橘红色，眼红色且明显。盾板长方形，前缘稍内凹，后缘向后略呈弧形凸出。盾板刚毛 5 根，后侧毛孔的水平线与感器基在同一水平线上（图 6-10）。感器丝状，近基部有小棘，端部分支较多。小盾纤恙螨是日本秋冬型恙虫病的传播媒介，以黄毛鼠、黑线姬鼠、社鼠为主要宿主。我国主要分布于东北和华北地区。

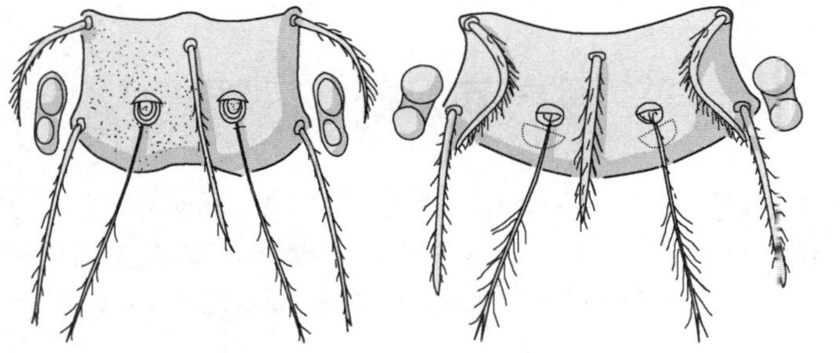

图 6-10　恙螨幼虫盾板

第五节　蠕　形　螨

蠕形螨（demodicid mite）属真螨目（Acariformes）、前气门亚目（Prostigmata）、蠕形螨科（Demodicidae）、蠕形螨属（*Demodex*），可寄生于人和多种哺乳动物的毛囊、皮脂腺和外耳道中，可致皮炎、睑缘炎等，是一种永久性寄生螨。已记录有 140 余种（亚种）。寄生于人体的主要有毛囊蠕形螨和皮脂蠕形螨。

一、形态

螨体细长呈蠕虫状，乳白色，略透明，体长为 0.1~0.4mm，体表具环形皮纹，雌虫比雄虫略大。颚体位于体前端，呈梯形；螯肢针状，须肢分 3 节，端节有倒生的须爪。躯体分为足体和末体两部分，足体腹面具足 4 对，呈芽突状；足基节与躯体愈合成基节板，其余各节均很短，呈套筒状。雄虫的生殖孔位于足体背面的第 2 对足之间，雌虫生殖孔在腹面第 4 对足之间。末体细长如指状，末端形态具分类学价值（图 6-11）。

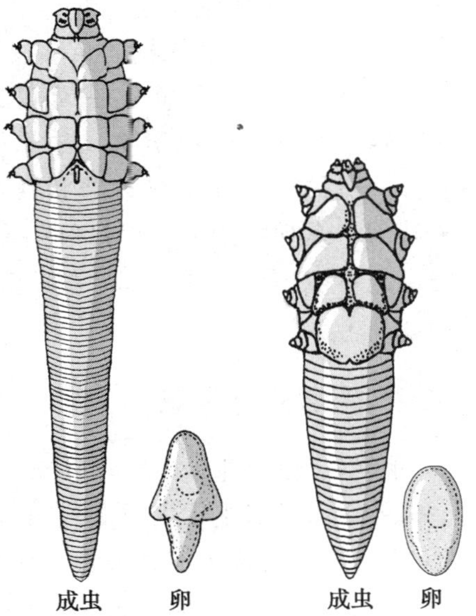

图 6-11　人体蠕形螨

二、生活史与生态

寄生于人体的两种蠕形螨发育过程相似，包括卵、幼虫、前若虫、若虫和成虫 5 期。雌虫产卵于毛囊或皮脂腺内，经 2~3d 孵出幼虫，幼虫经 1~2d 后蜕皮为前若虫。幼虫和前若虫具足 3 对，3d 后蜕皮为若虫。若虫形似成虫，具足 4 对，生殖器官尚未发育成熟，不食不动，经 2~3d 发育为成虫，经 4~5d 发育成熟，于毛囊口处交配后，雄虫很快死亡，雌虫进入毛囊或皮脂腺内产卵。完成一代生活史约需 3 周，雌虫寿命 4 个月以上。

人体蠕形螨主要寄生于人体的前额、鼻、鼻沟、颊部、下颌、眼睑周围和外耳道，亦可寄生于头皮、颈、肩背、胸部、乳头、睫毛、大阴唇、阴茎和肛门等处的毛囊和皮脂腺中，主要以皮脂腺分泌物、角质蛋白质和细胞代谢物为食。毛囊蠕形螨寄生于毛囊内，以其颚体朝向毛囊底部，一个毛囊内常有多个虫体寄居，一般为 3~6 个。皮脂蠕形螨常单个寄生于皮脂腺或毛囊中，其颚体朝向腺体基底。人体蠕形螨对温度较敏感，发育的最适宜温度为 37℃，其活动力可随温度上升而增强，45℃以上活动减弱，54℃为致死温度。蠕形螨属于负趋光性，多在夜间爬出，在皮肤表面求偶。

三、常见种类

1. 毛囊蠕形螨（*Demodex folliculorum*） 较细长，末体占虫体全长的 2/3~3/4，末端较钝圆；雌虫有肛道，雄虫无。卵为无色半透明，呈小蘑菇状或蝌蚪状，大小约 40μm×100μm。

2. 皮脂蠕形螨（Demodex brevis） 略短，末体约占躯体全长的 1/2，末端尖细呈锥状；雌、雄虫均无肛道。卵为无色半透明呈椭圆形，大小约 30μm×60μm。

第六节 疥 螨

疥螨（sarcoptid mite）属真螨目（Acariformes）、无气门目（Astigmata）、疥螨总科（Sarcoptoidea）、疥螨科（Sarcoptidae）、疥螨属（*Sarcoptes*）。寄生于人和多种哺乳动物的皮肤表皮角质层内，是疥疮的病原体。已记载的疥螨属有 28 种（亚种），寄生于人体的疥螨称人疥螨（*Sarcoptes scabiei*）。

一、形态

成虫近圆形或椭圆形，乳白色，半透明，背面隆起。雌螨体长 0.3~0.5mm，雄螨略小。颚体短小，螯肢钳状，须肢分 3 节。无眼，无气门。躯体背面有波状横纹、成列的鳞片状皮棘及成对的粗刺和刚毛，后半部有几对杆状刚毛和长鬃。背部前端有盾板，雄螨背面后半部还有 1 对后侧盾板。腹面光滑，仅有少数刚毛。足 4 对，短粗呈圆锥形，前 2 对足跗节上有爪突，末端均有具长柄的爪垫，称吸垫；后 2 对足的末端雌雄不同，雌螨均为长鬃，而雄螨仅第 3 对足的末端为 1 根长鬃，第 4 对足末端为带柄的吸垫。雄螨生殖孔位于第 4 对足之间略后处。雌螨产卵孔呈横裂缝状，位于后 2 对足之间中央，躯体末端为一纵列的阴道。雄螨肛门位于躯体后缘正中，雌螨位于阴道的背侧（图 6-12）。卵呈椭圆形，淡黄色，壳薄，大小约 80μm×180μm。

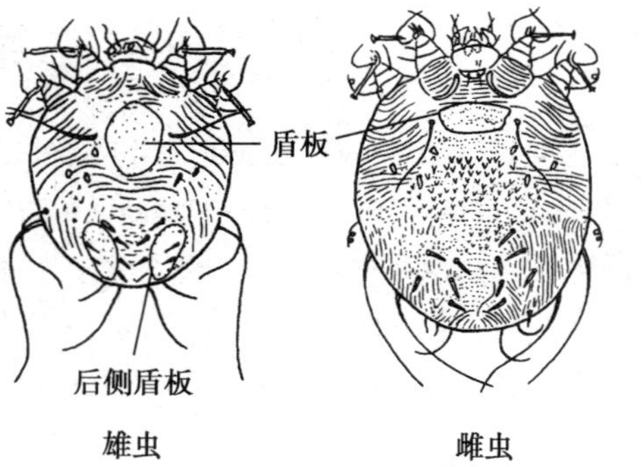

图 6-12 人疥螨成虫

二、生活史与生态

疥螨生活史分卵、幼虫、前若虫、后若虫和成虫 5 个时期，在宿主皮肤角质层疥螨自掘的隧道内完成。雌螨产卵于宿主皮内及隧道内，经 3~4d 发育后成为幼虫，第 1 次蜕皮后为前若虫，第 2 次蜕皮后为后若虫，第 3 次蜕皮成为成虫。从卵发育至成虫需 10~14d。幼虫具有足 3 对，在原“隧道”或新凿的“隧道”中活动。经 3~4d，幼虫蜕皮为前若虫。前若虫形似成虫，具足 4 对，但生殖器尚未成熟。雄性若虫仅有 1 期，经 2~3d 蜕皮为雄螨；雌性有 2 个若虫期，前若虫经 2~3d 蜕皮为后若虫，该期的产卵孔尚未发育完全，但已具阴道孔，可行交配。后若虫可钻挖窄而浅的隧道，在隧道内经 3~4d 后蜕皮为雌虫。雌性后若虫和雄性成虫交配,交配活动一般于夜晚在宿主皮肤表面进行。多数雄螨于交配后不久即死亡,但亦可在雌螨的“隧道”内或自行挖掘一个“隧道”而短期生活;雌性后若虫则在交配后20~30min内重新钻入宿主皮内,蜕皮并发育为雌性成螨,经2~3d开始产卵,2~4枚/次,一生可产卵40~50枚,雌螨寿命6~8周。

疥螨多在指间、手背、腕屈侧、肘窝、腋窝前后、脐周、腹股沟、阴囊、阴茎和臀部等皮肤柔嫩皱褶等处寄生,女性患者常见于乳房及乳头下方或周围,偶尔亦可在面部和头皮,尤其是耳后皱褶皮肤。儿童皮肤嫩薄,全身均可被侵犯,尤以足部最多。

疥螨有较强烈的热趋向性,能感受到宿主体温、气味的刺激,当脱离宿主后,在一定范围内可再次移向宿主。雌性成虫离开宿主后的活动、寿命及感染人的能力明显受环境温度及湿度的影响。温度较高,湿度较低时寿命较短,而在高湿低温的环境中更易存活。在外界较湿润的条件下,疥螨的适宜扩散温度为15~35℃,有效扩散时限为1~6d,在此时限内活动正常并具有感染能力。

疥螨寄生在宿主表皮角质层深部,以角质组织和淋巴液为食,并以螯肢和前两足跗节爪突挖掘,逐渐形成一条与皮肤平行的蜿蜒“隧道”,“隧道”一般长2~16mm,最长可达1~2cm。其中,幼虫与前若虫不能挖掘“隧道”,生活在雌螨所挖“隧道”中;后若虫与雄螨可单独挖掘,但能力较弱;雌螨挖掘“隧道”的能力最强,每天可挖0.5~5mm,“隧道”每隔一段距离有小纵向通道通至表皮。交配受精后的雌螨最为活跃,每分钟可爬行2.5cm,此时亦是最易感染新宿主的时期。

(赵金红)

第七节 粉 螨

粉螨属于蜱螨亚纲(Acari)、真螨目(Acariformes)、粉螨亚目(Acaridida)。目前,我国粉螨已记述150余种。粉螨生境广泛,主要孳生于房舍和储藏物中,是屋宇生态系统中的重要组成成员。

一、形态

粉螨亚目的螨类体长大小多为120~500μm,体壁薄而呈半透明、光滑,前端背面有一块盾板,无气门及气门沟,极少有气管,经皮肤呼吸,整个螨表面被上表皮所覆盖,在感觉刚毛处有增厚,形成环状窝,无明显的几丁质内表皮。粉螨体躯以围头沟为界分为颚体和躯体二部分。前端背面有一块背板,表皮柔软,或光滑,或粗糙,或有细致的皱纹。粉螨口器退化,须肢较小,1~2节,紧贴于颚体。螯肢常为具齿的钳状,两侧扁平,内缘常具有刺或齿,定趾上有侧轴毛(图6-13)。躯体多呈卵圆形,体色各异,从乳白色渐深至棕褐色。躯体上着生有许多长短和形状各异的刚毛。躯体由背沟分为足体和末体。足体又分为前足体和后足体。足常有单爪,爪退化,而由扩展的盘状爪垫衬所覆盖。足基节同腹面愈合,前足体近后缘处无假气门器。基节区域的位置常被亚表皮内突所分隔。足Ⅰ转节背面有基节上腺,其分泌液流入头足沟。足Ⅰ膝节、胫节及跗节上有杆状感觉毛或称感棒。足间无真爪,爪间突爪状或吸盘状。雄螨具阳茎和肛吸盘,足Ⅳ跗节背面具跗节吸盘1对。雌螨有产卵孔,无肛吸盘及跗节吸盘。粉螨躯体背面、腹面、足上着生各种刚毛,毛的长短和形状以及排列方式是分类的重要依据。

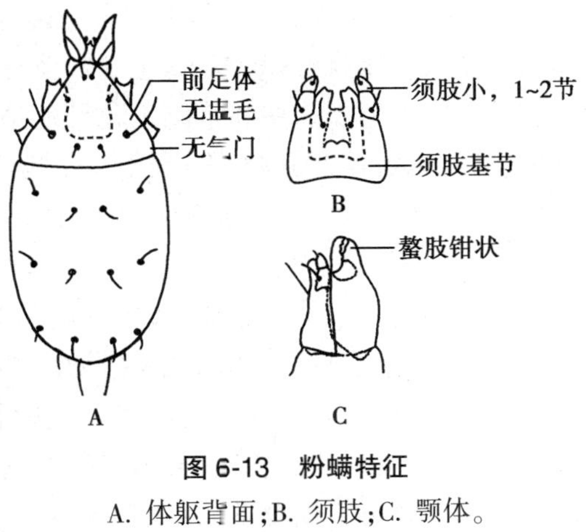

图6-13 粉螨特征
A. 体躯背面;B. 须肢;C. 颚体。
体软,无气门,螯肢钳状,须肢小,1~2节,足跗节端部吸盘状,常有单爪,前足体近后缘处无假气门器(盅毛)。

粉螨成螨的颚体位于躯体前端,由一对螯肢、一对须肢及其下方的口下板组成。颚体背面为螯肢,两侧为须肢,下面为口下板。颚体由关节膜与躯体相连,故活动自如并可部分缩进至躯体里。为便于取食,活螨的颚体和躯体常呈一定的角度,使螯肢顶端更易接触到食物。粉螨的颚体背面多已退化,似一小叶片位于螯肢基部之间,故可从背面看到螯肢。有的颚体可被前足体背面的喙状延长物所覆盖,如脊足螨属;而速生薄口螨的颚体则较小,每一螯肢由长且有锯齿的活动叶组成。大多数粉螨的躯体为卵圆形,有些躯体后缘呈叶状,如狭螨属和尾囊螨属。粉螨躯体往往由一条背沟将其区分为前足体和后半体,如粉螨科和麦食螨科的螨类;也可有不明显的分节或无分节痕迹,如食甜螨科和果螨科的螨类。躯体背腹面均着生各种刚毛,毛的形状和排列因种属不同而异,是分类的重要依据。同时,在粉螨亚目中,足上刚毛和感棒的排列及数目基本相同。某些刚毛或感棒可缺如或移位,可作为分类鉴别的重要依据。

二、生活史与生态

多数粉螨发育期包括卵、幼虫、第一若螨(前若螨)、第三若螨(后若螨)和成螨 5 个阶段;少数粉螨在第一若螨和第三若螨之间可以有一个第二若螨,它在某种条件下可转化为休眠体,有时可完全消失。粉螨雌雄异体,主要为两性生殖,也有少数螨种行孤雌生殖。雌螨多于交配后 1~3d 开始产卵,且喜将卵产于离食物近、湿度较大的地方。产卵量、产卵期以及持续时间因螨种不同而有所差异。卵产出后,因外界环境条件不同,其卵发育期所需时间不同,一般情况下,温度 25℃、相对湿度 80%左右时,对粉螨卵孵化出幼虫比较适宜。粉螨幼螨经过一段活动时期后开始静息,此期为一完全不活动时期,其静息期约为 24h。静息后期颜色逐渐变成暗黄色,然后开始蜕皮。经蜕皮后成为第一若螨,经过一段时间发育,然后进入短暂的第一若螨静息期,再经过静息期蜕皮后即变为第三若螨,经一段时间的活动期和 24h 的静息时期,蜕皮后发育为成螨。当遇到不良的环境条件时,一些种类的粉螨会出现休眠体期。多数粉螨以雌成螨进行越冬,也有些种类的粉螨以雄成螨、若螨或卵越冬。在室温条件下,雌螨寿命 100~150d,雄螨 60~80d。雄螨的寿命一般比雌螨短,多数交配之后随即死亡。

粉螨呈全球性分布,几乎每一块大陆均可见粉螨踪迹,但绝大多数已记载的种类都来自人类和动物聚居地,与人类健康关系密切。多数粉螨营自生生活,陆生,广泛孳生于房舍、粮食仓库、食品加工厂、饲料库、中草药库、畜禽饲料以及养殖场等人们生产、生活环境中有机质丰富且阴暗潮湿的地方,多为植食性、腐食性或菌食性,通常以粮食、干果、中药材、糠皮、火腿、奶酪、真菌、细菌和人(动物)脱落的皮屑等为食。粉螨中植食性螨类多数以谷物、干果、中药材等为食,可严重污染和为害储藏物与中药材。粉螨在储藏物中大量繁殖时,霉菌及储粮昆虫亦随之繁殖猖獗,使粮食及其他食品变质,失去营养价值,有时食用变质或有粉螨污染的食物会引起中毒。粉螨也可对中成药造成污染,不但影响药品质量,而且直接危及人体健康和生命。腐食性螨类则以腐烂的植物碎片、苔藓等为食,参与自然界的物质循环。菌食性螨类常取食各种菌类(如真菌、藻类、细菌等)是为害食用菌等菇类栽培的重要害螨。少数种类营寄生生活,多寄生于动植物体内或体表。寄生性螨类若寄生于农业害虫体内能抑制害虫繁殖,对农业生产有利;若寄生于益虫体内则对农业生产有害。一些粉螨则进化到能适应淡水或咸水,甚至在动物(或人)的体表、呼吸系统和消化系统内生存,以真菌、细菌和人(动物)皮屑、表皮或器官内容物等为食。更重要的是某些粉螨的排泄物、分泌物和皮蜕等还可对人、畜造成严重危害。因此,粉螨因生境和孳生物不同,生物学特性也表现出多样性。

粉螨体温的调节能力较弱,孳生环境温度的变化可直接影响其体温,甚至影响其生长发育,在适宜环境温度下,环境温度越高,体温就相应增高,螨体的新陈代谢作用加快,取食量也随之增大,粉螨的生长发育速度也增快;反之则生长发育减慢。当螨体内的水分不足或者严重缺水时,会影响粉螨的正常生理活动、性成熟速度及寿命的长短,甚至引起粉螨死亡,故粉螨在孳生物中的孳生密度会发生明显的季节变化。不同螨种对食物有不同要求。粉螨具负趋光性,隐蔽或光线暗淡的环境适于粉螨生存繁殖,而光强度和方向的改变可影响粉螨的活动。粉螨的足生有爪和爪间突,上具黏毛、刺毛或吸盘等攀附结构,尤其是休眠体更具有特殊的吸附结构,使其易于附着在其他物体上,然后被远距离携带传播。此外,粉螨的身体较轻,还可随气流传至高空,作远距离迁移。

三、常见种类

1. 粗脚粉螨(*Acarus siro*) 体长 320~650μm,卵圆形,体躯无色,颚体和足的颜色因食物和年龄的不同而呈淡黄色至红棕色,后缘圆滑。躯体上的刚毛细,稍有栉齿,顶内毛和胛毛的栉齿较明显。前足体背板宽,向后延伸几达胛毛。生殖孔位于基节Ⅲ和Ⅳ之间。足Ⅰ不比其他足粗大,股节无锥状突起。该螨是世界性分布的最重要的储藏螨类之一,常孳生于稻谷、大米、碎米、小麦和其他粮食制品中;可在存放中药材及西药的仓库中大量发现;在干酪、养殖场的深草堆、废弃的蜂箱中及轧花厂的灰尘中也曾发现。粗脚粉螨的尸体、排泄物、蜕下的皮壳等严重污染粮食和食品,并且该螨能侵犯人体引起变态反应性皮炎和体内螨病。

2. 腐食酪螨(*Tyrophagus putrescentiae*) 体长 280~415μm,表皮光滑。附肢的颜色随食物性质而异。躯体比其他种类细长,刚毛长而不硬直地着生在躯体表面。胛外毛比胛内毛短。基节上毛扁平且基部膨大,有许多硬直的侧突,膨大的基部向前延伸为细长的尖端。雄螨腹面表皮内突的颜色很浅,基节内突板无色,表皮内突Ⅰ前缘外形不规则。腹面,圆盖状的肛门吸盘稍超出肛门后端。阳茎较短且弯曲呈"S"形,支持阳茎的侧骨片向外弯曲。雌螨肛门孔几达躯体后端,周围有 5 对肛毛。该螨呈世界性广泛分布,常孳生在脂肪和蛋白质含量高的储藏食品中,也是真菌培养的害螨,曲霉属霉菌、散囊菌属霉菌和青霉菌属霉菌对其都具吸引力。

3. 家食甜螨(*Glycyphagus domesticus*) 体长 320~750μm,圆形,表皮模糊,有微小乳突。前足体背板或头脊狭长,从螯肢基部伸展到顶内毛的水平,中央变阔并包围顶内毛,其前半部的骨化较后半部弱。躯体刚毛均为细栉齿状,活体时较硬直,呈辐射状排列于体表。该螨呈世界性广泛分布,常大量发生于房屋及牲畜棚草屑中,不仅是仓储害螨,且可侵犯人体引起人体螨病,同时又是小链带绦虫(*Catenotaenia pusilla*)的媒介。

4. 害嗜鳞螨(*Lepidoglyphus destructor*) 躯体长 350~560μm,体长梨形,足Ⅳ以后紧缩。表皮模糊,灰白色,饰有微小乳突。背毛硬直,栉齿密,直立在体表。基节上毛为一有很多分枝的二叉杆状物。雄螨腹面,足Ⅰ的表皮内突相连成短胸板,Ⅱ表皮内突较发达,Ⅲ、Ⅳ表皮内突退化;肛门孔达躯体后缘,前端有肛毛 1 对。雌螨生殖褶大部相连,前端被一块新月形的生殖板覆盖。该螨呈世界性广泛分布,是最常见的储藏物螨类之一,常与粗脚粉螨、普通肉食螨和马六甲肉食螨一起孳生,在草地、土壤、谷物、毛皮、潮湿床垫、已死的昆虫、晒干的哺乳动物毛皮及啮齿动物和野蜂的巢穴中均可发现此螨。

5. 甜果螨(*Carpoglyphus lactis*) 体长 380~420μm,卵圆形,稍扁平,表皮半透明,透过表皮可见消化道中的食物。足和螯肢淡红色。肩区明显,后缘截断状或稍凹形。无前足体背板,侧腹腺在躯体的后角,内含带色的物质。颚基两侧有稍突出的角膜 1 对。该螨分布广泛,常孳生于含糖食物中,也可在干果、蜂巢、干酪、陈面粉、可可豆和花生上发现。

6. 粉尘螨(*Dermatophagoides farinae*) 体长 260~400μm,长圆形。躯体刚毛光滑。雄螨前足体和后半体之间背沟不明显。前足体背板形状多样,后缘可向侧面伸展并包围胛毛。足Ⅰ表皮内突可分离或在中线愈合成短胸板;足Ⅲ表皮内突长,弯曲成直角。生殖孔在足Ⅲ、Ⅳ基节间。雌螨背面表皮有横纹。前足展并包围胛毛;无后半体背板。生殖孔呈"人"形,前端有一新月形的生殖板,生殖板后侧缘骨化较完全。

7. 拱殖嗜渣螨(*Chortoglyphus arcuatus*) 体长 250~300μm,卵圆形,很拱,颜色不一。躯体前缘凸出在颚体之上;螯肢大且齿明显,形成剪刀状结构。无前足体背板。躯体刚毛细短,为体长的 3%~5%。各足细长,其末端为前跗节,端跗节明显并有小爪。跗节Ⅳ的基部膨大,位于跗节中央附近的 2 个吸盘相近。阳茎大,呈弯曲管状且基部分叉。该螨呈世界性分布,常与棕脊足螨和粗脚粉螨生活在一起。对红苜蓿种子的危害严重。经常在储藏食品、面粉、麦子、大米、稻子等粮食以及家禽饲料中发现,也可在面粉厂、纺织厂、牲畜棚、磨坊、谷库以及房屋的尘埃中发现。

8. 速生薄口螨(*Histiostoma feroniarum*) 躯体长 400~700μm,苍白色。与躯体相比,颚体较小。螯肢长,活动趾有锯齿,能在宽大的前口槽前后活动;前口槽侧壁为须肢基节,须肢端节为一块 2 叶状的几丁质板,几丁质板扁平状且具1对刺,几丁质板能自由活动。躯体表面有微小突起,前足体和后半体被一横沟分开,躯体后缘略凹。腹面有圆形或近圆形的几丁质环2对,前1对环在基节Ⅱ和Ⅲ之间,位于生殖孔两侧;后1对环彼此相近,与基节Ⅳ同一水平。该螨分布广泛,经常在污水细菌滤床上发现,并以菌胶团菌为食,也可在各种腐败植物上发现,偶尔可在腐烂的蘑菇和潮湿的谷物上发现。

（孙恩涛　杨庆贵）

第七章

啮齿动物及其他病媒生物

病媒生物中除了病媒昆虫和蜱螨外,啮齿动物也在疾病的传播中具有重要的作用。啮齿动物种类繁多,生存能力强,与人类关系密切,以上特点决定了啮齿动物在传病、致病上具有重要意义。因此,对啮齿动物的防控是病媒生物防控的重要环节。此外,蜘蛛、蝎、蟹类、剑水蚤等节肢动物对某些虫媒病的传播也起到一定作用,本章一并作一简单介绍。

第一节 啮齿动物

啮齿动物(Glires),为一大类生活在大陆上的哺乳动物的总称。在分类学上,啮齿动物包括啮齿目(Rodentia)和兔形目(Lagomorpha)两大类群。

啮齿动物适应能力强,分布广,数量多,全世界有2 369种,我国有212种。啮齿动物除糟蹋粮食外,可传播多种疾病,如鼠疫、肾综合征出血热、汉坦病毒肺综合征、钩端螺旋体病、恙虫病等多种传染病,威胁人类健康和生命安全。

一、基本形态

啮齿动物以全身被毛,四肢发育正常,而明显有别于鲸目、鳍脚目、海牛目和翼手目;以脚趾末端具爪,而明显有别于有蹄类;以鼻吻部略前突但不呈狭长的尖锥形,而明显有别于灵长目、食肉目、食虫目、树鼩目和长鼻目。然而,其最突出的,有别于任何其他哺乳动物的特征是:门齿仅唇面具珐琅质,门齿终身生长,需要经常咬啮食物等硬度适当的物品,以保持恰当的长度,故合称啮齿动物。无犬齿,在门齿与颊齿(前臼齿与臼齿的合称)之间有很大的齿隙。啮齿目和兔形目的区别在于,啮齿目有一对门齿,而兔形目则有两对门齿,其中一对小的附在一对大门齿的后边。在小型哺乳动物中,食虫目和树鼩目在外形上和啮齿目接近,常常将他们称为鼠形动物,但食虫目和树鼩目的牙齿比较原始,没有犬齿和臼齿的分化。

(一)外部形态

啮齿动物全身均具毛,可分为4种:短而密柔软的柔毛;软而长的普通毛;扁长针状的针毛;坚硬粗疏的棘毛。毛色随年龄、环境和季节有不同程度的变化,其他感觉和运动等器官也一样,随环境的变化而变化。

头部偏圆而略长,在头两侧生有两只眼。多数种类的眼较小,但昼行性种类如松鼠、鼯鼠、跳鼠科和沙鼠的眼较大,少数几乎终生营地下穴居生活种类如竹鼠和鼢鼠的眼极为退化,仅存细小的孔洞,而鼹形鼠眼完全退化。啮齿动物在上唇和颊部生有坚硬的刚毛,为其触觉器官,称触须。外耳耳壳的长、短和形状因营不同的生活方式,在不同的鼠种间差异较大。

尾生在躯干的后部,肛门的上方。不同种类尾的长、短,大、小和形状千差万别。家鼠的尾较长,多与其体长相近;蹶鼠的尾则达到体长的1.5倍或更长;巢鼠和攀鼠的尾细长,有利于缠绕植物的枝和茎向上攀爬;松鼠的尾巴很粗大,当其在枝杈间蹿跳时起舵的作用,在一定程度上还可减少身体下落的速度;仓鼠的尾却较短,仅有体长之半或更短,兔尾鼠、毛足鼠和鼠兔则没有外尾,仅残存几节尾椎骨;河狸的尾极为特殊，甚大而扁，覆有大型鳞片，游水时用以掌握航向；豪猪的尾部还生有许多用于防御天敌的角质长刺；跳鼠的长尾端部生有黑、白毛相间的毛穗，在夜间跳跃时用甩尾方法传递信息，改变行进方向，以摆脱天敌追捕。

四肢生于躯体的前、后两侧，是主要的运动器官。营穴居生活种类的四肢多短粗，在森林或高草丛中栖息的种类四肢修长，行动敏捷。竹鼠和鼢鼠的前足掌非常粗大，前爪较长，适合地下挖掘；跳鼠的后肢长是其前肢长的 2.5~5 倍，适合跳跃；鼯鼠的体侧前后肢间均生有皮膜，适合在空中滑翔；巢鼠的脚趾末端变粗，脚掌有垫状物，爪弯曲而锐利，适合攀树和在枝上奔走；河狸和麝鼠后足平且趾间具蹼或半蹼，适合在水中行走。

鼠类的外部形态量度见图 7-1。体重、体长、耳长、尾长及后足长这些度量参数，除了鼠种鉴定外，还可以判别鼠类的年龄，计算鼠类种群的年龄结构。

（二）头骨构造

啮齿动物常用的鉴别特征有外部形态特征、头骨构造特征和牙齿构造特征。啮齿动物头骨主要由鼻骨、前颌骨、上颌骨、额骨、顶骨、鳞骨、蝶骨、枕骨、听泡骨和下颌骨 10 个骨片构成（图 7-2）。头骨构造特征及其度量也是其种类鉴别的可靠依据。啮齿动物牙齿由门齿、前臼齿和臼齿组成。其门齿齿面是珐琅质，前臼齿是乳齿脱落后生长出来的，0~3 对。臼齿较大，3 对，具齿突或齿环。门齿发达呈凿状、无齿根、能终生生长，无犬齿而具齿虚位；下颌骨与颅骨连接的关节面呈长轴形，与上颌骨的结合较松弛，其下颌既可左右，也可前后移动。

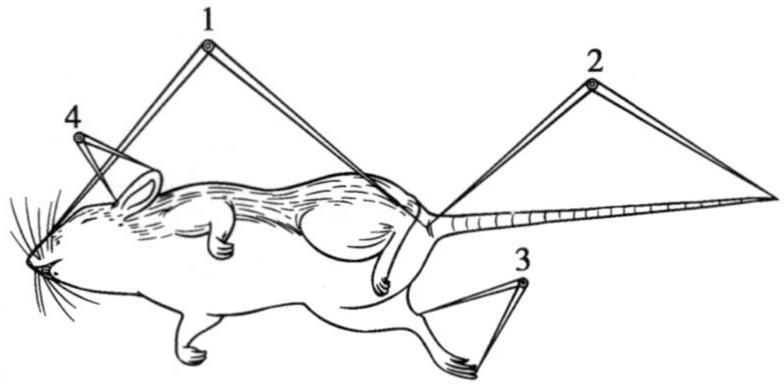

啮齿类的外形测量

图 7-1　鼠类外形测量示意图

1. 体长；2. 尾长；3. 后足长；4. 耳长。

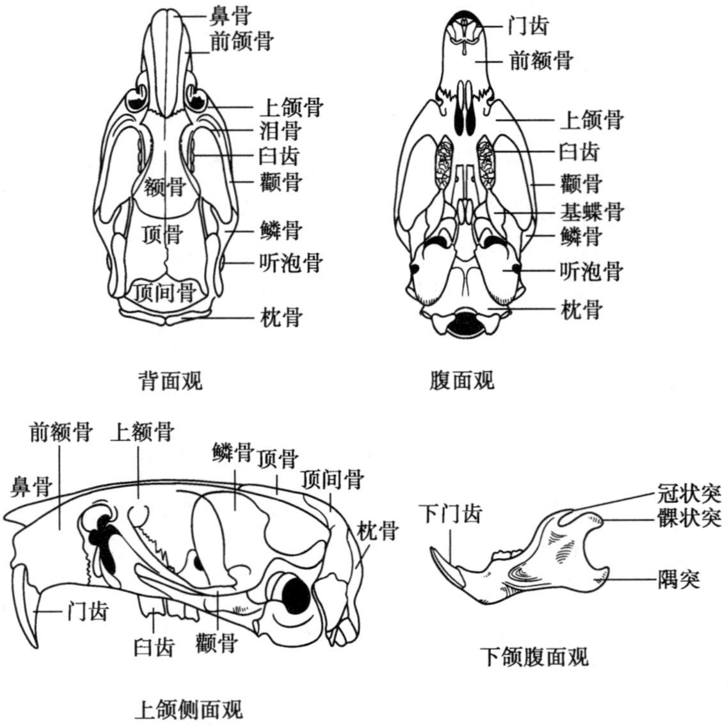

图 7-2　鼠类头骨示意图

二、生态习性

以和人关系最密切的家鼠为例，简单介绍鼠类的生态习性。家鼠适应能力强，有人的地方就有鼠。家鼠寿命短,通常为1~3年,但繁殖力极强,表现为孕期短,性成熟快,由于生活环境的温度和食物等条件较好,几乎全年均可繁殖。家鼠神经系统发达,长期伴生于人类,又善于学习,应变能力和记忆力较强,有时警惕性高,对新物反应明显,有时却对环境充满好奇,甚至无惧外环境变化。

(一)家鼠的活动特点

家鼠主要在夜间活动,其视觉较其他的感觉器官不够灵敏,行走主要依靠触觉和听觉。为了安全,家鼠活动常沿墙根壁脚,少到空旷之处,活动常循固定路线(鼠道),久而久之家鼠养成贴墙根走的习性,因此在使用鼠夹、粘鼠板或者投放毒饵时一定要紧贴墙根布放。一旦鼠道上出现新的物体,家鼠就会及时发现并本能地绕过去,这就是新物反应。3种家鼠中,新物反应程度高低依次为黄胸鼠、褐家鼠和小家鼠,小家鼠不但没有新物反应,反而特别好奇,没见过的东西愿意触碰,这种行为称作探索行为,因此布放鼠夹、鼠笼和粘鼠板,捕捉小家鼠效果明显。

家鼠的活动范围随食物的丰富程度而定,食物丰富则活动范围就小,一般情况褐家鼠和黄胸鼠不超过50m,小家鼠不超过10m。食物减少情况下,家鼠会发生迁徙。家鼠喜欢去食物丰富和隐蔽条件好的地方,因此杂物堆、仓库以及食堂的后厨是其最理想的地方。

家鼠生性狡猾,白天很难看到,但在它的活动场所很容易找到洞口、鼠道、粪便、咬啮的痕迹、爪印等。鼠迹的多少和该地区的鼠密度是相关的,因此可以用鼠迹的多少来推算鼠密度。新鲜鼠迹和陈旧鼠迹判别起来有些难度,最好的解决办法就是撒布滑石粉和堵塞鼠洞,次日检查,如果发现爪印或鼠洞被盗开,即可以判断有鼠活动。

(二)家鼠的食性

家鼠杂食性,以谷物为主要食物,其食量较大,每天消耗的食物相当于体重的10%~20%,取食往往是断断续续进行的,尤其是小家鼠。褐家鼠主要生活在地沟中,因此也叫沟鼠,对水要求高,需要喝水。黄胸鼠主要在天花板、屋顶以及墙体的夹层中活动,攀爬能力强,对水要求比较高,需要喝水。小家鼠喜欢干燥的环境,它对水要求比较低,不需要喝水,食物中水分足够它的生理需要,沙发靠背、抽屉中、书箱和鞋盒常发现其踪迹。

如果搜寻到的食物是日常的食物,家鼠会毫不犹豫地食用,如果食物的气味发生变化或新的食物,家鼠不会大量取食,而只吃一点点,几小时后如果没有不舒服的感觉,便开始大量使用;如果出现不适症状,就会拒绝取食,这种行为叫惊异性。感觉不适的个体会记忆很长一段时间(至少3个月),并且把该信息传递给同类其他个体。急性杀鼠剂配制的毒饵,家鼠取食后,快出现中毒症状,因此,没有取食毒饵的个体或吃到亚致死量的个体,不再取食毒饵而达不到防制效果。慢性杀鼠剂(抗凝血类杀鼠剂)配制的毒饵,家鼠取食后不会马上出现不适症状,2天后出现的症状只是口渴,属于正常的生理反应,等3天以后出现致命的症状,那时已基本达到致死量甚至超过致死量,而且群体中几乎所有的个体都取食毒饵,因此抗凝血类杀鼠剂灭鼠效果好。

(三)家鼠的感觉器官

家鼠的味觉和嗅觉非常灵敏,所以对毒饵的适口性要求很高。有毒的药物很多,但能用于灭鼠的很少,因为杀鼠剂配制成毒饵灭鼠时,首先要解决"入口",亦即适口性问题。配制毒饵时,有效成分的浓度要按说明书要求,绝对不能提高,稍有提高,鼠类觉察出来拒食取食毒饵,达不到防制效果;毒饵的添加剂能影响适口性,配制毒饵中应避免,除非必须添加的如警戒剂(色);基(诱)饵必须是新鲜的,切记使用发霉变质的食物配制毒饵,在配制毒饵过程中所用的容器也必须洗干净。家鼠鼠目寸光,既色盲,又近视,但能立即看出正在移动的物体。听觉、嗅觉、味觉相当灵敏,远远超过人类。家鼠的触觉灵敏,利用触须保持身体和物体的距离,起着定位作用。

三、常见种类

1. 褐家鼠(*Rattus norvegicus*)　体长150~250mm,尾长145~185mm,耳长22mm,后足粗大,长35~45mm,体重140~500g,雌鼠有乳头6对,胸部2对,腹部1对,鼠蹊部3对。背毛棕褐色至灰褐色,毛基深灰色。腹毛毛尖灰白色。足背毛白色。尾背面与腹面二色,背面黑褐色,腹面白色。头小吻短,口鼻钝圆。

耳朵短小而厚，前折不能遮住眼部。尾毛稀少，表面有鳞片，尾环显著。尾较短，短于或等于体长。头骨粗大，顶间骨宽度与左右顶骨宽度总和几乎相等。眶上嵴发达。左右颞嵴近似平行。其最大宽度约等于顶骨长度。听泡小。门齿较短。上颌第1臼齿较大，咀嚼面由3列横嵴组成，第1横嵴的中央、内侧齿突明显，外侧齿突不明显，几乎与中央齿突愈合，第3横嵴内齿突消失。第2、3臼齿的第1横嵴退化，尚存内侧齿突。第3上臼齿第2、3横嵴愈合成月牙状的整体。

褐家鼠为家、野两栖，以家栖为主，其栖息地十分广泛。洞穴构造复杂，聚群而居，洞口2~4个。昼夜活动，以夜间活动为主。环境气候适宜、食物丰富时，全年均可繁殖。每次产4~10仔，最多17仔。通常在4、5月份和9、10月份各有1个繁殖高峰。

2. 小家鼠(*Mus musculus*)　体形小，体长65~95mm，尾长60~90mm，后足长15~19mm，耳长12~14mm，体重7~25g，雌鼠有乳头5对，胸部3对，鼠蹊部2对。毛色变化较大，随栖息环境而异。背部毛为棕灰、灰褐或黑褐色，毛基部黑色。腹部毛为白色、灰白色或灰黄色。背腹毛界线分明。前后足背面暗褐色或污白色。尾部背面色较深，为黑褐色，腹面稍浅呈沙黄色。头较小，吻部短而尖。耳宽大，向前拉可达眼裂。四肢细弱，后足较短。尾长等于或稍短于体长。头骨纤细，吻部较短，顶间嵴甚宽。眶上嵴不发达，脑颅低平。听泡小而扁平。门齿孔长，其后缘超过第1上臼齿前缘水平。上门齿的后缘从侧面观有1极明显直角形缺刻。小家鼠是典型的家野两栖类，在居民区多栖息于室内外。起居室、厨房、仓库、地板底、天花板夹层里均能栖息。在野外多栖息于田埂、草垛根部、荒地、农村场院、杂草堆中。洞型简单，一般有1~3个出口，洞口直径为2~3cm，洞口常推出新的土丘，有1~3条洞道和1~2条分支。以夜间活动为主，其活动规律受食物影响很大。小家鼠能随交通工具、货物、行李带到很远的地方栖息，对条件变化和食物适应性也很强。繁殖力强大，每20天即可繁殖1次，在哺乳期仍能受孕，一年四季均能生育。成年鼠每年产仔5~6次，每次5~6仔，多时达10多仔。幼鼠生后2~3个月即达性成熟。

3. 黄胸鼠(*Rattus tanezumi*)　体形中等，较为细长。成体体长130~190mm，耳长18~24mm，尾长140~195mm，后足长29~33mm，体重一般60~180g，雌鼠乳头5对，胸部2对，鼠鼷部3对。背毛棕褐色或黄褐色，背中部颜色较体侧深。头部棕黑色，比体毛稍深暗。腹面呈灰黄色，胸部毛色更黄。颈及胸部中间呈棕褐色，有时略带褐色。腹毛褐黄色，毛基灰色。背腹毛色在体侧无明显分界线。足背灰白色，前足背面中央有1黑褐色纵纹。尾均为暗褐色。有的个体胸部有白斑，后腿白色。幼鼠体毛较为细软，全身为灰褐色。耳大而薄，向前折可遮住眼部。脚较纤细，体毛稍粗。尾长超过体长，尾具鳞片，鳞环显著。头骨较褐家鼠小，吻部较短，门齿孔较大，鼻骨较长，眶上嵴发达，与颞嵴相连，向后延伸至鳞骨，左、右两侧的颞嵴呈弧形向外弯曲。颞弓较纤细，听泡骨发达。门齿孔较长，后缘达第1上臼齿前缘连线。上颌第1臼齿齿冠前缘有1条带状的隆起，臼齿咀嚼面有三横嵴，第2上臼齿和第3上臼齿咀嚼面第一列横嵴退化，仅余一个内侧齿突，第2、3横嵴在第2上臼齿沿明显，第3上臼齿则已愈合成“C”形。下颌臼齿横嵴明显但齿突退化。黄胸鼠喜栖于建筑物的上层。洞穴复杂，尤其在夹墙中的洞穴，分支多，上通天花板，下达地板，前后左右可贯通全室。夜间活动为主，一般黄昏时有一个活动小高峰。善攀登，在粗糙的墙面上能行走，在横梁上奔跑自如。

环境气候适宜、食物丰富时，全年均可繁殖；以春、秋两季为主，每次产6~7仔，幼鼠3个月性成熟。

4. 黑线姬鼠(*Apodemus agrarius*)　别名田姬鼠、黑线鼠、长尾黑线鼠、金耗儿，我国主要分布北纬25.5°以北(台湾省可分布到北纬23°)，包括除海南和南海诸岛外全国大部分地区(新疆、青海、西藏除外)。体长72~132mm，尾长57~110mm，后足长18~25mm，耳长10~15mm，体重22~41g，雌鼠有乳头4对，胸部2对，腹部2对。体背嵴从头顶到尾基有1条明显或不明显的黑色条纹。背毛棕褐色或略带红棕色，毛尖带黑；腹毛与四肢内侧灰白色，毛基灰色，毛尖白色；尾部背面毛黑褐色，腹面毛白色，鳞片裸露，尾环清晰。前后足白色；耳几乎裸露，具有稀疏黑色或浅黄色细毛。外形与小家鼠相似，但体形比小家鼠稍大，上颌门齿内侧斜削而无缺刻。颅骨吻端相当发达，有显著的眶上嵴。门齿孔约达第1上臼齿前缘基部。上颌第3臼齿内侧仅2个齿突；第2上臼齿缺1个前外齿突；第1上臼齿外侧仅有3个外齿突，第1上臼齿的第1外齿突与第1内齿突相比，明显地在前面。黑线姬鼠栖息环境较广泛，以向阳、潮湿、近水场所居多,在野外多在背风向阳的田埂、堤边、河沿、土丘筑洞栖息。繁殖力强,在北方,一年繁殖2~3次,春夏季为繁殖盛期。每胎产5~7仔。幼鼠约3个月发育成熟,自然寿命1~2年。

(郭天宇)

第二节 蝎和蜘蛛

一、形态

(一)蝎的形态

成蝎的外形似琵琶,全身覆有高度几丁质的硬皮。成蝎体长50~60mm,身体分节明显,由头胸部、腹部组成(图7-3)。体呈黄褐色,腹面及附肢颜色较淡,后腹部第5节的颜色较深。大部分蝎雌雄异体,外形略有差异。头胸部由6节组成,呈梯形,头胸部和前腹部合在一起,称为躯干部。背面复有头晌甲,其上密布颗粒状突起,背部中央有一对中眼,前端两侧各有3个侧眼。有6对附肢,第1对为有助食作用的螯肢;第2对为长而粗、形似蟹螯的角须,司捕食、触觉及防御功能;其余4对为步足。口位于腹面前腔的底部。前腹部较宽,由7节组成。后腹部为易弯曲的狭长部分,由5个体节及1个尾刺组成。第1节有1生殖厣,生殖厣覆盖着生殖孔。雌蝎于生殖孔娩出仔蝎,雄蝎体内只有2根精棒,于生殖孔中产出精棒,与母蝎生殖孔相交,一生只能交配2次。雌蝎交配1次可连续生育4年,直至生命结束。蝎的寿命为5~8年。蝎为卵胎生,受精卵在母体内完成胚胎发育,30~38℃之间产仔。蝎没有耳朵,依靠体表灵敏的感觉毛察觉气流的微弱运动而行动。

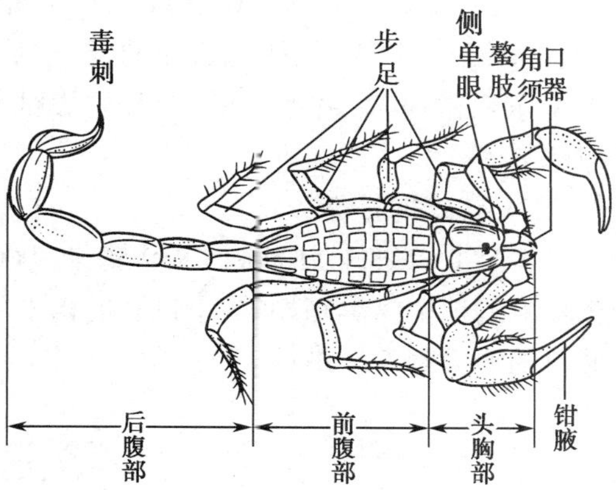

图7-3 蝎的形态特征

(二)蜘蛛的形态

蜘蛛体长0.05~60mm,分头胸部和腹部,二者之间往往由腹部第1腹节演变而成的细柄相连,无尾节或尾鞭(图7-4)。部分种类头胸部背面有胸甲,头胸部前端通常有8个单眼,但亦有6、4、2眼者,个别属甚至没有眼;眼的色泽和功能而言,分夜、昼2种,排成2~4行。有感觉毛、听毛、琴形器和跗节器,无触角,无翅。有附肢6对,第1、2对属头部附肢,其中第1对为螯肢,多为2节,基部膨大部分为螯节,端部尖细部分为螯牙,牙为管状,螯节内或头胸部内有毒腺,其分泌的毒液即由此导出。第2对附肢为6节,称为脚须,形如步足,基节近口部形成颚状突起,可助摄食,雌蛛末节无大变化,雄蛛脚须末节特化为生殖辅助器官,具有储精、传精结构,称触肢器。3~6对附肢为步足,由7节组成,末端有爪,爪下有1丛硬毛,适于在光滑物体上爬行。结网的蜘蛛,跗节近顶端有几根爪状的刺,称为副爪。腹面有1片大的胸板,其前方2个额叶中间有下唇。腹部不分节,腹柄由第1腹节(第7体节)演变而来。腹部多为圆形或卵圆形,有的具各种突起,形状奇特。腹部腹面纺器由附肢演变而来,少数原始的种类有8个,位置稍靠前;大多数种类有6个纺器,位于体后端肛门的前方,部分种类有4个纺器,其上有许多纺管,内连各种丝腺,由纺管纺出纤细的丝,经由纺管引出体外的丝腺有8种,丝腺的大小及数目随蜘蛛的成长和逐次蜕皮而增加。蜘蛛丝是1种骨蛋白,十分黏细、坚韧而具弹性,吐出后遇空气而变硬。

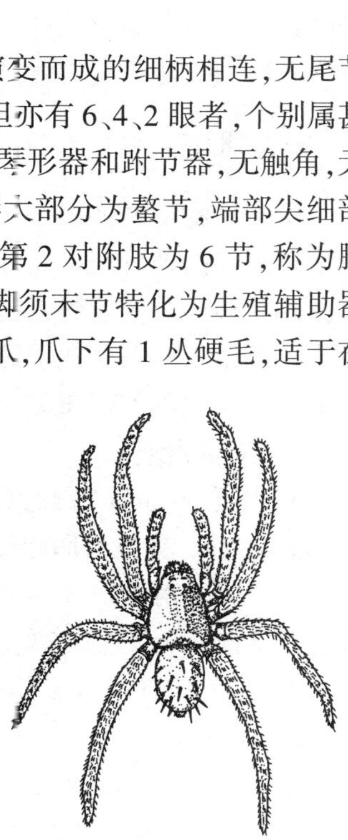
图7-4 蜘蛛背面模式图

有无外雌器(称生殖厣)是鉴定雌体种的重要特征。雌雄异体,雄体小于雌体,雄体触肢跗节发育成为触肢器,雌体于最后1次蜕皮后具有外雌器。

二、生活史

(一) 蝎的生活史

蝎为卵胎生,其受精卵在母体内完成胚胎发育。幼蝎产出后在母蝎背上进行第1次蜕皮。离开母体,若条件适宜,每年蜕皮1次。第3年发育成熟,即可交配繁殖。

(二) 蜘蛛的生活史

蜘蛛发育的全过程可分为4个阶段:①从受精卵到胚带最终倒位的胚胎发生;②具前蛹的幼蛛期或"不完全幼蛛期";③"完全"幼蛛期或蛹期;④成熟期或成蛛期。温度、光照、湿度和食物资源等都不同程度地影响蜘蛛的上述各发育阶段,继而影响其生活史。

三、常见种类

(一) 蝎的种类

目前,已知蝎有6科,70属,1 700余种。世界各地均有分布,世界著名的蝎品种有埃及的五条纹蝎、美国南部的卡罗莱尼蝎、欧洲的意大利蝎、墨西哥蝎、苏夫斯蝎及中国的东亚钳蝎。我国有15种,主要为东亚钳蝎,又名远东蝎,因其后腹部节上的纵沟形状和问荆相似,故又称问荆蝎。属于钳蝎科,正钳蝎属。

(二) 蜘蛛的种类

全世界共有蜘蛛110科,3 859属,42 000余种(亚种),我国有39科,3 000余种。其中,毒性较强的是球腹蛛科的地中海黑寡妇蛛、甲蛛科的褐平甲蛛、天疣蛛科的澳大利亚漏斗蛛、栉足蛛科的黑腹栉足蛛、捕鸟蛛科的澳大利亚捕鸟蛛。

第三节 甲 壳 类

甲壳类是甲壳动物因身体外披有"盔甲"而得名。甲壳动物大多数生活在海洋里,少数栖息在淡水中和陆地上。甲壳动物的种类很多,大约有2.6万种之多。虾、蟹等甲壳动物具有很高的经济价值;也有些甲壳动物对人或鱼类有害,如剑水蚤、蝲蛄、鱼虱等。

一、形态

甲壳动物的身体由50个体节组成,通常由头胸部和腹部组成。有1块坚硬的几丁质覆盖在身体上,形成盔甲样的外骨骼。此外骨骼不随动物身体的生长而生长,但会周期性脱落而后再生。甲壳动物有许多由晶状体组成的复眼,从头部伸展出去的是可充当感觉器官的两对有节触须(触角),可充当游泳器官,通常外面2个触须要比里面的那对触须长很多。位于头胸部的附属肢通常有1对大钳子,用来行走、抓、撕和进食。尾部的附属肢用来游泳。

(一) 剑水蚤

剑水蚤(cyclops)属剑水蚤目剑水蚤科剑水蚤属,是淡水浮游动物中1个重要类群。雌性体长一般在1.5mm左右。头胸部卵圆形,胸部5自由节,腹部细长,4节分界明显。尾叉的背面有纵行隆线,内缘有1列刚毛。第1触角分14~17节(很少为18节),末3节侧缘有1列小刺。第1~4胸足的内、外枝均分3节。第5胸足分2节,它的基节与5胸节明显分离,外末角附长羽状刚毛1根,末节较为长大,表面大多均有小刺,内缘中部或近末部具1强刺,末缘附长大的羽状刚毛1根,纳精囊一般呈圆形(图7-5)。

(二) 蝲蛄

蝲蛄(crayfish)属水生甲壳动物,甲壳纲,河虾科。外形似龙虾,尾巴长,头尾比例相当,头前部有1对大钳子,雄性蝲蛄的螯足粗壮、非常威武,雌性稍小。外表青色光滑,有坚硬的外骨骼。头部覆有头胸甲,中部有1条弧形的横沟,称为颈沟,是头部和胸部的分界线。头胸部的前方有1个额剑,呈三角形,其边缘有锯齿状突起。胸部腹面两侧生有5对步足,前3对步足都有螯。腹部由6节组成,腹面生有5对游泳足;最后1节尾肢,呈尾扇(图7-6)。蝲蛄捕食时先用3对螯足围住食物,然后用螯将食物送入口中。栖息于山溪或河川中,是肺吸虫的中间宿主。

（三）蟹

蟹(crab)属十足目短尾次目的甲壳动物,尤指短尾族的种类(真蟹)。亦包括其他一些类型,如歪尾族的种类约有4 700种。其分布见于所有海洋、河流及陆地。蟹的尾部与其他十足目(如虾、龙虾、螯虾)不同,卷曲于胸部下方,背甲通常宽阔。第1对胸足特化为螯足(图7-7)。通常以步行或爬行的方式移动。普通滨蟹的横行步态为人们所熟悉,亦为多数蟹类的特征。梭子蟹科的种类及其他一些类型,用扁平桨状的附肢游泳,动作灵巧、有力。

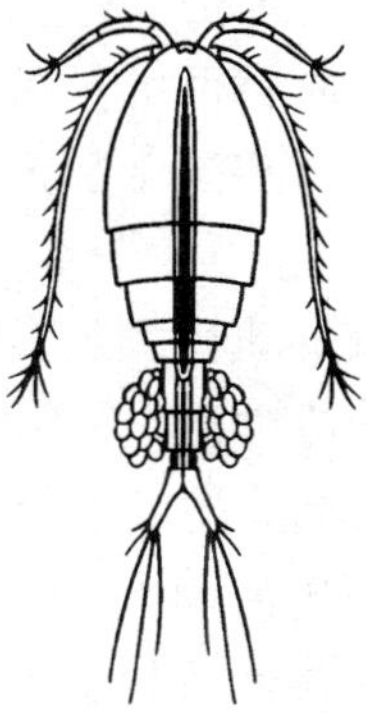

图7-5 剑水蚤

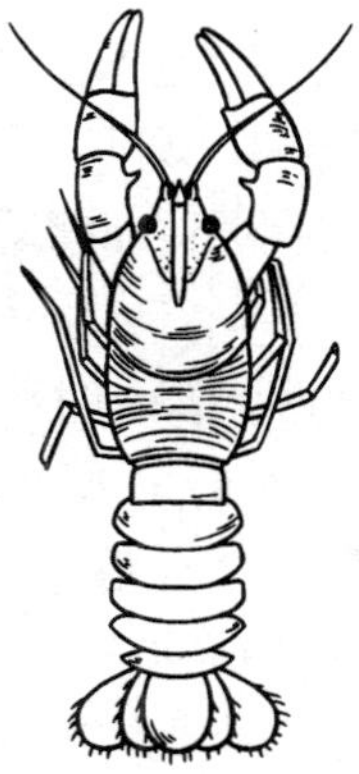

图7-6 蝲蛄

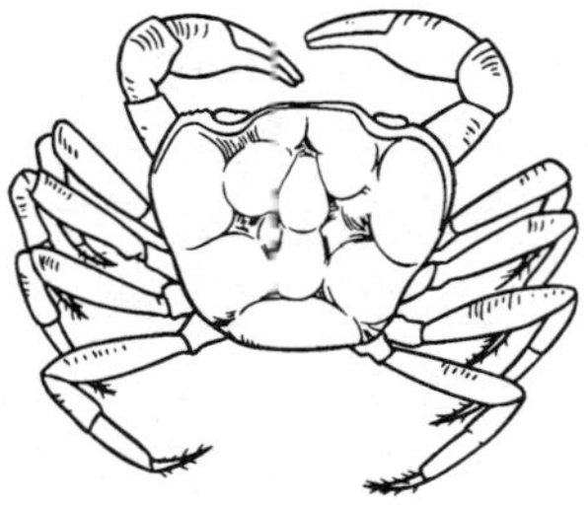

图7-7 溪蟹

二、生活史

（一）剑水蚤

剑水蚤一般进行两性生殖。雄体把精荚粘在雌体的纳精孔,然后进行受精。卵受精后立即开始胚胎发育,完成胚胎发育所需时间一般为2~5d。当环境不利时延缓发育,如草绿刺剑水蚤的胚胎发育可延长至15d。幼体从卵孵化出后,尚需经过相当复杂的发育过程,一般要经过6个无节幼体和5~6个桡足幼体期才发育为成体。且在发育期受温度影响很大。剑水蚤还可以通过休眠来渡过干旱、冰冻等各种不良环境。

（二）蝲蛄

蝲蛄在春季河流解冻后脱壳,脱壳一般历时1周,4、5月份雌性蝲蛄会把卵产在腹部并用腹足牢牢保护,直到孵化。

（三）蟹

河蟹一生各发育阶段名称依次为:蚤状幼体、大眼幼体(蟹苗)、仔蟹(豆蟹)、幼蟹(灌蟹)、蟹种(四蟹)、成蟹等多个阶段,寿命一般为2年。河蟹的蜕壳是其生长的标志,在幼蟹及黄蟹阶段,蜕壳次数越多,生长越快。河蟹在性成熟前的壳是黄色的,也叫黄蟹,一旦蜕壳变成绿蟹后即进入性成熟阶段,其后不再蜕壳,个体也不再增大。

三、常见种类

（一）剑水蚤

剑水蚤是一类分布地域广泛、食性复杂、能适应多种生存环境的甲壳型桡足类浮游动物,正因其分布的广谱性使之成为水源中浮游动物的代表。属桡足纲的剑水蚤目,已发现有20多科1 000多种。中国现有的种类中有17个世界种,16个北古界种,30个东洋界种。在生物学中,按不同的划分方法将剑水蚤划分为以下种类。

1. 按其栖息地地点的不同分类 ①生活于水底,如毛饰拟剑水蚤;②生活于湖泊的敞水带,如剑水蚤、中剑水蚤、温剑水蚤；③常见于池塘，如广布中剑水蚤、透明温剑水蚤；④喜栖于沿岸水草丛或藻类丛中，如近亲拟剑水蚤、胸饰外剑水蚤、双色小剑水蚤；⑤生活于地下水，如井水中的穴居真剑水蚤；⑥栖息于洞穴中，如洞穴剑水蚤和格雷剑水蚤，但这两属尚未在中国发现；⑦生活于陆地高等植物叶腋，如凤梨外剑水蚤；⑧生活于积水中，如波哥瘦剑水蚤。

2. 按其栖居地海拔高度的不同分类 ①分布于海拔 4 000m 上下的种类，如西藏指剑水蚤、拉达克剑水蚤；②从平原或数百米的高度一直分布到 3 000~4 000m 处的种类，如白色大剑水蚤、近邻剑水蚤、锯缘真剑水蚤、英勇剑水蚤；③分布于 1 000m 上下或从平原到 1 000m 上下的种类，如棕色大剑水蚤、叉足剑水蚤、毛饰拟剑水蚤、广布中剑水蚤；④生长于平原上的种类。

3. 按其对温度的适应范围地不同分类 ①广温性：此种类对水温变动的适应范围较广，有许多世界性分布的广温性种类终年可见，其代表有广布中剑水蚤、近邻剑水蚤、毛饰拟剑水蚤，这类剑水蚤在春、秋两季较多。②狭温性：此种类只适应于一定地温度条件，又可分为嗜寒性和嗜暖性两类。嗜寒性狭温种大体相当于北方种或仅在冬季出现的种类，如穴居真剑水蚤；而嗜暖性狭温种大体相当于南方种或仅在温暖季节出现的种类，如常见近剑水蚤、沙居剑水蚤。

4. 按其食性的不同分类 ①滤食型：主要靠过滤水体中的藻类、细菌、原生动物以及有机碎屑等悬浮颗粒为食，多为植食性动物，其代表种类有锯缘真剑水蚤、长尾真剑水蚤。②掠食型：主要以水蚯蚓、枝角类以及其他桡足类为食。它们肠道中的内含物中动物性食料超过 70%，且大部分植食性食料是从被吃过的植食性动物中分离出来的。这类剑水蚤多为肉食性动物，有近邻剑水蚤、白色大剑水蚤、广布中剑水蚤。③刮食型：这类剑水蚤多沿水域底层爬行取食，取食藻类、原生动物、轮虫、食物碎屑和动物尸体。如双色小剑水蚤、大尾真剑水蚤。

（二）蝲蛄

蝲蛄科有重要的 3 个属：蝲蛄属、鳌虾属和拟鳌虾属。

（三）蟹

蟹是所有短尾族和歪尾族的通称。常见的有关公蟹、梭子蟹、溪蟹、招潮蟹、绒螯蟹等属。歪尾次目中的瓷蟹、蝉蟹、拟石蟹、寄居蟹、椰子蟹等属虽也称为蟹，但与短尾次目中真正的蟹类不同。十足目短尾的甲壳动物，尤指短尾派，亦包括其他一些类型，如歪尾派。

第四节 唇 足 类

一、形态

唇足纲（Chilopoda）系节肢动物门大颚亚门之一纲。体长，背腹扁平，由头部和同律的 16~200 个体节构成。躯干部的体节（最后的 2~3 节除外）中各有步足 1 对，各体节的背板、侧板、腹板有明显区别。在头部有由 10 余个至 400 个小节构成的 1 对长触角，以及数个单眼或 1 对复眼。口器由大颚、第 1、2 小颚和毒颚组成，毒颚具第 1 节的附肢变态而成的毒爪。多数体节中具气门，气管分支变细，成网状连结。马氏管有 2 条。生殖腺位于消化管的背方，不成对，开口于体后端的第 2 体节。几丁质的外骨骼中不含钙，故身体较软（图 7-8）。

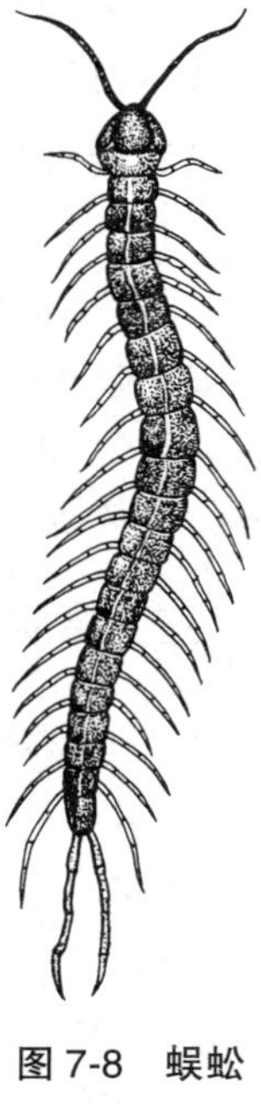

图 7-8 蜈蚣

二、生活史

唇足类喜欢阴暗、潮湿的环境，行动迅速，肉食性，猎取小动物的能力很强。有分泌化学防御物质的种类，如欧洲常见的 *Pachymerium ferrugineum* 胸板上的小孔能分泌一种苦杏仁气味的氢氰酸。分布范围广泛，与温度和湿度的关系密切。如土中生活的地蜈蚣和许多石蜈蚣，由于体形细小、表面积大，抵御干燥能力差。与温度条件比较，湿度更重要,能够生活在极寒冷的地方,但在高温干燥的地方却不多。蚰蜒(即钱串)和蜈蚣常常出现在地表,因此温度对它们分布的影响更为显著。中国华中、华南地区气候温暖、雨量充沛,都有唇足类分布。在华北及东北地区仅有耳孔蜈蚣小型的类群。还有若干唇足类栖息在岩溶地区的洞穴中。在海滨潮间带区虽然有潮汐的剧烈变化,也有若干唇足类生存。

三、常见种类

唇足类主要由蜈蚣类(整形目,Epimorpha)和蚰蜒类(蚰蜒目,Scutigeromorpha)组成,与马陆类(倍足亚纲)等合并通称为多足类(myriapoda)。唇足纲下分成2亚纲4目,即整形亚纲和改形亚纲。整形亚纲:孵化出来的幼虫具有与成虫同数量的体节和步足。至少具有21对以上的步足。下分地蜈蚣目和蜈蚣目。改形亚纲:孵化出来的幼虫只有4~7对步足,成体步足有15对。下分石蜈蚣目和蚰蜒目。

第五节　腹　足　类

一、形态

腹足类(gastropods,snails,俗称螺蛳)系软体动物门之一纲,为具有螺卷壳的一类。身体腹面宽广,肌肉发达而成足。成体因扭转而左右不对称。贝壳即使在幼虫期也呈螺旋形卷曲,但成体也有因反扭转而左右对称的。内脏块扭转,一般呈螺旋形。本鳃、鳃下腺和嗅检器等均减为1个。心耳亦1个,或2个中1个为小形。生殖孔1个,位于肛门同侧,开口于颈部附近。头部明显,具触角和眼。口腔内具齿舌。一般行螺旋式分裂,产生担轮幼虫,经面盘幼虫而发育成成体。

医学贝类,螺外被螺旋形的螺壳,可呈圆锥形、塔形、圆球形或扁盘形等。螺壳长度可小至1.5mm(如拟小豆螺),大至130mm(如褐云玛瑙螺)。壳内有一相应的螺旋状软体,软体前部为头足部,头部具眼、触角、口吻,头足部可伸出壳外,爬行或附于其他物体上。多数螺的前端有一角质或石灰质的薄片称厣,随头足部的伸缩而启闭壳口。软体内具神经、呼吸、循环、消化、生殖、排泄等器官。外形可呈多种形状如椭圆形、卵圆形、三角形、圆柱形等,软体由躯干、足和外套膜3部分组成,无明显的头部,雌雄异体,以瓣状鳃进行呼吸。

二、生活史

螺大多为雌雄异体,但两者外形难以区分,雄螺具交接器,位于触角附近。雌螺一般于春季交配后产卵,卵在外界适宜环境中孵出幼螺,少数螺种为卵胎生,受精卵在雌螺体内发育为幼螺后排出体外。

腹足纲螺类在同一水体不同湿地生境分布也有明显差异。微观上潮间带的沉积粒径差异和小生境,宏观上不同植被类型,螺类群落的种类、数量分布存在差异。

湿地螺类的组成和分布具有明显的年际与季节动态差异,这与其栖息环境的温度、盐度、底质等生态因子紧密相关,一般表现为春、夏季种数最多,而秋、冬季较少;生物量则表现为春、夏季生物量缓慢上升,秋季达到最高值。

螺类平均生物密度相对复杂,并不与生物量的变化同步,峰值可能出现在不同的季节,受湿地地质条件、植被组成和湿地水文情势等多因素的影响。腹足纲螺类在夏季5、6月繁殖,往往导致其分布密度最大,随着幼体的生长,螺类的生物量在秋季也达到最高。在没有冰期的区域,螺类种数和生物量夏季也常常高于冬季。

三、常见种类

腹足类是软体动物门中分布最广、属种最多的一个纲，在当今动物界中数量仅次于昆虫。它们广泛生活于现代海洋、湖泊、河流和陆地上，其中以水生种类最多。其中螺类按孳生地的不同可分为水生、陆生及两栖（如钉螺）3类，但即使陆生螺也需潮湿、荫蔽的环境。除肺螺亚纲外，大多数螺种均以鳃呼吸。蚌具两扇扁平合抱的蚌壳，故又称双壳类。

（于敬达 刘永华）

第三篇

病媒生物及其携带病原体的检验检疫技术

病媒生物传播多种虫媒病。如蚊类可传播黄热病、登革热、疟疾、寨卡病毒病等，蜱类可传播森林脑炎、莱姆病等，鼠类及蚤类、螨类可传播鼠疫、肾综合征出血热等，对人类健康威胁巨大。本篇主要介绍病媒生物的检验和检疫技术，为病媒生物和虫媒病的防制工作提供技术支持。

第八章

病媒生物检验

病媒生物检验包括病媒生物的样本采集、保存运输、样本处理、样本解剖、标本制作、分类鉴定、饲养与孵化、人工感染等技术。同时,还包括病媒生物的分子鉴定技术。本章主要对上述检验技术作一介绍。

第一节　病媒昆虫检验

一、样本采集

根据采集对象、采集场所(出入境交通工具、机场、码头等)等具体情况,采用不同的采集方法。蚊、蝇、蠓、蚤、蜚蠊等病媒昆虫采集前,做好人员、物资、方案等准备工作,确定采集人员、采集时间、采集场所和采集方法。采集进行中禁止抽烟,禁止喷洒、涂抹具有驱避作用的药剂;加强个人防护,避免或减少被病媒昆虫叮咬。根据后续鉴定或检测工作的不同需要,样本采集后采用不同的方法妥善处理,做好记录和标识。

(一) 蚊类采集

入境国际航行船舶应在检疫锚地停泊待检,锚位距陆地距离不少于 1 000m;船舶到达后尽快登轮检查,最迟不超过 24h。

1. 目测法　对出入境交通工具有序进行全面检查。必要时,用布巾等在座椅下、行李架、储物柜等处扇动,使可能匿藏的蚊虫飞起。肉眼观察并计数停落及空中飞行的蚊虫。

2. 人工小时法　适宜于白天或夜晚调查舱室及其他空间内的蚊种及密度。选择成蚊栖息场所,手持电动吸蚊器吸捕成蚊 15min。将捕到的成蚊带回实验室计数并鉴定种属。

3. 网捕法　发现蚊虫后用昆虫采集网网捕成蚊。采集时右手持网,网口在距蚊类 10~20cm 时快速向蚊类停息位置挥网捕获成蚊,用力连续挥网 2~3 次,使蚊类集中到网底部,再次挥网使网缠在网框上。每次 15~20min。将捕到的成蚊带回实验室计数并鉴定种属。

4. 灯诱法　选择远离干扰光源和避风的场所为挂灯点,诱蚊灯光源离地 1.5~2m。一般日落时开始采集,每次采集时长为 2h(或根据采集目的设定采集时间)。密闭收集器后,关闭电源。将捕到的成蚊带回实验室计数并鉴定种属。

平均密度[只/(灯·小时)]=捕蚊总数/(诱蚊灯数×开灯小时数)

5. BioDiVector(BDV)帐诱法　在上午 9 时和下午 4 时各 1h 伊蚊活动高峰时段内,将蚊帐悬挂,诱集者位于内部封闭蚊帐中,在诱蚊开始前,诱集者通过操作装置将外帐下摆降低至地面;诱蚊开始时通过该装置将外帐下摆升至离地面 300mm 高,在采集时间内任由蚊虫飞入外帐内;诱蚊结束后再通过操作装置将外帐下摆降低至地面,阻止进入帐内的蚊虫逃逸。此时,诱集者可涂抹驱避剂或穿戴防蚊设备,出内帐,用普通电动吸蚊器捕获帐内蚊虫。将捕到的成蚊带回实验室计数并鉴定种属。

6. 勺捕法　在蚊虫孳生场所发现蚊幼虫或蚊蛹时,用水勺捞取或用吸管吸取蚊幼虫和蚊蛹,装入水桶或瓶内带回实验室进行饲养,或将蚊幼虫用 50~60℃的热水杀死,使虫体伸直然后放入盛有 75%乙醇的瓶内。将捕到的蚊幼虫和/或蚊蛹带回实验室计数并鉴定种属。

7. 诱卵器法　每个月采集1次，每个采集点放置50个诱卵器，各诱卵器间隔不少于10m，连续放置7d，于第4、7日分别检查记录伊蚊卵采集结果。

诱蚊诱卵指数[%]=(阳性诱卵器数/布放诱卵器总数)×100%

(二) 蝇类采集

入境国际航行船舶应在检疫锚地停泊待检，锚位距陆地距离不少于1 000m；船舶到达后尽快登轮检查，最迟不超过24h。

1. 目测法　对出入境交通工具有序进行全面检查，肉眼观察并计数停落及空中飞行的蝇类。

2. 人工小时法　在船舶等场所，一人手持电子蝇拍连续捕击15min，以击捕的蝇类总数作为密度指数。

3. 网捕法　发现蝇类后用昆虫采集网网捕成蝇。采集时右手持网，网口在距蝇类10~20cm时快速挥网捕获成蝇，用力连续挥网2~3次，使蝇类集中到网底部，再次挥网使网缠在网框上。每次15~20min。将捕到的成蝇带回实验室计数并鉴定种属，密度单位为：只/人工小时。

4. 蝇纸粘捕法　在船舶舱室内，按每15m^{2}面积悬挂粘蝇纸1张。悬挂24h后计数粘捕的成蝇数，即为密度指数。单位：只/(日·条)。可选择市售的粘蝇纸(约74.0cm×3.5cm)，但在采集过程中需保持品牌规格一致性，中途不宜更换。

沿航空器舱室两侧行李架，呈对角锯齿式悬挂74.0cm×3.5cm粘蝇纸，每侧每5m布放一块，悬挂高度建议以粘蝇纸下缘距地面1.5m为宜，布满为止。1h后收集计数粘在纸上蝇的数量并计算蝇指数。

在列车车厢中央每5m悬挂粘蝇纸(74.0cm×3.5cm)一张，1h后计数粘捕的成蝇数。

5. 蝇笼法　每个月采集1次，每个口岸至少放5个捕蝇笼，晨放晚收。上午9时到下午3时(或者按照采集目的设定采集时间)。诱饵为动物质及植物质，如腐败的鱼虾、臭豆腐等，以各口岸的实际情况确定。将捕获蝇类麻醉后分类、计数，同时记录温度、湿度和风速等气候数据。

平均密度[只/(笼·日)]=捕获蝇总数/诱蝇笼总数

6. 单位面积计数法　检查列车蝇类孳生地(重点部位为厕所、餐车、垃圾箱)，在蝇类孳生地划出30cm×30cm范围，摊开孳生物，捡出全部蝇幼，单位为蝇幼数/m^2。

(三) 蠓类采集

入境国际航行船舶应在检疫锚地停泊待检，锚位距陆地距离不少于1 000m；船舶到达后尽快登轮检查，最迟不超过24h。

1. 目测法　对出入境交通工具有序进行全面检查，肉眼观察并计数停落及空中飞行的蠓类。

2. 人工小时法　在船舶等成蠓栖息场所，监测人员使用电动吸蠓器(市售统一规格)吸捕成蠓15min。将捕到的成蠓带回实验室计数并鉴定种属。

3. 网捕法　在船舶等成蠓栖息场所，监测人员使用捕虫网(60目绢纱或尼龙纱制成口径20cm、网深60cm、柄长70cm、网底钝圆的锥形网)，网捕成蠓15min。将捕到的成蠓带回实验室计数并鉴定种属。

4. 灯诱法　在船舶舱室内等场所，选择成蠓可能栖息的场所至少5处，每处悬挂诱蠓灯1盏。诱蠓灯为市售统一规格紫外线灯。应于日落后1h开始，灯诱30min(或根据采集目的设定采集时间)。诱捕灯应放在无其他光源、血源干扰的场所为宜。将捕到的成蠓带回实验室计数并鉴定种属。

蠓密度[只/(灯·小时)]=捕获蠓数/(灯数×开灯小时数)

(四) 蚤类采集

一般同鼠类调查同时进行。将捕获的鼠及器械放入白布袋，扎紧袋口，置于密闭容器内，用三氯甲烷麻醉处理。处理后的鼠体放在白瓷盘上，用梳子或刷子捡蚤，以湿毛笔蘸起放入75%乙醇中，每只鼠检获的蚤类放入同一试管内，做好唯一性标识，在解剖镜下进行分类计数。

鼠体染蚤率(%)=(染蚤鼠数/捕获鼠数)×100%

鼠体蚤指数(个/只)=集蚤总数/染蚤鼠数

蚤构成比(%)=(某种蚤数/集蚤总数)×100%

（五）蜚蠊采集

1. 目测法　对航空器客舱所有部位有序地进行全面检查，仔细查找可能匿藏的蜚蠊及其已孵化和未孵化的卵鞘、尸体、蜕皮和粪便等，一切能证明曾有蜚蠊侵入的痕迹，均为蟑迹。目测蜚蠊指数为观察到的蜚蠊数与航空器舱室地面面积（m^2）之比，乘以100。蟑迹指数为发现蟑迹数与航空器舱室地面面积（m^2）之比，乘以100。

检查列车蜚蠊孳生地（重点部位为餐车、软卧、硬卧、乘务室），查找蜚蠊、未孵化卵鞘，计数发现的蜚蠊数、未孵化卵鞘数及未孵化卵鞘阳性车厢数，计算有蜚蠊车厢阳性率、有未孵化卵鞘车厢阳性率及阳性车厢平均蜚蠊数、阳性车厢平均未孵化卵鞘数。

2. 粘捕法　将粘蟑板放置在蜚蠊活动的场所。小于15m^2房间放置1板；15m^2房间放置2板；大于15m^2的房间，按每15m^2为一间折算标准间数，放板数量依此类推。晚放晨收，将捕获的蜚蠊进行分类计数。蜚蠊侵害率=阳性房间蜚蠊数/阳性房间数，蜚蠊密度[只/张]=捕获蜚蠊数/有效粘蟑板数。

温暖季节，在航空器停航时实施。重点调查配餐间、食品存放场所、杂物柜和卫生间。在调查部位地面布放15cm×8cm×4cm粘蟑螂屋，每9m^2布放3个（独立空间不足6m^2布放2个，不足3m^2布放1个），间距大于1m，呈三角形布放。布满为止。夜晚布放，翌日晨查收。计数捕获的蜚蠊数量并计算蜚蠊指数。

列车车厢宜于夜间采集。按一定顺序，沿每节车厢内两侧边缘每1m布放粘蟑纸（20cm×10cm×0.1cm）一张，晚放晨收，带入实验室进行种属鉴定并分类计数。

3. 药激法　用手动喷雾器将蜚蠊密度检测剂对蜚蠊栖息活动地点进行喷洒，用手电筒检查15min内激出的蜚蠊数，并计算侵害率。发现蜚蠊后用镊子夹取蜚蠊，装入大试管内并用棉花塞住试管口置于冰箱内冻死，做好记录和标记，带回实验室制作标本盒进行相应病原体检测。

对航空器客舱所有隐蔽部位有序地进行检查，重点检查配餐间、餐食柜和杂物柜。用0.4%二氯苯醚菊酯乙醇溶液向隐蔽处喷洒，遇有缝隙处，向缝隙内喷洒。10～15min后，在充分的光照下，移动配餐器具、备品、杂物、垃圾箱，打开餐食柜等处所，仔细查找可能藏匿的蜚蠊。边查边计数所发现的活蜚蠊数量。

列车车厢宜于白天采集。用0.3%二氯苯醚菊酯乙醇液线状喷洒，喷洒部位为餐车后厨各表面缝隙；暖气管后及乘务室、盥洗间的表面缝隙；车厢内靠近盥洗间侧两组席位的卧位缝或座席缝隙。喷洒后10min观察爬出的蜚蠊数，采集到的蜚蠊用杀虫剂杀死，收集带回实验室制作标本鉴定。计算蜚蠊数及有蜚蠊车厢数，计算有蜚蠊车厢阳性率及阳性车厢平均蜚蠊数。

二、样本保存运输

（一）常温干保存法

主要保存有翅病媒生物（蚊、蝇、蠓等）成虫。有瓶（管、盒）装保存、针插保存等。长期储存地点以阴凉、干燥、避光为宜。

采获的蚊、蝇、蠓成虫毒杀后，将其放入白瓷盘或白纸上，拣除杂物和其他昆虫。在广口瓶、试管、纸盒等合适容器底部放一层樟脑粉，然后以软纸（滤纸）压紧，将采获的成虫放到软纸（滤纸）上，并在上面轻覆软纸或软纸包裹的棉花。写好采集标签，贴于容器外表。纸盒用胶带封好，广口瓶、试管塞上软木塞，以石蜡封口。容器内样品与软纸（棉花）之间松紧适宜，以样品不晃动为度。

采用双针插法（蚊、蠓）或单针插法（蝇、蜚蠊）将采集的病媒生物制作成标本，放入标本盒、试管等容器内，放入樟脑等防腐剂，粘贴标签。

（二）常温湿保存法

一般用70%～75%乙醇固定和保存有翅病媒生物（蚊、蝇、蠓等）的卵、幼虫和蛹以及无翅病媒生物（蜱、螨等）的发育各期。可直接在固定剂中冷固定，如加少量（5%）甘油，可防止标本干燥及皱缩。有翅昆虫和蚤类的幼虫，需将水加热到50～60℃，把幼虫投入热水烫死，使其身体伸直；或直接在加热的固定剂中固定，24h后换于新的固定保存液中。通常宜将标本放于盛有固定液并带塞的小玻管内，然后可把数个小玻管置于含相同固定液的广口瓶里，以便长期保存。保存标本的瓶，应放入用铅笔写好的详细记录的标签。保存标本的玻璃瓶应用石蜡封严。

（三）低温保存法

采获的蚊虫轻微冷冻麻醉后，在冰盘上分装入冻存管，立即置于-20℃、-80℃或液氮中冷冻保存。此法适于相关的分子生物学研究，如蚊媒病毒的检测等。

（四）RNAlater 保存液保存法

RNAlater 可以迅速渗透到病媒生物组织中，稳定并保护 RNA 完整而不被降解，确保下游分析得到的数据真实反映样品的表达信息。样品保存液中保存的新鲜病媒生物样品 37℃下稳定保存 1d 左右、18～25℃保存 7d 左右、2～8℃保存 4 周，-20℃及以下温度可长久保持。

（五）活体保存法

如需要短期保存蜱类活体样本，则于试管底部放少量湿润、洁净细沙，将活体标本放入其中，用棉花、纱布或软木塞塞好管口，保存于阴凉处。该方法适用于短期保存，一般不超过 3d。

（六）样本运送

1. 活体的运送　应使用专用交通工具，将盛装有活体病媒生物的器具由专人尽快运送至实验室。

2. 死体的运送　死体病媒生物应使用加贴有生物危害标识的生物安全运送箱盛装运送。箱内应填充有足量的用于固定样品袋的缓冲材料，并配备有足够数量的冷冻冰袋或冰盒。

三、样本处理

野外采集的蚊、蝇、蠓、蚤蠊、蜱类等样本，熏杀或冷冻处死后，在常温条件下或置于冰盘上分拣，按类别、分组装入冻存管或其他适当容器，粘贴标签。根据后续工作需要，常温或低温保存。

四、样本解剖

（一）蚊虫解剖

唾液腺和胃的解剖：若是饱血蚊虫，需饲养一段时间待血消化后再解剖。解剖前洗掉蚊虫体表的刚毛、鳞片及污物，去除腿、翅。

将处理过的蚊虫浸于载玻片上的生理盐水中，头部向下。左手用解剖针在蚊的中胸前方轻轻按住，使胸部近颈处隆凸，用右手的解剖针经颈下隆凸处的中央刻割一小裂后，即将左手的针稍稍刺入胸内以按住胸部，然后用右手的针横按于眼后的头部后顶处，随着左手的针轻轻将胸压下时，右手的针即慢慢向解剖者的方向拖牵，使头部与胸断离，即可将唾液腺拖出。如果唾液腺中断未拉出，可用解剖针挤压胸部或用针拨胸肌，找出唾液腺。唾液腺一经拉出，即用针在靠近蚊头部处将唾液腺切断。

将解剖过唾液腺的蚊虫置于另一载玻片上的生理盐水中，腹尖朝向解剖者的右侧。左手用解剖针在第 7 腹节后缘上从腹的背侧边压向腹的腹侧边缘，使腹内器官压向腹侧，用右手持解剖针于第 7 腹节与第 8 腹节连接处的背侧割刻一小裂口；然后，左手用针从腹的腹侧边缘压向腹的背侧边缘，使腹内器官压向背侧，然后右手用针于第 7 腹节与第 8 腹节连接处的腹侧上割刻一小裂口。移动位置，使蚊胸部向上、腹部向下，用左手的针轻轻横按于胸的后部使胸固定，用右手的针揿住第 8 腹节向后慢慢拖牵，第 8 腹节便与第 7 腹节断离。再继续慢慢拖牵，腹内的生殖器官与消化器官就开始渐渐拖出。若消化道中途被拉断，可用针划破腹壁，将胃及卵巢拉出。拉出后，即去除生殖器和其他残余部分，将蚊胃移置于另一载玻片的生理盐水中。

（二）蝇类解剖

蝇类的唾液腺、消化系统以及阳体的解剖：蝇类的唾液腺呈长管状直伸入腹部，消化系统盘曲在腹内。解剖前，用盐水冲洗蝇后，去其腿、翅，置解剖镜下进行解剖。先自腹部末端开始将外皮小心剥去，勿伤内部组织，逐步向前剥去，直至头部为止。然后再将其他组织去掉，再固定、染色、脱水、封片。

将一支昆虫针的大头去掉，把平头用钢丝钳剪成针尖头，然后用钢丝钳夹住针，使针尖头深刺入一柄小木杆的前端即成。拉尾器用的针尖要带 45°角的弧形。0 号针的弯曲段长约 0.5mm，适于拉小型蝇类；1 号针弯 1mm 长，拉略大蝇类。蝇用盐水冲洗后，腹面朝上平放于解剖镜下，用左手拇、示两指捧住蝇腹，右手拇、示、中三指近于伸直解剖针柄前端（蝇愈小，针愈细，愈要接近柄的前端）。针尖从第 5 腹板侧叶端部处探入，勾住第7、8腹节之间膜处，进而贴着这一节的体节内面将后腹面最末两节拉出，这样左、右两侧轮流充分外露，直至该节不致再缩回为止。要极为细心，针尖切勿伸到阳体中部，以免损伤虫体。

（三）蚤类解剖

因为蚤体壁坚硬，故除去一般的解剖针外，还须准备刀口锋利的解剖针以便切割。

熏杀蚤，放置于载玻片上，在解剖镜下将足切去。在蚤体上滴加生理盐水。蚤的胸部背面面对解剖者，头端转向解剖者的左侧，左手用解剖针的尖端刺入前胸，将胸部按住，右手用锋利的解剖针将接近胸部的腹部背缘与腹缘各切割一个裂口，然后将腹的末节切去。右手改用普通的解剖针，合用左手的针将裂口撕大，然后左手用针按住前胸，右手用针按住腹部后端慢慢拖牵，将前胃与胃从腹部前端的裂口处拖出，割断食管，将前胃与胃置于载玻片上的盐水滴中备检。

五、标本制作

（一）蚊类标本制作

1. 成虫针插标本的制作（双针法） 将0号微针先插于一小软木块一端，然后再用一根3号长昆虫针与微针尖反向地插于同一小软木块的另一端，使软木块位于3号针的上1/4处。用制作好的双针中的微针尖端，插入蚊胸部腹面中央；调整虫体位置，插好的标本是3号针在右，插蚊虫的微针在左，虫的头部向前，腿部舒展，两翅最好呈90°平展；插好标签，标签信息包括编号、采集时间、采集地点、采集人、鉴定人、学名等；插入标本盒。

2. 幼虫玻片标本的制作 将成熟幼虫从75%乙醇中用小楷毛笔取出，置于小平皿中，加95%乙醇，脱水30min，然后将其用小楷毛笔取出，置于另一小平皿中，加无水乙醇，脱水30min；将脱水后的成熟幼虫背面朝上，置于已准备好的载玻片上，用手术刀将虫体从中部剖断，摆正位置，滴1滴加拿大树胶酚；待上述制成的标本稍干后，盖上盖玻片；粘贴标签，标签信息包括标本编号、标本学名、采集时间、采集地点、采集人、鉴定人等。

（二）蝇类成虫标本制作

1. 单针法针插 新鲜标本在毒杀后立即针插最好，因此时标本柔软，方便拉尾器和整姿而不会损坏。一般用2号昆虫针（蝇体长<5mm者用1号昆虫针；>10mm者用3号昆虫针），针尖从蝇的胸背面盾片沟后正中线略偏右方插入，从中足基节间穿出，将蝇体移至针上方1/3处，立翅的标本可以插低些。

2. 双针法针插 <3mm的苍蝇需用双针法针插，即先剪一段不短于10mm长的空心透明细塑料管（$\phi \leq 2mm$），或小的三角形卡纸，或长条（2mm×12mm）软木条，先在一端插上3号昆虫针，再在另一端反插上微针，然后在放大镜（解剖镜）下，从蝇体腹面两中足之间使微针直插胸部，使针尖刚穿出蝇体背板即可，然后调整细塑料管至长针的适当位置，使蝇体处于长针上1/3段水平。

3. 整姿 趁蝇体柔软时，应将插好的标本用小镊子将苍蝇姿势调整好，使翅向上仰，把口器、足轻轻拉出，使各部特征明晰可见。

4. 拉出雄性尾器 尾器是蝇类的重要特征，某些种类雄性尾器较显著，在针插之后可将其拉出。削一支像钢笔杆似的不要太硬的小木杆，将一支昆虫针的铜头去掉，把平头用钢丝钳剪成斜尖头，然后用钢丝钳夹住这支针，使斜尖头深入木杆的前端即成。或用塑料小绘图笔杆，在火焰上烧软，插入一支昆虫针或微针即成。拉尾器的针尖要带45°角的弧形，0号针的弯曲段长约为0.5mm，适于拉小型蝇类，1号针弯1mm长，拉略大的蝇类。

通常在解剖镜下拉尾器。先用左手拇、示两指指肚捧住蝇腹（蝇腹面朝上，蝇尾朝指尖方向）持定在镜下，右手拇、示、中三指近于伸直持解剖针前端，针愈细，蝇愈小愈要接近前端，这样可以轻微拉动或转动，得心应手。针尖在雄第5腹板侧叶端部处探入钩破或钩住第7、8合腹节节间膜处，进而贴着这一节的体节内面将后腹部最末两节拉出，这样左、右两侧轮流试拉，渐拉渐出至阳体外露，然后再钩住第9背板等处，使阳体充分外露，这两个体节也不致再缩回为止。注意针尖切勿伸到有阳体的中部，以免损伤在鉴定上极重要的阳体。

雄蝇尾器拉出后固定，个体较大的雄蝇尾器拉出后常常会回缩，必须加以固定，可采用何琦氏纸片法，即在昆虫针插标本下方插入一小纸片，剪成适当长度，将拉出的雄蝇尾器的肛尾叶架在小纸片的一端，待干燥。

用一条软木钉在软木板上，将针插标本横插在一旁，尾器拉出后，用0号针架住肛尾叶固定，待干燥。尾器需要制片时可参考幼虫封片法。

5. 插标签后归入标本盒 标签信息包括标本编号、标本学名、采集时间、采集地点、采集人、鉴定人等。

（三）蠓类成虫标本制作

干标本先在软化器或温水中软化后，再经75%乙醇固定；从75%乙醇中取出标本滴于凹玻片，在解剖镜下割翅，将翅平置于载玻片树胶酚滴中；将已割翅标本经蒸馏水浸泡10min后置于10%氢氧化钾液内直至软组织消化，标本透明为止（室温20℃时约8h）；透明后的标本逐次经蒸馏水，50%、70%、80%、90%无水乙醇各浸泡10min后脱水；在原有翅的载玻片胶滴处加树胶酚，从无水乙醇中将标本移入此胶滴，在解剖镜下将头、胸、腹解剖开，分别头置正面，胸置侧面，腹部需腹面向上平置后待干1d，至次日加胶盖上盖片，填明标签即可。

（四）蚤类成虫标本制作

把蚤放入10%氢氧化钾（或氢氧化钠）溶液中，腐蚀掉其体内的肌肉等组织。脱水由低浓度到高浓度分级逐步进行，可先由30%或50%乙醇脱起，中间经75%、90%和95%乙醇脱水，最后在无水乙醇中脱水，每个浓度需浸泡30min。将树胶酚1~2滴（视标本大小可多可少）滴于载玻片上，然后将蚤（一般1只）放入胶中，经整姿使头朝右，足朝上且3对足尽可能自然分开，然后用小镊子盖好盖玻片，放于60~80℃烘烤2d左右，使其完全干燥，贴标签，放入标本盒内保存。

（五）蜚蠊成虫标本制作

挑选形态完整的成虫，用3~4号昆虫针，由虫体背面胸背板后缘中央处插入中胸，虫体位于昆虫针上1/3处，用镊子整姿，把足调整到自然位置，放入烤箱内，以40℃左右的温度烤干，插标签，插入标本盒内保存。

六、分类鉴定

（一）蚊类

蚊类在分类学上属节肢动物门（Arthropoda）、昆虫纲（Insecta）、双翅目（Diptera）、蚊科（Culicidae）。

1. 常见蚊属的主要形态特征概述

（1）按蚊属：雌蚊触须与喙基本等长，小盾片圆弧状，缘毛分布均匀，翅脉不呈波浪状。雄蚊触须与喙基本等长，末2节通常呈棒状而外翘。幼虫头部通常长大于宽，中胸无掌状毛，至少部分腹节有掌状毛，但不呈球状。

（2）库蚊属：成虫喙细直，无气门鬃和气门后鬃，足有发达的爪垫，通常翅纵脉6末端在翅缘终止处明显超过纵脉5的分叉点，翅鳞形对称。幼虫有完整的下颚缝，呼吸管除个别种类外有梳，呼吸管毛为3~7对，通常成对排列。

（3）伊蚊属：蚊虫成虫喙细直，不侧扁，末端不膨大。中胸后背片无鳞片或棕毛。有气门后鬃，无气门鬃。通常翅纵脉6末端在翅缘终止处明显超过纵脉5的分叉点，翅鳞窄，偶有宽鳞，但鳞形对称。幼虫头部有完整的下颚缝。触角末端不分节；呼吸管具梳，有一对呼吸管毛。卵单产，椭圆形，卵壳有刻纹。

2. 常见蚊种主要形态特征

（1）中华按蚊（*Anopheles sinensis*）：中华按蚊是灰褐色或棕褐色中型蚊虫。触须粗壮，末节有端白环和基白环，节3~4和节2~3的关节处各有一窄白环。翅前缘有2个白斑，尖端白斑大；翅纵脉5.2通常有缘缨白斑；翅前缘脉基段1/3有分散淡色鳞。后足1~4跗节有窄端白环；前和中足基节外侧有白鳞簇。腹节Ⅱ~Ⅶ侧膜有“T”形暗斑（新鲜标本易见）。

（2）嗜人按蚊（*Anopheles anthropophagus*）：嗜人按蚊是中华按蚊的亲缘种，成蚊与中华按蚊相似。触须细；有4个白环，末端的2个白环宽，常相互连接；靠近基部的第4白环窄。翅前缘有2个白斑，尖端白斑小;翅纵脉5.2通常无缘缨白斑;翅前缘脉基段1/3一致暗色。后足1~4跗节有窄端白环;前和中足基节外侧无淡鳞簇。腹节Ⅱ~Ⅶ侧膜无"T"形暗斑。

(3)微小按蚊(*Anopheles minimus*):微小按蚊是棕褐色小型蚊虫。雌蚊触须有3个白环,末端2个白环约等宽,所夹黑环约为端白环的1/2宽,另一白环较窄。喙一致暗色或腹面有一淡色斑。翅前缘有4个白斑;除纵脉6外,各纵脉末端都有白斑。各足跗节一致暗色。中胸盾片无白鳞。

(4)大劣按蚊(*Anopheles dirus*):大劣按蚊是灰褐色中型蚊虫。雌蚊触须有4个白环,顶端白环最宽。翅前缘有6个白斑;纵脉6有6个黑斑。各足股节、胫节和跗节均有白点;后足胫节和跗节1关节处有一明显的宽白环。

(5)埃及伊蚊(*Aedes aegypti*):埃及伊蚊是深黑或暗黑的小型或中型蚊虫。足有白环。中胸盾片两肩侧有一对长柄镰刀式白斑,两白斑之间有一对金黄色纵条。

(6)白纹伊蚊(*Aedes albopictus*):白纹伊蚊是深黑或暗黑的小型或中型蚊虫。足有白环。中胸盾片有中央银白纵条,自盾片前缘向后达盾片的2/3处,但盾角前区和盾角区无白线或白斑。中胸盾片侧缘翅基前有一簇平覆银白宽鳞。

(7)淡色库蚊(*Culex pipiens pallens*)、致倦库蚊(*Culex pipiens quinquefasciatus*):淡色库蚊、致倦库蚊是尖音库蚊复合组的两个亚种。该复合组成蚊的共同特征是:喙无白环。足跗节无白环,末端有发达的爪垫。腹部背板有基白带,淡色库蚊基白带下缘略平齐并与侧板相连;致倦库蚊基白带下缘呈弧形,与侧板分开。两者可靠的区别在于雄蚊尾器形态。

(8)三带喙库蚊(*Culex tritaeniorhynchus*):三带喙库蚊是棕褐色小型蚊虫。喙中段有一较宽的白环。触须尖端为白色。各足跗节基部有一细窄的白环。腹节背板基部均有中间稍向下突出的淡黄色狭带。

(9)骚扰阿蚊(*Armigeres subalbatus*):骚扰阿蚊是褐色或暗褐色的中型或大型蚊虫。头顶平覆宽鳞。喙侧扁而略下垂。触角梗节、中胸盾片、中胸侧板以及各足基节覆盖宽鳞。唇基无白鳞。有气门后鬃。

(10)常型曼蚊(*Mansonia uniformis*):常型曼蚊是棕褐色中型蚊虫。中胸盾片大部分覆盖棕黄色细鳞,两侧从前端到翅基各有一灰绿色纵条。全部或大部分翅鳞宽,鳞形不对称。各足跗节1~3有黄白斑。

(二)蝇类

蝇类属昆虫纲(Insecta)、双翅目(Diptera)、环裂亚目(Cyclorrhapha)。蝇类种类众多,仅家蝇科、丽蝇科和麻蝇科,全世界已知约8 000种,我国已发现1 424种。其中,我国国境口岸已发现173种。有医学重要性的常见种类多属家蝇科(Muscidae)、丽蝇科(Calliphoridae)、麻蝇科(Sarcophagidae)和花蝇科(Anthomyiidae)等科的种类。

1. 家蝇(*Musca domestica*)　体长7mm,灰褐色;复眼无毛,雄眼离生;中胸盾片黑色纵条4;前胸侧板中央凹隔处有纤毛(在家蝇属我国已知种中是仅有的);第一腹板有纤毛;下侧片在后气门前下方有毛;腋瓣上肋前后刚毛簇均无。

2. 市蝇(*Musca sorbens*)　体长5~6mm,淡灰褐色;复眼无毛,雄眼接近,额较狭(与家蝇比较);中胸盾片仅有2条黑色纵条;前胸侧板中央凹隔处无纤毛;第一腹板无纤毛;下侧片在后气门前下方有纤毛,且较家蝇为发达。

3. 大头金蝇(*Chrysomya megacephala*)　体长8~11mm,金属青绿色,有很薄的淡色粉被;雄眼合生,额如线(间额消失),复眼上2/3为大型小眼面,下1/3为小型小眼面;颜、触角、侧额、颜堤、颊均为杏黄色,毛亦黄;腋瓣带棕色,上、下腋瓣交接处色白,下腋瓣上面有毛;下径脉上面后侧有毛;翅基下大结节上有刚毛(如毛栗子状)。

4. 丝光绿蝇(*Lucilia sericata*)　体长可达10mm,金属绿色;后中鬃3对;腋瓣上肋前后刚毛簇均有,前胸侧板中央凹隔处有黑色纤毛,后胸腹板有纤毛;前缘基鳞黄色,亚前缘片仅具绒毛;下腋瓣上面无黑色纤毛;额宽,雄性侧额约为间额宽的1/2;雌性侧额约为间额宽的1/2。

5. 铜绿蝇(*Lucilia cuprina*)　体长可达8mm,金属橄榄绿色至青铜色;后中鬃3对;腋瓣上肋前后刚毛簇均有,前胸侧板中央凹隔处有黑色纤毛,后胸腹板无纤毛;前缘基鳞黄色,亚前缘片仅具绒毛,下腋瓣上面无黑色纤毛;额宽,雄性侧额宽等于间额宽;雌性侧额宽约为间额宽的2/3。

6. 亮绿蝇(*Lucilia illustris*)　体长可达 9mm,体色青绿,有金属光泽;后中鬃 2 对;腋瓣上肋前后刚毛簇均有,前胸侧板中央凹陷处有黑色纤毛;前缘基鳞黑色,亚前缘骨片除绒毛外还有黑色刚毛,下腋瓣上面无黑色纤毛;雄性额狭、间额存在;雄性第 9 背板小,黑色;腹部各背板无明显的暗色后缘带。

7. 夏厕蝇(*Fannia canicularis*)　体长 5~7mm,灰黄色,外形比家蝇瘦小苗条;触角芒裸;翅第三纵脉与第四纵脉平行;第六纵脉短,腋脉弯向它的前方;腹部黄灰色,第 1+2、3、4 节背板有侧"T"字形暗斑,雌略暗。后足胫节前腹鬃 2 根。

8. 元厕蝇(*Fannia prisea*)　体长 5~7mm,体色较灰,形态很像夏厕蝇;触角芒裸;翅节第三纵脉与第四纵脉平行;第六纵脉短,腋脉弯向它的前方;腹部灰色,有暗色正中纵条,雌性纵条不显;后足胫节前腹鬃 2 根。

9. 厩腐蝇(*Muscina stabulans*)　体长 8mm,体色灰褐,比家蝇稍大而粗壮;触角芒羽状,触须橙色;口器舐吸式而翅的第四纵脉呈弧形弯曲;第三纵脉上、下面均无刚毛;雄性额宽等于触角第 3 节宽的 2 倍,间额为侧额的 2 倍宽;小盾片末端红黄色,胫节黄色或黄棕色,股节部分黄色。

10. 厩螯蝇(*Stomoxys calcitrans*)　体长 6~7mm,灰褐色;雄额较宽,约为头宽的 1/4,额正中有淡棕色粉被纵条,间额宽约为侧额宽的 3 倍;口器刺吸式,下颚须圆柱状,比喙短,约为中喙长的 1/3;触角芒仅上侧有纤毛;中鬃 0+1;背中鬃 1+7(仅小盾片前 1~2 根稍长,余均短小);翅第三纵脉翅下面的小刚毛列仅见于基部;第四纵脉呈弧形弯曲。

11. 巨尾阿丽蝇(*Aldrichina grahami*)　体长可达 12mm,金属青蓝色,覆薄的淡色粉被;雄性额宽约为头宽的 1/7;颊色黑,颊毛黑色;后中鬃 3 对,中胸盾沟前中央有 3 条明显的黑色纵纹,中央 1 条近菱形;前缘基鳞黑褐色;腋瓣上肋前后刚毛簇无;下腋瓣上面有黑色纤毛;雄性尾器特别巨大。

12. 棕尾别麻蝇(*Boettcherisca peregrina*)　体长可达 13mm,体色灰褐;胸背有 3 条暗色纵条,腹部背面有黑白相间的棋盘状斑纹;雄性额宽约为头宽的 1/6,颊部后方 1/3~1/2 长度内为白色毛;前胸侧板中央凹陷处有不特别密的黑色纤毛,该处纤毛有时一些个体仅 1~2 根;后背中鬃有 5~6 个鬃位,仅前后 2 根发达,尾器棕褐色。

13. 黑尾黑麻蝇(*Helicophagella melanura*)　身长最大的可达 14mm,体色灰褐,一般较深,胸背有 3 条暗色纵条,腹部背面有黑白相间的棋盘状斑纹;雄性额宽约为头宽的 1/5;前胸侧板中央凹陷处无纤毛;后背中鬃 3 对,等距排列,都发达;雄第 5 腹板有刷状鬃毛斑;第 7、8 合腹节后缘鬃发达,尾器发达。雌性第 6 背板比较发达,突出在第 5 背板后方,侧面可以见到。

(三) 蠓类

蠓类属昆虫纲(Insecta)、双翅目(Diptera)、蠓科(Ceratopogonidae)。是一类体形微小的昆虫。蠓的种类繁多,全世界已知蠓类有 5 000 多种,我国已发现 1 000 余种,我国国境口岸已发现 11 种。其中绝大多数是非吸血蠓,吸血蠓仅 3 亚科 3 属,即细蠓亚科细蠓属(*Leptoconops*)、铗蠓亚科蠛蠓属(*Lasiohelea*)和蠓亚科库蠓属(*Culicoides*)。

1. 台湾蠛蠓(*Lasiohelea taiwana*)　黑褐色或棕色,翅面大、毛密布,雌虫口甲齿发达,为梳齿型,有齿 15 枚,触须第 3 节有感觉器窝,位于近端部 1/3 处。雄虫尾器的阳茎中叶向两侧弯曲作勾状。

2. 低飞蠛蠓(*Lasiohelea humilavolita*)　体型稍大,口甲齿为疏齿型,但齿较大,约有 9 枚齿;触须第 3 节无感觉器窝。雌虫殖下板前方有蝠状角质增厚。雄虫阳茎中叶呈宽叶状。

3. 环斑库蠓(*Culicoides circumscriptus*)　大型蠓种,翅面多大型圆明斑,径中横脉处有 1 环状圆明斑。触须第 3 节有深的感觉器窝。

4. 原野库蠓(*Culicoides homotomus*)　大型库蠓,翅面多斑而斑形不规则,第 2 径室全暗,不被明斑所覆。雌虫受精囊长卵形,其上有刻点。触须第 3 节有感觉器窝。

5. 尖喙库蠓(*Culicoides oxystoma*)　小型库蠓,翅面明、暗斑相间,在第 2 径室端部径端明斑后缘有 2 个圆形明斑。

6. 荒川库蠓(*Culicoides arakawae*)　中型库蠓,翅面多圆形明斑,在径端明斑后缘至中室后缘有 4 个明斑排列成梯形。触须第 3 节有大的感觉器窝;雌虫 1 个受精囊,大而呈收口的袋状。

7. 日本库蠓(*Culicoides nipponensis*) 中型库蠓,翅面多明斑,第二径室端半部在明斑中;中二脉两侧有相对应的2对明斑。触须第3节无感觉器窝,雌虫有2个受精囊。

(四) 蚤类

蚤类属于昆虫纲(Insecta)、蚤目(Siphonaptera)。蚤主要营寄生生活,是哺乳动物和鸟类的体外寄生虫。全世界已知蚤类约2 500种和亚种,我国已发现近650种和亚种,我国国境口岸已发现70种。

1. 印鼠客蚤(*Xenopsylla cheopis*) 身体短圆形,几丁质化较浅,头、胸和腹节上无栉。下唇须较长,可达前足基节末端;眼较大,色深,眼鬃位于眼前方,后头鬃包括后头缘鬃3列,1、1、5(6)根。前足和中足第5跗节上有3根亚端蹠鬃,后足第5跗节上有2根亚端蹠鬃。雄性抱器第1突起(p1)短宽,略成三角形,具鬃8(9)根,第2突起(p2)狭长,成细指形。雌性第7腹板后缘略成弧形,受精囊呈"C"字形,尾部基段稍大于头部的宽度。

2. 致痒蚤(*Pulex irritans*) 头、胸、腹皆无栉,眼大而圆,色深,眼鬃列,2根鬃,眼鬃位于眼下方。下唇须4节,约达前足基节的3/4。后头鬃1列,仅1根粗鬃。中胸侧板狭窄,无垂直棒形的侧板杆,后胸侧拱发达,侧杆短粗。后胸后侧片上有鬃12~14根,呈2列。后足基节内侧具小刺鬃6~20根,呈不规则排列;后足第2跗节的端长鬃,可达第5跗节的1/2~4/5处。仅1根发达的臀前鬃。雄性抱器突起具3个(p1、p2、p3),p1较宽大,边缘密生细鬃,呈半环形,盖于p2和p3之外,p2和p3相并成钳形。第9腹板前后臂约等长,呈"V"字形。雌性第7腹板后缘具1深凹,凹陷内侧具有明显的骨化,受精囊头部较大而圆,色较深,尾部呈腊肠状。

3. 方形黄鼠蚤(*Citellophilus tesquorum*) 额突小,额鬃列一般1根鬃。眼鬃列位于眼前方,眼鬃列3根鬃。下唇须可达到或超出前足基节末端,无颊栉,具前胸栉,前胸栉刺18~22根。雄性臀前鬃3根,仅中位者发达。第8背板宽大,内侧上部有棘丛区。可动突略呈三角形,后缘处大多数亚种有2根短刺鬃。而七河亚种下位的1根短刺鬃通常由普通鬃取代。第8腹板末端具有穗状的膜附器。雌性具有2根发达的臀前鬃,第7腹板后缘凸出,其上有或无凹陷。受精囊头部呈卵圆形,尾部略呈纺锤形,并略长于头部。

4. 谢氏山蚤(*Oropsylla silantiewi*) 额突明显。眼较小,眼中央缺少色素,眼鬃位于眼前方。后头鬃包括后头缘鬃2列,1、5根。下唇须长,其第5节一整节超出前足基节末端。无颊栉,具前胸栉,前胸栉刺18~24根,前胸栉刺的长度小于前胸背板的长度。臀前鬃雄性1根,雌性3根。雄性不动突较宽短,端部圆,与可动突端部近等高;可动突后缘略呈圆形。阳茎钩突端部呈细指状。雌性第7腹板后缘呈截断状,其中部有凹,受精囊头部呈卵圆形,略短于尾部,尾部末端有发达的骨化乳突。

5. 缓慢细蚤(*Leptopsylla segnis*) 额缘前突,额亚缘鬃列具2根短刺鬃。眼退化,眼鬃列2根鬃。后头鬃包括后头缘鬃,4列。下唇须较短,末端约达前足基节的3/5处。颊栉由4根刺组成,横位,末端钝圆,自上而下第2根刺最长。前胸背板具1列鬃,前胸栉刺20~24根。后足胫节后缘鬃排列呈梳状。臀前鬃雄性3根,雌性4根,从腹至背,大小相间。雄性第8腹板不退化。抱器体连同可动突略呈椭圆形,不动突与可动突同高。可动突略成肾形,其后缘有6根鬃,第2根较长。第9腹板后臂基段较窄而末端部较宽。阳茎钩突大而突出,后段略成三角形。雌性第7腹板后缘上段斜直,下段圆凸。受精囊头部的后端约宽于前端。

6. 二齿新蚤(*Neopsylla bidentatiformis*) 额突较明显,位于额缘中部,额鬃5~7根。眼退化,眼鬃列3(4)根鬃。后头鬃包括后头缘鬃,3列,前两列均为4~8根。下唇须末端大约达到前足基节的3/4。颊栉由两根在基部交叉的栉刺组成。前胸背板具两列鬃,前胸栉刺17~20根。后足基节内侧前下方处具成丛的小鬃,不呈刺形。臀前鬃3根。雄性第8背板前缘呈齿状前突。第8腹板略成三角形,后角钝圆,前缘有指状前突。不动突前叶较小后叶宽大,可动突略呈圆锥形。第9腹板前臂后端角呈指状后突,后臂端部膨大,在后腹缘处的刺鬃可分两组,近基部的1组短刺鬃4~6根,近端部的1组较长刺鬃8(9)根。阳茎钩突较宽大,后端角略成钩状。雌性第7背板主鬃列在气门下无鬃,第7腹板后缘背叶呈指状后凸。受精囊头部略呈筒形,尾部较细稍长于头部。

(五) 蜚蠊

蜚蠊属昆虫纲(Insecta)、蜚蠊目(Blattaria)。全世界已知蟑螂近5 000种,我国已发现有250余种。

1. 德国小蠊(*Blattella germanica*)　体小,仅1.3cm左右,是室内蟑螂中体型最小的一种,翅发达,雌虫达腹端,雄虫超过腹端,体色棕黄,前胸背板上有2条平行黑褐色纵条,为该种主要特征。

2. 黑胸大蠊(*Periplaneta fuliginosa*)　体大,约3cm,全身无花纹,纯一黑褐色(老红木色),有油状光泽。翅发达,雌、雄均超出腹端。

3. 美洲大蠊(*Periplaneta americana*)　体长约3.5cm,是室内最大的种类,体色红褐,前胸背板有一大的黑褐色蝶形大斑,斑的中线向后延伸成"小尾",为本种主要特征,中线前方有一"T"形黄色条纹,后缘呈淡黄色,色斑较宽,翅发达。

4. 澳洲大蠊(*Periplaneta australasiae*)　体长约2.8cm,比美洲大蠊略小,与黑胸大蠊相近。体色红褐,前胸背板与美洲大蠊相似,也有淡黄色边缘,中部也有蝶形大斑,与美洲大蠊不同的是蝶形斑无中线后缘延伸的"小尾",前缘也无"T"形黄色条纹,此外前翅前缘基部有一金黄色条纹。上述几点为本种主要的鉴别特征。

七、饲养与孵化

在进行病媒生物的鉴定和研究时,会涉及病媒生物的饲养与孵化,以下介绍几种常见病媒生物的饲养与孵化方法。

(一) 白纹伊蚊

1. 养殖室基本要求　具备较好的保持相对稳定的温度和湿度的功能;配置防蚊虫外逃的装置(如纱网门等);配置调节温度、湿度、照明和空气交换的装置;基本养殖条件:室内温度26℃±1℃,相对湿度75%±5%,光照时间L/D=14h/10h,空气质量良好、无明显异味。

2. 养殖器具　温度调节装置(空调、加热器等)、湿度调节装置(加湿器等)、照明调节装置、空气交换装置、幼虫养殖盘(30cm×20cm×5cm的白色搪瓷盘等)、养蚊笼(40cm×30cm×30cm的纱网笼等)、收卵杯、滤纸、吸管等。

3. 养殖饲料　①幼虫饲料:配方饲料(小白鼠饲料60%,酵母粉20%,鱼粉20%)或小白鼠饲料,粉碎后均过80目筛。②成虫饲料:将蔗糖溶解于凉开水中,配制成8%~10%的蔗糖水溶液。

4. 养殖方法

(1)卵的孵化:在幼虫养殖盘内加自来水1 000mL、配方饲料1g,养殖室内放置24h,制备成孵化水;放卵纸条适量(孵化后幼虫密度控制在4条/cm^2以下),沉于孵化水下;放置10h后取出卵纸条,刮除养殖盘水表面膜状物并加去氯自来水(在盛装容器中放置24h以上)1倍稀释,养殖盘加盖培养。

(2)幼虫养殖方法:幼虫密度控制在4条/cm^2以下,每盘加去氯自来水2 000mL,可养幼虫2 000条左右;加食量按第1~6天每条每日为0.2mg、0.5mg、0.7mg、1.1mg、0.7mg、0.5mg计算;幼虫饲料用自来水调成糊状,用小勺滴加于水底,养殖盘四角处适当多投放一些;加食次数第1~3天上午和下午各1次,第4天以后上午加食1次;每日上午和下午刮除养殖盘水表面膜状物各1次。若发现水质浑浊或盘底剩余饲料过多,及时清除剩余饲料、补充清水或更换水。

(3)蛹收集方法:幼虫一般在第7天开始化蛹,将蛹收集并放置于养蚊笼内,待羽化。蛹的收集方法主要为下列2种:数量较少时用阔口吸管,将蛹吸至水碗等容器,放置于养蚊笼中待羽化;数量较多时可采用冷水收蛹法收蛹,即将养殖盘内的蛹和幼虫一并倒入尼龙网内,用水冲洗干净后倒入0~4℃的冰水中。趁幼虫下沉时,捞出漂浮于水面上的蛹,置于水碗内(蛹量一般不宜超过水碗水面的2/3),放置于养蚊笼中待羽化。

(4)成蚊养殖方法:成蚊羽化后饲喂蔗糖水即可存活。若需传代,则喂血。成虫期主要管理措施如下。①密度控制:每个养蚊笼内成蚊的数量控制在2 000只以内;②饲喂蔗糖水:成蚊羽化后饲喂8%~10%的蔗糖水溶液,隔日换蔗糖水1次;③饲喂鼠血:若需传代,雌蚊羽化后3d用小白鼠喂血。喂血前断蔗糖水12h(喂血后及时补蔗糖水正常饲养)。喂血宜在光照状态下进行。

(5)卵采集方法:雌蚊吸血后3d放收卵杯收卵,在收卵杯内加水2cm深,次日取出卵纸自然晾干;卵(纸)保存于相对湿度为90%左右的贮卵器内。卵纸背面应注明蚊种、代次和收卵日期等信息。传代卵应

3 个月繁殖 1 次。防止霉菌和螨的危害。

（二）家蝇

1. 养殖室基本要求　具备较好的保持相对稳定温度和湿度的功能；配置防蝇类外逃的装置（如纱网门等）；配置调节温度、湿度、照明和空气交换的装置；基本养殖条件：室内温度 25℃±1℃，相对湿度 75%±5%，光照时间 L/D=12h/12h，空气质量良好、无明显异味。

2. 养殖器具　温度调节装置（空调、加热器等）、湿度调节装置（加湿器、除湿机等）、照明调节装置、空气交换装置、幼虫养殖缸（500mL 罐头瓶）、养蝇笼（40cm×30cm×30cm 的塑料纱网笼等）、收卵杯、吸管等。

3. 养殖饲料　①幼虫饲料，配方（一个养殖单元，500mL 罐头瓶）：奶粉 5g，酵母粉 1g，麦麸 100g，加温开水 130mL。先将奶粉、酵母粉调成糊状，再补足水量与麦麸拌匀。②成虫饲料，奶粉与蔗糖按 1∶1 比例混合。

4. 养殖方法

（1）卵的接种：将卵块放在一小杯内，用吸管取水将其冲散，然后用定量吸头取卵 600 粒左右。将卵埋种在幼虫养殖饲料表层下约 1cm 处，幼虫养殖瓶瓶口用绢纱封闭。一个养殖单元内接种的虫卵数量控制在 600 粒以内。

（2）幼虫养殖方法：种卵后数小时孵出幼虫。次日起每天搅拌饲料 2 次，防止饲料板结。接种后第 5 天开始化蛹。

（3）蛹收集方法：接种后 7d 左右收蛹。将带有蛹和少量幼虫的养殖饲料全部放入盆内，用自来水稀释后，倒入 16 目筛中。用水将蛹体上的杂物冲洗干净，放入平皿内，在阴暗处晾 1d 左右，放入养蝇笼内待羽化。

（4）成蝇养殖方法：成蝇羽化后及时提供饲料和水（在 50mL 烧杯内放 1 块吸饱水的海绵）。每日加饲料并换水 1 次。

（5）卵采集方法：羽化后 3~4d 的成蝇即可放杯收卵，收卵杯为直径 6cm 的玻璃平皿，底部放一层约 0.3cm 厚的海绵，表面覆盖一层黑布，在布上滴加 2~3mL 奶粉与酵母粉的混合液，置于笼内数小时即可。

（三）印鼠客蚤

1. 养殖室基本要求　具备较好的保持相对稳定温度和湿度的功能；配置防止印鼠客蚤外逃的装置；配置调节温度、湿度、照明和空气交换的装置；基本养殖条件：室内温度 25℃±1℃，相对湿度 75%~80%，除操作时间外养殖室内均保持黑暗状态，空气质量良好、无明显异味。

2. 主要养殖器具　温度调节装置（空调、加热器等）、湿度调节装置（加湿器、除湿机等）、空气交换装置、幼虫养殖盘（23cm×17cm×3cm 的白色搪瓷盘）、成蚤羽化桶（直径 17cm、高 22cm 的双耳桶）、干燥器。

3. 幼虫养殖饲料　猪血粉、酵母粉和砂子（过 20 和 40 目筛）按 1∶1∶10 比例（重量比）配制，在 60℃下烘烤 48h，在相对湿度 80%条件下吸湿 3d 后使用。

4. 养殖方法

（1）卵的接种：在幼虫养殖盘内加入经吸湿的幼虫饲料。厚度为 1~2cm，将卵纸的卵面向下放入饲料表层，然后将幼虫养殖盘放入盛有过饱和盐溶液、湿度为 85%的干燥器内孵化。如房间湿度可保持在 80%以上，幼虫养殖盘则不必放入干燥器内。

（2）幼虫管理：接种 1 周后自干燥器内取出幼虫，每天搅动 1 次防止饲料结块。幼虫密度控制在约 20 条/mL 饲料。

（3）蛹期管理：卵接种后第 18 天筛茧（用 16 目筛）并在天平上称重，每批称取 3g 计数，换算该批茧的总茧数。将茧入羽化桶羽化。

（4）成蚤喂血：用小白鼠喂血。

（5）收卵：喂血后第 4 天开始收卵，以后隔代收卵 1 次，每代共收卵 6~8 批。

（四）德国小蠊

1. 养殖室基本要求　具备较好的保持相对稳定温度和湿度的功能；配置防止蜚蠊外逃的装置；配置调节温度、湿度、照明和空气交换的装置；室内温度 27℃±1℃，相对湿度 65%±5%，除操作时间外养殖室内均保持黑暗状态。

2. 主要养殖器具　温度调节装置(空调、加热器等)、湿度调节装置(加湿器、除湿机等)、空气交换装置、养殖缸(40cm×30cm×28cm 的玻璃缸)、栖息架(26.5cm×11.5cm×23cm 的有机玻璃架,每架装 17 块 20cm×10cm 的薄木板)、防蟑液(固体凡士林与液体石蜡按 1∶1 比例调匀)。

3. 养殖饲料　小白鼠饲料块。

4. 养殖方法

(1)若虫分缸:每周自传代母缸中筛若虫 1 次(先经 CO_2 麻醉,麻醉时间一般不要超过 30s),分缸饲养,密度控制在 0.5~1.0 只/cm^2,每缸放若虫 6 000~8 000 只;操作时严防蜚蠊外逃。应在操作筐内进行,在养殖缸和操作筐的上缘应涂抹 3cm 左右的防蟑液带。

(2)若虫和成虫管理:分缸后的若虫及时在养殖缸内放入饲料盘和饮水瓶(50mL 罐头瓶,装满水后瓶口盖一平皿,将饮水瓶倒置,在瓶口与平皿底间放一块海绵向外渗水),每天补加饲料 1 次,每周清扫养殖缸内卫生并加水 1~2 次。

(3)卵荚采集:将成虫缸内同期带荚虫集中,作为母缸,待若虫孵出后,每周筛虫 1 次,分缸饲养,一般母缸内成虫在 2 个月后销毁。

八、人工感染

以实验室内蚊虫人工感染为例,其感染病毒的方法主要有 2 种,即叮咬乳鼠感染和人工喂血感染。

乳鼠(1~3 日龄)脑部注射登革病毒,待乳鼠发病后,将活的、发病的乳鼠放入养蚊笼(蚊笼中的蚊虫已断糖水 24h,饥饿状态)。蚊虫叮咬乳鼠后,使用二氧化碳将蚊虫轻度麻醉。挑出饱血蚊,将饱血蚊放入蚊笼继续正常饲养。该批饱血蚊则可能感染登革病毒。

也可将登革病毒混入动物血液中,将混合后的血液加到人工喂血装置中。人工喂血装置放入养蚊笼(蚊笼中的蚊虫已断糖水 24h,饥饿状态)。蚊虫吸血后可感染登革病毒。

(宋锋林)

第二节　病媒蜱螨检验

一、样本采集

1. 采集方法

(1)布旗法(人工小时法或拖旗法)

1)工具:布旗(60cm×90cm)、旗杆、小镊子、带盖塑料瓶。

2)适用范围:各类型草地上的游离蜱的采集。

采集时,将旗子平铺于地面,拖动旗杆,每步行一段距离(5~20 步)停下来,翻动旗子检视蜱类,发现有蜱时用镊子捡起放入瓶内,再拧紧瓶盖。当蜱密度特别高时(多得数不过来),一个布旗装入一个鼠袋,带回实验室分类计数。

(2)宿主动物体表采集蜱螨

1)工具:小镊子、带盖塑料瓶。

2)适用范围:家畜和捕获的动物和兽皮寄生蜱螨的采集,如鼠类、蛇、龟、蜥蜴、刺猬、兔等和集贸市场或猎户家中刚剥下的兽皮。

先捕捉到的啮齿动物装入鼠袋,用乙醚或三氯甲烷熏蒸或杀死动物体外寄生虫后,置于白色搪瓷盘中检视体外寄生蜱螨。

可先将活的动物置于铁丝笼中,铁丝笼要放在盛有浅水的白色搪瓷盘上方,等蜱饱血后自然脱落。注意在搪瓷盘周缘涂抹凡士林或黏胶,以防逃逸。

(3)动物栖息地检查：将采集的宿主巢穴中的内容物(多为草屑、碎土等)，装入鼠袋带回实验室，放入水盘中，先将废弃物挑出，之后搅动水面，使蜱螨漂浮于水面，装入75%乙醇的小指管。也可用电热分离器收集蜱螨。

(4)诱集法：草地上放置动物诱集，然后再从动物体表收集蜱螨。或在草地上铺一块白布，上面放置干冰，每隔30min收集布旗上的蜱螨。

2. 采集时个人防护　现场监测时须有专用的交通工具装载鼠笼、鼠夹，且与人员隔离。装载鼠夹和鼠笼的车辆待工作结束后应及时消毒。

工作人员穿须白(浅)色防护服(连体服)、白色长筒袜、长筒雨靴。放(收)夹时戴白色线手套，2人1组，可以相互检查蚤或蜱，发现后及时清除。

也可使用驱避剂，长筒袜涂一层蜡剂(含有杀虫剂蜡块)。

收夹时，须戴手套和口罩。拣取夹捕鼠时，需用大号镊子，不要用手直接接触鼠。装鼠袋时动作要快，随即扎紧袋口。鼠笼捕获的鼠，需连同鼠笼一起装入大号鼠袋。对捕获口鼻出血的鼠装入鼠袋后，外套1个塑料袋。

拣死(自毙)鼠时，须戴手套和口罩，要用大号镊子，拣鼠之前需使用气雾罐在鼠体和周边喷洒杀虫剂，防止体表的寄生虫逃逸。

现场监测时，不要坐在草地上休息，也不要吃零食。

发现被蚤、蜱叮咬，及时服用磺胺等药物并密切观察身体的变化。

二、样本保存运输

1. 先用80℃水将其烫死，再装入75%乙醇溶液中。
2. 放入容器中，保持湿度。游离蜱可存活3~5d，饱血蜱可存活1个月，直到产卵。
3. 冷冻。
4. 如果进行病原体检测，加入RNA保护液。

三、标本解剖

1. 所用器材　解剖镜、解剖刀、解剖针、眼科镊、载玻片、平皿、吸管、烧杯、小试管、试管架、胚胎皿、生理盐水、磷酸缓冲液、石蜡、松香等。

2. 躯体固定　用玻璃棒蘸取1滴热融化的速干胶(胶不宜太热将标本烫坏，也不宜太凉粘不住)滴在洁净的载玻片上，将蜱头向前，背面向上，用镊子平放在胶滴中间，1min左右可粘固在玻片上。也可用左手持解剖针将蜱固定，然后切除背板，从肩突开始，沿体侧沟用手术刀环切，直到对侧肩突，再在假头和背板上缘横切，摘除背板，左手用眼科镊夹住已切开的背板左上侧，右手用解剖针小心地从上往下紧贴背板，剥离粘在其上的支气管束和结缔组织。这时应将玻片放置在盛有生理盐水的平皿内，以覆盖住蜱标本的水量即可，可避免内脏因干枯而破裂。右手边剥离左手边往下拉，直到取尽为止，取出的器官包括唾液腺、中肠、马氏管、直肠囊、卵巢、睾丸等，分别放于胚胎皿中，依工作需要进行固定、组织切片或细胞培养等。

四、标本制作

蜱螨类是一类分布广、种类多的节肢动物，为了针对一定地区的蜱螨类，提高蜱(螨)媒传染病风险识别和预防控制能力，最起码的要求是能正确识别当地的种类，所以学会制作标本十分重要。标本既可以作为科学研究的重要资料，又可以作为直观教具和实验观察的材料，还可以作为展示当地蜱螨种类，开展科普宣传的实物。

1. 玻片标本制作

(1)标本制作前的准备工作：①将载玻片和盖玻片用洗液或肥皂水洗净后，放入盛有95%乙醇的烧杯中浸泡过夜，取出用纱布擦干备用。②配制5%氢氧化钾或氢氧化钠溶液，放入滴瓶备用。③配制5%乙酸溶液，放入滴瓶备用；蒸馏水也放入滴瓶备用。④霍氏封片液配方：50g蒸馏水 200g水合氯醛，30g阿拉伯胶粉，20g 甘油。⑤霍氏封片液制作：按上述配方将阿拉伯胶粉倒入烧杯，加蒸馏水，边注入边搅拌，直到阿拉伯胶粉溶解，水浴加热（40~50℃），再依次加入水合氯醛和甘油，抽气过滤。⑥准备 4 根尖长的吸管和装废液容器，分别吸取废碱、废酸、废蒸馏水、废乙醇。⑦容器，最好用小坩埚，容易编号且带盖。⑧做好记录。

（2）腐蚀透明：将保存在 75%乙醇中的标本取出，放入盛有 5%氢氧化钾（钠）溶液的小坩埚内，浸泡腐蚀其体内的组织，同时也能使其体壁或体内骨骼部分颜色变浅，增加其透明程度。浸泡时间室温条件下 12~24h，具体时间视标本本身的骨化程度及是否吸血而定。对于刚吸过血的螨类标本，腹内留有血块，为了便于腐蚀剂进入螨体内，可在解剖镜下用尖细的昆虫针自螨类腹部刺破，对腐蚀腹内残物，增加透明程度均有好处。

（3）中和：在腐蚀透明过程中要经常进行观察，至标本呈棕黄色或黄色，透明即可。吸出废碱，加入 5%乙酸浸泡约 30min，以终止腐蚀剂的残余作用。

（4）清洗：吸出废酸，加入蒸馏水，浸泡 1h，再用蒸馏水清洗 2~3 次。

（5）封片：取硬的白纸板，画上载玻片大小的方框及两条对角线，将擦干的载玻片放在方框内，放 1~2 滴封藏液在载玻片中心，即两对角线的交叉点，然后将 1 个或成对的螨类标本放入封藏液中心，在解剖镜下用昆虫针对螨类标本进行定位和整形，使螨头朝前、腹面向上，足尽可能地自然分开，再用小镊子放上盖玻片，放时应先使盖玻片一侧边缘先接触液面，再轻轻将盖玻片放下。这样可避免产生气泡和螨类移位。封藏液用量应以盖片刚好封上标本后不外溢为宜；封后若有空隙，还可以继续滴加。

（6）贴标签：标签内容包括种类中文名称及拉丁学名、性别、宿主、采集地点及时间，若有其他数据如采集地海拔高度、采集人等信息也可添加。如一张标签不够用可用 2 张，分贴左右，宿主、采集地点、日期、采集人信息贴于左侧，种名、性别贴于右侧。

（7）烘干：封好的标本可平放于盒内待其自然晾干，但需要半年左右时间，故最好将玻片标本置于 60~80℃恒温箱或烤箱内烘烤 2d 左右，使其完全干燥。

注意事项：在标本制作过程中，要严格按照操作程序来做，同时在操作时动作要轻巧，避免标本掉毛，尽可能使标本做得清洁、美观并有完整的记录。

2. 浸泡标本制作　游离蜱标本通常采用乙醇浸泡的方法保存，鼠体外寄生虫（蚤、蜱、螨、虱）在采集时也用此法保存。

（1）材料准备：眼科镊、毛笔、指形管、棉球、标签纸、2B 铅笔、广口瓶、75%乙醇。

（2）放入指形管：用眼科镊或毛笔将散落在白瓷盘、鼠袋和鼠体表面上的寄生虫标本放入装有 75%乙醇的指形管中，并计数。

（3）写标签：用 2B 铅笔书写在白纸条上，内容包括编号、宿主名称、采集日期、采集地点、生境、海拔高度及采集者等信息，后 4 项可不写。

（4）装入标本缸（瓶）：将写好的标签也放入指形管中，管口塞入棉球，排出气泡，然后将指形管放入装有 75%乙醇的广口瓶中。如长时间不用，可用蜡封口。

五、分类鉴定

我国地域宽广，各地气候条件、生态环境千差万别，因此也常常造成不同地带有不同的生物群落组成。蜱螨类分布广、种类多，正确识别当地的种类十分重要。

在熟悉蜱螨类基本结构特征的基础上，鉴定步骤主要包括：使用检索表试查蜱螨至目、科、属、种；查阅该地区蜱螨类区系名录和文献；查对原始描记（该动物的发现者在原发表的论文中对该种特征的描记）；与模式标本或经研究机构准确鉴定过的标本对比；确定蜱螨的名称。蜱虫分类鉴定使用的主要工具是解剖镜，用于浸泡标本不同部位特征的观察；螨虫分类鉴定使用的主要工具是生物显微镜，用于玻片标本不同部位特征的观察。

蜱螨类鉴定可参考《中国重要医学动物鉴定手册》（陆宝麟主编）、《中国国境口岸医学动物与病媒昆虫图志》（苑德才主编）、《中国重要医学昆虫分类与鉴定》（陆宝麟、吴厚永主编）、《中国国境口岸常见医学媒介生物鉴定图谱》(张际文主编)、《医学蜱螨学》(李朝品主编)等鉴定书籍。

六、饲养与培育

1. 养殖条件　室温 25℃±1℃。相对湿度:蜱 80%±5%;螨 85%±5%;通风:每天开风机 2 次,每次 5~10min。

2. 饲料　蜱为吸血动物,活体哺乳动物和鸟类可作为血源动物;螨虫比较复杂,不同种类、不同发育时期饲料不同,有饲料(实验动物大小白鼠的块料)、动物(跳虫)或者虫卵。

3. 蜱类饲养技术　常用的蜱类饲养技术是让蜱类叮咬宿主动物,常用的饲血动物有大/小白鼠、豚鼠、家兔、家畜和家禽。饲血的技术关键在于防止动物的干扰和蜱虫逃逸。选择防止逃逸的口袋、灯罩或小盒等两端开口的容器内,将这些容器的开口端黏附固定在饲血动物血管丰富且剔剪去毛的部位,然后从容器的另一端放入所要吸血的蜱,关闭开口并保证饲血容器不受动物撕咬或啄食,同时注意保持蜱类空气流通。饲血完成后,打开容器,取出吸血蜱,在恒温恒湿的条件下饲养。不同蜱种发育的不同阶段对饲血动物有较严格的要求,一般来说幼蜱采用鼠类作为饲血动物,成蜱和若蜱用家兔和其他动物作为饲血动物。野外采集的蜱经过若干代人工驯化,也可采用人工喂血器和皮膜技术喂血,该血源可以是动物血液,也可以由动物血粉配制。

4. 螨类饲养技术　常用的螨类饲养容器可大可小,缸、筒、试管均可;容器底部铺细沙或石膏,上面放一层木屑、稻草、竹花或滤纸,加水保持一定的湿度,容器口围有浸有驱避剂的布袋防护,上面加盖,防螨类逃出。将饲养的螨放入其中,再加入各种营养物质,比如吸血螨类,放入饲血动物;不吸血的螨类,放入粉状饲料。常用的饲血动物为带枷大小白鼠。根据饲养的螨种,适时适量加入一些大白鼠饲料、血膜、蚊、蝇、蚤幼虫或卵等昆虫组织和活粉螨。饲养的要点一个是保持温、湿度,另一个是保证营养物质的供给。该容器要放在盛有过饱和盐溶液的搪瓷盘中,以防螨虫爬出逃逸。

七、人工感染

仔细筛选实验动物,应选择易感、健康及大小、性别和品系相同的动物。然后动物接种病原体,脑内接种、皮下和腹腔接种。最后再用饲养好的蜱螨叮咬被接种的动物。也可以用带毒的蜱螨叮咬实验动物。开展人工感染的实验室生物安全等级依病原体的毒力而定。

第三节　啮齿动物检验

一、样本采集

啮齿动物的样本采集方法主要有夹捕法、笼捕法、粘鼠板法和人工捕捉法。

(一) 夹捕法

使用中号鼠夹,用生花生米、油条、肉干等作诱饵,沿墙基每隔 5m 放一夹,放置诱饵端紧贴墙面,隔夜检查捕鼠情况,将捕获的鼠装入鼠袋内,做好记录和标记,带回实验室进行鉴定和病原体检测。

(二) 笼捕法

使用不同型号鼠笼,用生花生米、油条、肉干等作诱饵,沿墙基每隔 5~10m 放一笼,开口对着墙面,隔夜检查捕鼠情况,将鼠笼连同捕获的鼠一并装入鼠袋内,做好记录和标记,带回实验室进行鉴定和病原体检测。

(三) 粘鼠板法

不需诱饵,沿墙基紧贴墙面每隔 5~10m 放一粘鼠板,隔夜检查捕鼠情况,将粘鼠板连同捕获的鼠一并装入鼠袋内,做好记录和标记,带回实验室进行鉴定和病原体检测。

(四) 人工捕捉法

发现鼠类活动,使用应手工具将鼠击倒(晕),用镊子等工具将鼠拣起装入鼠袋内,做好记录和标记,带回实验室进行鉴定和病原体检测。

二、样本保存运输

(一) 常温剥制标本保存法

采获的鼠麻醉后检寄生虫，测量外形指标，解剖后制作成标本，放入标本盒内，加入樟脑等防腐剂，粘贴标签。长期储存地点以阴凉、干燥、避光为宜。

(二) 常温浸制保存法

直接剖开鼠类腹部，一般用70%~75%乙醇固定和保存鼠类标本，也可直接在固定剂中冷固定，如加少量(5%)甘油，可防止标本干燥及皱缩。保存标本的广口瓶(标本缸)，应放入用铅笔写好详细记录的标签。保存标本的玻璃瓶应用石蜡封严。

(三) 低温保存法

捕获的鼠类分类鉴定后，编号标记置于-20℃、-80℃或液氮中冷冻保存。

(四) 样本运送

应使用专用交通工具，将装有鼠的鼠袋放入专用器具(标本箱或大密封袋)，由专人送到实验室待检。

三、标本解剖

在做好个人防护的条件下将采集的鼠类进行分类鉴定，检查采集体外寄生的蚤、蜱、螨等媒介，进行测量后，将鼠固定在解剖板上，腹面向上，然后进行皮肤消毒。用镊子夹住皮肤切开部分，以解剖刀背先自切口两侧，然后向后部轻轻剥离，使皮肤与皮下组织分离，然后打开胸腔和腹腔，依次取出心、肝、脾、肺、肾等脏器。采集到的鼠类脏器标本均应放入冻存管冷冻保存或浸泡在RNA保护液中暂时保存。有条件的解剖工作可在超净台或生物安全柜中进行，防止脏器标本被污染。

四、标本制作

啮齿动物是一类分布广、种类多的有害动物，为了针对一定地区的啮齿动物，提高防制效果，最起码的要求是能正确识别当地的鼠种，所以学会制作标本十分重要。

标本制作用品有解剖板、不锈钢盘(盘内可将解剖板放入)、白搪瓷盘、白搪瓷脸盆、大头钉、镊子、剪刀、手术刀、持针钳、手术缝合针、眼科手术器械、酒精灯、小烧杯、酒精灯架、篦子、毛笔、毛刷、直尺、卡尺、电子秤、脱脂棉、塑料泡沫板、标签、白色纸卡、竹签、铁丝、标本盒、防腐剂、樟脑等。

啮齿动物标本通常可分为剥制标本、骨骼标本、浸制标本及附属标本。骨骼标本是剔除动物体的肌肉，将留下的骨骼经化学药品腐蚀、脱脂和漂白，用金属丝按其生活时结构和位置串联起来，或者根据需要选择其中的一部分，如头骨等。浸制标本通常用70%~75%乙醇，或5%~10%甲醛溶液或其他固定液浸制的啮齿动物标本，包括整体、内脏、胚胎、幼体等标本。附属标本是指有关啮齿动物生活习性及活动踪迹的各种标本，如巢、咬痕、脚印、粪便等。这4类标本中以剥制标本最为重要，下面着重介绍剥制标本的制作过程。

(一) 剥皮

做好个人防护，将处理后的鼠体仰放在搪瓷盆内，用解剖刀或剪刀沿腹部正中，从胸骨后至生殖器前端切开皮肤，慎勿切破腹肌及腹膜，以免内脏外流污染毛皮。用手指将腹部肌肉和皮肤剥离，继而向两侧、背部及后肢腿部推进，并在膝关节处剪断，清理胫、腓骨周围的肌肉。再把生殖器、直肠与皮肤连接处剪断，清理尾基部周围的结缔组织，用手指轻轻揉搓尾巴，左手指紧卡住尾基部皮缘，右手指紧拉尾椎，即可徐徐抽出尾椎骨。

(二) 剔肉防腐

向前剥离至前肢，在肘关节处剪断，清除桡尺骨上的肌肉，再剥至头部，先遇到的是半透明的耳基软骨，小心地剪断耳基与头骨的相接处。眼部要留心，紧贴头骨剪，应保持眼睑的完整。剥离上、下唇，并在鼻尖软骨处切断。至此，剥皮已告完成，附于皮下的少量脂肪和肌肉应轻轻剥去，此时成为毛朝里、皮向外的皮筒，然后在皮上涂抹防腐剂。

（三）充盈

用一根与体长相仿的细竹签，根据标本头、胸、腹的粗细，一层层卷上棉花。再在皮上保留的四肢骨骼上缠以少许棉花。将棉花假体前端和皮筒的头部相对，用左手翻转鼠皮以包住假体。另外再削制一根与尾椎骨粗细相似的长竹签，涂上防腐剂，轻轻插入尾巴内，使尾巴挺直，并将保留多余的竹签（视鼠体大小，为3~5cm）安置在腹腔内，能起支撑和固定尾巴的作用。尾椎也可用铁丝缠上棉花替代。

（四）缝合整姿

缝合腹部皮肤切口，针头应由里往外穿缝。整理四肢，前足背朝上，不宜拉出很长；后足拉直向后，背面朝下，置于尾巴两侧。取硬纸片放于两后足及尾巴之下，用线缝使之固定于硬纸片上。然后在左后腿系上该动物的标签及头骨。将标本置于通风处晾干。标签内容包括采集时间、采集地点、采集人、单位名称、拉丁学名、中文名、体重、体长、尾长、后足长、耳高。

（五）剔取头骨

将鼠头骨剪下，在清水中煮沸10~30min（视头骨大小而定），取出后剔除全部肌肉及脑髓，晾干后系于标本上，或连同标本放在塑料袋中保存，以备日后查考。头骨也可漂白，把骨骼浸入4%过氧化氢溶液中5~6d，然后用水冲洗，晾干即成。

五、分类鉴定

（一）基本形态

在外形上，同其他哺乳动物一样，啮齿动物（包括啮齿目和兔形目）的身体可明显区分为头、颈、躯干、尾和四肢等5部分。啮齿动物全身被毛，四肢发育正常，明显有别于鲸目、鳍脚目、海牛目和翼手目；以脚趾末端具爪，明显有别于有蹄类；以鼻吻部略前突但不呈狭长的尖锥形，明显有别于灵长目、食肉目、食虫目、树鼩目和长鼻目。然而，其最重要的，有别于任何其他哺乳动物类群的特征是：头骨上、下颌均各具有两颗终生生长的大型凿状门齿，其门齿仅唇面具珐琅质，无犬齿，在门齿与颊齿（前臼齿与臼齿的合称）之间有很大的齿隙。啮齿目有一对门齿，而兔形目则有两对门齿，其中一对小的附在一对大门齿的后边。在小型哺乳动物中，鼩形目和树鼩目在外形上和啮齿目接近，但鼩形目和树鼩目的牙齿比较原始，没有犬齿和臼齿的分化，通常将啮齿动物和鼩形目的动物通称为鼠形动物。

（二）分类鉴定方法

啮齿动物种类繁多，它们在体型、毛色、形态、生态和行为习性、地理分布和栖息场所、与人类的利害关系上均千差万别。只有准确地识别鼠种，才能查清不同地区的啮齿动物组成，掌握其分布、活动特点和行为习性；才能弄清其数量动态，准确地监测和预报害情；才能制订合理的管理对策和开展有效的防制。因此，分类鉴定工作乃是鼠害防制工作的重要依据。

鉴定动物的方法很多，可分为直接鉴定与间接鉴定两大类。直接鉴定是根据遇见或捕获的活动物，或者猎得的动物尸体，以及剥制的标本、皮张、动物骨骼等实物进行种类鉴定；间接鉴定则是根据这些动物的巢穴、粪便、取食和其他活动的各种痕迹等，判断某地区的某种环境中有什么动物生存。鉴定工作通常由分类学专家或在分类学上经过专门培训、有经验的技术人员承担。鉴定的步骤主要包括：首先使用检索表试查动物至目、科、属、种；然后逐条特征比对原始描述（动物志或该动物的发现者在原发表的论文中对该种特征的描述）；再查阅地区动物区系名录和文献；最后确定动物名称。

（三）常见种类的鉴别特征

啮齿动物在长期的进化过程中，不同的种类适应不同的环境，有的适应农田，有的适应草原，有的适应森林，也有的适应荒漠，家栖种类如褐家鼠、小家鼠和黄胸鼠则适应了人居环境。在自然界中，啮齿动物的分布很不均匀，且活动范围较大，在进行密度监测时，选择不同生境十分重要。国境口岸、交通工具和集装箱活动的啮齿动物主要是家栖鼠种，以褐家鼠、小家鼠、黄胸鼠、黑家鼠为主，偶尔有一些半家栖鼠种，如黑线姬鼠、黄毛鼠。常见种类的鉴别特征见本书第七章第一节。

六、饲养与培育

国境口岸开展鼠类密度监测捕获的鼠类，或在交通工具和集装箱中截获的鼠类，应在最短的时间送到实验室，麻醉后分类鉴定，检取鼠体外寄生虫、制作标本或采集血样或脏器进行病原体检测。捕获的鼠类由于存在生物安全风险，一般不做饲养。如果确实需要饲养一段时间，可将捕鼠笼放置在相对隔离的场所，避免惊吓，避免高温和低温，避免太阳直射，笼内投放苹果、胡萝卜等其他食物。小白鼠和大白鼠作为实验动物，是通过家鼠家养驯化，定向培育，按照科学研究的需要选育而成。饲养实验动物的建筑选址有特殊的要求，饲养的房舍为封闭式，室内的温湿度、照明、通风、噪声、气压都应自动控制在特定范围；饲料也要有特定的营养，维持实验动物的生长、发育和繁殖，除了饲养动物的设施外，其他配套的辅助设施和储藏设施也要齐备。因此实验动物的饲养和培育是一门独立的综合性学科，这里不再赘述。

七、人工感染

捕获的鼠类，选择隔离场所，单个笼养，人工饲养 1 周后，选择健康的个体再隔离 30d，经检疫合格后，根据病原体的种类可带入相应等级的生物安全实验室内开展人工感染实验。鼠类人工感染病原体的方法有脑部注射、腹腔注射、皮下注射和通过节肢动物叮咬等。

（郭天宇）

第四节　病媒生物的分子鉴定技术

一、基本原理

分子鉴定的基本原理是基于物种基因序列的多态性，利用生物体内能够代表该物种特异性，同时又有足够变异的、易扩增且相对较短的、标准的 DNA 片段，亦称分子标记（molecular marker），对生物物种进行鉴定或者系统进化关系的研究。分子鉴定是建立在基因扩增和序列比对的基础之上，与传统的形态鉴定相比，它具有不受物种发育状态、雌雄个体及形态特征完整与否的限制，减少对分类专家的依赖，不受主观因素影响，准确率高，借助互联网可以实现数据共享等优点。

二、常用的分子标记

分子标记是以个体间遗传物质内核苷酸序列变异为基础的遗传标记，是 DNA 水平遗传多态性的直接反映。理想的 DNA 分子标记应该具有以下特点：①适中的多态性；②共显性遗传；③在生物发育的不同阶段，不同组织的 DNA 都可以用于标记分析；④检测手段简单、方便；⑤可重复性好等。

病媒生物常用的分子标记主要为线粒体基因和核基因，其中核基因主要以编码核糖体的基因为主。常用的分子标记如下：

（一）线粒体 DNA 分子标记

线粒体是细胞内一种重要的细胞器。在动物中，线粒体 DNA（mitochondrial DNA，mtDNA）是唯一存在于细胞质中的 DNA 分子，独立于细胞核外的基因组。线粒体基因组为双链环状 DNA，常见病媒生物的线粒体基因组长 14 500~17 000bp，主要编码线粒体的 tRNA、rRNA 和蛋白质。

一方面，由于 mtDNA 缺乏组蛋白的保护，且在复制过程中没有完整的突变修复功能，因此 mtDNA 又有着远比核 DNA 高的突变率，高突变率使得 mtDNA 可用于评估物种内个体或群体的遗传关系，并用于鉴定和量化不同物种之间的序列差别，从而通过比较来自不同个体或物种的 mtDNA 序列，可以进行物种鉴定或者构建物种间的系统进化关系。另一方面，基于密码子的兼并性，氨基酸序列的变化则相对缓慢，mt-蛋白质的替代率非常低，因此它们可提供关于相对较远物种间的遗传距离的信息。

mtDNA 是目前应用最广泛的种类鉴定的分子标记之一，尤其是细胞色素 C 氧化酶 I 亚基（*COI*）。*COI* 为 DNA 条形码数据库 BOLD（Barcoding of life Datasystem，http://boldsystems.org）唯一收录的动物分子鉴定标记，最常用的是 *COI* 上一段 658bp 的片段，引物为：LCO1498（5′-GG TCA ACA AAT CAT AAA GAT ATT GG-3′）和 HCO2198（5′-TA AAC TTC AGG GTG ACC AAA AAA TCA-3′），可以区分包括病媒生物在内的大部分动物种类。另外选择用于种类鉴定的 mtDNA 基因片段还有 *Cytb*、*NADH*、*12S*、*16S* 等。

（二）核基因分子标记

核基因（nDNA）是真核生物中位于细胞核内染色体上的基因，通过指导蛋白质的合成来表达自己所携带的遗传信息，从而控制生物体的性状表现。不同生物 DNA 分子上碱基序列的不同决定了基因的不同，从而使生物具有了物种特异性。

目前应用于种类鉴定的核基因还是以编码核糖体蛋白的 rDNA 为主。核糖体 DNA（ribosomal DNA，rDNA）是编码核糖体 RNA 的核 DNA 序列。真核生物核糖体 DNA 包括一个单元段，一个操纵子，以及由非转录间隔区（nontranscribed spacer，NTS）、外转录间隔区（external transcribed spacer，ETS）、*18S*、*ITS1*、*ITS2*（内转录间隔区 1 和 2，internal transcribed spacer 1 and 2）、*5.8S* 和 *28S* 组成的串联重复序列（图 8-1）。有的 rDNA 还有另一个基因，由 *5S* rRNA 基因编码，位于大多数真核生物的基因组中。

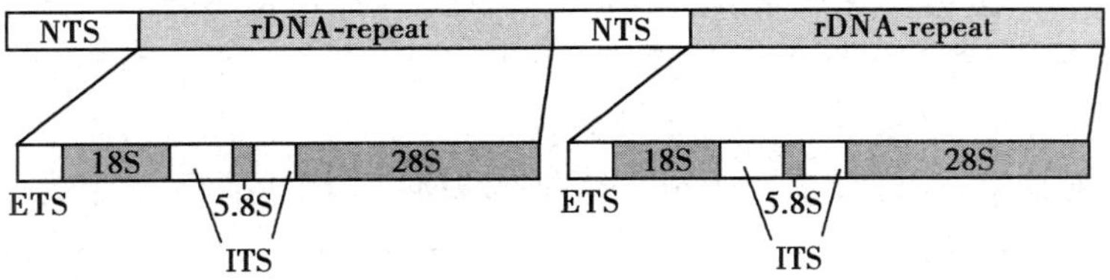

图 8-1　核糖体 DNA

rDNA 转录区在物种间具有较低的多态性，允许种间比较，因此可以仅使用少量标本来阐明系统发育关系。rDNA 的编码区域在物种间是高度保守的，但是由于插入、缺失和点突变，内转录间隔区 *ITS* 是可变的，常用于病媒生物的物种鉴定中，鉴定效果与 *COI* 具有较大的一致性，在一些 *COI* 鉴定不理想的种类，可以使用 *ITS* 基因作为辅助鉴定基因。

（三）分子标记应用的局限

目前 DNA 条形码技术以及以其他分子靶标为基础的分子鉴定的大规模、广范围应用还受到一些限制，主要是有以下几个原因：

1. 有效数据缺乏　分子鉴定技术的广泛应用目前还在很大程度上受数据库数据缺乏的限制，地球上的 870 万种生物中被 DNA 条形码编码或者具有其他分子序列的仅占很少的一部分，截至 2017 年 6 月 15 日，BOLD 系统中仅有约 26.6 万种生物的 DNA 条形码数据，数据库的建设亟待扩充、完善。因此在实际应用中，大量的种类尚不能达到直接鉴定的目的。

2. 形态分类与分子数据脱节　由于多种原因的影响，传统的形态分类与近代分子鉴定数据还做不到完全的统一。作为分子鉴定比对依据投到数据库中的序列，有可能不是形态分类学家正确命名的物种，导致数据库中一些物种的条形码数据张冠李戴，给分子鉴定技术的实际运用带来困难，甚至引起混乱和误会。

3. 有些数据缺乏统一的规定，不具可比性　由于过去缺乏统一的规定，世界各地的科学家使用的扩增引物不统一，因此所得到的基因片段不同、长短不一、质量参差不齐，不具可比性，实用性差，起不到物种比对鉴定的作用。DNA 条形码联盟和 BOLD 系统的建立，为解决该问题起到了一定的积极作用。

在当前的数据库建设过程中，需要全球的形态分类专家和分子分类专家精诚合作，尽快完善分子数据库，早日达到广泛应用的目的。

三、常用检测方法

大多数物种可以通过聚合酶链式反应（polymerase chain reaction，PCR）技术来进行物种的分子鉴定。PCR 技术是体外酶促合成特异 DNA 片段的一种方法，由高温变性、低温退火和适温延伸等反应组成一个周期，循环进行，使目的 DNA 得以迅速扩增，具有特异性强、灵敏度高、操作简单、省时等特点。目前以

PCR 技术为基础的常用检测方法：

（一）基于通用性引物的 PCR 扩增和序列测定

基于通用性引物的 PCR 扩增和序列测定，这是目前最广泛、最实用、最经济的一种物种分子鉴定技术。以 PCR 扩增和序列测定为基础的分子鉴定技术，除所使用的分子标记的引物不同，反应程序有一定的差别，原理及步骤基本相同。这一类鉴定技术以 DNA 条形码技术应用最为广泛，下面就以 DNA 条形码为例，介绍 PCR 扩增和序列测定进行物种鉴定的几个主要步骤：

1. 凭证标本的制作和保存　凭证标本是指获取用于物种鉴定的分子数据的来源（母体）标本，个体特别小的标本如螨，可以是同一批标本同种标本中的一个个体。凭证标本可以是形态不完整的标本，但与本标本的分子数据等分子凭证必须是一一对应的关系。凭证标本的保存非常重要，必须有唯一性标本编号、存放、鉴定以及采集等详细信息，以便于日后查证。

（1）凭证标本的制作和保存：截获的输入性或者本底调查所得病媒生物，进行种类鉴定，确定凭证标本，制作标本，记录标本的采集、鉴定等信息等并妥善保管凭证标本。

取凭证标本身体的一部分组织提取基因组 DNA。取组织时以尽量不破坏凭证标本的主要形态鉴定特征为基本原则，例如蝇、蚊、蠊等病媒昆虫取一侧的一条后腿，鼠类等较大型凭证标本可以在制作标本时，取一小块肌肉或者肝脏作为提取基因组 DNA 的原料。

（2）凭证标本的关键信息：凭证标本作为分子数据的来源，必须与分子数据为一一对应的关系，因此凭证标本非常重要，一般需要具备以下基本信息：凭证标本名称（可以是确定的准确名称，也可以是临时性的）；凭证标本的采集信息（如：采集人；带 GPS 定位信息的采集地点等）；凭证标本的鉴定信息（如：标本鉴定人；保存号和保存地点等）；序列信息（如：至少大于 500bp 的 *COI* 片段及序列；PCR 引物序列等）；追踪档案（trace files，如：测序原始图谱；根据序列建立的系统进化树等）。对于病媒生物，还应该包括携带病原体的主要种类以及与传染病的关系等基本信息。

2. 基因组 DNA 的获取　利用动物组织基因组 DNA 提取试剂盒或者其他方法提取被测样本的基因组 DNA。获得高纯度、高质量的模板 DNA，以利于后续的 DNA 扩增。

3. 目的片段的获得

（1）引物的设计和选择：根据已有的序列，尽量选择多种种类的目的片段的基因，使用引物设计软件适当保守的序列区域设计通用引物，尽量使引物具有较好的通用性，能够适合更多的种类。

节肢动物尤其是昆虫，获得 DNA 条形码数据的第一选择引物为动物线粒体 *COI* 通用引物（正向引物 LCO1490：GGT CAA CAA ATC ATA AAG ATA TTG G；反向引物 HCO2198：TAA ACT TCA GGG TGA CCA AAA AAT CA），对于一些 *COI* 基因不适合的种类，可选择其他的线粒体基因片段如：*Cytb*、*COII*、*COIII*、*12S*、*16S*、*NADH* 或者核基因 *ITS2*、*18S*、*28S* 等，但只有 *COI* 才是 DNA 条形码专业数据库 BOLD 收录的动物 DNA 条形码序列。

（2）反应体系的设置：以基因组 DNA 为模板进行 DNA 扩增，反应体系中一般含有：DNA 扩增酶缓冲液、DNA 扩增酶、正向和反向引物、dNTP、模板 DNA 以及水。扩增所用的酶为一般商业 Taq 酶或者其他高效率、高保真的 DNA 扩增酶。

扩增程序一般由高温变性、低温退火和适温延伸等反应组成一个周期，循环进行，使目的 DNA 得以迅速扩增。

（3）扩增片段的检测：根据扩增片段的大小，配制合适浓度的琼脂糖凝胶，使用电泳仪进行凝胶电泳，然后利用凝胶成像系统的紫外检测功能检测有无目的片段。

（4）序列的测定和分析：PCR 产物纯化后，可以克隆，也可以 PCR 产物直接交由商业的测序公司进行测序。测序所得的序列，除去引物序列后，与 BOLD、NCBI 等公用权威数据库系统或者其他数据库中的数据进行比较，根据序列的相似性和遗传距离判断物种。

（5）结果判定：按照艾伯特 2003 年的观点，一般相似度高于 98%，可以判断为同一种类。但对于不同的种类序列，分歧达到什么程度才能明确为两个不同的物种，还需要基于数据库的不断完善而进一步探讨。现有的研究数据表明绝大多数物种的 COI 序列表现出低的种内遗传差异及相对较高的种间差异。序列相似度最高且≥98.0%者*，直接鉴定为查询结果所示种类。

*注：根据作者多年的经验，序列相似度最高且≥99.0%者，直接鉴定为查询结果所示种类；序列相似度<99.0%、>98.0%者，需参考形态学特征进行综合判断，结论可做参考；序列相似度≤98.0%者，不作为结论进行种类判断。

（6）分子凭证的保存：分子凭证指与凭证标本相对应的基因组DNA、PCR产物、序列及峰图，采用克隆测序的还应包括含目的片段的阳性转化子。分子凭证的保存非常重要，必须有唯一性的编号并且和凭证标本一一对应、存放等详细信息，以便于日后查证。

（二）特异性引物扩增

利用特异性引物鉴定物种是一种建立在PCR基础上的物种鉴定技术。基本步骤同PCR扩增和序列测定，只不过使用的引物为特异性的针对某个物种或者某类物种，会对某个物种产生特异性的扩增条带。在引物特异性好的情况下，对特定物种的鉴定具有更快捷性，可以根据特异性的条带直接判断是否为该种，但为了进一步确认鉴定结果，一般也需要进行序列测定和比较。由于只能对待鉴定样本做出是与否的判定，不如上述的通用性引物扩增技术具有普遍适用性，因此在广泛应用上受到很大的限制。

（三）实时荧光PCR法

实时荧光PCR法（real-time fluorescent PCR，RT-PCR）是在特异性引物扩增的基础上发展起来的，在特异性引物反应体系中加入荧光化学物质或者带标记的探针，通过收集荧光信号，对PCR进程进行实时监测。与特异性引物扩增相比，可以省略凝胶检测特异性条带的步骤，更为快捷、灵敏和直观。

一般使用的检测方法可分为荧光染料法、Taqman探针法。荧光染料法是在PCR反应体系中加入荧光染料，随着PCR扩增进程，荧光染料掺入新合成DNA双链后，受激发发射并采集荧光信号；Taqman探针法则是用被称为“报告基团”和“淬灭基团”的荧光化学物质标记探针，探针完整时，报告基团发射的荧光信号被淬灭基团吸收；PCR扩增时，DNA聚合酶的外切酶活性将探针酶切降解，报告基团游离到反应体系之中，得以和淬灭基团分离，从而荧光监测系统可以收集到报告基团发出的荧光信号。每扩增一条DNA链，就可以检测到一个荧光信号，荧光信号的积累与PCR产物的形成完全同步，从而可以实现对PCR的实时监控，而不再需要凝胶成像来检测PCR的结果。可以通过观察扩增曲线，利用针对某种或者某类病媒生物设计特异的引物和探针，实现对该种病媒生物的直接鉴定。

目前该方法主要用于肝炎、艾滋病、结核等临床疾病，寨卡、黄热等虫媒病、禽流感、口蹄疫等动物疫病以及食品微生物、食品转基因中的检测中。

与特异性引物扩增相同，该方法对病媒生物的分子鉴定通用性不够，一对引物探针只能针对一种或者一类病媒生物，因此较少用于病媒生物的分子鉴定。

（四）限制性内切酶片段长度多态性

限制性内切酶片段长度多态性（restriction fragment length polymorphism，RFLP）标记是发展最早的DNA标记技术，是指基因型之间限制性内切酶处理并进行片段长度的差异分析。这种差异是由物种特定基因的碱基序列不同以及限制性酶切位点上碱基的插入、缺失、重排或点突变所引起的。

RFLP作为第一代分子生物学标记，自问世以来已广泛用于多门生物学科研究中，包括物种的种类鉴定。但RFLP实验操作烦琐，检测周期长，成本高昂。

（五）扩增片段长度多态性

扩增片段长度多态性（amplified fragment length polymorphism，AFLP）技术是由荷兰科学家Pieter Vos等于1995年发明的，是一项较新的分子标记技术。AFLP先将基因组DNA用限制性内切酶切割，然后用PCR技术扩增基因组DNA限制性片段。

由于不同物种的基因组DNA大小不同，基因组DNA经限制性内切酶酶切后，产生分子量大小不同的限制性片段。使用特定的双链接头与酶切DNA片段连接作为扩增反应的模板，用含有选择性碱基的引物对模板DNA进行扩增，选择性碱基的种类、数目和顺序决定了扩增片段的特殊性，只有那些限制性位点侧翼的核苷酸与引物的选择性碱基相匹配的限制性片段才可被扩增。扩增产物经放射性同位素标记、聚丙烯酰胺凝胶电泳分离，然后根据凝胶上DNA指纹的有无来检验多态性。

AFLP 技术结合了 RFLP 和 PCR 技术的特点，具有 RFLP 技术的可靠性和 PCR 技术的高效性。由于 AFLP 扩增可使某一物种出现特定的 DNA 谱带，而在另一物种中可能无此谱带产生，因此，这种通过引物诱导及 DNA 扩增后得到的 DNA 多态性可作为一种分子标记。

一般用于构建遗传连锁图谱、快速鉴别与目的基因紧密连锁的分子标记、AFLP 辅助的轮回选择育种、基因表达与调控、分类和进化、甲基化等研究。

（六）随机扩增多态性 DNA

随机扩增多态性 DNA（random amplified polymorphic DNA，RAPD）技术是由美国科学家 Williams 和 Welsh 于 1990 年分别研究提出的，又称任意引物 PCR，是建立在 PCR 基础上的一种可对整个未知序列的基因组进行多态性分析的分子技术。

RAPD 的优点在于：无须专门设计扩增反应引物，也无须预先知道被研究生物基因组的核苷酸序列，引物可随机合成和随机选定；退火温度低，一般为 36℃，能保证核苷酸引物与模板的稳定结合，同时允许适当的错误配对，以扩大引物在基因组 DNA 中配对的随机性，使 RAPD 有较高的检出率；易于程序化，利用一套随机引物可得到大量的分子标记，并可借助计算机系统进行分析；所需的 DNA 样品量极少，仅为 RFLP 的 1/1 000~1/200。

随着研究的深入，人们发现该技术存在一定的缺陷，比如：RAPD 技术是由多种成分参加的生化反应，反应中各种成分均为微量，尽管其反应灵敏度高，但是影响因素较多，会出现重复性差和分辨率低等缺点。

20 世纪 90 年代初期，RAPD 技术广泛应用于生物的种类鉴定、系谱分析及进化关系的研究，尤其是植物和中草药的种类鉴定，但在病媒生物方面应用较少。随着 DNA 条形码概念的提出和技术的发展，该技术在物种鉴定上的应用逐步减少。

（七）内部简单重复序列

内部简单重复序列（inter-simple sequence repeat，ISSR）是由 Zietkeiwitcz 等在 1994 年发展起来的一种微卫星基础上的分子标记。其基本原理是：用锚定的微卫星 DNA 为引物，即在 SSR 序列的 3′端或 5′端加上 2~4 个随机核苷酸，在 PCR 反应中，锚定引物可引起特定位点退火，导致与锚定引物互补的间隔不太大的重复序列间 DNA 片段进行 PCR 扩增。扩增所得的 inter SSR 区域的多个条带通过聚丙烯酰胺凝胶电泳得以分辨。

与 SSR 标记相比，ISSR 引物可以在不同的物种间通用，不像 SSR 标记一样具有较强的种特异性，与 RAPD 和 RFLP 相比，ISSR 揭示的多态性较高，可获得几倍于 RAPD 的信息量，精确度几乎可与 RFLP 相媲美，检测非常方便，因而是一种非常有发展前途的分子标记。目前，ISSR 标记已应用于种类鉴定、遗传作图、基因定位、遗传多样性、进化及分子生态学研究中。

四、分子鉴定的意义

物种的分子鉴定克服了传统形态学鉴定的诸多缺点，比如分子鉴定不再受样本形态完整与否、雌雄性、发育状态的限制，省略了将卵、幼虫等非成虫态孵化成成虫再行鉴定，可以实现直接鉴定，大大缩短了鉴定周期，在口岸检验检疫及科学研究中具有非常重要的意义；同时，由于不用孵化培养，大大减少了病媒生物本身及其携带病原体的扩散机会，减少了输入性病媒生物对生态系统及公共卫生安全的威胁。对于由于缺少参比标本和参考资料而无法准确鉴定的输入性病媒生物尤其重要，借助公共数据库可以实现数据共享，从而快速达到物种鉴定的目的。主要表现在以下几方面：

（一）对物种的鉴定将不再受虫态和虫体不完整的限制

大多数生物，尤其是昆虫主要是根据成虫的外部形态，或者雄虫外生殖器的形态特征进行物种鉴定，卵、幼虫、蛹等非成虫虫态一般需要在实验室内孵化为成虫后才能鉴定。根据虫体发育的速度不同，需要的时间长短不一，但一般需要 3~4 周的时间，非常费时。肢体残缺的种类，如果缺失的是主要的鉴别特征，就很容易造成种类的鉴定不准确，或者根本无法鉴定。

当分子鉴定数据库中积累了足够多的数据后，对以后截获的卵、幼虫和蛹等非成虫虫态以及肢体残缺不全的物种，可以根据其条形码数据直接与数据库的数据进行对比，从而达到物种鉴定的目的，而没有必要将其在培育成成虫再行鉴定，为进一步采取相应的检疫措施节约时间。

（二）对物种的鉴定不再受雌雄性的限制

雄性尾器的形态结构一直是病媒昆虫鉴定的“金标准”，雌性昆虫的鉴定是一个国际性的难题，用于分子鉴定的标靶基因作为种类鉴别的标准，不会因为性别的不同而不同，同一种的雌雄个体间的差异于种内差异具有可比性，不会大于种间差异。因此，分子鉴定可以作为雌性病媒昆虫鉴定的最有力工具。

（三）对鉴定者的经验和专业背景知识要求将大大降低

据联合国环境规划署最新报告，地球上生物种类约870万种，其中650万种陆地生物，220万种海洋生物。这870万种生物中有780万种动物，30万种植物，60万种真菌。如此繁多的种类，物种鉴定专家不可能都熟知，某一位专家可能仅对某一类的某个科甚至某个属的种类熟悉，而对绝大多数种类不熟悉，因此纯粹的形态种类鉴定就很难对所有的物种进行一一鉴别。

物种的形态鉴定历来都是专家的经验和权威性起到很大作用，物种的界定往往以细微的形态特征为依据，对专家的依赖性高。培养一位传统的分类工作者往往需要数年的专业培训，而且由于物种的极大丰富，很难完全免除主观判断的影响。

随着分子生物学技术的发展，核酸提取手段日渐成熟，分子鉴定技术越来越发达，测序商品化越来越方便和经济，分子分类只要求工作者接受一定的训练，有简单的分子操作技能即可。当然，这需要建立在分子鉴定数据库极大丰富和准确的基础上。

（四）对近缘种的鉴定更加准确

表型可塑性和遗传可变性导致单纯依赖形态特征进行物种鉴定，难以区别近似种。分子鉴定技术可以成功解决如何准确鉴定表型相似而基因差异的近缘种，以及遗传基因相同但受环境因素等影响造成的种内表型差异的问题困扰，在单一分子标记不足以区分近缘种时，可以联合使用多个基因进行准确鉴定。

（五）对外来物种的鉴定将更加准确快速

由于传统分类者知识的专一性，对本国的物种、自己熟悉的类群能达到准确鉴定的程度，但往往对外来物种则很难准确快速鉴定。需要与国外的分类专家交换标本、交流意见，需要很长时间才能达到鉴定的目的。随着交通工具、集装箱等夹带而来的外来物种，一般都是启运港当地的优势种和常见种，但由于到达港的专家缺少参比标本和参考资料，往往很难根据外部形态对外来种进行准确鉴定，分子鉴定技术的发展和物种分子数据库的建立及完善，可以借助互联网使这个问题迎刃而解，达到快速、准确鉴定外来物种的目的。

（六）数据共享性强

传统的形态分类主要依据标本的外部形态，因此需要将实体标本在专家间传阅，才能确定物种。即使在网络和通信发达的今天，所谓的远程鉴定，一般的专家也很难仅根据图片进行一个物种的确认，大多需要研究实体标本，因此数据的共享性不强。

目前，国际国内关于物种分子鉴定研究项目都已开展，其发展趋势是将PCR技术、DNA芯片技术等多种分子技术相结合，最终目标是建立一高通量、快速、低成本、灵敏、准确的成套检测技术，通过快速分析一小段DNA分子，可以鉴定出地球上每一个生物物种，如同商场中扫描仪检测UPC条形码的方式一样快捷。以DNA条形码技术为代表的物种分子鉴定是常规分子检测方法的提炼与升华，将使科研和检验检疫工作更加高效率，使过去只有专家才能掌握的知识变得简便易行，因而更好地服务于大众与社会，具有广阔的应用前景。

在目前的情况下，分子鉴定技术的应用不能完全脱离形态分类，尤其是在建立分子鉴定数据库的过程中，脱离形态鉴定的分子鉴定技术将成为无源之水，建立正确的分子鉴定数据需要以准确的形态种类鉴定为前提。当前在需要投入大量人力、物力、财力大力丰富分子鉴定数据的时期，需要传统形态分类工作者与分子鉴定工作者相互协作，取长补短，为尽快建立起这一国际通用的鉴定平台做出各自的贡献。

（岳巧云）

第九章

病媒生物携带病原体的检验检疫技术

病原生物的检疫是指从病人或病媒生物体内(体表)采集病原体,并进行分离、培养与鉴定的过程。病媒生物的检疫对虫媒病的预防与治疗具有重要意义。

第一节 病原学检验技术

一、病毒

(一) 样本采集

1. 患者标本 病毒性疾病通常采集鼻咽分泌物、痰液、气管抽吸液、血液、尿液、粪便、脑脊液、疱疹液、活检或尸检组织等标本。样本采集应根据不同的病毒疾病选择性地采集不同的标本。如呼吸道病毒感染应无菌采集发病初期或急性期患者鼻咽拭子、含漱液、鼻腔洗液、痰和血液等,必要时采集支气管分泌物;胃肠道病毒感染主要采集患者粪便、直肠拭子、咽拭子和血液等样本;无菌性脑膜炎应采集患者脑脊液;急性出血性结膜炎应采集患者结膜拭子;疱疹性咽峡炎或手足口病采集患者疱疹液;肝炎病毒感染可采集患者的血液、粪便和可能含有病毒的体液(唾液、乳汁样本)等;出血热病毒感染应在发病的急性期内采集患者的血液样本。活检组织应采取有病变的部位,若是尸检剖检后采集样品,一般是采集有病理变化的器官或组织。标本采集合格与否,直接影响检验结果的真实性。

2. 媒介标本 蚊、蜱、螨等体积较小的病媒生物,可置于-20℃冷冻处理,待其死亡后进行分类鉴定,分组放入无菌样品管中并置于-70℃或液氮保存。鼠类标本的采集应按皮下、腹腔、胸腔的顺序解剖,收集膀胱、肝、脾、肺和心脏等器官。同时,可用消毒滤纸条(1cm×5cm)蘸取血液。将收集的标本放入无菌样品管并置于-70℃或液氮保存。

3. 样本的保存与送检 病毒离开活体组织后在室温下极易死亡,故样本采集后应尽早送检。如不用立即送检的样本,应将样本加入保护剂(Hank 液、牛血清白蛋白、50%缓冲甘油等)并低温保存,以防病毒失活。短期可置于4℃保存几天,长期保存应置于-70℃冻存。当病毒接种细胞或组织时,应预留部分样本,以备再次接种或进一步检查备用。

(二) 分离与培养

病毒体积微小,结构和组成相对简单,缺乏完整的酶和能源系统,只能寄生在细胞内,依靠寄主细胞的代谢系统增殖。因此,应根据病毒的种类选择敏感的组织细胞、鸡胚或动物进行病毒的分离培养。

1. 细胞培养 病毒与寄主细胞间有严格的选择关系,不同种类病毒的易感细胞往往不同,有的细胞适用于多种病毒增殖,有的病毒能感染多种细胞。进行病毒的分离培养时,首先应根据病毒的种类选择敏感细胞。用于培养病毒的细胞种类按其来源、染色体特征及传代次数等可分为原代细胞、二倍体细胞和传代细胞,由于其不同特征,往往应用于不同目的。

(1)原代细胞培养(primary cell culture):用机械方法和胰蛋白酶将动物或人的组织或器官分散成单个细胞悬液,在充足的营养和适当的培养环境孵育数天后,逐渐在培养瓶底部形成单层细胞或悬浮细胞,称为原代细胞。原代细胞较好地保持了原有组织的特性，对病毒敏感性强，因此常用于直接从样本中分离病毒，如人胚肾细胞、兔肾细胞。原代细胞均为二倍体细胞，一般只能传 2~3 代便开始退化。原代细胞可用于生产病毒疫苗，但不能用于诊断工作。

（2）二倍体细胞培养（diploid cell culture）：原代细胞在体外培养过程中，少数细胞在分裂 50 代左右仍能保持染色体数为二倍体，称为二倍体细胞。但这类细胞不能无限制传代，多次传代后也会出现细胞退化、敏感性降低现象。目前二倍体细胞培养多用于制备病毒疫苗和病毒的实验室诊断工作。

（3）传代细胞培养（continuous cell culture）：通常来源于肿瘤细胞或二倍体细胞系传代过程中的突变细胞（如 HeLa、Hep-2、Vero 细胞系等），传代细胞系的染色体数为异倍数，具有繁殖率高，长期或无限传代的特点。传代细胞系对病毒的敏感性稳定，可长期冻存。根据病毒对细胞的亲嗜性，选择敏感的细胞系用于病毒的实验室诊断工作，但由于有致癌性，传代细胞系一般不用于生产病毒疫苗。

2. 鸡胚培养　鸡胚来源充足，组织分化程度较低，具有广泛易感性，选择适当的接种部位易于病毒大量繁殖，病毒接种条件易控制且操作简单。一般采用孵化 9~12 日龄的鸡胚，此阶段鸡胚发育日趋完善，各种脏器均已形成，具有卵壳、壳膜、气室、绒毛尿囊膜、羊膜腔、尿囊腔、卵黄囊和卵白。根据病毒的特性可分别接种在鸡胚的不同部位。①羊膜腔接种：主要应用于从临床材料（如患者咽嗽液）分离流感病毒等。这种接种途径可直接感染羊膜腔的内胚层，引起全胚胎感染，在羊水和尿囊液中均可获得病毒。②尿囊腔接种：可用于流感病毒、腮腺炎病毒、传染性支气管炎病毒、法氏囊病毒的分离和传代培养，病毒在尿囊腔内皮细胞中复制后被释放到尿囊液中。③绒毛尿囊膜接种：可用于痘病毒、天花病毒和疱疹病毒的分离与培养，这些病毒在绒毛尿囊膜上可形成肉眼可见的斑点状或痘疱状病灶。④卵黄膜接种：可用于接种嗜神经性的狂犬病毒和乙型脑炎病毒、虫媒病毒、衣原体及立克次体的分离和培养。

3. 动物接种　动物接种是最原始的病毒分离培养方法，现逐渐被细胞培养所代替，但某些病毒仍用此方法，例如用乳鼠（1~3 日龄）分离柯萨奇病毒，用小鼠脑内接种分离流行性乙型脑炎病毒、登革病毒和出血热病毒等。常用的实验动物有小鼠、大鼠、豚鼠、家兔及猴等，接种途径可根据各病毒对组织的亲嗜性而定，如鼻内、皮内、皮下、脑内、腹腔或静脉接种等，接种后逐日观察实验动物的发病情况，如有死亡，则将病变组织剪碎、研磨均匀制成悬液，继续传代，并作鉴定。该实验方法不但操作烦琐，而且动物个体差异较大，所测得的结果不够稳定，需重复多次，对实验技术人员的操作要求也比较高。由于用动物研究病毒的成本高、需要专门设施、动物易感性的不确定性和动物实验伦理方面的考虑，动物接种使用越来越少，仅用于体外不能培养的病毒的研究，或者用于研究病毒的致病性和观察病毒疫苗的安全性。

（三）鉴定与分类

1. 检测技术　病毒检验技术包括电子显微镜检测、细胞病理学检测、分子生物学和免疫学检测。利用电子显微镜直接观察病毒颗粒的大小、形态结构以及在组织细胞中的位置，直接显示病毒的存在，或通过分子生物学检测技术，检测标本中病毒核酸，可以实现病毒性疾病的早期诊断。血清学试验/免疫学检测是利用抗体和其对应抗原之间发生特异性反应，从而诊断和鉴定病毒。

（1）电子显微镜检测技术：由于病毒颗粒大小一般为 20~200nm，除大型病毒（如痘病毒为 200~300nm）在光学显微镜下勉强能观察外，多数病毒需要借助电子显微镜（electron microscope，EM）才能观察到。待测病毒样本经过超薄切片或负染色处理后，利用透射电子显微镜观察病毒颗粒，根据病毒颗粒形态结构判断病毒种类。

（2）免疫电镜检测技术：直接电镜观察时如果标本中病毒浓度较低，病毒颗粒形态特点则较难确切辨认。为了提高辨认的准确性，可用免疫电镜术（immunoelectron microscopy，IEM）进行观察，即利用抗原、抗体相互作用，将病毒与特异性抗体结合，在电镜下检测液相样品或超薄切片上细胞内的病毒颗粒，从而提高病毒的检出率和特异性。

（3）光学显微镜检测技术：当病毒感染细胞后，由于病毒复制，在细胞核和/或细胞质内形成病毒包涵体。经吉姆萨染色或苏木素-伊红染色后，在光学显微镜下可以观察病毒包涵体。不同病毒包涵体往往具有独特的形态、染色特性和存在部位，如单个或多个、嗜酸性或嗜碱性、不同形状等。通过包涵体的特征可以推断出病毒的种类。例如疱疹病毒在细胞核内形成嗜酸性包涵体，狂犬病毒在神经细胞的细胞质内可形成边缘清晰、圆形或椭圆形的嗜酸性内氏小体等。

2. 病毒的形态与分类

(1)病毒形态学特征:病毒颗粒体积微小,一般为20~250nm,通常需要利用电子显微镜才能清楚地观察到形态。病毒的形态多样,大致可以分为5种类型:球形或近似球形、砖形或卵圆形、丝状、子弹状和蝌蚪状。有明确形态特征的病毒可以直接做出判断;对于没有明确形态特征的病毒,需要通过观察其结构细节,如有无刺突、包膜及核衣壳等,并结合免疫电镜或分子生物学等检测结果进行综合分析,才能准确判断病毒的种类。

(2)病毒的分类:病毒的分类是在集合病毒的形态结构、理化性质和生物学特性的基础上,结合目、科、亚科、属、种的命名单元进行的。依据1966年成立的国际病毒分类委员会(International Committee on Taxonomy of Virus,ICTV)创建和修订的病毒分类规则,病毒基本性质是病毒分类的原则,主要包括:①病毒的形态;②病毒核酸类型与结构——DNA或RNA,核酸为单链或双链;③核衣壳形态——复合对称、立体对称、螺旋对称或二十面体等;④有无包膜及刺突;⑤病毒的培养特性;⑥传播方式、媒介以及致病性。

(柳赟昊)

二、立克次体

(一)样本采集

采集疑似患者的血液标本时,一般在发病初期或急性期,并在使用抗生素之前采血5~10mL,立即接种动物或培养基,否则很难获得阳性分离结果。倘若在发病1周后采血,为避免血清中可能存在的抗体或抗生素对分离培养的影响,最好将血液凝固,留血清供血清学试验,再将血块制成20%~50%的悬液接种。

采集节肢动物、野生动物及家禽的脏器等标本时,活体组织应制成10%~20%的悬液,低速离心后取上清液接种。若考虑标本可能有细菌污染,可加入青霉素100~1 000U/mL,置室温30min后接种。

(二)检测技术

1. 常用的染色法有吉姆萨染色法和吉曼尼兹染色法。除恙虫病东方体多采用吉姆萨染色法外,其他立克次体常用吉曼尼兹染色法。

(1)吉姆萨染色法(Giemsa staining):吉姆萨染色液由天青、伊红组成,染色原理和结果与瑞特染色法基本相同。但本法对细胞核和寄生虫着色较好,结构显示更不清晰,而胞质和中性颗粒则着色较差。为兼顾二者之优点,可用复合染色法。即以稀释吉姆萨染色液代替缓冲液,按瑞特(Wright)染色法染10min。或先用瑞特染色法染色后,再用稀释吉姆萨染色液复染。

(2)吉曼尼兹染色法(Gimenez staining):本法为改良的麦氏(Macchiavello)染色法,结果为立克次体呈红色(恙虫病东方体染色呈暗红色),背景呈绿色。

2. 荧光(酶标)抗体染色　酶标抗体技术是通过共价键将酶连接在抗体上,制成酶标抗体,再借酶对底物的特异催化作用,生成有色的不溶性产物或具有一定电子密度的颗粒,于光镜或电镜下进行细胞表面及细胞内各种抗原成分的定位。多用于脏器或皮疹活检组织标本的检查。首先将标本制成印片,固定后采用荧光抗体或酶标抗体进行染色。必要时可作切片检查。石蜡切片较冷冻切片薄,组织结构清晰;冷冻切片可较好地保持检材的抗原性,且操作时间短,切片自身荧光较少,特异性荧光较亮。荧光显微镜下(酶标抗体染色则在普通光学显微镜下)常见脾、肺以及心瓣膜赘生物中的立克次体,也可在肝、肾或皮疹活检组织中检出。

(三)分离与培养

立克次体是一类严格细胞内寄生的原核细胞型微生物,细胞壁成分、自身代谢与革兰氏阴性杆菌相似,但酶系统不完善,不能合成生长必需的生物大分子和ATP,必须专性寄生。介于细菌和病毒之间,但生物学特性接近细菌,革兰氏染色阴性,两端浓染。具有与细菌相似的形态结构和化学组成,有DNA/RNA核酸,以二分裂方式繁殖,繁殖一代需6~10h。但汉赛巴通体、五日热巴通体等可在含血液或血清、无细胞的培养基中生长,但生长缓慢,初次分离培养常需2~5周才能长出可见菌落。

常用的组织培养系统有鸡胚成纤维细胞、L929细胞核Vero单层细胞,最适孵育温度为32~35℃。

（四）动物接种

取患者的血液或其他标本悬液，每份1～2mL，腹腔接种2～4只健康雄性豚鼠，或腹腔和睾丸同时接种。每日于同一时间测量体温，并注意阴囊变化。若接种后豚鼠出现发热反应（体温上升至40℃），表明有立克次体的感染，而接种后5d内死亡为非特异性死亡。将一半的实验豚鼠在发热高峰期采血或取脏器制成悬液，接种豚鼠传代、接种鸡胚卵黄囊或细胞培养，以繁殖立克次体并作进一步鉴定；另一半实验豚鼠继续饲养留至恢复期（一般在接种后28d）采血，检测特异性抗体。对无发热反应的豚鼠应盲传3代，若仍不发热且无抗体出现者可停止传代。

（五）形态鉴定与分类

1. 形态鉴定　立克次体呈微小球杆状或杆状，因发育阶段或感染宿主的不同，可出现丝状、哑铃状等多形态，大小为（0.8～2.0）μm×（0.3～0.6）μm，无鞭毛、无荚膜。柯克斯体较小，约1μm×0.25μm，多形性更为明显。吉曼尼兹染色立克次体呈红色，背景为绿色，染色效果好；吉姆萨染色立克次体呈紫红色，常显两端浓染。

立克次体在感染的宿主细胞内排列不规则，不同种的立克次体在细胞内分布的位置不同，由此可初步鉴别。如普氏立克次体常散于细胞质中；恙虫病东方体多在细胞质近核旁成堆排列；Q热柯克斯体在胞质的空泡（吞噬溶酶体）内繁殖；五日热巴通体黏附于细胞表面生长繁殖。

立克次体的结构和革兰氏阴性细菌相似，具有细胞壁和细胞膜。最外层是由多糖构成的黏液层，在黏液层和细胞壁之间有微荚膜，其成分为脂多糖或多糖。细胞壁由外膜、肽聚糖和蛋白质类3层构成，其脂类含量比一般细菌高，但恙虫病东方体的细胞壁中不含肽聚糖和脂多糖。细胞膜为类脂双分子层，含大量磷脂。细胞质内有核糖体和核质。

2. 分类　根据*Bergey's Manual Systematic Bacteriology*（伯杰氏系统细菌学手册，2004年版），立克次体归属于原核生物界、薄壁菌门、暗细菌纲的立克次体目（Rickettsiales）。立克次体目下设3科，即立克次体科（Rickettsiaceae）、无形体科（Anaplasmataceae）和全孢菌科（Holosporaceae）。其中对人致病的立克次体主要有3个属，包括立克次体科中的立克次体属（*Rickettsia*）、东方体属（*Orientia*）和无形体科中的埃立克体属（*Ehrlichia*）。

（陈发钦　陆群凤）

三、细菌

细菌的病原学检验需要及时、正确地采集合格样本，通过细菌形态学检查、病原菌分离培养、细菌代谢产物检查、毒素测定、抗原抗体检测、分子生物学检验等，再结合临床资料，才能做出准确的病原学诊断。

（一）样本采集

细菌学检验样本主要来源于：①临床样本，如患者的体液、分泌物及排泄物等；②生活样本，如食品、饮用水、化妆品和药品等；③环境样本，如空气、公共卫生用品等；④消毒及卫生用品，如医疗用品等；⑤病媒生物。标本的正确采集和送检是细菌学检验的关键，必须遵守以下原则。

（1）无菌原则：确保采样、送检用具和操作程序的无菌，送检样本必须密封，避免造成样本与环境的相互污染。

（2）早期、足量采集：选择发病早期、急性期或症状典型时采样。采集的样本需足量并具有代表性。血清学诊断时最好采集急性期及恢复期双份血清。

（3）正确选择采样部位和方法：需依据致病菌的感染特点、病程进展等选择合适的解剖部位采样。即使采集同样的样本，对于厌氧菌、需氧菌、兼性厌氧菌感染，采用的方法和途径也不尽相同。

（4）确保样本新鲜，尽快送检：常规细菌学检查，送检时间不超过2h，4℃保存的样本不超过24h。

（5）选择适宜的送检温度和气体环境：多数样本应保存于4℃环境送检；对温度敏感的细菌如脑膜炎奈瑟菌，其样本应保温并立即送检；厌氧菌样本必须隔绝空气氧，在厌氧环境下送检。

（二）细菌的分离培养

细菌的分离培养是对样本进行细菌学检验的第一步，是从样本中获得纯化细菌并使其增殖的过程。

通常样本需经分离培养后才能做进一步的鉴定。

1. 培养基的种类和制备　培养基是将细菌生长繁殖所需要的各种营养物质按比例人工配制而成的基质，用于细菌的分离纯化、传代、鉴定、菌种保存等。

(1)培养基的种类：按物理性状可分为液体培养基、半固体培养基和固体培养基；按用途可分为基础培养基、营养培养基、选择培养基、鉴别培养基、厌氧培养基和特殊培养基。

(2)培养基的主要成分

1)营养物质：①蛋白胨；②牛肉浸液或牛肉浸膏；③糖、醇类；④磷酸盐、氯化物、硫酸盐等无机盐类；⑤生长因子；⑥血液、鸡蛋和动物血清。这些营养成分提供细菌生长繁殖所必需的氮源、碳源、无机盐、生长因子等。

2)水分：占细菌总重量的75%~80%，是细菌代谢不可缺少的物质。

3)凝固剂：主要用于改变培养基的物理性状，常用的凝固剂是琼脂。

(3)培养基制备的一般程序：通常情况下只需要调配各种营养成分和灭菌处理即可，有特殊需要时则经过一些特殊处理步骤。

1)调配营养成分：按培养基的配方准确称取各成分，加入盛放定量蒸馏水的三角烧瓶中充分混匀，再置于100℃加热溶解。

2)校正pH：用精密pH试纸或pH计校正，一般培养基的pH为7.4~7.6，有时需要酸性或碱性的培养基(制备一般用途培养基可省略这一步骤)。

3)过滤澄清：为使培养基清晰透明，不干扰培养结果的观察，可用滤纸过滤液体培养基，用绒布或两层纱布中夹薄层脱脂棉过滤固体培养基(制备一般用途培养基可省略这一步骤)。

4)分装：根据需要将培养基分装在不同规格的三角烧瓶、试管等容器中，分装量不宜超过容器的2/3，以免灭菌时溢出。

5)灭菌：耐高压的培养基可用高压蒸汽灭菌器进行常规灭菌(121℃，20min)；某些含糖类的培养基可选择115℃，15min，以保证灭菌效果和不损伤培养基的有效成分；不耐高压的培养基如含有血清、尿素或某些糖类的培养基，可用灭菌滤器除菌；含牛奶和鸡蛋的培养基可用间歇灭菌法处理。

6)质量检查和保存：灭菌处理过的培养基需通过无菌试验和效果检查，检查合格的培养基需标注名称、制作日期，4℃保存。

2. 细菌的接种技术　根据培养基种类、待检样本性质、培养目的等不同，则采用不同的细菌接种方法。下面介绍几种常用的细菌接种方法。

(1)平板划线接种法：通过划线，使样本或培养物中混杂的细菌在培养基表面分散开，培养后获得彼此分开的单个菌落。根据菌落性状特征，挑选可疑待检菌落，移种后即可获得纯种细菌，以进一步鉴定。

通常采用分区划线接种法：该法常用于含菌量较多样本的细菌分离(如粪便标本)。用无菌接种环取少许样本或培养物，在平板一端做密集连续划线，占整个平板的1/5~1/4区域，为第一区。接着转动平板一定角度，用接种环先通过第一区划线2~3次，然后不再接触第一区继续连续划线，划平板的1/3区域，即第二区。用同样的方法再划第三区，视平板大小进行三区、四区乃至五区划线。每划完一个区域，可视标本中含菌量多少而决定是否烧灼接种环灭菌，以各区域的含菌量依次递减而获得单个菌落为目的。

(2)斜面培养基接种法：主要用于细菌的纯培养、传代、菌种保存等。

通常采用穿刺划线接种法：接种高层斜面培养基时，用无菌接种针蘸取待检菌，先由斜面正中垂直刺入培养基至接近管底约2mm处，再沿原路抽出，继续在斜面作"S"形密集划线。

(3)半固体培养基穿刺接种法：可用于保存菌种和观察细菌动力。用无菌接种针蘸取待检菌，由培养基表面中心垂直刺入培养基至底部上方2~3mm处，然后沿原路抽出。

(4)液体培养基接种法：主要用于保存菌种和某些生化反应鉴定。将培养管微微倾斜，用无菌接种环挑取待检菌，在接近液面的管壁轻轻研磨，边研磨边蘸取培养液调和，再将培养管直立，接种点细菌即没入培养基。

3. 细菌的培养方法　人工培养细菌，需要选择合适的培养基以提供充足营养物质、合适酸碱度及渗透压，同时要考虑合适的培养条件，包括适宜的温度、足够的培养时间、必要的气体环境等。

（1）选择合适的培养基：根据细菌对营养物质、pH 和渗透压的要求来选择。对营养要求普通的细菌，选用基础培养基；对营养要求较高的细菌，选择营养培养基；有特殊营养要求的细菌，用相应的特殊培养基。大多数病原菌生长的最适 pH 为 7.2～7.6；有些细菌可耐受碱性或酸性环境，如霍乱弧菌可耐受 pH 8.2～9.0 的碱性培养基，结核分枝杆菌最适合在 pH 6.5～6.8 的微酸性环境中生长。另外还要考虑不同细菌对盐的依赖性和耐受性的差异，选择合适的渗透压。

（2）选择适宜的培养条件：根据细菌对温度、时间、气体的要求来选择。

多数细菌尤其是病原菌的适宜温度为 35～37℃。但必须考虑不同细菌有各自最佳生长温度，耐受温度范围也不同；有些细菌在不同温度条件下培养所表现出的生物学特性也各异。

多数细菌培养 18～24h 即可见到生长现象，有些细菌生长速度缓慢，需要培养数日甚至数周才可见典型生长现象。卫生样品中的细菌因受环境因素影响往往处于受损状态，进行菌落总数测定时也要求培养 48h。

以细菌对气体需求不同，可将细菌培养分为需氧培养、CO_2 培养、微需氧培养和厌氧培养 4 种方法。需氧培养法适合于需氧菌及兼性厌氧菌，是在普通大气环境下培养，为普通培养法；某些细菌（如脑膜炎奈瑟菌）的分离培养，需要 5%～10% CO_2 环境，即 CO_2 培养法；微需氧菌（如弯曲菌）在含有 5%O_2、10%CO_2 和 85%N_2 的气体环境生长良好，采用微需氧培养法；厌氧菌由于对氧敏感而易受损，需要厌氧环境，为厌氧培养法。

4. 细菌的计数　细菌数量的测定方法大致分为 3 类：显微镜直接计数法、比浊法、平板计数法（活菌计数法）和分光光度计测定法。

（1）显微镜直接计数法：是一种将少量待测样品悬浮液置于计菌器（具有特定面积和容积的载玻片）上，用显微镜油镜直接计数的方法。该法直观、快速、简便，检测活菌和死菌的总数。

（2）比浊法：多数细菌生长繁殖可引起液体培养基浑浊度增高，细菌悬液的浊度与细菌数成正比。将待测菌悬液与标准比浊管进行比较，找出与待测菌悬液浊度相符的标准比浊管，以此标准管对应的细菌数乘以待检菌液管的稀释倍数，即可算出原菌液的浓度。例如麦氏比浊管测定。

（3）分光光度计测定法：用分光光度计测定一定波长下待检菌悬液的光密度值（即 OD 值），来反映培养液浊度。当光线通过有细菌生长的浑浊液体时，菌体的散射及吸收作用使光线通过量降低。在一定范围内，细菌浓度与透光度成反比，与光密度成正比。先用标准细菌悬液测定光密度，做出光密度-细菌浓度标准曲线，然后测出待检菌液的光密度，从标准曲线中即可查出对应的细菌浓度。

（4）活菌计数法：通过培养细菌来检测样本中的活菌数量。每一个活菌在培养基上生长可形成单个菌落，计数培养基上的菌落数量即可反映样本中的活菌数，也称菌落总数的测定。常用倾注平板计数法，先用无菌生理盐水按 10^{-1}、10^{-2}、10^{-3}、10^{-4}、10^{-5} 做系列 10 倍稀释样本，每个稀释度样本各取 1mL 加入无菌平板（每个稀释度可加入 2～3 个平板），再将已融化并冷却至 45～50℃的营养琼脂约 15mL 倾入平板中，充分混匀，待凝固后翻转平板。置 37℃孵育 24h 后，计数平板内的菌落数量。1mL 标本中，活菌数＝全平板菌落形成单位（colony forming unit，CFU）×稀释倍数（菌落数报告方式：菌落数$<$100 时按实数报告；菌落数$>$100 时，采用 2 位有效数字乘以 10 的指数来表示，如 1.5×10^6）。

（三）细菌的形态学检查

细菌的形态学检查是细菌鉴定的重要依据之一。通过显微镜观察细菌的形态、大小、排列方式、结构、染色性及运动情况，可以初步鉴定细菌的存在与否、种类及其大致数量。普通光学显微镜可清晰观察细菌，多用于细菌染色样本的观察，也可暗视野观察不染色活菌的运动情况。电子显微镜标本必须在真空干燥的状态下检查，不能观察活菌，故电镜用于观察细菌的表面及内部超微结构。

根据光学显微镜下观察的细菌是否被染色，分为不染色检查法和染色检查法。

1. 细菌不染色标本检查法　标本涂片无须染色，直接在显微镜下观察细菌的形态、大小、某些内部结构及运动方式。常用的方法有悬滴法和压滴法，厌氧菌还可用毛细管法。

（1）悬滴法：先将菌液滴在盖玻片中央，在凹玻片凹窝四周涂抹少许凡士林，然后将凹窝对准盖玻片菌液处扣上,让凡士林贴封四周后迅速翻转,使菌液悬于盖玻片下。静置片刻后镜下暗视野观察。本法因为样本不易干燥而利于较长时间观察。

(2)压滴法:在载玻片中央滴加菌液后,用镊子夹住盖玻片,先使之一边接触菌液,然后缓缓盖下,以不产生气泡为佳,静置片刻后镜下暗视野观察。本法操作简单,但菌液易干燥,适合短时观察。

(3)毛细管法:用长 60~70mm、管内径 0.5~1.0mm 的毛细管吸入菌液,用火焰封闭毛细管两端,将毛细管固定在显微镜载物台上暗视野观察。本法主要用于厌氧菌的观察。

2. 细菌染色标本检查法　将细菌和染色剂结合,可提高细菌的可视性。

常用的细菌染色法有:①单染色法,只用一种染料染色,如亚甲蓝染色。②复染色法,用两种以上染料染色,可使不同性质细菌着色不同。既能显示细菌大小、形态,也可鉴别细菌种类,如革兰氏染色法、抗酸染色法等。③特殊结构染色法,细菌的鞭毛、荚膜、芽孢等特殊结构,需采用特殊染色法。④负染色法,采用墨汁或酸性染料使背景着色,而菌体不着色。⑤荧光染色法,用标记荧光染料的特异性抗体对细菌进行染色。以下介绍几种常用的细菌染色方法。

(1)革兰氏染色法:是细菌学最经典的分类鉴别染色方法,由丹麦细菌学家 Gram 在 1884 年创立。革兰氏染色可将所有细菌分为两大类:革兰氏阳性菌与革兰氏阴性菌。染色原理尚未完全阐明,但与细菌细胞壁结构密切相关。染色步骤包括结晶紫初染、碘液媒染、乙醇脱色、复红复染。革兰氏阴性菌细胞壁含有较多类脂质和较少肽聚糖,用乙醇脱色时,脂类溶解增加了细胞通透性,使结晶紫-碘复合物在水洗时易于脱去,再经复红复染即染上红色;而革兰氏阳性菌细胞壁能抵抗乙醇脱色,阻止染料被溶出(机制未明),细胞仍结合结晶紫,复红不能染上,菌体仍呈紫色。

(2)抗酸染色法:结核分枝杆菌、麻风分枝杆菌等分枝杆菌细胞壁含有大量脂质,不易着色,但其含有的分枝菌酸在加热条件下能牢固结合渗入细胞内的苯酚复红,苯酚复红在类脂中的溶解度高于酸性酒精,能抵抗酸性酒精的脱色作用,故分枝杆菌称为抗酸菌。抗酸染色步骤包括复红加热染色、盐酸酒精脱色、亚甲蓝复染 3 个步骤。染色后镜检可见背景及杂菌被染成蓝色,抗酸菌仍为红色。此法用于结核分枝杆菌、麻风分枝杆菌的检查。

(3)荚膜染色法:荚膜与染料结合力弱,不易着色。常用 Hiss 硫酸铜法,采用加温浸染菌膜(用结晶紫染料),再用较高浓度硫酸铜液洗去玻片上染色液并固定荚膜,造成菌体和背景物深染,荚膜浅染的效果。镜检可见菌体为紫色,荚膜为淡蓝色或无色。荚膜染色也可用负染法。

(四)细菌的生化反应鉴定

不同细菌所具有的酶不完全相同,对营养物质的分解能力不同,产生的分解代谢产物也不尽相同,而不同的代谢产物又具有各自的生物化学特性。因此,可以利用生物化学方法检测代谢产物来鉴别不同的细菌,即细菌的生化反应鉴定。下面介绍几种常用的生化反应鉴定方法。

1. 单糖发酵试验　不同细菌对糖类的分解能力不同,有的不分解糖类,无酸和气体产生;有的分解某些糖类,既产酸又产气或只产酸不产气。据此可鉴别细菌。单糖发酵管是含有一种糖的液体培养基,内有指示剂(如溴甲酚紫),管内倒置一根小玻璃管。将待检的纯种细菌接种到单糖发酵管中培养,细菌如能分解其中的糖而产酸,指示剂则呈酸性反应;如产生气体,可在倒置小管内出现气泡。例如,大肠埃希菌发酵葡萄糖和乳糖,而伤寒沙门菌只发酵葡萄糖。伤寒沙门菌和大肠埃希菌虽然均可发酵葡萄糖,但前者仅产酸,后者产酸又产气。试验时,将伤寒沙门菌和大肠埃希菌分别接种到葡萄糖发酵管和乳糖发酵管中,经 37℃条件 18~24h 培养,通过观察发酵管中的颜色变化和气体生成来鉴别这两种细菌。

2. 靛基质(吲哚)试验　有些细菌分解蛋白胨中的色氨酸,生成吲哚,吲哚可与对二甲基氨基苯甲醛作用,生成玫瑰红色的吲哚。将待检菌纯培养物接种到蛋白胨水培养基,37℃培养 24~48h,将 2~3 滴吲哚试剂(对二甲基氨基苯甲醛)沿试管壁缓慢加入培养基液面上,与培养液分层。稍待片刻,两层液体交界处出现红色者为阳性,无色者为阴性。例如大肠埃希菌能分解培养基中的色氨酸产生吲哚,与吲哚试剂反应生成红色吲哚,呈阳性反应。反之,伤寒沙门菌为阴性反应。

3. 柠檬酸盐利用试验　柠檬酸盐培养基中的柠檬酸盐为唯一碳源,磷酸二氢铵为唯一氮源。如果细菌能利用柠檬酸盐作为碳源,分解柠檬酸盐生成碳酸盐,则培养基呈碱性,指示剂会显示颜色变化。例如,产气杆菌在含溴麝香草酚蓝指示剂的柠檬酸盐培养基中，经35℃培养1~4d后，因其能分解柠檬酸盐产生碱性物质，培养基由绿色变为深蓝色，呈阳性反应；反之，大肠埃希菌不能利用柠檬酸盐作为唯一碳源，不分解柠檬酸盐，培养基不变色，呈阴性反应。

4. 过氧化氢酶试验（触酶试验）　有些细菌具有过氧化氢酶（触酶），可催化过氧化氢分解为水和氧气而产生大量气泡。挑取少许待测菌菌落置于洁净玻片上，再滴加新鲜配制的3%过氧化氢液，立刻有大量气泡产生者为阳性，无气泡产生者为阴性。也可将3%过氧化氢液直接滴加于不含血液的待测菌培养物中，立刻观察结果。此试验常用于革兰氏阳性球菌的初步分群，例如葡萄球菌能产生过氧化氢酶，触酶试验阳性；链球菌不产生过氧化氢酶，触酶试验阴性。

（刘　辉）

四、螺旋体

（一）样本采集

钩端螺旋体可以从临床标本、携带者和自然界的水中分离获得。临床患者的标本包括血液、尿液和脑脊液等，发病1周内血液的检出率较高，1周后尿液和脑脊液等的阳性率高。感染6~10d取血可检出抗体，抗体在病程的第3周或第4周达到最高水平，此后逐渐下降。需要在病程的早期和恢复期采血，做双份血清试验。2周后菌尿期可取尿液，有脑膜炎症状者可采集脑脊液标本。疑为钩端螺旋体病死者应立即尸检，用无菌操作法采取肝、脑、肺、肾和脾等标本送检。

对宿主动物鼠类可捕捉活鼠采血、尿、肝、脑等标本。对家畜和家禽采血、尿、肝和肾等标本。亦可采集疫区水为标本。

（二）检测技术

1. 显微镜直接检查　螺旋体常用的镜检方法有暗视野显微镜法和镀银染色法。

（1）暗视野显微镜法：在暗视野显微镜下可见钩端螺旋体像一串发现的微细珠粒，运动活泼，可屈曲，前后移动或围绕长轴作快速旋转。用暗视野显微镜直接检查各种标本中的钩端螺旋体，方法简单、快速、直观，但检出率低。为提高检出率，可采用差速离心法，即先经1 000r/min，5~10min去除沉淀，取上清液再以4 000r/min，45~60min集菌后，再做暗视野镜检。

（2）镀银染色法：钩端螺旋体革兰氏染色为阴性，不易被碱性染料着色，常用镀银染色法，把菌体染成褐色，但因银粒堆积，其螺旋不能显示出来。

2. 直接免疫荧光法　直接荧光抗体染色法或免疫酶染色法，快速，具特异性与敏感性。

（三）分离与培养

钩端螺旋体、伯氏疏螺旋体可用人工培养基培养的螺旋体，营养要求复杂，需氧或微需氧，适宜生长温度为28~30℃，若11~13℃能生长的为非致病的双曲钩端螺旋体。最适pH 7.2~7.5，pH<6.5时死亡，最高能耐受pH 8.4。常用柯索夫（Korthof）培养基培养，生长缓慢，接种3~4d开始繁殖，1~2周后液体培养基呈半透明云雾状浑浊生长。抵抗力弱，在湿土或水中可存活数个月。伯氏疏螺旋体用BSK（Barbour Stoenner Kelly）复合培养基，苍白密螺旋体尚不能人工培养。

（四）动物接种

螺旋体可进行幼龄豚鼠及金地鼠等动物接种。动物接种是分离螺旋体的敏感方法，尤其适用于有杂菌污染的标本。

（五）形态鉴定与分类

1. 形态鉴定　螺旋体（spirochete）是一类弯曲呈螺旋状、运动活泼的原核细胞型微生物。结构与细菌相似，有细胞壁，内含脂多糖与磷壁酸。有核质而无成型核。以二分裂方式繁殖，对抗生素敏感。螺旋体广泛存在于自然界和动物体内，是一种人兽共患病的病原体。

钩端螺旋体（*leptospira*）螺旋细密、规则，形似细小珍珠排列的细链。一端或两端呈钩状。运动活泼，常使菌体呈C、S或8字形。

2. 分类　根据*Bergey's Manual Systematic Bacteriology*（伯杰氏系统细菌学手册，2004年版），螺旋体分

为1目3科13属，其中致病性螺旋体主要有疏螺旋体属(*Borrelia*)、密螺旋体属(*Treponema*)和钩端螺旋体属(*Leptospira*)等3属。

（陈发钦　陆群凤）

五、寄生虫

病原学检验技术是寄生虫疾病主要的诊断方法，包括体液检查、粪便检查、其他组织器官检查和动物接种法等。

（一）体液检查

1. 血液检查　目前疟疾、丝虫病等寄生虫疾病仍以患者血涂片找到虫体作为检验诊断的依据，同时根据虫体的形态学特征来确定其种类。其中血液、体液或组织内原虫如疟原虫、丝虫、锥虫和巴贝虫等，染色方法主要以瑞特和吉姆萨染色为主，通过油浸镜头观察。

(1)疟原虫的检查

1)取血：常规方法是用75%乙醇棉球消毒，采集耳垂或指尖血。间日疟原虫宜在发作后数小时内采血；恶性疟则在发作初期采血即可见大量环状体，1周之后可观察到配子体。

2)涂片：薄血膜由一层均匀分布的血细胞组成，能较好地保持寄生虫和红细胞的结构，很少变形。取洁净的载玻片一张，中央滴1μL血，以另一端边缘光滑的载玻片为推片，呈30~45°角以适宜的速度推动，自右向左推片，血细胞间无空隙且涂血膜末端呈扫帚状。注意不要重复推片或停顿。厚血膜的涂片：取4μL血滴于载玻片的一端1/3处，持推片的一角，将血滴自内向外作螺旋形摊开，推成直径约1.0cm的厚血膜。厚血膜为多层血细胞的重叠，约等于20倍薄血膜的厚度。薄、厚血膜也可涂在同一张载玻片上。

3)固定：薄血膜可用小玻璃棒蘸甲醇或无水乙醇固定。厚血膜固定前需要进行溶血，即用滴管滴水于厚血膜上，待血膜呈灰白色时，将水倒掉晾干。也可用缓冲液稀释各种染色液和冲洗血膜，染色效果更佳。

4)染色：常用的方法有吉姆萨染色和瑞特染色法。其中吉姆萨染色法的染色效果好，血膜褪色慢，保存时间长久，但染色时间较长。染色方法：用pH 7.0~7.2的磷酸盐缓冲液稀释吉姆萨染色液(比例为15∶1~20∶1)。将稀释的吉姆萨染色液滴在待检测的血膜上，室温下染色30~45min，再用缓冲液或蒸馏水冲洗，晾干后镜检。瑞特染色法因操作简单，多应用于临床检验，但保存时间短，甲醇蒸发快，掌握不好易发生染色液沉淀，并较易褪色。具体过程即滴瑞特染色液覆盖在血膜上，30~60s后加入等量的蒸馏水，轻轻摇动载玻片，混合均匀染色液和蒸馏水，染色3~5min后用水从玻片一端缓慢冲洗，直至血膜为紫灰色，晾干后镜检。应用该法染色时，厚血膜染色前需溶血。

染色液的配制：①吉姆萨染色液：吉姆萨染剂粉1g，甲醇50mL，纯甘油50mL。首先在研钵中加吉姆萨染剂粉和少量甘油充分研磨，然后加甘油再磨，直至50mL甘油加完，倒入棕色玻璃瓶中。分多次用少量甲醇冲洗研钵内的甘油染粉，倒入玻璃瓶直至50mL甲醇用完即止，盖紧瓶塞充分混匀，65℃温箱内24h或室温阴暗处1周过滤后备用。②瑞特染色液：染剂粉0.1~0.5g，甲醇97mL，甘油3mL。首先将瑞特染剂加入甘油中充分研磨，然后再加少量甲醇研磨后倒入瓶内，最后用甲醇冲洗研钵中的甘油溶液，倒入瓶内，直到用完为止。充分摇匀，24h后过滤待用。一般1~2周后可过滤后再次使用。

(2)微丝蚴的检查

1)新鲜血片的检查：晚间9时至次晨2时之间取耳垂或指尖血1滴置于载玻片上，加盖玻片后低倍镜观察，若发现蛇形游动的幼虫后再做染色镜检，以确定虫种。

2)厚血膜的检查：方法同疟原虫的厚血膜制作、溶血、固定与吉姆萨液染色过程。其中注意的是此时应取血3滴，涂成直径为1.5~2.0cm的圆形或2.5cm×1.5cm长方形厚血膜。

3)活微丝蚴浓集法：取静脉血1mL，置于盛有0.1mL 3.8%柠檬酸钠的离心管中，摇匀后再加蒸馏水9mL，直至红细胞溶解后，离心3min，倒掉上清液，加水离心后取沉渣进行显微镜检查。

2. 脑脊液检查　取2~3mL脑脊液置于离心管中，2 000r/min离心5~10min，取沉渣涂片染色镜检。脑脊液中，可查见弓形虫滋养体和其他寄生虫如溶组织内阿米巴滋养体、肺吸虫卵、日本血吸虫卵和广州管圆线虫的幼虫等。

3. 胸、腹腔积液检查 取胸、腹腔积液涂片检查,或将其与适量的生理盐水稀释混匀后放置于离心管中,2 000r/min 离心 5~10min,取沉渣涂片染色镜检。可用于检查弓形虫滋养体和微丝蚴等。

4. 其他体液检查 十二指肠液、胆汁、鞘膜积液和阴道分泌物若需要检查虫卵或病原体,应先离心去沉渣再镜检。如检查尿液中的微丝蚴一般先离心,取沉渣镜检。如果为乳糜尿则需加等量乙醚,用力振荡,从而使脂肪溶于乙醚,再弃掉脂肪层离心,取沉渣镜检。检查鞘膜积液班氏微丝蚴时,阴囊皮肤需经碘酒精消毒后,用注射器抽取鞘膜积液直接涂片法检查即可;也可加入适量水稀释离心后,取沉渣镜检。

痰液检查时,可在洁净的载玻片上加 1~2 滴生理盐水,挑取少许痰液,加盖片镜检。如果收集 24h 的痰液,加入等量 10% NaOH 溶液,用玻棒搅匀后,放入 37℃ 温箱内,数小时后痰液消化成稀液状。离心(500g)5~10min,弃去上清液,取沉渣涂片检查。

(二) 粪便检查

粪便检查是寄生虫感染与寄生虫病诊断最常用、最主要的检查方法,包括直接涂片法和浓集法。粪便涂片后镜检,多用于肠道寄生虫的虫卵、虫体或包囊检测。

粪便应收集在广口、干燥、清洁、具有密封盖的容器内。收集足够量的粪便。最好在 10d 内采集 3 份标本(间隔 1~2d)混合检查。并在容器上记录患者姓名、收集日期和时间。除此之外,粪便标本应尽快送检,稀便、软便和成形粪便最好分别在 30min、1h 和 24h 内检查。

1. 直接涂片法 主要适用于蠕虫卵、原虫包囊和滋养体的检查。为了提高检出率,每份样本可涂 3 张片。蠕虫虫卵的检查:在干净的载玻片上滴 1 滴生理盐水,用牙签或棉签挑取绿豆大小粪便,均匀涂抹于生理盐水中;涂片的厚度以透过玻片隐约可见书上文字即可。根据虫卵的大小、形状、卵壳和内容部结构加以鉴别,同时应注意鉴别虫卵与粪便中其他异物。原虫滋养体和包囊的检查:粪便排出后立即送检,可观察到滋养体。一般情况下,粪便用生理盐水涂片后,也可用碘液进行染色,便于包囊的检查。

2. 浓集法 包括厚涂片透明法、沉淀法、浮聚法等。厚涂片法又称加藤厚涂片法,适于蠕虫卵的检查,目前世界卫生组织推荐的改良加藤厚涂片法,则采用模板孔进行定量分析,既可作粪便虫卵定型分析,也可作粪便虫卵定量分析。浮聚法适于小虫卵或原虫包囊的检测。饱和盐水浮聚法则适用于线虫卵、带绦虫卵以及短膜壳绦虫卵的检查,但不适用于检查吸虫卵和原虫的包囊。

(三) 其他组织器官检查

1. 淋巴结穿刺 主要用于利什曼原虫、丝虫及弓形虫的检查。检出率虽低于骨髓穿刺,但方法简便、安全,且患者经治疗后,淋巴结内原虫消失较慢,因此仍有一定的价值。穿刺部位一般选腹股沟部,首先局部皮肤消毒,用左手拇指和示指捏住一个较大的淋巴结,右手取无菌针刺入淋巴结,稍待片刻,拔出针头,无须抽吸针筒。将针头内少量的淋巴结组织液滴于载玻片上,涂片染色检查即可。也可用摘除的淋巴结切面做涂片,染色后镜检。

2. 骨髓穿刺 主要用于检查杜氏利什曼原虫无鞭毛体。一般常作髂骨穿刺,嘱患者侧卧位,暴露髂骨部位。用无菌穿刺针从髂骨前上棘后约 1cm 处进针刺入皮下,当针尖触及骨面时,再慢慢地刺入骨内 0. 5~1. 0cm,拔出针芯,接 2mL 的无菌注射器,抽取骨髓液,立即拔出穿刺针。取少许骨髓液作涂片,甲醇固定,同疟原虫薄血膜染色法进行染色,油镜下观察。

3. 皮肤活检 对皮肤出现结节或丘疹等疑似黑热病后皮肤利什曼病患者,可选择病变明显区域,消毒,持无菌注射器抽取患处组织液后涂片;或用消毒的剪刀剪取患处表面一小片皮肤组织,以切面做涂片;也可用无菌手术刀切一小口,刮取组织做涂片。以上涂片均用瑞特或吉姆萨染色液染色。如未查见原虫,亦可切取结节或小丘疹进行活检。

(四) 培养法

培养方法有助于确诊寄生虫,也可补充其他检查方法。适用于多种寄生原虫,如杜氏利什曼原虫等。

杜氏利什曼原虫的培养常采用 NNN 培养基(Novy-MacNeal-Nicolle culture medium)。制备方法为用 900mL 双蒸水加热溶解 14g 琼脂和 6g 氯化钠,以 3~5mL/管进行分装,用棉塞塞紧试管口,高压灭菌消毒(121℃、20min)。温度降至 48℃,在每支试管内加入约 1/3 培养基体积的新鲜无菌去纤维蛋白的兔血,斜置试管,使其冷却后形成斜面。取 3 支试管,每管均加入洛克液 0. 2~0. 3mL,用无菌瓶塞塞紧试管口,37℃

孵育 24h 确认无菌后,将 NNN 培养基置于 4℃条件下保存备用。

将待检的淋巴结、骨髓、脾穿刺液或皮肤刮取物接种于 NNN 培养基内,再加入终浓度为 100U/mL 的链霉素和青霉素,置于 22~25℃生化培养箱中培养 10~20d,抽取试管底部混合液,涂片镜检。

(五)动物接种法

当待检样品中寄生虫含量较少,或者常规病原学检查方法未查到病原体时,可采用动物接种法,即用待检物感染或接种敏感的动物,使寄生虫在该敏感动物体内快速生长、繁殖,从而获得阳性结果,最终提高检出率。

取受检者淋巴结、骨髓、脾穿刺液或皮肤刮取物,加入适量生理盐水稀释后,取 0.5mL 接种于仓鼠或金黄地鼠等敏感动物腹腔内,3~4 周后解剖感染的动物模型,取其肝、脾、骨髓或淋巴结涂片,染色后镜检鉴定杜氏利什曼原虫。

弓形虫检查时,可取受检者的体液、脑脊液或淋巴结组织液 0.5~1mL,接种于小鼠等敏感动物的腹腔内,3 周后抽取小鼠腹腔渗出液,涂片染色镜检。若检查结果为阴性,可摘取该敏感动物的肝、脾或脑等组织研磨成匀浆,加入 10 倍体积的生理盐水稀释,再进行一次或多次的动物接种。

第二节　血清学检测技术

一、皮肤试验

皮肤试验也称皮试,是依据抗原和抗体在皮肤进行免疫学反应的一种检测方法。如果试验抗原进入致敏者的皮肤内,试验抗原就会与皮肤中结合有免疫球蛋白 E(IgE)的肥大细胞或者致敏 T 细胞相结合,诱发速发型或迟发型皮肤超敏反应。其主要的试验方法包括皮内试验和挑刺试验,常用于寄生虫疾病的诊断。

(一)皮内试验

皮内试验(intradermal test,IDT)操作简单、便捷,可短时间内观察结果,应用范围广,适用于多种寄生虫病的检测,如血吸虫病、肺吸虫病、囊虫病、棘球蚴病等。皮内试验可作为辅助诊断和流行病学研究的常用手段,如血吸虫病的流行病学调查,因有一定的早期诊断价值,也可作为过筛方法,阳性者再进一步追查。在流行区该方法多用于大规模人群过筛、检出新感染以及考核防制工作的效果。皮内试验也可适用于现场调查。由于寄生虫之间有交叉反应,皮内试验的特异性较低,患者治疗后仍可呈阳性,因此不能作为确诊的依据。

1. 试验原理　该试验属于速发型超敏反应。把可溶性特异性抗原注入受检者皮内,使局部产生一个圆形小丘,如有虫体感染,特异性虫体抗原会与相应的抗体结合,肥大细胞和嗜碱性粒细胞脱颗粒,随后释放生物活性物质,观察产生的皮丘及红晕的大小,从而判断是否有反应发生,以此判断体内是否有特异性抗体存在。

2. 试验方法

(1)先用酒精棉球消毒受试者的手腕后 5cm 处,将皮试抗原液 0.03mL 用 1mL 结核菌素注射器(4 号针头)注入受试者的皮内。同时可用生理盐水在对侧手臂做对照观察。

(2)注射 15min 后测量其丘疹的直径。

(3)结果的判断:注射抗原后,丘疹直径在 8mm 以下为阴性反应,8mm 以上者为阳性反应。若注射抗原 20h 后才出现反应为延迟反应。出现延迟反应者,可作为疑似血吸虫病例待查。

皮内试验在肺吸虫病试验过程中的临床意义包括:用 1∶1 000~1∶2 000 的肺吸虫抗原液 0.1mL 注入受试者的前臂掌侧内皮肤内,如果丘疹大于 10mm,红晕大于 20mm,伪足大于 1 个为阳性。阳性率高,但与其他寄生虫如血吸虫等有交叉反应。

皮内试验在华支睾吸虫病试验过程中的临床意义包括:用 1∶1 500 的华支睾吸虫成虫抗原液 0.1mL 注入受试者的前臂掌侧内皮肤内,丘疹大于 10mm 为阳性。如果诊断,需要结合流行病学资料和临床表现。

皮内试验在棘球蚴病试验过程中的临床意义包括：用高压灭活的棘球蚴液 0.1～0.2mL 注入受试者的前臂掌侧内皮肤内，丘疹大于 20mm 为阳性。该试验灵敏性高，特异性差，阳性率可达 95%，可诊断棘球蚴病。其阳性反应具有双相性，皮试后 5～20min 出现即时反应，2～24h 出现延迟反应，两者均有诊断价值。

（二）挑刺试验

挑刺试验（prick test，PT）也称点刺试验，主要用于Ⅰ型变态反应。该方法敏感性较皮内试验稍低，但其假阳性率明显降低，与临床及其他试验的相关性较强。螨性变态反应性疾病中，挑刺试验作为诊断方法常见。

1. 试验方法　首先利用酒精棉球清洁擦拭前臂屈面的皮肤，其次将阴性对照液、粉尘螨点刺液、阳性对照液按照自上而下的顺序滴在清洁后的前臂皮肤上，注意每 2 滴间的距离，应不小于 5cm，从而防止反应红晕互相融合。然后用特制的点刺针或消毒的大头针或注射用针头刺入皮肤 1mm，挑破皮肤的浅层，注意不要出血，保证针尖下面有少量试液能够进入皮肤，2～3min 后擦去残留试液。如果需要同时试验多种抗原时，千万注意要避免将不同的抗原液交叉混合，防止假阳性结果的出现。15～20min 后再观察结果，记录丘疹面积并判定反应的级别。

2. 结果的判定　依据粉尘螨点刺液与阴性对照和阳性对照所致丘疹的面积比值来判定反应级别。比值达阳性对照丘疹 0～25%或与阴性对照相同则为“-”；比值达阳性对照丘疹 26%～50%则为“+”；比值达阳性对照丘疹 51%～100%为“++”；达阳性对照丘疹 101%～200%为“+++”；比值达阳性对照丘疹 200%以上为“++++”。

除此之外，划痕试验（scratch test）是挑刺试验的一个变型，主要用三棱针或注射器针头在皮肤划一条或多条约 1cm 长的创痕。因为划痕的轻重与长短难以掌握一致，因此不常使用该方法。

（韩　甦）

二、凝集反应

凝集反应（agglutination reaction）是指细菌和红细胞等颗粒性抗原，或吸附在载体颗粒上的可溶性抗原（或抗体）与相应抗体（或抗原）特异性结合后，在电解质参与下出现肉眼可见的凝集现象。凝集反应是定性检测的方法，也可用于半定量检测，因其方法简便，敏感性高而应用广泛。

凝集反应通常分为两个阶段：①抗原抗体的特异性结合阶段，此阶段反应迅速，不出现肉眼可见的反应；②可见凝集反应阶段，此阶段需要几分钟至数小时，抗原-抗体复合物在适当电解质作用下，发生进一步交联、聚集，出现肉眼可见的凝集现象。以上两个反应阶段往往难以严格区分，所需时间受温度、电解质和酸碱度等多种因素影响。

（一）间接血凝试验

间接凝集反应（indirect agglutination）是指将可溶性抗原（或抗体）吸附或偶联在适当大小的颗粒性载体表面，然后与相应抗体（或抗原）作用，在适宜电解质条件下，出现特异性的凝集现象。间接血凝试验（indirect hemagglutination assay，IHA）是以红细胞作为颗粒性载体的间接凝集试验，在临床检验中通常使用绵羊、家兔、鸡的红细胞以及人 O 型红细胞。

（二）间接血凝抑制试验

间接血凝抑制试验（indirect hemagglutination inhibition test）是用抗原致敏的红细胞和相应的抗体作为诊断试剂，检测标本中是否存在与致敏抗原相同抗原的方法。检测时将标本先与抗体试剂作用，隔一定时间后再加入相应的抗原致敏的红细胞。若标本中存在相同抗原，因抗体已与抗原结合，不再出现间接凝集现象，结果判断为阳性。

（三）胶乳凝集试验

胶乳凝集试验是抗原（或抗体）与胶乳结合后，直接与待测标本中的抗体（或抗原）发生可视的凝集反应。胶乳凝集试验也是间接凝集反应，所用的载体为聚苯乙烯胶乳颗粒。传统的聚苯乙烯胶乳颗粒可物理性吸附蛋白分子，但结合并不牢固，现通常使用功能化的胶乳颗粒，如带有羧基的羧化聚苯乙烯胶乳，聚苯乙烯纳米微球，彩色聚苯乙烯胶乳颗粒等。

（刘　飞）

三、沉淀反应

（一）沉淀反应

沉淀反应是指可溶性抗原与其相应的抗体在电解质的参与下，抗原与抗体结合形成白色絮状沉淀，进而出现白色沉淀线，此种现象被称作沉淀反应。根据检测方法和沉淀反应的介质不同，沉淀反应分为液相沉淀试验和凝胶扩散试验，主要包括环状沉淀反应、絮状沉淀反应和琼脂扩散反应。在琼脂凝胶中，抗原与抗体相遇，在一定条件和比例下，形成肉眼可见的白色沉淀线。如果先将一定量的抗体加入琼脂凝胶中，再次加入抗原，则是抗原溶液在凝胶中扩散，故称单向免疫扩散，其形成的白色沉淀环的大小与抗原含量成正比；如将抗原与抗体分别放在琼脂凝胶中的不同位置，让其自由扩散，进而相遇形成沉淀线，称为双向免疫扩散，其沉淀的位置、数目和形状等与抗原和抗体的纯度、浓度及扩散速度密切相关。双向免疫扩散试验可用已知抗原来鉴定抗体，或用已知抗体去鉴定抗原。该方法可用于肺吸虫病、细粒棘球蚴病等的免疫诊断。特异性强，结果可靠，但敏感性较差，扩散缓慢而使实验耗时较长，结果不能确定量。

（二）环卵沉淀试验

环卵沉淀试验敏感性高，特异性好，并常用于现场血清流行病学调查，对临床治疗效果的考核也有一定的参考价值。虽然与华支睾吸虫病、丝虫病患者血清有交叉反应，不过环卵沉淀试验仍然是应用较广泛的血清免疫学方法之一。该方法也有所改进，例如用双面胶纸代替蜡线或用聚氯乙烯（PVC）膜代替载玻片的 PVC 干卵片，方便携带、邮寄及易于工艺标准化。另外，也可将免疫荧光染色和酶染色与环卵沉淀试验结合进行，提高反应的敏感度，但不如常规环卵沉淀试验应用普遍。

1. 试验原理　环卵沉淀试验是以血吸虫虫卵为抗原的一种特异性免疫学试验，将血吸虫患者血清与血吸虫的虫卵在 37℃条件下共同孵育，卵内毛蚴或胚胎的分泌排泄抗原物质经过卵壳微孔渗出，会与患者血清内的特异抗体结合，随即在虫卵周围形成特异的、边缘整齐且透明的沉淀物。显微镜下进行反应强度的判读，计算出现反应虫卵的百分率（环沉率）。

2. 试验步骤

（1）在载玻片或凹玻片加入待测血清后，挑取适量（100~150 个）新鲜虫卵或干卵，覆盖 24mm×24mm 盖片，石蜡密封四周，37℃孵育 48h，低倍镜观察结果，必要时可观察孵育 72h 后的反应结果。典型的阳性反应指虫卵周围出现边缘整齐，形状为泡状、片状、指状或细长卷曲状的折光性沉淀物，其与卵壳牢固粘连；阴性反应需要观察全片。阳性反应者需观察 100 个虫卵，计算环沉率及反应强度比例。环沉率是指 100 个虫卵中出现沉淀物的虫卵个数，其在治疗上具有参考意义，环沉率≥5%者为阳性（在基本消灭和消灭血吸虫病地区环沉率≥3%者即可判为阳性），1%~4%者为弱阳性。

$$环沉率=阳性虫卵数/实际观察虫卵数\times100\%$$

（2）判定分级强度

“-”：虫卵周围出现折光较淡、与虫卵似连非连的“影状”物（不规则外形，低倍镜下有折光，高倍镜下为颗粒状）及未出现反应物者，均为阴性。阴性反应者血需要看完全片，如果全片虫卵数少于 60 个则无效。

“+”：虫卵周围出现泡状沉淀物（>10μm），累计面积小于虫卵面积的 1/2；或呈现指状且细长卷曲样的沉淀物，小于虫卵的长径。

“++”：虫卵周围出现泡状沉淀物的面积大于虫卵面积的 1/2；或细长卷曲样沉淀物相当于或超过虫卵的长径。

“+++”：虫卵外周出现泡状沉淀物的面积远大于虫卵本身面积；或细长卷曲样沉淀物相当或超过虫卵长径的 2 倍。

（3）双面胶纸法环卵沉淀试验：属于一种改良方法，可省略石蜡封片法的烦琐步骤，容易操作，方法规范，提高了工作效率，避免空气污染。具体过程包括：首先剪下含有2个圆孔（孔径16mm，相距8mm）的双面胶纸条，将粘胶面粘贴在载玻片上。撕去胶纸条上的覆盖纸，在圆孔内加入干卵100～150个及50μL受检查的血清，充分混匀后，盖玻片覆在圆孔上，石蜡密封四周，37℃条件下孵育48～72h后，观察反应结果。

（4）血吸虫干卵抗原片（或膜片）环卵沉淀试验：操作简单，提高卵抗原的规范要求，可长期保存。依据环卵抗原的活性物质的耐热特性，将分离的纯卵分别超声和热处理，定量滴加，烤干后固定于载玻片或预制的聚乙烯薄膜上。试验时刻加入血清试样，温盒孵育，判读结果可具体参考常规方法，与其判读方法相同。

（韩　甦）

四、免疫电泳技术

免疫电泳技术包括免疫扩散和免疫电泳及其对流免疫电泳试验。

（一）免疫扩散和免疫电泳

1. 免疫扩散（immunodiffusion）　在一定条件下，抗原与抗体按照一定的比例在琼脂凝胶中相遇，随后形成肉眼可见的白色沉淀。本法主要有2种类型。①单向免疫扩散：首先将一定量的抗体混入琼脂凝胶中，使抗原溶液在凝胶中扩散而形成沉淀环，其大小与抗原量成正比。②双向免疫扩散：将抗原与抗体分别置于凝胶的不同位置，进行自由扩散并在中间形成沉淀线。双向免疫扩散法既可用已知抗体检测未知抗原，也可用已知抗原检测未知抗体。

2. 免疫电泳（immunoelectrophoresis）　是将蛋白质凝胶电泳与免疫扩散相结合的一种方法，可对含有多种抗原成分的复合物进行抗原种类分析。首先将待检样品在凝胶板中作蛋白电泳，然后在抗体槽中加入相应抗体，抗原和抗体双向扩散，在比例合适的位置，形成肉眼可见的弧形沉淀线。

免疫扩散法和免疫电泳法除可用于某些寄生虫病的免疫诊断外，还可用于寄生虫抗原的鉴定和免疫血清滴度的检测。

（二）对流免疫电泳试验

对流免疫电泳试验（counter-immunoelectrophoresis，CIE）是以琼脂或琼脂糖凝胶为基质的一种快速而敏感的电泳方法，既可用已知抗原检测抗体，又可用已知抗体检测抗原，结果特异，适用范围广。首先在凝胶板的正、负极打孔，把抗原放置于凝胶板负极的孔内，加待检的血清置于凝胶板的正极孔内。电泳时，带负电荷的抗原向正极移动，抗体移向负极，在抗原抗体的最适比例下形成沉淀线。以此法为基础改进的有酶标记抗原对流免疫电泳（enzyme linked antigen counter immunoelectrophoresis，ELACIE）和放射对流免疫电泳自显影（radioimmuno-counter electrophoretic autography，RCIEPA），克服了电泳技术本身灵敏度低的弱点。本法可用于血吸虫病、肺吸虫病、棘球蚴病、旋毛虫病、贾第虫病、锥虫病等的血清学诊断和流行病学研究。

（柳赟昊）

五、免疫标记技术

免疫标记技术（immunolabelling technique）是将抗原-抗体反应与标记技术相结合，将已知的抗体或抗原标记上示踪物质，通过检测标记物，间接测定抗原-抗体复合物的一类试验方法。常用的标记物有酶、荧光素、放射性核素、化学发光物质及胶体金等。免疫标记技术极大地提高了检测抗原-抗体反应的灵敏度，不但能对抗原或抗体进行定性和精确定量测定，而且结合光镜或电镜技术，能观察抗原、抗体或抗原-抗体复合物在组织细胞内的分布和定位。

（一）免疫荧光技术

免疫荧光技术（immunofluorescence technique）又称荧光抗体技术，是用荧光素标记的抗原或第二抗体与备检样品结合，对抗原或抗体进行定性、定位或定量检测的方法。常用的荧光素有异硫氰酸荧光素（fluorescein isothiocyanate，FITC）和藻红蛋白（phycoerythrin，PE）等。

免疫荧光技术的基本原理是先将不影响抗原、抗体活性的荧光色素标记在已知的抗原（或抗体）上，再用这种荧光标记的抗体(或抗原)作为探针检查细胞或组织内相应的抗原(或抗体)。利用荧光显微镜、激光扫描共聚焦显微镜或流式细胞仪可以观察荧光所在的细胞或组织,从而确定病原体的性质、病原体在细胞内的定位,并且可以利用定量技术测定病原体含量。

免疫荧光技术主要可分为直接法和间接法。直接法是用荧光素标记的已知抗体直接与标本中的相应抗原反应,洗涤干燥后在荧光显微镜下观察特异性荧光,以检测未知抗原。该法操作简单、快速,特异性强,一种荧光抗体只能检测一种抗原。间接法是先用未标记的特异性抗体(第一抗体)与标本中相应抗原反应,再用荧光素标记的第二抗体与抗原-抗体复合物中的第一抗体结合,洗涤除去未结合的抗体和抗原,干燥后在荧光显微镜下观察特异性荧光,检测未知抗原或抗体。该法比直接法敏感性提高5~10倍,且一种荧光第二抗体可检测多种抗原或抗体,缺点是容易产生非特异性荧光。

免疫荧光技术具有较高的敏感性、特异性和重现性等优点。其既可用于寄生虫病的诊断、流行病学研究和疫情的监测,例如用异硫氰酸荧光素(FITC)标记鼠疫F1McAb,建立了免疫荧光染色快速检验鼠疫菌的方法,通过直接观察鼠疫菌的形态及抗原特异性,无须等待细菌培养的结果,可直接确诊,整个过程只需要1h。免疫荧光技术还可用于组织切片的抗原定位以及在细胞或亚细胞水平观察鉴定抗原-抗体免疫复合物。目前该方法已用于疟疾、弓形虫病、丝虫病、血吸虫病等诊断。近年来还衍生出时间分辨荧光免疫分析法和补体法等。

(二)放射免疫标记技术

放射免疫分析(radioimmunoassay,RIA)是利用抗原与抗体之间相互反应的高特异性,与放射性核素分析的高灵敏性和精确性相结合而创建的一类免疫标记技术。常用的放射性标记核素有γ射线标记物如^{125}I、^{131}I、^{51}Cr和^{57}Co,β射线标记物如^{3}H、^{14}C和^{32}P等。

放射免疫技术按其方法学原理主要分为两种基本类型:放射免疫分析(radioimmunoassay,RIA)和免疫放射分析(immunoradiometric assay,IRMA)。RIA是以放射性核素标记抗原与样本中未标记的待测抗原竞争性结合特异性抗体为基本原理来测定待检样品中抗原量的一种分析方法。用放射免疫检测仪测定分离出来的抗原-抗体复合物的放射活性,同时与系列稀释的标准抗原测定结果进行比较,确定出待检抗原的浓度。IRMA是用放射性核素标记的过量抗体与待检测抗原直接结合,采用特异性抗体包被于固相载体分离样本中的抗原,形成固相抗体-抗原-标记抗体复合物,测定其放射活性,复合物中放射性强度与待测抗原浓度成正比。

放射免疫技术将同位素的灵敏性与抗原抗体结合的特异性结合起来,具有灵敏度高、重复性好、准确性高等优点,但其缺点在于操作烦琐、费时,且有潜在的放射污染可能,试剂具有半衰期,每次操作都要做标准曲线等。目前广泛应用于激素、药物等微量物质的检测。

(三)酶免疫标记技术

酶免疫分析(enzyme immunoassay,EIA)是一种用酶标记第一抗体或第二抗体,检测特异性抗原或抗体的方法。本法将抗原-抗体反应的高度特异性与酶对底物的高度催化作用结合起来,通过酶标仪测定酶分解底物产生的有色物质(酶也可作用于荧光底物,使之产生荧光)的光密度值(OD),计算抗原或抗体的含量。用于标记的酶有辣根过氧化物酶(horseradish peroxidase,HRP)、碱性磷酸酶(alkaline phosphatase,ALP)等。

酶免疫标记技术的原理是用酶取代荧光素标记抗体或抗原,与样本中相应的抗原或抗体特异性结合,形成抗原-酶标记抗体复合物,复合物中的酶能催化相应的底物形成有色产物,在普通光学显微镜下即可观察,不需使用荧光显微镜。而且,根据有色产物的浓度可间接推断被检测抗原或抗体的含量,从而进行定量分析。

免疫酶染色技术种类繁多,常用的方法有酶联免疫吸附试验(enzyme linked immunosorbent assay,ELISA)和酶免疫组化技术。酶免疫检测技术可用于激素、药物等半抗原的检测,也可用于大分子蛋白质、病毒和细胞性抗原成分的检测。

(四)胶体金标记技术

胶体金免疫技术(immune colloidal gold technique)是以胶体金作为示踪剂或显色剂,应用于抗原-抗体反应的一种免疫标记测定技术。

免疫胶体金技术的原理是胶体金由氯金酸（$HAuCl_4$）在还原剂（如白磷、抗坏血酸、柠檬酸三钠、鞣酸等）作用下，形成具备稳定的胶体状态、一定大小的金颗粒。利用还原法可以方便地从氯金酸溶液中制备不同粒径（5~150nm）的胶体金颗粒，其粒径不同会呈现不同的颜色。用胶体金作标记物，在合适的条件下可与抗原或抗体形成稳定结合的标记复合物，但不影响被标记抗原或抗体的免疫活性。由于胶体金本身带有颜色，可用光学显微镜或肉眼直接观察结果。胶体金电子密度高，颗粒聚焦后呈红色，可用于标记多种大分子，如白蛋白、免疫球蛋白、糖蛋白、激素、脂蛋白、植物血凝素与亲和素等。

免疫胶体金技术具有简单、快速、准确、无污染和适合野外检测等优点，对于虫媒性流行病的现场诊断具有重要的意义。近年来，胶体金技术已应用于免疫转印、流式细胞术、液相和固相免疫测定中的斑点金免疫渗滤法（dot immunogold filtration assay，DIGFA）等多种免疫标记检测方法中，如金标渗透试纸条法（dip-stick）用于恶性疟疾的检测。

（五）生物素-亲和素标记技术

生物素-亲和素系统（biotin-avidin system，BAS）是一种广泛应用的方法系统。生物素（biotin，B）又称辅酶 R 或维生素 H，是一种碱性蛋白；亲和素（avidin，A）又称卵白素或抗生物素，是一种碱性糖蛋白。亲和素有 4 个相同的亚单位，均可结合生物素。生物素与亲和素之间有极高的亲和力，利用亲和素为桥梁，连接生物素化的抗体及生物素化过氧化物酶，可获得极高的敏感性。常用的技术类型有亲和素-生物素-过氧化物酶复合技术（avidin-biotin-peroxidase complex，ABC）、桥联亲和素-生物素技术（bridged avidin-biotin technique，BRAB）和标记亲和素-生物素技术（labeled avidin-biotin technique，LAB）。

标记亲和素-生物素技术是将示踪物质（酶、荧光色等）直接标记在亲和素（或链霉素亲和素）分子上，并用生物素分子直接标记抗原或抗体，利用亲和素与生物素的结合，将抗原-抗体反应的待测系统与示踪信号系统连接在一起进行检测。如将生物素标记在第一抗体上称为直接法，将生物素标记在第二抗体上称为间接法。间接 LAB 法采用的是生物素化的第二抗体，可以进一步提高检测灵敏度。

（六）免疫标记电镜技术

免疫标记电镜技术是利用高电子密度的颗粒性标记物（如胶体金、铁蛋白等）标记抗体，或用经免疫组织/细胞化学反应能产生高电子密度产物者如 HRP 标记抗体，在电子显微镜下对抗原-抗体反应中的高电子密度标记的抗原（抗体）进行亚细胞水平定位的技术。常用的免疫标记电镜技术有免疫胶体金染色法、免疫胶体铁细胞化学染色法和酶免疫电镜技术。免疫标记电镜技术在电子显微镜下的定位更为精确，可定位至细胞膜、细胞器，在探索病因、发病机制、组织发生等方面有其独特的优点。

（陈发钦　陆群凤）

六、其他血清学检测方法

血清学检测方法除了以上介绍的几种常见方法外，中和试验、补体结合试验和免疫酶染色试验等方法也时有应用。

（一）中和试验

中和试验（neutralization test，NT）的基本原理是病毒与特异性抗体结合后，病毒失去对易感宿主的感染能力，以病毒感染力为基础，以病毒免受免疫血清中和后的残存感染力为依据，判断免疫血清中和病毒的能力。中和试验是在体外将病毒与特异性抗体混合，在适当条件下孵育使病毒与抗体相互反应，再将混合物接种于实验动物、鸡胚或细胞培养中，观察病毒的致病作用是否被中和而不出现感染指标。本试验主要用于：①从待检血清中检出抗体，或从样本中检出病毒，从而诊断病毒性传染病；②分析病毒抗原的性质；③测定抗病毒血清效价和疫苗接种后的效果；④新分离病毒的鉴定和分型。其方法主要有简单定性中和试验、固定病毒用量-倍比稀释血清、固定血清用量-对数稀释病毒、空斑减数试验等。中和试验的优点是抗体敏感性和特异性高，在体内持续时间长，大多数病毒的中和抗体与免疫力有直接的关系，但因试验方法烦琐，病毒需要较长的时间感染动物或鸡胚宿主，因而出结果较慢。

（二）补体结合试验

补体结合试验（complement fixation test，CFT）是利用抗原-抗体复合物同补体结合，把含有已知浓度的补体反应液中的补体消耗掉，使浓度减低的现象，以检出抗原或抗体的试验。补体结合试验包含3个系统。①反应系统：用已知抗原（或抗体）检测未知抗体（或抗原）；②指示系统：绵羊红细胞与相应溶血素，形成致敏红细胞；③补体系统：补体存在于哺乳动物血清中，不易与抗原（或抗体）单独结合，其作用没有特异性，既能与检测系统中的抗原-抗体复合物结合，也能与致敏红细胞结合。反应分两个阶段：①抗原与抗体（一个为已知，一个为待检）混合，加入一定量的补体，若抗原与抗体发生反应，则可结合补体；②在上述混合物中加入指示系统（致敏红细胞）时不会发生溶血现象，结果为阳性，说明待检标本中有特异性抗体（或抗原）。若抗原没有与抗体结合形成复合物，反应液中游离补体能与致敏红细胞结合使其溶解，发生溶血现象。

（三）免疫酶染色试验

免疫酶染色试验（immunoenzymatic staining test）的原理与应用范围同免疫荧光技术。该试验是用酶（通常是辣根过氧化物酶或碱性磷酸酶）取代荧光素标记抗体或抗原，与样本中相应的抗原或抗体特异性结合，形成抗原-酶标记抗体复合物，复合物中的酶能催化相应的底物形成有色产物，在普通光学显微镜下即可观察，不需使用荧光显微镜。而且，根据有色产物的浓度可间接推断被检测抗原或抗体的含量，从而进行定量分析。免疫酶染色技术种类繁多，目前常采用细胞免疫酶染色技术和酶免疫测定法，前者主要用于定位组织或细胞内的抗原或抗体，后者主要用于检测液体中的可溶性抗原与抗体。

第三节　分子生物学检验技术

近些年来，随着分子生物学技术的飞速发展和物种数据库的不断完善，分子生物学检测技术变得越来越便捷、可靠，因此在病媒生物的检验检疫中得到广泛应用。

一、聚合酶链式反应

（一）聚合酶链式反应技术的基本原理

聚合酶链式反应（polymerase chain reaction，PCR）是体外利用酶促扩增特定核酸序列的一种分子生物学技术，能将微量的基因（或DNA片段）大幅增加。自1985年问世以来，已经成为分子生物学诊断最有价值的研究手段之一。PCR是以待扩增的DNA分子为模板，通过一对分别与模板DNA序列5′端和3′端互补的寡核苷酸片段为引物（primer），在耐热DNA聚合酶的作用下，从5′端到3′端按照半保留复制的机制沿着模板DNA延伸合成互补链。

（二）PCR反应的成分与步骤

PCR反应体系的主要成分包括：模板、脱氧核苷三磷酸（dNTPs）、引物、DNA聚合酶和反应缓冲液。模板是待扩增的核酸序列，如基因组DNA、病毒DNA或RNA经逆转录酶合成的cDNA等。PCR引物为能与靶DNA序列5′端和3′端特异性结合的寡核苷酸片段，长度通常为18~24bp，是决定PCR特异性的关键。以检验为目的时，PCR一般扩增200~500bp DNA片段。DNA聚合酶是催化合成新DNA链的关键，在高温条件下需保持酶活性，检测常用Taq DNA聚合酶。脱氧核苷三磷酸（dNTPs）为dATP、dCTP、dGTP、dTTP四种脱氧核苷三磷酸的混合物，是PCR反应的底物，dNTPs的浓度一般为200μmol/L，DNA聚合酶以高温变性DNA单链为模板，按照碱基互补配对原则合成新互补链。缓冲液能保持PCR反应体系pH稳定，并包含反应所需的阳离子，如Mg^{2+}。

PCR基本反应由3个步骤组成：①变性，通过高温使反应体系中模板DNA双螺旋的氢键断裂，形成两条单链分子；②退火，将温度降低至适宜温度使引物与模板DNA退火结合，形成杂交链；③延伸，将温度升高，热稳定DNA聚合酶以dNTPs（dATP、dTTP、dCTP和dGTP混合物）为底物，催化合成新DNA互补链。上述3个步骤形成1个循环，由于每个循环中合成的DNA产物可作为下一循环中的模板，因而经多次循环（30~35次）后模板DNA的拷贝数以2^n指数形式增长（n为循环次数），理论上n次循环后，扩增产物拷

贝数为 2^n。

（三）PCR 反应条件

PCR 热循环的反应温度包括变性温度、退火温度和延伸温度。变性温度是决定 PCR 反应中双链 DNA 解旋的温度，通常设置在 90～98℃，变性时间为 30～45s。变性温度低，双链 DNA 未能解旋形成单链 DNA 模板，则变性不彻底，DNA 双链很快复性，因而扩增产量减少。退火温度是指引物与模板结合时的温度参数，是保证 PCR 特异性的前提条件。退火温度高则特异性强，但温度过高时不发生退火，DNA 扩增效率下降；温度过低则造成引物与模板错配，增加非特异性扩增产物。PCR 反应的退火温度通常比引物的熔解温度（T_m）低 5℃，一般在 50～65℃，复性时间为 30～45s。PCR 延伸温度的选择取决于 DNA 聚合酶的最适温度，一般在 70～75℃，常用温度为 72℃。不同种类 DNA 聚合酶具有不同的酶催化核苷酸速率，通常每分钟可扩增 1kb 的长度，其速率也取决于缓冲液组分、pH、盐浓度和 DNA 模板的性质。

（四）PCR 循环次数

循环次数决定 PCR 扩增程度，在其他参数均已优化的条件下，最适循环次数取决于模板 DNA 的初始浓度，一般的循环次数在 30～40 次，此时 PCR 产物积累可达到最大值，循环产物的对数积累趋于饱和，即使再增加循环次数，PCR 产物量也不会再有明显增加。随着循环次数的增加，由于 PCR 产物浓度过高，可引起产物自身相结合而不与引物结合，导致扩增效率降低；同时，循环次数越多，非特异性扩增产物也随之增加。

（五）PCR 技术的主要类型

随着 PCR 技术的发展，多种其他 PCR 衍生技术，如实时荧光定量 PCR、逆转录 PCR、巢式 PCR 和多重 PCR 等也广泛应用于临床样本的检测。

1. 实时荧光定量 PCR（real-time fluorescent quantitative PCR，qPCR）　常规 PCR 只能定性或半定量检测临床样本中的病原微生物 DNA。实时荧光定量 PCR 技术是在 PCR 反应体系中加入荧光基团（荧光探针或荧光染料），利用荧光信号积累实时监测整个 PCR 进程，最后通过循环阈值（cycle threshold value，Ct）和标准曲线对未知模板进行定量分析的方法。利用已知起始拷贝数的标准品做出标准曲线，根据样品扩增达阈值的循环数就可从标准曲线上计算出该样品的起始拷贝数。较之常规终点法定量 PCR 技术，实时荧光定量 PCR 技术具有明显的优势：①具有很高的敏感性、重复性和特异性；②在封闭的体系中完成扩增并进行实时测定，无须在扩增后进行电泳等操作；③可以通过设计不同的引物，在同一反应体系中同时对多个靶基因分子进行扩增。

2. 逆转录 PCR（reverse transcription PCR，RT-PCR）　该技术是将 RNA 的逆转录（reverse transcription）和 cDNA 的聚合酶链式扩增（PCR）相结合的技术。逆转录 PCR 实验的基本原理是提取样本总 RNA，以 RNA 为模板，在逆转录酶的催化作用下体外合成互补 cDNA。以此条 cDNA 链为模板，进行 PCR 扩增从而获得大量拷贝。

3. 巢式 PCR（nested PCR）　该技术是一种衍生的聚合酶链式反应（PCR），使用两对 PCR 引物扩增完整的片段。第一对 PCR 引物扩增片段和常规 PCR 相似，第二对引物称为巢式引物（第二对引物在第一次 PCR 扩增片段的内部），结合在第一次 PCR 产物内部。从第一次反应产物中取少量作为模板进行第二次 PCR 扩增，第二次扩增的产物即为目的产物。使用巢式 PCR 进行连续多轮扩增，可以提高反应的特异性和灵敏度。

4. 多重 PCR（multiplex PCR）　常规 PCR 固有的限制是它只能检测含有某一目标模板的生物体。当一个特定的临床问题涉及多种病原微生物时，样本检测可能需要进行多个单独的常规 PCR 反应，不仅费时费力，对样本量要求也增加。多重 PCR 技术原理与常规 PCR 无异，区别在于反应体系中至少有两对特异性引物。一个 PCR 反应体系中加入多对特异性引物，针对多个 DNA 模板或同一模板的不同区域扩增多个目的片段。由于多重 PCR 同时扩增多个目的基因，因此具有省时省力、降低成本、节省珍贵实验样本的优势。但是，多重 PCR 要求在同一反应体系中进行多个目的基因的特异性扩增，因而技术难度增大，需要针对目标产物进行全面分析，设计合适的引物，建立适宜的反应体系和反应条件。

（张　浩　湛孝东）

二、核酸杂交技术

核酸杂交技术(technique of nucleic acid hybridization)是用特定标记物标记已知核苷酸序列,基于碱基互补配对原则,使标记探针与待测核酸特异性杂交结合,最后利用各种显示技术检测待测核酸的存在及其位置的分子生物学方法。决定核酸杂交检测能否成功的关键是核酸探针的设计。一般来说,核酸探针(probe)是能与特定核酸序列发生特异性互补的已知核酸片段(DNA 或 RNA)。根据核酸探针的来源可分为①DNA 探针:是长度可以从几百到数千碱基对的双链或单链 DNA,多针对某一特异基因的全部或部分编码或非编码序列,DNA 探针不易降解,可用多种方法标记;②cDNA(complementary DNA)探针:是 RNA 经逆转录酶合成互补的 DNA 分子;③寡核苷酸探针:是通过化学合成长度为 18~50 个碱基的短链核酸探针;④RNA 探针:为单链核酸,与靶核酸序列的杂交效果较高,但与 DNA 和 cDNA 探针相比,具易于降解,标记方法复杂和效率有限等缺点。用于分子杂交的核酸探针均须进行标记,与靶基因杂交后才能检测显示出杂交体信号。标记物有放射性同位素和非放射性同位素两大类。^{3}H、^{35}S 和 ^{32}P 是 3 种较常用的放射性同位素标记物,常用的非放射性同位素标记物是生物素(biotin)、地高辛(digoxigenin,DIG)和荧光素等。在临床检测中,核酸杂交技术已经成为一种快速鉴定病原体的有效工具。常用的核酸杂交技术有 Southern 印迹、Northern 印迹、斑点杂交法、原位杂交法、菌落杂交法和夹心杂交法。

(一) Southern 印迹

Southern 印迹(Southern blotting)是鉴定特异的 DNA 序列的杂交方法,其靶目标是 DNA。该杂交技术包括两个主要的过程:一是将待测核酸分子通过一定的方法转移并结合到固相支持物上,即印迹(blotting);二是固定于膜上的待测核酸分子与标记的探针在一定的温度和离子强度下退火(复性),即分子杂交过程。Southern 印迹的基本流程是:①从待测样品中提取基因组 DNA,使用限制性内切酶消化基因组 DNA,形成大小不同的片段。②将 DNA 样品放在 0.3%~3%琼脂糖凝胶中进行电泳,分离大小不同的 DNA 片段,浓度较低的琼脂糖凝胶适用于分离大片段的 DNA 分子,而浓度较高的琼脂糖凝胶适用于分离小片段 DNA 分子。③将琼脂糖凝胶浸泡在碱性溶液(0.5mol/L NaOH,1.5mol/L NaCl)使 DNA 双链结构变性,形成单链 DNA。④通过毛细管虹吸印迹法或者电转移法将不同大小的单链 DNA 从凝胶中转移至固相载体(硝酸纤维素膜或尼龙膜),经干烤或者紫外线照射固定 DNA 分子。⑤由于能结合 DNA 片段的膜同样能够结合 DNA 探针,因而在 DNA 片段与探针进行杂交之前需进行预杂交,使膜上所有能与 DNA 结合的位点全部封闭。⑥用标记的探针在一定的温度和离子强度下与膜上 DNA 进行杂交,通过放射自显影或者化学反应观察杂交结果,并根据已知探针序列的信息诊断样本中病原体的种类。

(二) Northern 印迹

Northern 印迹(Northern blotting)是鉴定特异 RNA 的杂交方法,其靶目标是 RNA。该技术是将 RNA 样品通过甲醛琼脂糖凝胶电泳进行分离,经甲基氢氧化银、乙二醛或者甲醛变性 RNA,再转移到固相载体(如硝酸纤维素膜或尼龙膜)上,用同位素或生物素标记的核酸探针(单链 RNA 或者 cDNA)对固定于膜上的 RNA 进行杂交,将具有阳性标记的分子位置与标准对照的相对分子量进行比较,获得来自一个样品的 RNA 种类的数目,分子大小及丰度等信息。

(三) 斑点杂交法

提取待测样本中 DNA 或 RNA,直接滴在硝酸纤维素膜或尼龙膜上,核酸经变性处理后 80℃烘烤 2h,使其固定于膜上,再与标记的探针进行杂交。这种方法耗时短,一张膜上可同时检测多个样本,适于大量样本的筛选。

(四) 原位杂交法

原位杂交法是用探针分子直接与组织切片或细胞涂片中的待检分子杂交,无须提取样品中的核酸,可对待检分子进行定位分析。将组织切片或细胞固定在玻片上,在不破坏细胞结构的情况下对细胞膜和其他蛋白进行酶消化,从而增强组织细胞的通透性。碱性环境下加热或加入变性剂使双链 DNA 或 RNA 的氢键断裂,形成单链核酸分子。加入标记的已知 DNA 或 RNA 序列的探针,在一定离子强度和温度条件下,进入细胞的探针与细胞内 DNA 或 RNA 进行杂交。通过放射性自显影或免疫显色技术,在细胞原位直接观察某种特定基因及其产物的表达和变化规律等。

（五）菌落杂交法

该技术是将细菌菌落直接影印到硝酸纤维素膜上或将临床标本直接点种到硝酸纤维素膜上，加入SDS和溶菌酶破壁，使滤膜上的菌落在原位裂解并释放出DNA。经碱处理使双链DNA变性、固定，然后加入探针进行杂交和检测，筛选出带有目的基因的菌落。该法主要用于基因重组转化子的筛选及临床病原菌的检测。

（六）夹心杂交法

两个不互补的DNA序列片段与被检测的DNA序列均呈互补的情况下，将未标记的片段先吸支持膜上，以捕捉标本中的靶序列，而标记的探针片段用于检测靶序列。主要用于生长与鉴定困难的细菌检测，因特异性高，对有微生物污染的标本检测效果更好。

（柳赟昊　韩　甦）

三、生物芯片技术

生物芯片是近年来发展起来的高新技术，通过微加工技术和微电子技术在固体芯片表面构建微型生物化学分析系统，可准确、快速、大信息量地检测DNA、蛋白质等生物组分。生物芯片技术目前已被应用于生命科学的众多领域，包括基因表达检测、基因突变检测、基因诊断、功能基因组研究、基因组作图等多方面。

（一）基因芯片技术

基因芯片（gene chip），亦被称作DNA微阵列（DNA microarray），是指将许多特定的DNA片段有规律地紧密排列在固定于单位面积的支持物上，然后与待测的荧光标记样品按照碱基配对的原则进行杂交，杂交后用荧光检测系统等对芯片进行扫描，通过计算机系统对每一位点的荧光信号做出检测、比较和分析，从而迅速得出定性和定量结果的一种技术。

基因芯片特别适用于分析不同组织细胞或同一细胞不同状态下的基因差异表达情况，其原理是基于双色荧光探针杂交。该系统将两个不同来源样品的mRNA逆转录合成cDNA时用不同的荧光分子进行标记，标记的cDNA等量混合后与基因芯片进行杂交，在两组不同的激发光下检测，获得两个不同样品在芯片上的全部杂交信号。基因芯片技术的基本流程包括芯片的设计与制备；DNA样品的分离纯化、扩增和标记；芯片杂交与杂交信号检测。

基因芯片技术可进行基因的高通量、大规模、平行化和集约化的信息处理与功能研究，解决了传统核酸印迹杂交技术操作繁杂、自动化程度低、操作序列数量少和检测效率低等不足，已被广泛应用于生物样品中各种已知或未知病原体的诊断、检测和分型，发现与疾病相关的新基因与基因表达分析等诸多方面。例如病原性细菌诊断芯片可以在一张芯片上同时对多个标本进行多种病原菌的检测，这种高通量的检测可以帮助解决诸如呼吸道与消化道致病菌检测、结核分枝杆菌培养困难、耐药性难以检测等临床复杂性难题。

（二）蛋白质芯片技术

蛋白质芯片（protein chip），又称蛋白质微阵列（protein microarray），是将高度密集排列的蛋白质分子作为探针点阵固定在固相支持物上，当与待测蛋白质样品反应时，可捕获样品中的靶蛋白质，再经检测系统对靶蛋白质进行定性和定量分析的一种技术。它的本质是通过蛋白质之间的相互作用，检验待检样品中存在的特定蛋白质。

蛋白质芯片的基本原理是蛋白质分子间的亲和反应，即将位置及序列已知的大量蛋白质、多肽分子、抗原、抗体、酶等，按照预先设计的方式固定在尼龙膜、硝酸纤维素膜、玻璃、硅片、聚丙烯酰胺凝胶等载体上，构成密集的分子排列，当荧光、免疫金等标记的靶分子与芯片上的探针分子结合后，通过激光共聚焦扫描或光耦合元件对标记信号的强度进行检测，该法可同时检测多种疾病或者分析多种生物样品。

蛋白质芯片技术具有快速和高通量等特点，它可以对整个基因组水平的上千种蛋白质同时进行分析,是蛋白质组学研究的重要手段之一,已广泛应用于研究蛋白质表达谱,分析蛋白质与蛋白质、RNA与蛋白质、DNA与蛋白质的相互作用以及筛选药物作用的蛋白靶点等方面,寄生虫学领域的应用仍处于研发中。

(陈发钦 陆群凤)

四、基因测序技术

(一)第一代测序技术

DNA测序是生物信息学研究的重要内容之一。Sanger等于1975年发明了“双脱氧链终止法”,开创了测序技术的先河,这种测序方法即第一代测序技术,也被称为Sanger测序法。该方法操作简便、更为稳定,被广泛应用。第一代测序技术在生命科学研究中发挥了重要作用,人类基因组计划便是依赖第一代测序技术完成的。该方法是利用DNA聚合酶合成反应的测序技术。其原理为:由于ddNTP的2′和3′都不含羟基,其在DNA的合成过程中不能形成磷酸二酯键,因此可以用来中断DNA合成反应。在4个DNA合成反应体系中分别加入一定比例带有放射性同位素标记的ddNTP(分为:ddATP,ddCTP,ddGTP和ddTTP),通过凝胶电泳和放射自显影后,可以根据电泳带的位置确定待测分子的DNA序列。第一代测序技术的准确性远高于第二、三代测序,因此被称为测序行业的“金标准”。

该测序技术的特点包括,第一代测序技术既可以用于测定DNA序列,也可以用于测定DNA分子的片段长度。测序读长可达1 000bp,准确性高达99.99%,但是其测序成本高、通量较低等方面的缺点,严重影响了其真正大规模的应用。

(二)下一代测序技术

第二代测序技术即高通量测序技术,其原理是边合成边测序,通过捕捉新合成的末端的标记来确定DNA序列,可同时对几百万条DNA分子进行序列分析测定。第二代测序技术的主要过程是将通用的接头连接到需测序的片段化的基因组DNA,然后运用不同的方法来产生成百上千万的单分子多克隆聚合酶链式反应阵列,接下来进行大规模的引物杂交和酶延伸反应,这些反应可以对几十万甚至几百万的DNA序列同时进行,反应后每一步产生的信号可以同时进行检测,所获得的测序数据经计算机分析即可获得完整的DNA序列信息。根据测序覆盖范围,将其分为全基因组测序、外显子测序和靶向区域测序。

与第一代测序技术相比,第二代测序技术具有检测速度快、准确率高、成本低、自动化成本高、覆盖面广以及产出巨大等特点,合成与测试同时进行。以前完成一个人类基因组的测序需要3年时间,而使用第二代测序技术则仅需要1周,但在序列读长方面比起第一代测序技术则要短很多。现有的比较成熟的技术平台主要包括罗氏454焦磷酸测序平台、Illumina测序平台和SOLID高通量测序仪。多种不同的第二代测序平台在不同方面也有不同的表现,罗氏454测序仪是最早问世的第二代测序平台,其读长较长,运行较为快速,但是检测成本高,设备较大,错误率也高。Illumina测序平台是应用最为广泛的平台,运行慢,读长较短,成本相对较高,且对试验人员要求高,错误率较低,目前用于全基因组测序、宏基因组测序等。SOLID高通量测序仪也较为常见,准确率高,运行慢,用于外显子测序,基因突变测序等,目前也已经淡出市场。第二代测序是现阶段科研市场的主力平台,由于成本较低,其在医学领域应用也十分广泛,主要包括:癌症基因组、遗传病基因组、肿瘤与代谢疾病等。

第三代测序技术是指在单分子和单细胞水平对基因组的测序技术,在测序过程中不需要依赖于PCR扩增,实现了对每一条DNA分子的单独测序,检测精度明显提高。第三代测序技术具有超长读长,可达10kb,甚至可以无限长,测序速度快,每秒钟可读取碱基数达10个,还拥有不需要模板扩增、运行时间较短、直接检测表观修饰位点、较高的随机测序错误等特点。它弥补了第二代测序读长短、受GC含量影响大等局限性。适用于测序要求高的全基因组测序、甲基化研究、RNA测序等。该方法成本较高,多用于科研领域。市面上的第三代测序平台包括:美国Helicos BioScience公司的SMS技术和美国Pacfic Bioscience公司的SMRT技术,英国Oxford Nanopore Technologies公司的纳米孔单分子测序技术以及VisiGen Biotechnologies公司的FRET技术。

高通量测序技术在寄生虫学应用广泛，尤其在基因水平、转录水平和蛋白水平进入较深层次。例如利用高通量技术比较寄生虫基因组的种间和种内差异，进而提供进化、毒力和免疫逃避等方面的信息。目前高通量技术在寄生虫学中的应用主要集中在疟原虫、吸虫，其他如隐孢子虫、蓝氏贾第鞭毛虫、阴道毛滴虫等，研究方向包括基因组测序、非编码 RNA 的鉴定、转录因子的筛选等。高通量技术为寄生虫研究提供了一种新的方法，为寄生虫病防制研究带来新的变革。

（韩　甦　柳赟昊）

第四篇

虫 媒 病

由于全球气候变化和生产生活方式的变化,在人类的传染病中,虫媒病占有特殊地位。本篇主要从病毒性疾病、立克次体病、细菌性疾病、螺旋体病和寄生虫病等几方面,介绍了常见的、危害严重的虫媒病。

第十章

病毒性疾病

在病媒生物传播的疾病中,病毒性疾病最为重要。这是因为许多病媒生物本身携带有病原体,在特定的条件下传播给人类、甚至造成疾病的流行。例如肾综合征出血热、森林脑炎和流行性乙型脑炎等,这些疾病的病原体在自然宿主中广泛存在。因为我们要充分认识此类疾病,才能做好相应的防控工作。

第一节　肾综合征出血热

肾综合征出血热(hemorrhagic fever with renal syndrome,HFRS)是由汉坦病毒引起的一种自然疫源性传染病,以发热、出血、急性肾功能损害和免疫功能紊乱为特征。1980 年,世界卫生组织将其统一命名为肾综合征出血热。我国是肾综合征出血热疫区分布最广、发病人数最多的国家,每年病例数占全世界总发病人数的 90%以上。

一、病原学

(一) 分类

汉坦病毒(hantavirus,HV)归属于布尼亚病毒科(Bunyaviridae)汉坦病毒属(*Hantavirus*)。最早是在 1978 年由韩国李镐汪等从韩国汉坦河附近流行性出血热疫区捕获的黑线姬鼠肺组织中分离得到,故名汉坦病毒。根据宿主动物,将其分为鼠亚科相关病毒、田鼠亚科相关病毒、棉鼠亚科相关病毒和食虫目相关病毒 4 个类群。

根据其基因组分子结构的不同,至少可以分为 42 个血清型或基因型,与人类疾病相关的主要有汉滩病毒(Ⅰ型,又称野鼠型)、汉城病毒(Ⅱ型,又称家鼠型)、普马拉病毒(Ⅲ型,又称棕背䶄型)、希望山病毒(Ⅳ型,又称草原田鼠型)、泰国病毒(Ⅴ型)、多布拉伐-贝尔格莱德病毒(Ⅵ型)、辛诺柏病毒、黑渠港病毒和安第斯病毒等。其中汉滩病毒、汉城病毒、普马拉病毒、多布拉伐-贝尔格莱德病毒均可引起肾综合征出血热;辛诺柏病毒主要引起以肺浸润及肺间质水肿、呼吸窘迫、呼吸衰竭为特征的汉坦病毒肺综合征(Hantavirus pulmonary syndrome,HPS);安第斯病毒和希望山病毒对人的致病性目前尚不清楚。

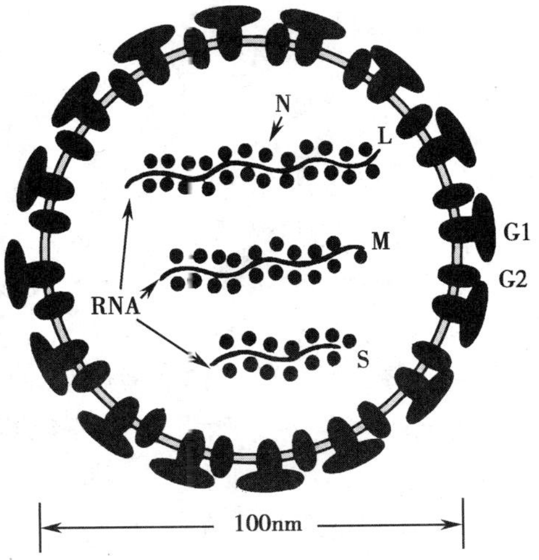

图 10-1　汉坦病毒结构模式图

(二) 生物学特性

1. 形态结构　汉坦病毒颗粒具有多形性,多数呈圆形或卵圆形,直径为 75~210nm(平均约 120nm)(图 10-1)。核衣壳外层有双层脂质包膜,表面有 5~10nm 的由 G1 和 G2 糖蛋白组成的突起,为血凝抗原,在一定条件下可凝集鹅红细胞,其凝集鹅红细胞的活性在 pH 6.0~6.4 范围最强。病毒的包膜中存在 3 种大小的病毒核衣壳,呈螺旋对称,均由病毒核蛋白 NP、RNA

聚合酶分别包绕病毒核酸的不同片段(L、M、S)组成,表现为疏松的带粗颗粒的丝状结构。汉坦病毒的成熟方式为芽生,其成熟过程与细胞的高尔基体和内质网有关。

2. 理化性质　汉坦病毒抵抗力不强。对酸(pH 3)和脂溶性溶剂(如乙醚、三氯甲烷、丙酮等)敏感;一般消毒剂如煤皂酚、苯扎溴铵等能灭活病毒。病毒对热的抵抗力较弱,56~60℃ 1h 可灭活病毒,在 4~20℃相对稳定,可较长时间维持其传染性。紫外线照射(50cm,1h)以及^{60}Co照射等也可灭活病毒。

3. 培养特性　多种传代、原代及二倍体细胞均对汉坦病毒敏感。实验室常用非洲绿猴肾细胞(Vero E6)、人肺传代细胞(A549)、人胚肺二倍体细胞(2BS)及地鼠肾等细胞来分离培养该病毒。通常用空斑试验(plaque assay,PA)来计算病毒的滴度,该法能真实反映病毒的毒力强弱,是确定病毒感染性大小的“金标准”。

4. 基因组结构　汉坦病毒的核酸为分节段单股负链 RNA,分为大(L)、中(M)、小(S)3 个片段,其中 S 段和 L 段相对保守,而 M 段常会发生变异。S 片段有 1 600~2 400 个核苷酸,编码病毒核衣壳蛋白(nucleocapsid protein,NP);M 片段约有 3 600 个核苷酸,编码 2 个包膜糖蛋白(G1 和 G2);L 片段有 6 500 个核苷酸,编码 RNA 依赖的 RNA 聚合酶。不同血清型汉坦病毒的 L、M、S 三个片段的末端 14 个核苷酸序列高度保守,3′端为 AUCAUCAUCUGAGG,5′端为 UAGUAGUAG(G/A)GUCC,这一序列不同于布尼亚病毒科的其他属病毒。

5. 病毒蛋白及功能

(1)结构蛋白:汉坦病毒有 3 种结构蛋白,即 NP、G1 和 G2。NP 为核衣壳蛋白,由 S 片段编码,主要功能是包裹病毒 RNA,有很强的免疫原性,汉坦病毒患者的早期免疫反应主要是针对 NP。G1 和 G2 均为糖蛋白,由 M 片段编码,糖蛋白形成病毒囊膜,由病毒表面伸出,其功能是保护病毒核酸并与特定细胞表面蛋白 β_3-整合素结合,介导病毒吸附过程。糖蛋白上有中和抗原位点和血凝活性位点,是中和抗体的靶点。

(2)非结构蛋白:汉坦病毒的非结构蛋白主要为位于其核心的 RNA 依赖的 RNA 聚合酶,由 L 片段编码,具有 RNA 多聚酶、转录酶和核酸内切酶活性,与病毒的复制和转录有关,在病毒复制中发挥重要作用。

6. 抗原性　汉坦病毒核衣壳蛋白 NP 具有很强的免疫原性,可刺激机体的体液免疫和细胞免疫应答;而且高度保守,是主要的诊断抗原。G1 和 G2 糖蛋白上均有中和抗原位点和血凝活性位点,能够刺激机体产生相应的特异性抗体。

7. 致病性　由汉坦病毒导致的肾综合征出血热(HFRS)是一种典型的自然疫源性疾病,发病机制复杂,血管渗漏(特别是肺部)导致的多器官功能衰竭和补体激活被认为是导致 HFRS 患者死亡的关键。目前一般认为病毒直接作用是发病的始动环节,而免疫病理损伤也起重要作用。

8. 免疫性　汉坦病毒感染能刺激机体产生很强的体液免疫应答。HFRS 患者感染后抗体出现早,在发热 1~2 天即可检测出 IgM 抗体,第 7~10 天达高峰;第 2~3 天可检测出 IgG 抗体,第 14~20 天达高峰,可持续多年甚至终身。HFRS 病后可获稳定而持久的免疫力,一般不会再次感染发病,但隐性感染产生的免疫力多不持久。

二、流行病学

(一) 流行历史、分布

肾综合征出血热最早见于 1913 年苏联符拉迪沃斯托克地区,1935 年我国黑龙江流域首次发现。目前世界上已发现能携带本病毒的鼠类等动物百余种,疫源地遍及五大洲,其中中国是受出血热影响最严重的国家。HFRS 呈世界性分布,而且不断发现新的汉坦病毒型别,已成为一个严重的世界性公共卫生问题。

许多因素影响汉坦病毒的循环及分布,如人类活动、环境条件、气候变化、储存宿主的生态、宿主与病毒的关系等。近年来,科学家发现宿主多样性对病原体的控制起着关键作用。另外,吸烟是汉坦病毒感染的已知危险因素,并可加重急性肾衰竭。

(二) 储存宿主和传播媒介

HFRS 是一种多宿主性的自然疫源性疾病,其主要宿主动物和传染源均为小型啮齿动物,主要是鼠科中的姬鼠属、家鼠属和仓鼠科中的林䶄鼠、白足鼠等。一些家畜包括家猫、家兔、犬、猪等也携带该病毒,这些动物多是偶然性携带该病毒。在我国黑线姬鼠为野鼠型(姬鼠型)出血热的主要宿主和传染源,褐家鼠为家鼠型出血热的主要传染源,大林姬鼠是我国林区出血热的主要传染源。鼠类体表寄生的螨类叮咬人可导致 HFRS 的传播,因此螨类可能是此病的传播媒介。

HFRS 的传播途径尚未完全确定,目前认为可能的途径有 3 类 5 种,即动物源性传播(包括通过呼吸道、消化道和伤口途径)、垂直(胎盘)传播和虫媒(螨媒)传播。其中动物源性传播是主要的传播途径,即携带病毒的动物通过唾液、尿、粪等排出病毒污染环境,人或动物通过呼吸道、消化道摄入或直接接触感染动物而受到传染。感染病毒的孕妇又能经胎盘将病毒传给胎儿;带毒孕鼠亦可将病毒传给胎鼠。虽然能够从 HFRS 患者的血、尿中分离到病毒,但尚未见人际传播 HFRS 的报道。

(三) 易感动物

人类对汉坦病毒普遍易感,隐性感染率较低,野鼠型疫区隐性感染率多为 3%~4%以下;但家鼠型疫区隐性感染率较高,有报告为 15%以上,一般发病人群多为青壮年。

(四) 流行特点

HFRS 的发生与流行具有明显的地区性和季节性,这与宿主动物的分布活动密切相关。我国是 HFRS 疫情最严重的国家,HFRS 被归为乙类法定传染病,汉坦病毒和汉城病毒是中国 HFRS 的主要致病因子。自 20 世纪 30 年代首先在黑龙江省孙吴县发现此病后,疫区逐渐扩大,到目前为止,HFRS 案例在中国有 30 个省份有报道(不包括香港、澳门和台湾)。中国东北部的几个省份总体风险最高,发生率最高的 9 个省份占病例总数的 84.16%。自 80 年代中期以来,年发病人数超过 10 万,病死率为 3%~5%,有的地区高达 10%。

本病流行有一定的地区性,如河湖低洼地、林间湿草地和水网稻田等地,病例多呈散发性,也有局部地区暴发,多发生在集体居住的工棚及野营帐篷中。姬鼠型主要分布在农村,家鼠型主要分布在城镇,男性 HFRS 的发生率高于女性 3 倍以上。

其季节性表现与鼠类繁殖、活动及与人的接触机会有关。该病全年散发,流行季节有双峰和单峰两种类型。双峰者春夏季(6~7 月)有一小峰,秋冬季(11 月至次年 1 月)有一流行高峰,主要见于姬鼠型疫区;单峰型只有秋冬(3~6 月)流行高峰,主要见于家鼠型疫区。而混合型疫区在冬、春季均可出现流行高峰。

(五) 分子流行病学特征

汉坦病毒至少有 42 个以上基因型或血清型,其中汉坦病毒、汉城病毒、普马拉病毒、多布拉伐-贝尔格莱德病毒均可引起肾综合征出血热。一般认为汉坦病毒有较严格的宿主特异性,不同型别汉坦病毒的分布主要由宿主动物的分布而决定。然而,不同地方引起 HFRS 暴发的储存宿主并不是同一种啮齿动物,如普马拉病毒导致欧洲出血热暴发,其主要宿主为滨海岸田鼠(岸鼠),而在中国最重要的病毒携带者是具条纹田鼠(姬鼠属)。1991 年,出血热在中国淮河流域暴发,具条纹田鼠的感染率达 51.1%。

三、病理学

(一) 病理变化

肾综合征出血热的病理变化以小血管和肾脏病变最明显,其次为心脏、肝、脑等器官。基本病变为小血管(包括小动脉、小静脉和毛细血管)内皮细胞肿胀,变性和坏死。管壁呈不规则收缩和扩张,最后呈纤维素样坏死和崩解,管腔内可有微血栓形成。肾脏肉眼可见肾脂肪囊水肿、出血,肾皮质苍白,肾髓质极度充血并有出血和水肿。镜检肾小球充血,基底膜增厚,肾近曲小管变性和肾小管受压而变窄或闭塞,肾间质炎症反应较轻,主要为淋巴细胞和单核细胞浸润。肾上腺皮质和髓质充血、出血,可见皮质坏死以及微血栓。心脏病变:右心房有特征性的内膜下大片状出血,心肌纤维有不同程度的变性、坏死,部分可断裂。脑实质水肿和出血,神经细胞变性,胶质细胞增生。脑垂体前叶显著充血、出血和凝固性坏死,后叶无明显变化。腹膜后胶冻样水肿是本病的特征,是毛细血管静脉端压力升高和血管通透性增加,大量血浆渗漏所致,纵隔亦可出现。肝大,可出现肝细胞变性、灶性坏死和融合坏死灶。脾大,脾髓质充血、细胞增生、脾小体受压萎缩。

(二) 临床症状

肾综合征出血热临床上以发热、出血、低血压及肾脏损害为主要表现。潜伏期为8～39d,一般为1～3周。患者起病急、剧烈头痛、腹背痛、发热、寒战、恶心、视物模糊,可以有面部潮红、眼睛红肿或皮疹。晚期症状包括低血压、出血、肾衰竭。典型病例有3类症状(发热、出血和肾损害)及5期经过(发热期、低血压期、少尿期、多尿期和恢复期)。非典型及轻型病例症状不典型,5期经过不明显。疾病严重程度和病毒株有关,汉滩病毒引起的疾病严重,病死率为5%～15%;汉城病毒引起的疾病相对较轻,病死率约1%;普马拉病毒引起的疾病比较温和,病死率约0.5%。HFRS的致病程度与患者的年龄呈正相关,50岁以上者死亡率高于年轻人,特别是70岁以上的患者。

(三) 致病特点

汉坦病毒病的致病特点是凝血功能改变、血管扩张和毛细血管屏障功能障碍的变化,导致血液外渗并在受感染的器官中发生炎症反应。

四、实验室检验方法

(一) 标本采集

HFRS的诊断依据暴露史、典型临床表现和实验室检测结果。患者一般在发病2个月内有疫区旅居史,或有与鼠类或其排泄物(粪、尿)、分泌物等直接或间接接触史或可疑接触史。采集样品的目的是分离病毒、检测病毒核酸和抗体,包括来源于人和媒介动物的标本。

1. 患者标本

(1)血液:用于病毒分离和核酸检测的血液样品要在发病的急性期内采集,抗体检测要采急性期和恢复期双份血清标本。

(2)组织:分离死于肾综合征出血热的尸体肺、肾等组织,用甲醛或丙酮固定,进行组织化学染色,作免疫荧光或ELISA检测。

2. 媒介动物样品　根据疫情分布情况和地理景观选择鼠监测点。农村居民区选择有代表性的、既往有出血热病人发生的自然村。在调查自然村外500m半径范围内进行野外鼠密度调查,应选在河流、水渠、道路两旁、田埂、坟地和场院等可能有鼠类栖息活动的地方。监测时间为每年3～4月和9～10月各一次,分别在农村居民区和野外同时进行监测。

采集鼠肺及血清标本:取分类鉴定的鼠,无菌解剖,取鼠肺,放入编号的冷冻塑料管内,封口,放入液氮罐内保存。用免疫荧光法检测鼠肺中病毒抗原和血清抗体。

(二) 病原学检测

1. 病毒的分离培养　病毒分离培养需在生物安全3级实验室(BSL-3)进行。病毒分离只用于少数情况下,如某一地区第1例HFRS患者的确诊或怀疑感染新的病毒亚型等。取患者急性期血液、尸检组织脏器或感染动物肺、脑、肾等组织,组织需研磨成悬液。接种Vero E6细胞,培养7～14d后,用免疫荧光染色法检查细胞内是否有病毒抗原,胞质内出现黄绿色颗粒状荧光为阳性。也可取检材接种易感动物来分离病毒,常用者为小白鼠乳鼠,通过腹腔或颅内接种,逐日观察动物有无发病或死亡,并定期取动物脑、肺等组织,冷冻切片或将组织研磨成悬液后,分别用免疫荧光法或ELISA法检查是否有病毒抗原。用细胞或动物分离培养阴性者继续盲传,连续三代阴性者方能肯定为阴性。此外在进行动物实验时应采取严格的隔离及防护措施,以防止发生实验室感染。

2. 抗原检测　检测汉坦病毒的核衣壳NP蛋白抗原,可用于疾病的早期诊断。检测抗原的方法中,ELISA法较为成熟;而新型生物探针技术、量子点荧光技术等新技术、新方法,大多还处于实验研究阶段。

(三) 血清学检测

1. 检测特异性IgM抗体　发病后1～2d即可检出特异性IgM抗体,早期阳性率可达95%以上,是诊断急性汉坦病毒感染最有价值的指标。检测方法有间接免疫荧光法(indect immunofluorescence method,IFAT)和ELISA,后者又可分为IgM捕捉法和间接法,其中以IgM捕捉法的敏感性和特异性为最好。

2. 检测特异性 IgG 抗体　病后特异性 IgG 抗体出现也较早，且维持时间很长，因此需检测双份血清（间隔至少 1 周），第二份血清抗体滴度升高 4 倍以上方可确诊。常用检测方法为间接免疫荧光法和 ELISA。此两种方法还可用于 HFRS 的血清流行病学调查。

3. 检测血凝抑制抗体　采用血凝抑制试验检测病人血清中的特异性血凝抑制抗体，在辅助诊断和流行病学调查中也较常用。

（四）分子生物学检测

目前汉坦病毒核酸主要通过 PCR 及其衍生的相关技术进行检测，主要应用于临床患者早期诊断及汉坦病毒的分型和检测。

临床上常用 S 或 M 基因片段特异探针，与待检标本进行核酸杂交试验，或用 RT-qPCR 法检测病毒 RNA。目前认为，IgM/IgG ELISA 和 RT-qPCR 的组合是实验室诊断汉坦病毒感染的一种敏感且理想的方法。

（五）生物安全操作

根据《人间传染的病原微生物名录》（2006），汉坦病毒的危害程度分类为第二类，病毒的分离培养、未经培养的感染性材料的操作均要求在生物安全二级（biosafety level-2，BSL-2）实验室进行，动物感染实验要求在生物安全三级（biosafety level-3，BSL-3）实验室进行，灭活材料和无感染性材料的操作要求在生物安全一级（biosafety level-1，BSL-1）实验室进行，病毒培养物的运输包装为 A 类，其他材料为 B 类。

五、预防与控制

（一）预防措施

1. 一般预防　暴露预防是预防汉坦病毒感染最重要的方法，主要采取灭鼠、防鼠、灭虫、消毒和个人防护等措施。

2. 特异性预防　目前国内外已初步研制出 3 类 HFRS 疫苗，即纯化鼠脑灭活疫苗、细胞培养灭活疫苗和基因工程疫苗。

（二）控制措施

1. 控制措施　在疫情暴发后，应立即对暴发点采取灭鼠防鼠、预防接种等综合性防控措施。

（1）灭鼠：按照国家卫生健康委员会出血热防制工作的有关要求进行灭鼠。灭鼠 3 周后的鼠密度室内应达到 1%以下、室外 3%以下。

（2）应急预防接种：对暴发点内的高危人群实施应急预防接种，接种率应达 80%以上，防止疫情蔓延。

（3）灭螨：对床铺草垫、地面、室外草丛、柴草堆等处采用药物灭螨。

（4）环境治理：大力开展爱国卫生运动，整治和改善环境卫生。

（5）健康教育：利用各种媒体及途径，在发生暴发的地区开展出血热防病知识的宣传，增强群众防病和参与防制的意识。

2. 治疗措施　对 HFRS 患者应坚持“三早一就”（早发现、早休息、早治疗、就近治疗）。目前尚无特效疗法，对于 HFRS 早期患者，一般均采用卧床休息，以及采取以“液体疗法”（输液调节水与电解质平衡）为基础的综合对症治疗措施。患者早期应用抗病毒治疗，针对各期病理生理变化进行对症治疗，把好休克、出血、肾衰竭和感染“四关”。

（陈丽丽）

第二节　流行性乙型脑炎

流行性乙型脑炎（epidemic type B encephalitis）简称乙脑，是一种经蚊传播而引起严重的侵犯中枢神经系统为主的，人兽共患的自然疫源性疾病，是我国法定报告管理的乙类传染病。

一、病原学

（一）分类

流行性乙型脑炎的病原体为流行性乙型脑炎病毒，简称乙脑病毒。因最早在日本发现，故又称日本脑炎病毒（Japanese encephalitis virus，JEV）。乙脑病毒为黄病毒科（Flaviviridae）黄病毒属（*Flavivirus*）成员。

（二）生物学特性

1. 形态结构　乙脑病毒颗粒呈球形，直径45～50nm，核衣壳（C）呈二十面立体对称，有包膜，包膜内面有内膜蛋白（M），包膜上有糖蛋白（E）刺突（图10-2）。

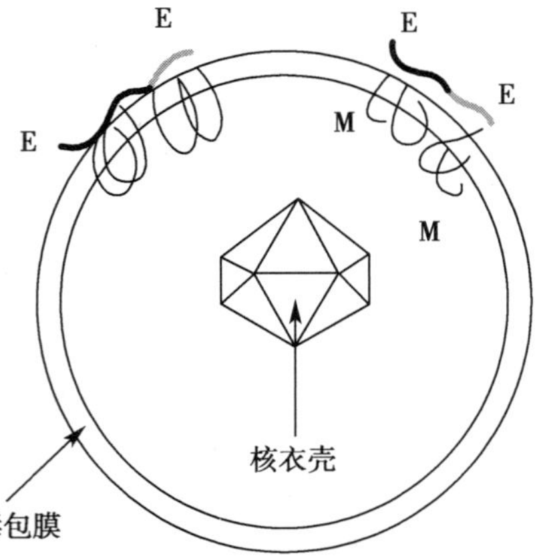

图10-2　乙脑病毒的结构示意图

2. 理化性质　乙脑病毒抵抗力弱，不耐热，56℃ 30min、100℃ 2min均可使之灭活，对酸、乙醚和三氯甲烷等脂溶剂敏感。对化学消毒剂敏感，如碘酊、煤皂酚等多种消毒剂可使之灭活。

3. 培养特性　乙脑病毒在动物、鸡胚及组织细胞内均能增殖。敏感动物有小鼠、金黄地鼠，鼠龄越小易感性越高。乳鼠脑内接种3～5d后发病，表现典型的神经系统症状，如兴奋性增高，肢体痉挛和尾强直等，最后因麻痹而死亡。敏感的细胞有白纹伊蚊细胞C6/36、非洲绿猴肾细胞Vero和乳仓鼠肾细胞BHK-21等。病毒感染细胞后，可引起细胞固缩、颗粒增多、细胞脱落等细胞病变，其中以C6/36细胞最敏感，故常以该细胞来培养乙脑病毒。

4. 基因组结构　乙脑病毒的核酸为单正链RNA，基因组全长约11kp，5′端有Ⅰ型帽状结构，3′端无多聚腺苷酸（polyA）尾。5′端和3′端各有一段非编码区，中间为编码区。编码区仅含1个开放阅读框（open reading frame，ORF），基因的排列顺序为：5′-C-PrM-E-NS1-NS2a-NS2b-NS3-NS4a-NS4b-NS5-3′（图10-3）。

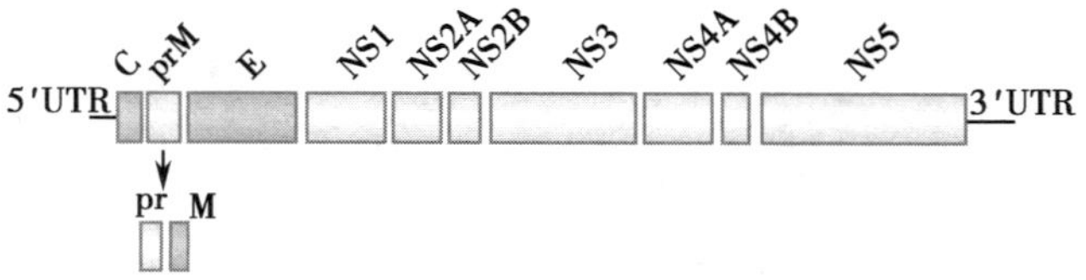

图10-3　乙脑病毒的基因组结构示意图（据WHO）

5. 病毒蛋白及功能　在病毒的复制过程中，ORF先翻译为一个由3 432 aa组成的多聚蛋白前体，然后经宿主蛋白酶和病毒的蛋白酶切割加工成3种结构蛋白和至少7种非结构蛋白。

（1）结构蛋白：包括衣壳蛋白（capsid protein，C蛋白）、膜蛋白（membrane protein，M蛋白）和包膜蛋白（envelope protein，E蛋白）。

（2）非结构蛋白（nonstructural protein，NS）：非结构蛋白包括NS1、NS2A、NS2B、NS3、NS4A、NS4B和NS5，与病毒的复制、生物合成及病毒颗粒的装配与释放密切相关。

6. 抗原性　乙脑病毒的抗原性稳定，只有1个血清型。同一地区不同年代的分离株，不同地区不同时间的分离株之间无明显差异。根据E基因全序列的同源性，可将乙脑病毒分为5个基因型（Ⅰ、Ⅱ、Ⅲ、Ⅳ和Ⅴ）。5个基因型之间具有较强的交叉保护作用。

7. 致病性　乙脑病毒经带毒蚊虫叮咬后随蚊虫的唾液进入人体，首先在局部毛细血管内皮细胞和淋巴结等处增殖，经毛细血管和淋巴管进入血流，形成第一次病毒血症，但仅少数感染者（儿童为主）发展成为显性感染。当机体抵抗力较低时，病毒可随血流播撒到肝、脾等网状内皮系统的细胞中继续大量增殖后，再次入血，引起第二次病毒血症，临床上表现发热、头痛、寒战、全身不适等流感样症状，部分患者出现腹泻等胃肠道症状。绝大多数感染者病情不再继续发展。少数免疫力不强的患者，病毒突破血脑屏障侵犯中枢神经系统，在脑组织神经细胞内增殖，引起神经细胞变性、坏死、脑实质和脑膜炎症，出现中枢神经系统症状，表现高热、头痛、意识障碍、抽搐和脑膜刺激征等，严重者可出现昏迷、中枢性呼吸衰竭，病死率可达 20%~40%，5%~20%的幸存者留下后遗症，表现为痴呆、失语、瘫痪、癫痫及精神障碍等。孕妇在怀孕早期感染乙脑病毒，可能导致宫内感染而流产。

8. 免疫性　乙脑病毒抗原性稳定，病后免疫力稳定而持久，隐性感染也可获得牢固的免疫力。机体对乙脑病毒的免疫包括体液免疫和细胞免疫，其中体液免疫起主要作用。自然感染 1 周后产生中和抗体，持续数年甚至终身。最早产生的是 IgM 抗体，在患者脑脊液和血液中均可检出。出现症状几天后才会在患者体内检测出 IgG 抗体。

二、流行病学

（一）流行历史、分布

1871 年，乙脑在日本首次被发现，随后不断有乙脑病例出现。1924 年，日本暴发了乙脑疫情，超过 6 000 例感染病例，死亡率达 60%。目前，乙脑的流行地区广泛，在热带、亚热带、温带和中温带地区均有发病。据估计，全球约有近 30 亿人口生活在乙脑的流行地区，每年的病例数为 30 000~50 000 例。我国于 1949 年首次分离到乙脑病毒，历史上发病人数最高年份是 1971 年，共有 17 万例乙脑病例。随后病例数逐渐下降，2014 年以来全国的报告病例数均低于 1 500 例，死亡病例数低于 50 例。

东南亚和西太平洋地区是乙脑的主要流行区。我国是乙脑的高发区，除青海、新疆和西藏外，其他省份和地区均有乙脑流行。

（二）储存宿主和传播媒介

鸽子、鸡、鸭等家禽和野鸟是乙脑病毒的自然宿主，尤其是鹭科的涉水鸟在一些地区乙脑病毒的流行扩散中发挥作用。牛、羊、猪等家畜也是乙脑病毒的宿主，其中猪是重要的扩增宿主。

乙脑病毒的传播媒介有三带喙库蚊、致倦库蚊、白雪库蚊、杂鳞库蚊、刺扰伊蚊、迷走按蚊等，亚洲地区以三带喙库蚊为主要传播媒介。蚊子吸血后，病毒首先在其肠上皮细胞中增殖，随后进入血液并移行至唾液腺，通过叮咬猪、牛、羊等易感动物而传播。受染蚊子可带毒越冬并可经卵传代，故蚊子既是传播媒介又是储存宿主。

（三）易感动物

易感动物有猪、牛、羊、马、驴、犬、猫、鸭、鹅、鸡及许多野生动物和鸟类。猪是最重要的传染源和中间宿主，猪感染后一般无明显症状和体征，但出现病毒血症。尤其是新生的幼猪，具有高感染率和高滴度的病毒血症。苍鹭等野禽是乙脑病毒的天然宿主，且鸟类的迁徙活动可能与乙脑远距离扩散有关。人感染病毒后仅发生短暂的病毒血症，且血中病毒滴度不高，故患者不是主要的传染源。

（四）流行特点

乙脑的流行与蚊虫的密度有关，在热带地区，蚊虫一年四季均可繁殖，故全年均可发生流行或散发流行，并在雨季达到发病高峰。在亚热带和温带地区则有明显的季节性，流行季节与蚊子的密度高峰期一致，以夏、秋季流行为主，5~9 月是发病高峰期。在我国，乙脑主要发生在蚊虫开始活动的 20d 后，7~9 月是发病的高峰期。不同地区流行季节略有不同，华南地区流行高峰在 6~7 月，华中地区为 7~8 月，东北地区则为 8~9 月。

乙脑的病例主要集中在儿童，尤其以 2~8 岁儿童发病率较高，由于儿童计划免疫的实施，乙脑发病年龄有增长趋势，近年来主要为年龄较大的儿童和青少年。部分国家或地区的病例由儿童为主转向成人，如韩国、日本和中国等地主要以成人为主，日本的乙脑病例主要为 40 岁以上成人，韩国病例主要集中在 40~49 岁，中国则为 20~70 岁。

乙脑的流行模式有流行和地方性流行两种。在中国、日本、韩国、朝鲜、印度北部、巴基斯坦等地区流行，具有季节性特征，偶尔暴发。在澳大利亚、印度尼西亚、菲律宾、新加坡、印度南部、越南南部等地呈地方性流行，全年都有散发。

（五）分子流行病学特征

根据 E 基因序列将 JEV 分为 5 个基因型（Ⅰ、Ⅱ、Ⅲ、Ⅳ和Ⅴ）。我国流行的 JEV 毒株有Ⅰ和Ⅲ型。

20 世纪 70 年代以前均为Ⅲ型基因型,1977 年后Ⅰ和Ⅲ型毒株均从自然界中分离。临床标本分离的毒株以Ⅲ型为主,蚊体和猪体中分离的毒株以Ⅰ型为主。近年来,屡有Ⅰ型毒株从临床标本中分离出来的报道,且Ⅰ型已逐渐取代Ⅲ型成为优势型别。尽管Ⅴ型 JEV 在蚊虫标本中被分离到,但尚未有人感染Ⅴ型 JEV 的报道。

三、病理学

(一) 病理变化

乙脑的病变范围较广,累及整个中枢神经系统灰质,以大脑皮质、中脑、脑桥和基底核最为严重,脊髓的病变最轻。肉眼可见软脑膜充血、水肿、出血,镜检可见如下病变:①神经细胞变性、坏死。表现为神经细胞肿胀、变性和坏死,尼氏小体消失,胞质内空泡形成,核偏位等。②软化灶形成。灶性神经细胞的坏死,液化形成镂空筛网状软化灶,对本病的诊断具有一定的特征性。③血管变化和炎症反应。脑实质及脑膜血管高度扩张充血,血管周围间隙增宽,脑组织水肿。血管内皮细胞肿胀、坏死、脱落,产生附壁血栓。灶性炎症细胞浸润以淋巴细胞、单核细胞和浆细胞为主,多以变性坏死的神经元为中心,或围绕血管周围间隙形成血管套。④胶质细胞增生。小胶质细胞增生明显,可形成小胶质细胞结节,多位于小血管旁或坏死的神经细胞附近。

(二) 临床症状

潜伏期一般为 10~14d,可短至 4d,长至 21d。大多数患者症状较轻或者呈无症状的隐性感染,少数患者出现中枢神经系统症状,表现为起病急、高热、头痛、呕吐、意识障碍、抽搐等症状。典型病例临床表现可分为以下 4 期:

1. 初期　起病急,体温在 1~2d 内急剧上升到 39~40℃,伴有头痛、恶心、呕吐、食欲差和嗜睡,病程 1~3d。

2. 极期　体温持续上升,高达 40℃,持续 7~10d。初期症状逐渐加重,出现意识障碍,表现为嗜睡、昏睡、定向力障碍、甚至昏迷。神志不清最早可发生在病程第 1~2 天,多发生于第 3~8 天。普通型患者脑膜刺激征明显,偶有抽搐;重型患者可出现昏迷,反复或持续抽搐,强直性痉挛,少数可软瘫。极重型患者由于脑实质病变表现反复或持续性强烈抽搐,伴深度昏迷,迅速出现中枢性呼吸衰竭及脑疝,病死率高,多在极期中死亡。

3. 恢复期　极期过后,体温逐渐下降,神经系统症状或体征逐渐好转,一般患者 2 周左右可完全恢复。重型患者可有持续性低热、多汗、失眠、痴呆、失语、流涎、吞咽困难、颜面瘫痪、肢体强直性瘫痪。经过积极治疗,大多数患者可在半年内恢复。

4. 后遗症期　5%~20%的重症患者半年后仍有神经精神症状,留有后遗症。主要有失语、痴呆、意识障碍、精神失常、肢体瘫痪、癫痫等,经积极治疗后可有不同程度的恢复。但癫痫后遗症可持续终身。

四、实验室检验方法

(一) 标本采集

1. 患者标本

(1)血液:在发病早期,无菌采集静脉血,此外,还可在患者急性期和恢复期采集血液,急性期血液样本最迟不晚于发病后 7d,恢复期血样则在发病后 2 周后至半年左右采集。

(2)脑脊液:在发病早期,无菌采集脑脊液,可直接用于病毒的分离培养,但脑脊液的病毒分离率低于血液,不适用于诊断。

(3)组织标本:死亡的患者可采取脑组织标本。

2. 媒介标本　采用电动吸蚊器人工诱捕法、蚊帐法、灯诱法和网捕法等捕获成蚊,室内饲喂,待胃血消化后,用三氯甲烷熏死,进行鉴定分类。

（二）病原学检测

1. 病毒的分离培养　采集发病初期患者的血液或脑脊液接种 C6/36、BHK-21、Vero 细胞等进行病毒的分离培养。出现病变的细胞收集上清液进一步鉴定。无病变者盲传三代仍不出现细胞病变则判定为分离培养阴性。此外,也可采用乳鼠分离病毒。

2. 病毒的抗原检测　采用免疫荧光法或 ELISA 法检测发病初期患者血液或脑脊液中乙脑病毒抗原,阳性结果对早期诊断有重要意义。

（三）血清学检测

乙脑病毒的血清学检测方法有中和试验、血凝抑制试验、酶联免疫吸附试验等。微量中和试验（固定病毒-稀释血清法）检测中和抗体滴度。如患者恢复期血清中的中和抗体出现 4 倍或 4 倍以上升高,可诊断为乙脑病毒感染。

（四）分子生物学检测

近年来,病毒的核酸检测已经广泛用于乙脑病毒的早期诊断。常用 RT-PCR 或荧光定量 RT-PCR 检测乙脑病毒的 *prM* 基因。扩增上游引物：$PrM_{F(251\text{-}275)}$：5′-CgT TCT TCA AGT TTA CAg CAT TAg C-3′,下游引物：$PrM_{R(925\text{-}901)}$：5′-CC YRT gTT YCT gCC AAg CAT CCA MCC-3,扩增产物长度为674bp。此外,还有针对 NS1、NS3 和 E 基因的特异性引物,亦可用于乙脑病毒的核酸检测。

（五）生物安全操作

根据《人间传染的病原微生物名录》（2006）,乙脑病毒的危害程度为第二类。病毒的分离培养,动物感染实验,未经培养的感染性材料的操作均要求在生物安全二级（BSL-2）实验室进行,灭活材料和无感染性材料的操作要求在生物安全一级（BSL-1）实验室进行,病毒培养物的运输包装为 A 类,其他材料为 B 类。

五、预防与控制

（一）预防措施

1. 控制传染源　乙脑的传染源主要是感染的家畜,尤其是幼猪,故应搞好饲养场所的环境卫生,人畜居住地分离。近年来,应用疫苗免疫幼猪以减少猪群的病毒血症,对于人群中乙脑的流行具有重要意义。

2. 切断传播途径　防蚊、灭蚊是预防乙脑病毒传播的重要措施。搞好猪舍等场所的卫生,及时清除粪便污水和积水,清除蚊虫孳生地,在夏秋季蚊虫活动高峰期采取烟熏、药杀和紫外线灯灭蚊。个人应加强防蚊意识,尽量减少外出,外出时应着长袖衣裤,涂擦驱蚊剂,睡觉时尽量用蚊帐,防止被蚊叮咬。

3. 保护易感人群　接种疫苗是保护易感人群的根本措施。目前被广泛批准使用的乙脑病毒疫苗主要有灭活疫苗和减毒活疫苗。我国有十几个省、直辖市将乙脑疫苗纳入了计划免疫,使用的是地鼠肾细胞灭活苗和减毒活疫苗,保护率可达60%~90%。接种对象一般为 6 个月以上,10 岁以下的儿童和从非流行区进入流行区的人员。

（二）控制措施

目前尚无特异性抗病毒治疗药物,早期可试用利巴韦林、干扰素等。主要采取对症和支持治疗,维持体内水和电解质平衡,重点处理高热、抽搐、控制脑水肿和呼吸衰竭等危重症状,降低病死率和减少后遗症的发生。

第三节　登革热与登革出血热

登革热（dengue fever,DF）、登革出血热/登革休克综合征（dengue hemorrhagic fever/dengue shock syndrome,DHF/DSS）是由登革病毒（dengue virus,DENV）引起的以埃及伊蚊和白纹伊蚊为主要传播媒介的急性传染病,是我国法定报告管理的乙类传染病。

一、病原学

(一) 分类

登革病毒属于黄病毒科黄病毒属的成员。

(二) 生物学特性

1. 形态结构　登革病毒颗粒呈球形,直径 40~50nm,核衣壳呈二十面立体对称,外层有包膜,包膜上有刺突。

2. 理化性质　登革病毒不耐热,60℃ 30min 或 100℃ 2min 即可灭活,但耐低温,在人血清中保存于 -20℃可存活 5 年,-70℃可存活 8 年以上。登革病毒对酸、乙醚、三氯甲烷等脂溶剂敏感,对紫外线和化学消毒剂敏感。

3. 培养特性　登革病毒最敏感、最常用的实验动物是小白鼠乳鼠。此外,猩猩、猕猴和长臂猿猴等对登革病毒易感,并可诱导特异性免疫反应,可作为疫苗研究的动物模型。多种哺乳类及昆虫来源的传代细胞对登革病毒敏感,其中白蚊伊蚊 C6/36 细胞最常用,病毒在感染该细胞后可引起明显的细胞病变。

4. 基因组结构　登革病毒的基因组为单正链 RNA,长约 11kb,5′端和 3′端为非编码区,中间为编码区,编码 3 个结构蛋白和至少 7 个非结构蛋白。

5. 病毒蛋白及功能

(1)结构蛋白:3 种结构蛋白分别是衣壳蛋白(C 蛋白)、膜蛋白(M 蛋白)和包膜蛋白(E 蛋白)。

(2)非结构蛋白:包括 NS1、NS2a、NS2b、NS3、NS4a、NS4b 和 NS5,存在病毒感染的细胞中,是登革病毒的酶或者调节蛋白参与病毒的复制、生物合成及病毒颗粒的装配等过程。

6. 抗原性　登革病毒有 4 个血清型(DENV1~DENV4),各型病毒之间有交叉抗原性。

7. 致病性　登革病毒进入人体后,经过 3~14d 的潜伏期(平均 4~7d)之后急性发作,伴有发热等非特异性体征,持续 2~10d,形成病毒血症。登革病毒感染表现两种不同的临床类型:DF 和 DHF/DSS。DF 一般为自限性疾病,很少致命,表现为高热、头痛、恶心、呕吐、皮疹、全身肌肉和关节疼痛等非特征性症状。DHF/DSS 是登革热的严重临床类型,病情较重,初期有典型登革热的症状体征,随后病情进展迅速,发展为出血性休克,病死率高,多见于 15 岁以下儿童。DHF/DSS 的发病机制尚不十分清楚,目前普遍认为与抗体依赖的增强作用(antibody-dependent enhancement,ADE)有关。

8. 免疫性　感染单一型别的登革病毒恢复的患者仅对该型病毒有终身免疫,对其他 3 型病毒只有部分和短暂的交叉免疫力。初次感染登革病毒出现发热症状 4~5d 后,机体产生特异性 IgM 抗体,最长持续 3 个月仍能被检测到。出现发热症状 1 周后机体产生 IgG 抗体,几周后抗体水平达到高峰,随后下降至较低水平并维持数十年之久,甚至终身。

二、流行病学

(一) 流行历史、分布

早在 1779—1780 年,疑似登革热就在亚洲、非洲和北美洲流行。第二次世界大战后,登革热在全球范围内流行,近年来,登革热的流行呈上升趋势。登革出血热首次出现在 20 世纪 50 年代的东南亚,80~90 年代扩散至印度、巴基斯坦、中国等地。据估计,全球超过 128 个国家的 39 亿人面临感染登革病毒的风险,其中近一半分布于亚太国家。新近统计数据显示,全球每年约有 3. 9 亿人感染登革病毒,其中约 9 600 万人出现不同程度的临床症状。

登革热广泛分布于热带和亚热带地区,其中以东南亚、西太平洋地区的流行最为严重。20 世纪 40 年代初,我国东南沿海省份和台湾省曾有流行,此后鲜有病例报告,直到 1978 年广东佛山地区登革热疫情暴发。自此之后,该病在我国一直间断流行,分布范围不断扩大。目前,我国登革热病例主要分布在广东、海南、广西、台湾、福建、澳门、香港、浙江、江苏和云南边境等地区。2014 年广东省再次暴发登革热疫情,全国报告病例数达 46 864 例,死亡 6 例,流行规模为 1986 年以来最大的一次。

（二）储存宿主和传播媒介

在丛林性疫源地，猴类是主要的自然储存宿主。猴类感染了登革病毒后产生病毒血症，蚊虫叮咬了感染的猴，再把病毒传染给其他的猴，形成“猴—蚊—猴”循环。在城市疫源地，隐性感染者和患者是主要的传染源和宿主。患者发病前1d和发病后5d内为病毒血症期，此时传染性最强，人的病毒血症可持续6~12d。如果蚊虫叮咬了患者后再叮咬其他人，则形成“人—蚊—人”循环。

本病的主要传播媒介为埃及伊蚊和白纹伊蚊。此外，赫布里底伊蚊、波利尼西亚伊蚊、盾纹伊蚊和中斑伊蚊亦能传播登革病毒，引起暴发流行。

（三）易感动物

非人灵长类动物是登革病毒的天然宿主，被感染后能形成病毒血症。人群对登革病毒普遍易感。登革热在任何年龄均可发病，以儿童和青壮年发病率最高。感染后可获得对同一血清型病毒较持久的免疫力，可长达数十年之久，对异型病毒则仅有短暂的免疫力。

（四）流行特点

登革热多发于气温高、雨量多的季节，主要集中在5~10月。湿季和雨季多发，多数地区的高峰期与雨季一致。我国海南登革热发病最高峰为4~6月，广东为8~11月，全国1~12月均有疫情报告，其中8~10月为高峰期。

登革热在任何年龄阶段都可发病，初次暴发登革热时，一般以青少年和成人为主。登革出血热和登革休克综合征多局限于儿童，最敏感的年龄为8~10岁。不同地区发病的年龄阶段存在差异。东南亚地区发病多数为15岁以下儿童，美洲地区则以成年人居多。男性和女性的感染率基本相同，但登革出血热和登革休克综合征病例中女性患者较多。

登革热呈明显的家族聚集性。一旦受感染的蚊虫进入家中，或某家庭成员受感染，很容易发展为全家感染。登革热呈地方流行性，也可呈散发状态。当本病入侵新地区时，由于当地居民无免疫力，发病率可突然上升，常呈暴发形式，短期内引起大量的人群发病，发病率可达75%，感染率可达95%以上。

（五）分子流行病学特征

20世纪70年代，美洲中部和非洲地区流行的主要为DENV1和DENV2型登革病毒，而东南亚地区同时分布有4种型别的登革病毒。2004年以后，4种型别的登革病毒广布全球，各地域之间无明显差异。

三、病理学

（一）病理变化

登革病毒感染后的病理改变表现为：肝、肾、心和脑的退行性变，心内膜、胸膜、腹膜、胃肠黏膜、肌肉、皮肤及中枢神经系统不同程度的出血，皮疹活检见小血管内皮细胞肿胀、血管周围水肿及单核细胞浸润，瘀斑中有广泛血管外溢血。脑型患者可见蛛网膜下腔和脑实质灶性出血，脑水肿及脑软化。重症患者可有肝小叶中央灶性坏死及淤胆、小叶性肺炎、肺小脓肿形成等。

登革出血热和登革休克综合征的主要病理生理异常为血管通透性增加，血浆渗出，血小板减少、导致血液浓缩和血压下降，出现凝血障碍。

（二）临床症状

登革热潜伏期3~15d，通常为5~8d。临床上将登革热分为典型、轻型与重型3型。

1. 典型登革热　①发热：成人病例起病急，高热，24h内体温可达40℃，持续2~7d后退至正常；部分病例体温降至正常1d后再度上升，表现为双峰或马鞍热。伴有头痛，眼球后痛，骨、肌肉及关节痛，极度乏力，可有恶心、呕吐、腹痛、腹泻或便秘等胃肠道症状。②皮疹：病程3~6d出现皮疹，多为斑丘疹或麻疹样皮疹，也有猩红热样疹、红斑疹及出血点等，可同时有两种以上的皮疹。皮疹分布于全身，通常由躯干部开始蔓延至面部和四肢，多有痒感，持续3~4d消退。③出血：25%~50%的病例有出血现象，最常见的是皮肤出血，可见瘀点和紫癜，此外还有牙龈出血、鼻出血、胃肠出血，一般不发生血尿，出血多发生在病程的5~8d。④其他：约1/4病例有轻度肝大，个别病例有黄疸。

2. 轻型登革热　症状较典型登革热轻，表现为：低热，全身疼痛较轻，皮疹稀少或不出诊，无出血倾向，浅表淋巴结肿大，病程 1~4d。

3. 重型登革热 早期临床表现似典型登革热，发热 3~5d 后病情突然加重。表现为脑膜脑炎，出现剧烈疼痛、呕吐、谵妄、狂躁、昏迷、抽搐、大量出汗、血压骤降、颈强直、瞳孔缩小等。有些病例出现消化道大出血和出血性休克。病情凶险，多于 24h 内死于中枢性呼吸衰竭或出血性休克。

登革出血热可分为较轻的无休克登革出血热（DHF）及较重的登革休克综合征（DSS）两型。前驱期 2~5d，具有典型登革热临床表现。在发热过程中或热退后病情突然加重，表现为皮肤变冷，出现瘀斑或紫癜。常在四肢部位可见分散的瘀点，紫癜性病变常见于静脉穿刺部位。此外，有脉速、昏睡或烦躁、出汗等症状。部分患者消化道或其他器官出血、肝大。若脉压进行性下降，如不治疗即进入休克，休克的持续时间短，患者可能在 8~24h 死亡，如抗休克治疗成功，患者通常在 2~3d 内脉搏和血压恢复正常。仅有出血者为登革出血热，同时有休克的为登革休克综合征。

四、实验室检验方法

（一）标本采集

样本类型有患者血液、脑脊液和组织标本及蚊虫媒介标本，样本的采集与处理同乙脑病毒。

（二）病原学检测

1. 病毒的分离培养

（1）乳鼠分离：1~3 日龄乳鼠脑内或脑腹内联合接种，观察 21d，如出现行动迟缓、弓背、抽搐、瘫痪等症状提示有病毒增殖。该方法敏感性较低，且需多次传代才能使乳鼠发病，耗时，成本高，现已经极少使用。

（2）蚊虫分离：蚊幼虫脑内接种或成蚊胸腔接种是分离登革病毒的最敏感的方法。敏感的蚊种主要有埃及伊蚊、白纹伊蚊、安汶巨蚊（*Toxorhynchites amboinensis*）和华丽巨蚊（*Toxorhynchites splendens*）4 种，一般接种后 4~5d 可分离到登革病毒。接种后病毒的鉴定可以取蚊脑及唾液腺压碎涂片或直接取头压碎涂片，用免疫荧光技术、酶免疫技术检测。接种法敏感，对血清学检测阳性样本的分离率高达 100%。

（3）细胞分离：敏感的细胞有哺乳动物细胞和蚊虫细胞。哺乳动物细胞主要有恒河猴肾细胞（LLC-MK2）、Vero 和 BHK21，其中以 LLC-MK2 较为敏感。蚊虫细胞主要有白纹伊蚊细胞 C6/36，伪盾伊蚊细胞（AP-61）和安汶巨蚊细胞（TRA-284），其中以 TRA-284 最敏感，但以 C6/36 最常用。登革病毒感染 C6/36 细胞可出现细胞膨大、折光性增强、颗粒增多等病变。

2. 病毒的抗原检测 无论初次或再次感染登革病毒，NS1 抗原大量表达在感染的细胞表面，并高浓度存在于感染者的血液中。NS1 抗原的出现早于 IgM 抗体，甚至在检测不到登革病毒 RNA 或已有登革病毒 IgM 抗体存在的情况下，也可检测到 NS1 抗原，因此检测 NS1 抗原对登革病毒感染的早期诊断具有重要意义。常采用酶联免疫吸附试验（ELISA）法检测。

（三）血清学检测

登革病毒的血清学检测方法有血凝-血凝抑制试验、补体结合试验、中和试验和酶联免疫吸附试验。ELISA 法或免疫层析法检测登革热患者血清中的特异性 IgM 抗体是最常用的登革热早期快速诊断技术，也广泛用于登革热的实验室诊断。特异性 IgG 检测需取急性期和恢复期双份血清，恢复期血清抗体效价比急性期升高 4 倍或 4 倍以上，才有诊断价值。

（四）分子生物学检测

常用 RT-PCR 或荧光定量 RT-PCR 检测登革病毒的 RNA，可用于病毒的早期快速诊断及病毒分型。

（五）生物安全操作

根据《人间传染的病原微生物名录》（2006），登革病毒的危害程度分类为第三类，病毒的分离培养，动物感染实验，未经培养的感染性材料的操作，灭活材料和无感染性材料的操作及病毒培养物的运输包装同乙脑病毒。

五、预防与控制

（一）预防措施

目前，尚未有登革病毒疫苗被批准上市。目前一种登革病毒的四价重组登革热减毒活疫苗（CYD-TDV）已经在一些国家进行了登记。防蚊、灭蚊是预防登革热的主要手段。搞好环境卫生，妥善处理固体废物，储水容器加盖，减少蚊虫的孳生地，在夏秋季蚊虫活动高峰期采取药杀、紫外线灯灭蚊等方法减少成蚊的数量。加强社区宣传教育工作，提高居民的预防意识。使用个人家庭防护，如纱窗、着长袖衣服，涂擦驱蚊剂，安装蚊帐，防止被蚊叮咬。

（二）控制措施

目前登革热尚无特效治疗方法，主要采取支持及对症治疗。

（陈丽丽　柏琴琴）

第四节　发热伴血小板减少综合征

本病自2009年首先在我国中部的湖北省和河南省的农村地区发生，最初发现时致死率可高达30%。2010年起，我国中部和东北部地区再次频繁出现一些患者，临床表现以发热伴血小板减少为主要特征，称为发热伴血小板减少综合征（severe fever with thrombocytopenia syndrome，SFTS）。自该病发生以来，中国疾病预防控制中心开展了一系列调查研究，从患者的血液标本中分离出一种新型病毒。由于该新型病毒与发热伴血小板减少综合征的相关性，将其命名为发热伴血小板减少综合征布尼亚病毒（severe fever with thrombocytopenia syndrome bunyavirus，SFTSV），亦称新型布尼亚病毒。

一、病原学

（一）分类

新型布尼亚病毒隶属于布尼亚病毒科（Bunyaviridae）、白蛉病毒属（*Phlebovirus*）。布尼亚病毒科是最大的病毒科之一，目前已知有300多种。该科病毒因首先从非洲乌干达西部的布尼亚韦拉分离到而得名，它是一类通过节肢动物或啮齿动物传播的分节段单股负链RNA病毒。根据血清学、分子生物学和免疫学特性，布尼亚病毒科主要划分为5个属，即布尼亚病毒属（*Bunyavirus*）、汉坦病毒属（*Hantavirus*）、白蛉病毒属、内罗病毒属（*Nairovirus*）和番茄斑萎病毒属（*Tospovirus*）。此外，尚有80多种布尼亚病毒尚未定属或定科。

（二）生物学特性

1. 形态结构　SFTSV是一个球形或椭球形的病毒粒子，直径为80～100nm，被5～7nm双层脂质包膜所覆盖。包膜表面有糖蛋白组成的棘突，内有病毒基因组与核蛋白形成的核衣壳结构。由于缺乏基质蛋白层，布尼亚病毒表现得非常灵活，在电镜负染的图片中可以观察到病毒很容易弯曲。病毒感染细胞质内可出现明显的致密包涵体，并可见亚细胞器结构改变，如细胞器肿大等。

2. 理化性质　SFTSV的理化性质和灭活条件仍需进一步研究，但是现存布尼亚病毒科病毒一般抵抗力弱，不耐酸，易被热、乙醚、去氧胆酸钠和常用消毒剂及紫外线照射等灭活。初步实验验证，用β-丙内酯4℃ 24h或甲醛4℃ 7d可完全灭活病毒。

3. 培养特性　非洲绿猴肾细胞系（Vero、Vero-E6）及犬巨噬细胞系DH82等细胞对SFTSV敏感。

4. 基因组结构　SFTSV基因组由大（L）、中（M）、小（S）三个单股负链RNA片段组成。L片段全长6 368个核苷酸，包含自cRNA 5′端17-6271位核苷酸的单一读码框架，编码RNA依赖的RNA聚合酶（RNA dependent RNA polymerase，RdRp）；M片段全长3 378个核苷酸，包含一个自cRNA 5′端19-3240位核苷酸的开放读码框，编码具有1 073个氨基酸的膜蛋白前体，翻译后经宿主细胞内蛋白酶修饰形成Gn和Gc两个膜蛋白，是否存在M基因组编码的非结构蛋白（NSm）目前尚不清楚；S片段长1 744个核苷酸，属双义

RNA,分别编码核衣壳蛋白(NP)和非结构蛋白 NSs。

5. 病毒蛋白及功能

(1)结构蛋白:SFTSV 基因组的 3 个片段(L、M、S)编码不同的结构蛋白,其中 L 片段主要编码 RNA 依赖的 RNA 聚合酶(RdRp),RdRp 起着主导病毒自我复制和转录的作用。

(2)非结构蛋白:目前尚不清楚是否存在 M 基因组编码的非结构蛋白(NSm)。

6. 抗原性 使用表达的 SFTSV 的核衣壳蛋白(NP)和非结构蛋白(NS)作为抗原,感染早期在患者体内的表达量较高,患者血清中的核衣壳蛋白(NP)抗体呈强阳性,非结构蛋白呈阴性,表明在感染 SFTSV 时患者对 NP 蛋白产生特异性抗体,NP 具有很强的抗原性。

7. 致病性 SFTSV 感染患者的血清肝转氨酶水平、凝血功能障碍,急性期蛋白(磷脂酶 A,纤维蛋白原,铁调素)、细胞因子(白介素 IL-6、IL-10,干扰素 C)和趋化因子(IL-8,单核细胞趋化蛋白 1,巨噬细胞炎性蛋白 1B)等多种指标均表现为死亡患者高于存活患者,且各指标水平与病毒 RNA 水平密切相关。因此推测,病毒的复制和机体的免疫反应对于病情的严重程度起重要作用。

8. 免疫性 目前大多数临床研究者认为新型布尼亚病毒感染机体后能诱导机体产生免疫反应,介导免疫活性细胞及炎症因子对宿主细胞的攻击,特别是病毒进入机体后激活细胞免疫功能,尤其是 $CD4^+$ T 淋巴细胞可分泌大量干扰素 γ(IFN-γ),介导抗感染作用。

二、流行病学

(一) 流行历史、分布

SFTV 病自 2009 年首先在我国中部个别省份(河南和湖北)的农村地区发生以来,目前在我国 16 个省份有该病病例的报道。SFTV 感染引起的发热伴血小板减少综合征病例主要散发于山地和丘陵地带的农村地区,在上述地区生活、生产的农村居民和劳动者,以及赴该类地区户外活动和旅游者易被感染。本病多发于春、夏季节,发病月份主要为 3~11 月,高峰主要集中于 5~7 月。

(二) 储存宿主和传播媒介

SFTSV 的自然宿主仍待确定。该病毒可能同其他白蛉病毒属病毒一样,主要以哺乳动物为宿主,节肢动物为传播媒介。SFTS 是一种动物传染性疾病,家畜、家禽和啮齿动物在 SFTSV 的传播过程中可能起重要的作用。

目前有研究表明 SFTSV 的传播媒介主要是蜱,长角血蜱(*Haemaphysalis longicornis*)和微小牛蜱(*Boophilus microplus*)是其主要传播媒介,其中长角血蜱占主导地位。

(三) 易感动物

SFTS 为人兽共患疾病,疫区动物监测显示牛、羊、猪、犬和鼠类等都携带有 SFTSV 病原体,都可能发生感染发病或死亡。易感人群感染该病与其生产活动密切相关,97%以上病例为生活在林木覆盖丘陵地区的农民,部分病例有明确的蜱虫叮咬史。除此之外,频繁暴露于 SFTSV 环境的这一特殊人群,如医护人员和患者家属为另一类易感人群。

(四) 流行特点

截至 2013 年底,我国 SFTSV 信息报告系统数据显示,该病毒在河南、湖北、安徽、山东、辽宁、浙江和江苏等 14 个省份相继被发现。2011—2014 年,我国报告了 5 352 例 SFTS,病死率约为 7.9%,在我国主要分布在中部和东部农村地区。

本病具有明显的季节分布,从每年的 3 月至 11 月均有病例发生,5~7 月是发病高峰。SFTS 疾病流行的高发月份从南到北存在随纬度增加而推迟的趋势,如中部重点疫区河南、安徽、湖北三省交界地方 SFTS 流行的高峰季节为 5~7 月,5 月份最高;北方山东省内 SFTS 高发季节为 6~7 月;再往北部的辽宁省内 SFTS 高发月份则为 7~8 月。SFTS 病例高度散发,多分布于丘陵和山区地带的农村,尤其在丘陵、山地、森林地区生活的居民,从事农业生产和野外工作的劳动者以及赴该类地区户外活动的旅游者感染风险较高。病例多为中老年患者,男女患者人数比例基本持平。

三、病理学

(一) 病理变化

目前,SFTS 的病因以及器官损伤变化的病理机制研究仍不清楚。在病毒感染的早期阶段,组织病理学的改变主要分布在脾和骨髓,可以观察到脾组织和骨髓中的巨核细胞数量在增加;在感染 SFTSV 一周后,脾红髓的淋巴细胞数量开始减少,2 周后又逐渐恢复;在后期阶段,组织病理学的损伤主要分布在肝和肾,表现为细胞大量地退化、坏死。在体外试验中,研究发现 SFTSV 能够通过巨噬细胞促进血小板的吞噬作用。由此可见,动物感染实验和体外试验表明 SFTSV 通过脾巨噬细胞的作用能减少血小板数量,这可能和人类感染 SFTSV 的病理症状相似。

(二) 临床症状

SFTSV 感染患者的临床表现是非特异性的,主要临床症状包括发热、白细胞及血小板减少、伴全身不适、乏力、明显食欲缺乏、恶心、呕吐等,部分病例有头痛、胃肠道症状、肌肉酸痛、腹痛、腹泻、蛋白尿、血尿和淋巴结肿大等。体检常见颈部及腹股沟等浅表淋巴结肿大伴压痛、上腹部压痛及相对缓脉。实验室检查显示:丙氨酸转氨酶(ALT)、天冬氨酸转氨酶(AST)、乳酸脱氢酶(LDH)、肌酸激酶 CK)、肌酸激酶同工酶(CK-MB)、肌酐(CR)、尿素氮(BUN)、凝血酶原时间(PT)都升高。这些检查结果都提示患者肝、肾和心血管系统出现损害。而重度 SFTS 患者病情进展迅速,最终出现多器官功能衰竭和中枢神经系统异常。根据患者的病情严重程度,将其分为普通型(即多系统损伤型)和危重型(即多系统衰竭型)。

四、实验室检验方法

目前 SFTS 的实验室诊断,主要依据有:从患者体内分离出病毒株,特异性 IgG 4 倍抗体滴度在配对急性期和恢复期增加或者变化,急性期病毒特异性 IgM 阳性以及血清或者全血中检测出病毒 RNA。

(一) 标本采集

采集患者急性期(发病 2 周内)和恢复期(发病 4 周左右)非抗凝血及时送检,如果不能及时进行检测的样本,短期保存可在-20℃,长期保存需置于-70℃或液氮中。

(二) 病原学检测

病毒分离技术是诊断的“金标准”,可采用 Vero、Vero-E6 等细胞进行病毒培养分离。倒置显微镜下每天观察细胞病变状态,可从病变细胞培养液中分离得到阳性病毒,在电镜下明显观察到椭圆形或球形病毒颗粒。

(三) 血清学检测

1. 抗原检测　在 SFTS 的病程早期,患者体内尚未产生抗体,因此可以早期检测其病毒抗原。对于 SFTSV 来说,核衣壳蛋白(NP)具有强的免疫原性,感染早期在患者体内的表达量较高,可作为检测的靶抗原。可以用免疫印迹试验检测 SFTSV-NP 来实现实验室的快速诊断。

2. 抗体检测　主要检测新型布尼亚病毒 IgM 抗体及 IgG 抗体。血清中和试验、双抗原夹心 ELISA 和间接 ELISA 等方法用于检测 SFTSV 的抗体。中和试验为“金标准”。

酶联免疫吸附试验(ELISA)测定方法简便,便于操作。一般包括急性期血清 IgM 捕获 ELSA 检测和急性期与恢复期血清配对的 IgG 抗体夹心 ELISA 检测。内部 Mac-ELISA 测定是一种间接的 ELISA 测定,可以特异性检测病毒 IgM 和 IgG,而双抗原夹心 ELISA 测定也被发展来检测 SFTS 患者血清中抗体的总水平。目前通过细胞分离培养技术建立了新布尼亚病毒 IgG 间接荧光抗体(indirect fluorescent antibody, IFA)检测方法,可用于 SFTSV 的初步检测。

(四) 分子生物学检测

目前,SFTSV 的核酸检测主要是通过 PCR 及其衍生的相关分子生物学技术实现的。通常 SFTSV 的 RNA 在起病的前 2 周可检测到,进入恢复期后则较难。其中 S 片段的特异性和敏感性较高。为了使病毒核酸检测技术操作简便,节约时间,直接针对 SFTSV S 片段 8 个区域的逆转录环介导等温扩增测定,同时结合荧光检测,即可观察到颜色变化。

一般来说，SFTSV 的核酸可以在处于急性期患者的血清中检测到，在临床上已经建立了多种方法来扩增 SFTSV 的核酸，如逆转录酶-聚合酶链式反应、定量聚合酶链式反应、环介导等温扩增技术。

SFTSV 的各种检测方法都具有各自的优缺点，因此实验室在检测方法的选择上，必须兼顾检测目的和标本的类型，在检测的速度、准确度与成本、可行性之间找到一个最佳平衡点。

（五）生物安全操作

在标本采集、运送和处理工作过程中，要按照《病原微生物实验室生物安全管理条例》等相关规定，做好生物安全工作。标本采集时可进行一般性防护（穿戴口罩、手套和长袖工作服）。采集后应当将标本置于防漏容器中，注意不要污染容器的外表，并做好相应的消毒。病毒分离技术需要在生物安全三级（BSL-3）实验室内进行操作，进行血清学和核酸检测时，应当在生物安全二级（BSL-2）及以上的实验室开展。

五、预防与控制

目前对本病尚无特异性治疗手段，根据《发热伴血小板减少综合征防治指南（2010 版）》，采取加强病例管理，降低传播风险；加强检测，提高实验室诊断能力；做好公众健康教育，提高防病知识水平等防控措施。

（杨邦和）

第五节　森 林 脑 炎

森林脑炎（forest encephalitis）又称蜱媒脑炎（tick-borne encephalitis），是由蜱媒脑炎病毒（tick-borne encephalitis virus，TBEV）感染引起的，以中枢神经系统病变为特征的自然疫源性疾病。

一、病原学

（一）分类

蜱媒脑炎病毒又称森林脑炎病毒，属于黄病毒科黄病毒属蜱传黄病毒群成员。

（二）生物学特性

1. 形态结构　森林脑炎病毒的形态结构与乙脑病毒相似，病毒颗粒呈球形，直径 40~70nm，核衣壳呈二十面立体对称结构，外层有包膜，表面带棘突。

2. 理化性质　森林脑炎病毒对乙醚、三氯甲烷等脂溶剂敏感，不耐酸，不耐热，60℃加热 10min 即可灭活病毒，能耐低温，在 pH 7.6~8.2 条件下 50%甘油中低温保存数年仍具有感染性。对煤皂酚等消毒剂比较敏感。有血凝活性，在 pH 6.2~7.0 的条件下能凝集鸽、鹅、鸭、鸡、绵羊的红细胞。

3. 培养特性　森林脑炎病毒在动物、鸡胚和组织细胞中都能增殖。敏感的动物有小白鼠、恒河猴、猕猴和羊等，其中小白鼠对 TBEV 高度易感，从脑内、腹腔、皮下或鼻腔接种均能引起死亡。TBEV 经各种途径接种鸡胚均可致鸡胚死亡。敏感的细胞有鸡胚成纤维细胞、Vero、BHK-21、LLC-MK2 等，可在其中增殖并产生细胞圆缩、堆积、脱落为特征的细胞病变。

4. 基因组结构　森林脑炎病毒的基因组为单股正链 RNA，长约 11kb，基因组结构与乙脑病毒和登革病毒类似。

5. 病毒蛋白及功能　与乙脑病毒类似，基因组仅含一个 ORF 编码 1 个约 3 400 个氨基酸的多聚蛋白前体，经蛋白酶切割加工成 3 种结构蛋白（衣壳蛋白 C、膜蛋白 prM 和包膜蛋白 E 蛋白）和 7 种非结构蛋白（NS1、NS2a、NS2b、NS3、NS4a、NS4b 和 NS5）。各蛋白的功能与乙脑病毒和登革病毒类似。

6. 抗原性　TBEV 的抗原性比较稳定，抗原的突变频率比较低。根据 E 蛋白序列可将 TBEV 分为 3 个亚型，即欧洲亚型、西伯利亚亚型和远东亚型。

7. 致病性和免疫性　森林脑炎病毒侵入机体后，可存在于皮肤的树突状细胞中，随后侵入淋巴结，感染 3~5d 后形成病毒血症，使病毒蔓延至各器官，优先在网状内皮细胞中复制。树突状细胞可能在病毒的初始扩散和转移至 T 淋巴细胞的过程中起重要作用。少数患者，病毒可突破血脑屏障侵犯中枢神经系统。

TBEV 侵犯中枢神经系统的机制尚不明确,可能与肿瘤坏死因子 α(tumor necrosis factor-α,TNF-α)和白细胞介素-6(IL-6)增加内皮细胞通透性有关。此外,可能与感染 TBEV 的树突状细胞、单核细胞、T 细胞及中性粒细胞等通过血脑屏障迁移至中枢神经系统有关。机体感染 TBEV 后是否发病及发病的轻重主要取决于侵入病毒的数量和机体的免疫状态。研究表明,中和抗体水平及早期 IgM 抗体水平与疾病的严重程度相关。

二、流行病学

(一) 流行历史、分布

早在 20 世纪 30 年代初,苏联远东地区就记录了森林脑炎病例,1937 年,苏联研究人员从患者标本和蜱中分离到森林脑炎病毒。1943 年,我国首次记录了森林脑炎病例,1952 年我国学者从患者及蜱中分离到森林脑炎病毒。据统计,全球每年近 10 000~12 000 例临床病例。1990—2009 年,包括俄罗斯在内的 19 个欧洲国家累计报告病例数达 170 000 例。1952 年,我国东北林区的伐木工人中暴发了一次森林脑炎疫情,造成 1/3 的感染者死亡。

森林脑炎分布广泛,横跨欧、亚两洲,东起北海道东部岛屿,西至挪威的南部,向北濒临北冰洋,南到巴尔干及中亚南部地区。在我国,森林脑炎主要流行于东北和西北的林区,如东北的大兴安岭、小兴安岭、长白山一带,西北的天山、阿尔泰山脉一带。我国西南林区如西藏林芝地区、四川的黑水、云南的高黎贡山等也可能存在自然疫源地。

(二) 储存宿主和传播媒介

小型啮齿动物和脊椎动物是 TBEV 在自然界中的储存宿主,包括黑线姬鼠、大林姬鼠、森林旅鼠、中华姬鼠、雪兔、松鼠、红雀、知更鸟和松鸡等。此外,自然疫源地中的家禽、家畜可能作为储存宿主。感染病毒的山羊、绵羊、奶牛可通过乳汁排出病毒,人饮用带病毒的生奶后可引起感染。

蜱是森林脑炎病毒最重要的传染源和传播媒介。欧洲亚型主要经篦子硬蜱(*Ixodes ricinus*)传播,远东亚型和西伯利亚亚型主要经全沟硬蜱(*Ixodes persulcatus*)传播。在我国,除全沟硬蜱外,嗜群血蜱(*Haemaphysalis concinna*)、日本血蜱(*Haemaphysalis japonica*)、森林革蜱(*Dermacentor silvarum*)、卵形硬蜱(*Ixodes ovatus*)等也分离到森林脑炎病毒,可能也是森林脑炎病的传播媒介。

(三) 易感动物

森林脑炎病毒的易感动物范围广,狼、獐、鹿、蝙蝠、刺猬、鸟类和啮齿动物都能被感染,其中以小型啮齿动物最敏感。森林中的鸟类带毒率也很高,某些鸟类感染森林脑炎病毒后,可出现与人类患者类似的临床症状。

(四) 流行特点

在我国,森林脑炎具有严格的季节性,一般于 4 月中下旬开始出现病例,5 月病例显著增加,5 月下旬至 7 月中旬达到最高峰,8 月以后病例明显减少,流行基本终止。这种季节性流行的特点与蜱活动的季节性消长呈正相关。森林脑炎的流行可能具有周期性的特征,有学者对 1952—1998 年黑龙江地区森林脑炎病例进行统计,发现每隔 5~7 年有一次发病高峰。

人对森林脑炎病毒普遍易感,多为隐性感染,约 1%出现症状,病后免疫力持久。本病具有明显的职业特征,既往以伐木工人为主。近年来,受自然气候及人类活动变化的影响,感染人群的分布发生了明显变化,转变为以农民、家庭主妇、学生等非林业职工为主。本病的患者以男性居多,年龄主要为 20~50 岁成人。

(五) 分子流行病学特征

森林脑炎病毒可分为 3 个亚型,即欧洲亚型、远东亚型和西伯利亚亚型。不同来源的毒株毒力差异较大。欧洲型和西伯利亚型的致死率分别为 0.5%~2%和 6%~8%,远东型致死率最高,为 5%~30%。欧洲亚型主要分布在欧洲地区,包括德国、奥地利、匈牙利、瑞士、波兰、塞尔维亚、挪威、意大利、瑞典等国。西伯利亚亚型主要分布于西伯利亚地区。远东亚型分布于俄罗斯的亚洲部分、中国、日本。

三、病理学

（一）病理变化

本病以高热、神经系统症状及呼吸循环系统障碍为主要特征，主要引起脑和脊髓内弥漫性细胞浸润和增生反应等病理变化。急性者以脑脊髓渗出性、增生性及破坏性病变为特征。随着病程的延长，炎症主要表现为脊髓内弥漫性胶质细胞结节性增生，伴有软化灶。

（二）临床症状

本病潜伏期一般为7~14d，短至1d，长达30d或更长。人感染后多表现为隐性感染，少数患者经过潜伏期后突然发病，出现高热（≥38℃）、头痛、疲劳、全身不适等症状。间隔10~20d无症状感染期后，大约有1/3的患者出现体温超过40℃，并出现神经系统症状，如脑膜炎、脑炎、脊髓炎等。脑炎患者中约40%留有永久性的中枢神经系统后遗症。我国《职业性森林脑炎诊断标准》（GBZ 88—2002）根据临床表现轻重程度，将此病分为轻度森林脑炎、中度森林脑炎和重度森林脑炎。①轻度森林脑炎：起病急，发热，体温一般在38.5~41.5℃，持续5~12d，患者体温多在1周内恢复正常，其间伴有头痛、恶心、呕吐等症；②中度森林脑炎：上述症状加重，出现颈项强直和脑膜刺激征；③重度森林脑炎：上述表现加重，并出现神经系统症状或呼吸循环系统障碍，表现为颈肩部或肢体肌肉弛缓性瘫痪，吞咽困难，语言、意识障碍，惊厥；部分患者呼吸循环系统功能失常，可出现心肌炎，周围循环系统衰竭、血压下降、脉搏频数改变，甚至呼吸衰竭，病死率可达30%。

四、实验室检验方法

（一）标本采集

1. 患者标本　可采集血液、脑脊液标本用于病毒的分离、抗原检测或抗体检测。死亡患者还可采集脑组织标本，患者死亡后12h取脑干部的脑组织用于病毒的分离。标本应立即送检，如不能立即送检，应置-70℃冷冻保存。

2. 媒介标本　草地或野生动物活动区采用布旗法采集蜱虫。

（二）病原学检测

病毒的分离培养：常用血液样本进行病毒的分离。可采用乳鼠分离，一般选择脑内和腹腔联合接种。目前，森林脑炎病毒的分离常用细胞培养方法。森林脑炎病毒能在鸡胚成纤维细胞、Vero、BHK-21、LLC-MK2等细胞中增殖并产生细胞圆缩、堆积、脱落为特征的细胞病变。

（三）血清学检测

血清学检测常用酶联免疫吸附试验，可用纯化的病毒、重组的病毒样颗粒或者重组表达prM及E蛋白作为抗原检测特异性抗体。由于黄病毒各成员之间存在血清学交叉反应，如出现与其他黄病毒成员难以鉴别诊断时，应采用中和试验来检测脑脊液中TBEV特异性的抗体进行诊断。IgM抗体检测常用捕获法ELISA，可用于森林脑炎的早期诊断。恢复期IgG抗体水平呈4倍以上增高具有诊断价值。

（四）分子生物学检测

利用RT-PCR方法检测血液样本的TBEV核酸适用于血清阳转前的诊断。常用巢式RT-PCR扩增TBEV特异性保守区如5′非编码区，或扩增TBEV部分的E蛋白序列。

（五）生物安全操作

根据《人间传染的病原微生物名录》（2006），森林脑炎病毒的危害程度分类为第一类，病毒的分离培养，动物感染实验，未经培养的感染性材料的操作要在生物安全三级（BSL-3）实验室进行，灭活材料和无感染性材料的操作在生物安全一级（BSL-1）实验室进行，病毒培养物及其他材料的运输包装同乙脑病毒。

五、预防与控制

（一）预防措施

早期发现并及时隔离患者十分重要，发现疑似病例要及时报告。疾病控制人员发现病例或接到病例报告后要立即开展流行病学调查。

加强防蜱和灭蜱措施。清除媒介蜱的孳生和栖息场所，清除路边杂草及灌木丛，蜱类栖息场所采取药物灭蜱；疫区应加强灭鼠工作，在春夏季对家畜进行药浴灭蜱；加强个人防护，进入林区应扎紧裤口、袖口和领口，并在领口围紧一条白毛巾，防止蜱侵入皮肤；在身体裸露部分可涂擦硫化钾溶液或优质防虫油。野外归来后要仔细检查，避免将蜱虫带回驻地。如发现蜱叮咬钻入皮肤，用烟头、香头轻轻烫蜱露在体外的部分，使其头部自行慢慢退出，不能生拉硬拽，以免将蜱的头部留在皮肤内，伤口用碘酒做局部消毒。

对于疫区人员实施疫苗接种，重点人群为林区工人。目前国内森林脑炎疫苗为 TBE 病毒的灭活疫苗，接种 2 次，间隔 2 周，每年加强注射 1 次。

（二）控制措施

目前森林脑炎没有特效的治疗方法，主要为对症治疗和支持治疗。对于病情严重者，需积极采用呼吸支持、维持水盐平衡和控制颅内压增高等措施。

（陈丽丽　柏琴琴）

第六节　黄　热　病

黄热病（yellow fever，YF）是由黄热病毒（yellow fever virus，YFV）引起、经蚊媒传播的急性传染病。1647 年，最早有记录的黄热病发生于加勒比海的巴巴多斯岛，“黄热病”一词最早来源于《巴巴多斯自然史》（Griffith Hughes，1750 年）。20 世纪以来，主要流行于非洲、南美洲及中美洲等热带地区。近年来，由于城镇化进程的加速，黄热病毒传播媒介埃及伊蚊在城市中种群密度加大等，使得黄热病不断地在非洲和南美洲暴发流行，尤其在人口密集的偏远城镇。自 2016 年我国确诊首例输入性黄热病病例以来，已确诊输入性黄热病 11 例，黄热病疫情防控工作不容忽视。

一、病原学

（一）分类

黄热病毒是黄病毒科（Flaviviridae）黄病毒属（*Flavivirus*）的典型病毒。黄病毒属病毒约有 70 种，YFV 与 Banzi、Bouboui、Uganda 及 Wesselsbron 等病毒同为 YFV 血清群，与同属的登革病毒等有交叉免疫反应。

（二）生物学特性

1. 形态结构　YFV 电镜下呈球形颗粒，直径 40~60nm，由直径约 30nm 的核衣壳和围绕核衣壳的脂双层囊膜组成。核心颗粒呈卷曲状，核壳为立体二十面对称体，囊膜厚 5~10nm，表面有刺突，刺突呈放射状排列、钉状间隔排列或呈非对称性的环状排列。

2. 理化性质　YFV 在室温下极不稳定，不耐热，60℃ 10min 可被灭活。易被常规消毒剂、乙醚、三氯甲烷、去氧胆酸钠等迅速灭活。YFV 在 pH 7.0 的 7.5%牛白蛋白、全血清或 50%血清中，甚至浓度更低的培养基中，可低温保存很长时间。在 50%中性甘油中可保存数个月。

3. 培养特性　小鼠和恒河猴是常用易感实验动物，1~2 日龄乳鼠脑内接种敏感，经多次传代后嗜神经毒性增强。经鸡胚、小鼠或细胞培养物系列传代后，其嗜内脏致病性降低。巨蚊属（*Toxorhynchites*）、埃及伊蚊（*Aedes aegypti*）也可用于病毒分离。YFV 有嗜内脏和嗜神经的感染特性，可在多种脊椎动物和节肢动物细胞内生长。猴肾细胞（MA-104、Vero、LLC-MK2）、兔肾细胞（MA-111）、猪肾细胞（PS-2、PS-15）、新生仓鼠肾细胞（BHK）、原代鸡胚、鸭胚成纤维细胞以及伊蚊细胞 AP61、C6/36 均适用于野毒株病毒的分离。

4. 基因组结构　病毒基因组为单股正链 RNA，长 10 862bp。基因组由 5′端非编码区（5′ untranslated region，5′UTR）、3′端非编码区（3′untranslated region，3′UTR）和一个开放阅读框（ORF）组成。ORF 包含核衣壳蛋白（C）、小分子非糖基化膜蛋白（PrM）和大分子的糖基化囊膜蛋白（E）的结构蛋白编码区和 7 个非结构蛋白编码区（NS1、NS2a、NS2b、NS3、NS4a、NS4b、NS5）。5′UTR 带有帽状结构，3′UTR 无 polyA 尾，5′UTR和 3′UTR 对病毒复制至关重要，被认为含有各蚊种病毒感染的决定因子。

5. 病毒蛋白及功能

(1)结构蛋白:包括 E、C、M 蛋白。E 蛋白是主要的包膜蛋白,含有病毒血凝素和中和抗原决定簇,与病毒的吸附、穿入、致病和诱导宿主免疫应答等作用紧密相关。C 蛋白参与病毒组装过程,能与病毒 RNA 相互作用,装配成核衣壳包裹 RNA 复合体。M 蛋白是与核衣壳紧密相连的蛋白质,形成毒粒的表面结构,能使病毒的感染性增强。

(2)非结构蛋白:主要包括 NS1、NS3、NS5、NS2a、NS2b、NS4a,非结构蛋白在病毒基因转录翻译后的修饰与加工中起重要作用,与病毒感染后机体体液免疫及细胞免疫应答有关。

6. 抗原性 黄热病毒与同属的登革病毒、西尼罗病毒、圣路易脑炎病毒等有较为广泛的交叉免疫反应。E 蛋白含病毒血凝素与中和抗原决定簇,与某些宿主细胞表面受体结合时,可对细胞产生感染。M 蛋白可导致病毒感染性增强。非结构蛋白 NS1 可表达于感染细胞表面,也可分泌入宿主循环系统,成为"可溶性补体结合抗原"。血清学补体结合试验较为特异,中和试验特异性最强。不同病毒株存在抗原差异,单克隆抗体分析可区分种和株特异性的抗原决定簇,可用于病毒鉴定。

7. 致病性 YFV 有嗜内脏和嗜神经的感染特性。多数动物对黄热病毒易感,感染后是否发病及死亡,则与动物种属、接种途径及病毒株别有关。恒河猴对黄热病毒最为易感,其次为乳小鼠,兔及大鼠不易感。各分离株的嗜内脏致病性有差别,热带美洲株对恒河猴的致病性一般较非洲株弱。无免疫力的人群对 YFV 普遍易感,不同年龄、性别和种族间本质上无差别,病毒对人的半数感染剂量为 10 000 鸡胚半数感染量。

8. 免疫性 受到 YFV 感染后,机体产生体液免疫和细胞免疫应答。YF 隐性感染或发病后可获得持久免疫力,体内产生的中和抗体可维持终身。

二、流行病学

(一) 流行历史、分布

黄热病起源于非洲,伴随贸易航线传入欧洲和美洲。18 世纪,意大利、法国、西班牙和英国发生黄热病大流行。进入 20 世纪,由于对黄热病认识的不断深化、预防接种及灭蚊措施的实施等,黄热病得到有效控制,但在中、南美洲,非洲的一些国家和地区时而发生流行。

近年来,人们对黄热病防护有所松懈,加之人类活动范围不断扩大、蚊虫对杀虫剂产生抗药性等原因,黄热病在非洲时有暴发和流行,发病率呈上升趋势。据估计,全球每年至少发生 20 万黄热病病例,死亡人数可达 3 万人,黄热病仍然是当今一个严重的公共卫生问题。

(二) 储存宿主和传播媒介

城市型 YF 的主要传染源是患者及隐性感染者,患者在发病前 4h 至发病后的 3d 内传染性最强。YF 的轻型和隐性感染者病例较重症患者多,这些病例在疾病传播中起着极为重要的作用。丛林型黄热病的主要传染源为猴及其他灵长类动物。

在美洲,生活在丛林深处的吼猴属(*Alouatta spp*)是黄热病的主要储存宿主。在非洲,非人灵长类是黄热病毒的主要宿主,其中猴在病毒的生态循环中起重要作用,其对病毒敏感,但病死率低。城市型黄热病的传播媒介主要为埃及伊蚊,以人-埃及伊蚊-人的方式循环,其 YFV 的外潜伏期与温度有关,在 20℃以下不能传播,22℃ 3 周,28℃ 1 周,36℃ 6d 可传播。蚊一旦感染可终生带毒,且可经卵传播。丛林型的传播媒介有嗜血蚊属、煞蚊属、非洲伊蚊等,以猴—蚊—猴的方式循环。在非洲,非洲伊蚊是传播和保存黄热病毒的主要蚊种。在赤道森林边缘的生态带,带叉伊蚊、非洲伊蚊及黄头伊蚊参与林内传播和将病毒传染给人类。在美洲,嗜血蚊属为丛林型黄热病毒的传播媒介,其在南美洲分布广泛,在巴西西北部主要是 *H. spegazzinii falco*。

(三) 易感动物

灵长类动物对黄热病毒易感。非灵长类动物袋鼠、食蚁兽、树懒、刺鼠、犰狳、豪猪、天竺鼠及猬,蝙蝠类的黄毛果蝠、有尾果蝠、犬吻蝠及其他啮齿动物对黄热病毒易感。小鼠和恒河猴是常用易感实验动物。

（四）流行特点

非洲黄热病流行区位于南纬10°至北纬15°之内，而美洲黄热病地方性流行区在南纬30°至北纬15°之间。一般认为南北纬15°之间是黄热病的地方性流行区。亚洲虽无黄热病的流行区，但包括我国在内的许多亚洲地区的地理、气候等条件与中南美洲及非洲的某些疫区极为相似，且有埃及伊蚊分布。我国虽无本土病例发生，有输入性黄热病例报告。

本病在非洲流行周期性不明确，在美洲热带地区国家每5～10年形成一次流行。在赤道地区，全年可见发病。在赤道以南或以北地区，夏、秋季为流行高峰，距离赤道越远，季节性越分明。城市型黄热病的流行季节性与埃及伊蚊的季节消长情况相符，南美及非洲的流行季节在1～4月。非洲丛林型黄热病季节性不明显，多出现在雨季末尾和旱季早期。在西非苏丹北部和萨赫勒等的极度干旱地区，黄热病发生间歇性流行。

伐木工人、建筑工人等野外作业人员患病率较高，感染病毒后只有5%～10%的人发病，且均可获得持久的免疫力，故地方流行区本地成人发病率和病死率均较低，儿童因无免疫力而发病率较高。

（五）分子流行病学特征

通过核酸序列分析确定了7种YFV基因型，分别为非洲东部和中部型、东非型、安哥拉型、西非Ⅰ型、西非Ⅱ型、南美洲Ⅰ型及南美洲Ⅱ型。

三、病理学

（一）病理变化

带毒蚊虫叮咬并将含毒唾液注入人体皮下毛细血管，经淋巴管迅速扩散到局部淋巴结并在其中繁殖，数日后形成病毒血症，最后定位于肝、脾、心、骨髓和淋巴结等器官并引起广泛组织病变，其中肝是最主要的靶器官，肝细胞受到病毒破坏后可致人死亡。病毒血症消失后，病毒仍可存在于组织器官中。各器官组织间质无炎症反应。

（二）临床症状

黄热病临床差异较大，感染病毒后仅5%～20%出现临床症状，多数患者病情较轻，预后良好，仅10%～20%为重症，其中40%～50%重症患者若不经治疗，会死于该病。

典型的临床症状分为以下5期：

1. 潜伏期　本病潜伏期一般3～6d，可长至10～13d。

2. 侵入期　又称为急性期，可持续2～5d。临床表现为寒战高热、严重头痛及肌肉痛（颈、背及腿部尤为明显）；上腹部不适、恶心、呕吐、腹泻，极度衰竭；舌苔现中央厚白、周边红肿的特征性变化。除在流行区或另有明显症状外的患者，只能依靠实验室诊断。

3. 缓解期　大部分患者经过急性期后体温下降，症状会逐渐减轻或消失，10%～20%的患者会在病情稳定或好转数小时到1～2d内会迅速恶化，进入中毒期。

4. 中毒期　病程第4天左右，患者经过缓解期，在2～12h，至多24h，重新出现发热、心搏徐缓、肌肉痛等症状，呕吐更频繁，上腹部痛、虚脱，出现黄疸、心率减慢、恶心、肾功能不全（蛋白尿加剧、少尿）、出血（鼻出血、牙龈出血、皮肤瘀点瘀斑等）。重症患者可出现肾衰竭、肝衰竭、弥散性血管内凝血，且可并发细菌性败血症、肺炎、心律不齐、心力衰竭等。

本期持续3～4d，少数可延长至2周。重症患者死亡率高达40%～50%，大多发生在7～10d，通常先出现深度黄疸、出血、脉搏增快、低血压、少尿和氮质血症等症状，死前出现体温过低、谵妄、顽固性呃逆、低血糖、木僵和昏迷等症状。

5. 恢复期　病程7～8d，度过中毒期的患者症状和蛋白尿逐渐消失，黄疸逐渐消退，器官功能逐渐恢复，一般无后遗症，且可获得终身免疫。恢复期患者血清转氨酶异常至少持续2个月，明显乏力可持续1～2周。迟发性死亡罕见，发生于恢复后期，甚至急性疾病完全恢复后数周，多源于心脏合并症和肾衰竭。

本病总病死率2%～20%，重症病例可高达50%。早期出现黄疸、严重蛋白尿或无尿、低血压休克、顽固呃逆、严重出血或惊厥、昏迷者预后差。恢复期患者尽管损伤广泛,但仍能完全康复,且可获得持久免疫力。

(三) 致病特点

黄热病毒具有嗜内脏和神经特性,对1~2日龄乳鼠脑内接种敏感,多次传代后嗜神经毒性增强,在去脑鸡胚中多次传代后嗜内脏和神经毒性降低。人群对YFV普遍易感,多数为隐性感染,只有5%~20%有临床症状。YF病例多数预后良好,10%~20%为重症患者。

四、实验室检验方法

(一) 标本采集

蚊虫标本和血清标本采集同前。

(二) 病原学检测

病原学检测主要适用于急性期血液标本,发病5d内检测阳性率高。

1. 核酸检测　荧光定量RT-PCR是目前早期诊断黄热病的主要检测手段。可采用卫生检疫行业标准《黄热病毒RT-PCR和实时荧光RT-PCR检测方法》(SN/T 3557—2013)或其他商品化试剂盒,见下文"(四)分子生物学检测"部分。

2. 病毒分离　发病后5d内患者血液或死亡病例的组织标本可用于病毒分离,部分病例迟至第14天病程血清中仍可检出病毒。可通过免疫荧光、补体结合或中和试验进行鉴定。病毒在Vero和Ap61细胞传代培养中可形成明确的细胞病变和空斑。

(三) 血清学检测

1. 抗原测定　ELISA法检测血清中病毒抗原或IgM-抗原复合物,具有较好的特异性和敏感性,有助于早期诊断。

2. 抗体检测　IgM抗体、血凝抑制抗体、免疫荧光抗体及中和抗体在发病后5~7d可出现。血凝抑制试验(HIT)主要检出群反应抗体。中和试验(NT)抗体可持续多年,通常终身。补体结合试验(CFT)抗体在发病2周后出现,3~4周达到高峰,之后下降,9~10个月降至低水平。IgM捕获ELISA是黄病毒感染的首选血清学试验。患者发病4d可产生IgM抗体,7~14d达到高峰,一般60d左右消失。单份血清IgM阳性是最近感染的假定论据,双份血清检查抗体滴度下降有诊断意义。

(四) 分子生物学检测

核酸检测技术可快速检测样品中黄热病毒RNA,具有特异性强、敏感性高等特点,可用于早期诊断。包括RT-PCR、实时荧光RT-PCR、环介导等温扩增技术(LAMP)及重组酶介导扩增技术(RPA)等,其中RT-PCR、实时荧光RT-PCR比较常见。

(五) 生物安全操作

YFV在我国归属于一类病原体。病毒分离、培养等涉及活病毒的操作必须在生物安全三级(BSL-3)实验室进行;未经培养的感染材料的操作在生物安全二级(BSL-2)实验室进行,如有负压生物安全二级(BSL-2)实验室,建议在负压实验室操作;灭活材料和无感染性材料可以在生物安全一级(BSL-1)实验室操作。活病毒的动物实验必须在动物生物安全三级(ABSL-3)实验室进行。所有操作应严格按照《病原微生物实验室生物安全管理条例》等相关规定要求进行。

五、预防与控制

(一) 预防措施

黄热病是《中华人民共和国国境卫生检疫法》规定的检疫性传染病之一,黄热病毒可被用于生物战和恐怖袭击中,拥有和研究黄热病毒均应受到严格控制,严防扩散。在我国,黄热病毒预防措施主要在于防止本病输入和传播。

(二) 控制措施

1. 疫情报告　我国存在输入性病例,但尚未发现本地来源的黄热病病例,一旦发现黄热病病人,应立即向上级卫生主管部门报告。

2. 疫情监测　在流行区，病程10d内死亡的不明发热病例或怀疑死于黄热病毒的病人尸体，应进行尸体肝部病理学检查。对来自疫区但未超过最长潜伏期的不明发热病例应实施医学观察和监测。对经常往返黄热病疫区的船员及出国劳务人员等，通过人群血清抗体水平监测与评估，确定境外地方性黄热病的分布及可能流行的特点，重点人群应进行针对性的预防接种。对黄热病病例（疑似病例）进行流行病学调查，调查内容包括疫区停留史、黄热病接触史、蚊虫叮咬史等。确认来自疫区输入病例，应隔离治疗、防蚊灭蚊，密切观察与其密切接触者及居住地蚊媒情况。

在流行区或地方性流行区，应定期监测黄热病毒易感动物，及时掌握流行区病毒活动情况。非流行区应对疫区输入动物实行严格检疫，必要时实施隔离。地方性流行区邻近地区及有发生本病威胁的地区，应对媒介蚊虫进行监测，非流行区应对入境交通工具中媒介蚊虫进行监测和处理。

3. 黄热病病例处置　隔离病人，对密切接触者实施医学观察，做好防蚊灭蚊措施。采用纱窗、蚊帐等隔离措施对病房及病人进行有效隔离，保持病房内无蚊，隔离时间不少于6d。

与病人密切接触者，暴露于同样的蚊虫叮咬环境且出现发热症状的疑似病例，应隔离留验，进行临床观察和检测，尽快确诊，同时向卫生主管部门报告，一旦确诊，立即隔离治疗。密切接触无发热症状的人，也应就地医学观察，诊验时间自解除之日起6d内，体温正常者可解除观察。

4. 入境交通工具处置　对染有黄热病的船舶、航空器等，应做好如下卫生处理：①对检疫人员实施隔离；②对离船、离航空器等但无有效预防接种证书的员工、旅客，国境卫生检疫机关可实施6d留验，或进行预防接种并留验到预防接种证书有效时为止；③对船舶及航空器等入境交通工具上的埃及伊蚊及其幼虫或其他传染病传播媒介进行灭蚊处理，船舶完成灭蚊前，应与陆地及其他船舶距离不少于400m；④卸货应在灭蚊之后进行，否则应在国境卫生检疫机关监督下进行，必要时，卸货工人自卸货完毕时起，实施6日就地诊验或留验。

对疑似染有黄热病的船舶和航空器等，参照②~④进行卫生处理。对来自疫区，未染有黄热病的船舶、航空器，必要时可参照③实施卫生处理。

5. 疫区划分　依据WHO 22和27号决议规定，划分黄热疫区、地方性流行区和易感区。

（宋锋林）

第七节　寨卡病毒病

寨卡病毒病（Zika virus disease）是由寨卡病毒（Zika virus，ZIKV）引起的自限性急性传染病。ZIKV可引起新生儿小头畸形（microcephaly）、吉兰-巴雷综合征（Guillain-Barré syndrome，GBS）等严重神经系统并发症，使得寨卡病毒病成为世界关注的公共健康问题。

一、病原学

（一）分类

ZIKV属黄病毒科（Flaviviridae）黄病毒属（*Flavivirus*）病毒，属于黄病毒属spondweni血清群，在系统发育树上与斯庞德温尼病毒（Spondweni virus，SPOV）具有较高同源性，与同属的黄热病毒、登革病毒和西尼罗病毒等，甲病毒属的基孔肯亚病毒存在较强的血清学交叉反应。

（二）生物学特性

1. 形态结构　ZIKV呈球状，直径40~70nm，核衣壳二十面体结构，包含一个直径20~30nm的核蛋白，病毒外层为脂质包膜，包膜上有5~10nm的刺突（图10-4）。

2. 理化性质　ZIKV可在pH 6.8~7.4的悬浮液中稳定存在，当pH低于6.2或者高于7.8时失活。对高锰酸钾、乙醚等消毒剂敏感，但在10%乙醇中仍有活性，对热敏感，58℃ 30min或60℃ 15min可被灭活。

3. 培养特性　ZIKV可在C6/36、Vero及BHK-21等细胞中培养繁殖，有典型细胞病变和蚀斑。

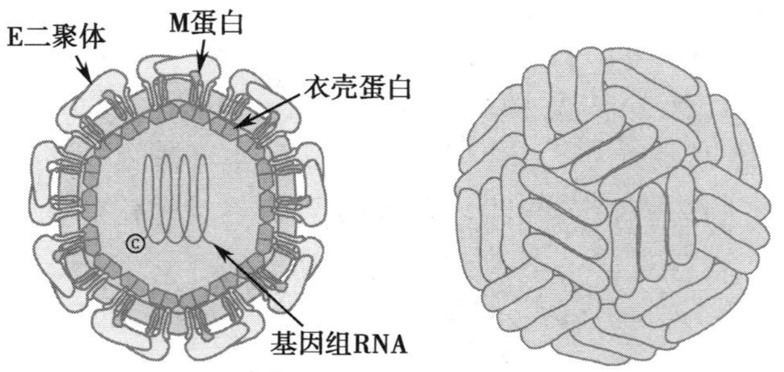

图 10-4 ZIKV 形态结构

4. 基因组结构 ZIKV 基因组为不分节段的单股正链 RNA，全长约 10.7kb，病毒颗粒 RNA 具有传染性，同时兼具基因 RNA 和病毒信使 RNA 功能。基因组 5′和 3′各有 1 段非编码区（untranslated region，UTR），中间是一个开放阅读框（ORF），编码 1 个多聚体蛋白，多聚蛋白被宿主蛋白酶和病毒编码的 NS2B/NS3 蛋白酶切割成 3 个结构蛋白和 7 个非结构蛋白（图 10-5）。

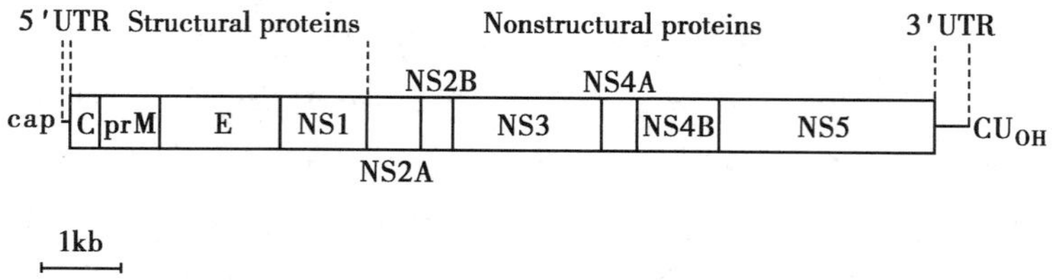

图 10-5 ZIKV 基因组结构

5. 病毒蛋白及功能

（1）结构蛋白：ZIKV 包含 3 个结构蛋白，分别为衣壳蛋白 C、前膜蛋白 PrM、包膜蛋白 E。主要与病毒的细胞嗜性和毒力有关。

（2）非结构蛋白：ZIKV 包含 7887 个核苷酸的非结构区，编码 7 个非结构蛋白（NS1、NS2A、NS2B、NS3、NS4A、NS4B 和 NS5）。非结构蛋白不参与病毒粒子的构成，仅存在于病毒感染的宿主细胞中，一般为酶类和调节蛋白，参与病毒 RNA 的复制、蛋白加工和病毒装配等。

6. 抗原性 寨卡病毒的抗原结构与其他黄病毒科病毒非常类似。黄病毒属 E 蛋白是糖基化蛋白，是病毒表面的重要成分，决定了细胞嗜性和毒力，与病毒的吸附、穿入及致病等作用密切相关。E 蛋白中 N-高甘露糖侧链的存在对病毒蛋白的抗原性有重要影响。研究显示，E 蛋白结构域Ⅲ具有较好的免疫原性和保护性抗原表位。

7. 致病性 包括孕妇在内的人群对 ZIKV 普遍易感，大部分为隐性感染，症状一般较轻，通常持续 3～12d，重症感染少见，病死率低，可引起小头畸形和 GBS 等严重的神经系统并发症。研究发现，2 个孤立菌株中只有 1 株从尿液中分离出，表明其他因素，如溶液的酸度会影响病毒粒子的感染性。

8. 免疫性 寨卡病毒病患者可能会对 ZIKV 产生免疫。寨卡病毒的抗原结构与其他黄病毒科病毒非常类似，黄病毒的 PrM 蛋白、E 蛋白及 NS1 蛋白是抗体的主要结合位点。ZIKV 感染后，患者血清中长期存在 ZIKV 抗体，但 ZIKV 抗体和其他黄病毒属病毒间可能存在免疫交叉反应。

二、流行病学

（一）流行历史、分布

1947 年，寨卡病毒首次在乌干达寨卡森林的恒河猴中分离得到，并由此命名。1948 年，从同一地区非洲伊蚊体内分离出该病毒。1954 年，尼日利亚首次从人体内分离出该病毒，此后，在亚洲国家时有寨卡病毒病病例出现。2007 年，寨卡疫情第一次暴发，密克罗尼西亚联邦雅浦岛上的 7 500 个居民中有 73%受到病毒感染。2013—2014 年，寨卡疫情第二次大规模暴发，向东横跨太平洋，到达法属波利尼西亚、新喀里多尼亚、库克群岛和复活节岛。2015 年，该病毒传播至墨西哥、中美洲、加勒比海地区和南美洲，继而在全球范围内传播和流行。2015年,寨卡疫情在巴西暴发,约有百万人受累。世界卫生组织(WHO)于2016年2月1日宣布,可能由ZIKV导致的新生儿小头畸形和其他神经系统病变构成“国际关注的突发公共卫生事件”。

目前寨卡病毒病主要流行于拉丁美洲、加勒比海、非洲、东南亚和太平岛岛国等国家和地区。截至2017年3月,全球84个国家和地区报告经蚊媒传播的寨卡病毒病,多个国家和地区报告了小头畸形和其他中枢神经系统(CNS)的畸形。我国存在输入性寨卡病毒病病例,但无本地报告病例发生。

(二) 储存宿主及传播途径

1. 储存宿主 在非洲热带雨林地区,ZIKV在非人类灵长类动物和蚊媒间循环。ZIKV的自然宿主未知,虽已在红毛猩猩、斑马、大象以及多种大型动物和小型啮齿动物体内检出,由于黄病毒科病毒间广泛的抗原-抗体交叉反应,目前未确定ZIKV储存宿主,但非人灵长类动物可能是ZIKV宿主。在疫情暴发城市,人作为主要的扩散宿主和潜在的储存宿主。

2. 传播途径 寨卡病毒病患者、无症状感染者、非灵长类动物等是本病主要的传染源,寨卡病毒病主要传播媒介是埃及伊蚊等媒介蚊虫,人群间ZIKV传播途径还包括性传播、母婴传播、血液传播、唾液传播等。

(三) 易感动物

恒河猴等非人灵长类动物对ZIKV易感,啮齿动物和山羊等哺乳动物体内也曾检测出ZIKV抗体。

(四) 流行特点

ZIKV流行区主要包括非洲中部、东南亚地区和太平洋地区,以及美洲地区,包括巴西、美国、墨西哥、委内瑞拉、阿根廷、哥伦比亚等国家。

在缺乏ZIKV特异性免疫的人群中,各年龄段人群对该病毒普遍易感,人群易感性与暴露于蚊媒的概率及个人免疫力有关。在疫区,ZIKV感染的平均年龄为10~38岁,以青壮年为主,无性别差异,导致新生儿小头畸形症病例数增加。

寨卡病毒发生季节主要与当地媒介伊蚊季节消长有关,一般气温较高、蚊媒活动频繁的季节,寨卡病毒的传播相对迅速。主要流行季节为夏、秋季,但热带地区因蚊媒常年分布,一年四季皆可发生寨卡病毒病的流行。在一定区域内,当伊蚊密度达到一定水平且自然条件适宜时,一旦有寨卡病毒传入,极有可能引发局部暴发和流行。

(五) 分子流行病学特征

ZIKV分为亚洲系和非洲系2个谱系,非洲系进一步分为西非株、东非株(乌干达病毒株)。

三、病理学

(一) 病理变化

和其他黄病毒属病毒相似,ZIKV主要靶细胞是树突状细胞或表皮角质细胞,病毒复制后经由淋巴结进入血液,进而感染血细胞或组织。ZIKV的复制会引发抗病毒免疫反应,在受感染细胞中产生Ⅰ型干扰素,在ZIKV感染的急性期,T细胞(Th1,Th2,Th9,Th17)被激活。

ZIKV多为隐性感染或症状较轻,但其对孕妇子宫内胎儿神经系统造成危害而导致婴儿患小头畸形等严重的神经系统并发症,因而备受关注。母亲孕期感染ZIKV,生出的婴儿患小头畸形的风险比常人高18~127倍。类似于风疹等其他先天性感染,在怀孕初期感染寨卡病毒更容易致畸,小头畸形等神经系统并发症在此期间发展,有或无小头畸形,胎儿体重偏低,眼部和心脏畸形。

伴随寨卡病毒病的流行,GBS病例数明显增多,GBS可能与ZIKV感染有关,致病机制目前未知。

(二) 临床症状

寨卡病毒病的潜伏期一般为3~12d。人感染ZIKV后,多数为隐性感染,仅20%的患者出现轻度症状,重症与死亡病例罕见。寨卡病毒病主要临床表现为皮疹(斑丘疹)、发热,并可伴有非化脓性结膜炎、肌肉和关节痛、全身乏力以及头痛,少数可出现腹痛、恶心、腹泻、黏膜溃疡、皮肤瘙痒等。症状持续2~7d缓解,预后良好。

寨卡病毒病本身死亡率极低，但 ZIKV 可导致严重的新生儿出生缺陷，如小头畸形（图 10-6），少数感染者可能会引起自身免疫系统并发症（如血小板减少性紫癜、白细胞减少症）、吉兰-巴雷综合征等。

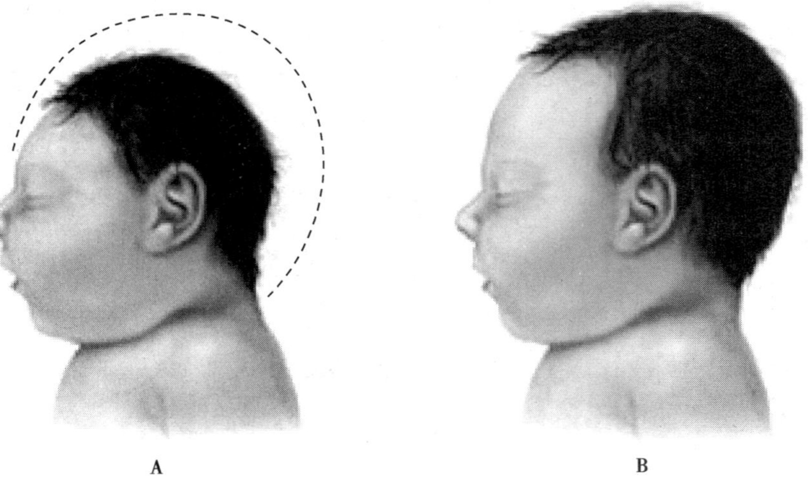

图 10-6 小头畸形新生儿的头部

A. 患儿；B. 正常儿童。

（三）致病特点

人群对 ZIKV 普遍易感，仅 20%有较轻临床症状，病死率低，预后良好。但 ZIKV 感染造成严重的新生儿小头畸形症，还可通过胎盘感染胎儿，造成死胎、胎儿小头畸形、眼部或心脏病变等神经系统并发症。世界卫生组织专家认为，吉兰-巴雷综合征和自身免疫系统并发症可能与 ZIKV 感染有关。

寨卡病毒病与登革热、基孔肯亚热等其他蚊媒传染病临床表现相似，临床表现差异不同。急性期过后，血清抗体诊断该病常和登革热等其他黄热病发生交叉反应，假阳性率高。

四、实验室检验方法

（一）标本采集

1. 患者标本采集　疑似寨卡病毒病患者，应尽早采集患者血液标本，有条件时尽可能同时采集唾液、尿液标本。男性患者可采集精液标本。

（1）血液标本采集：急性期血清应在发病 1～5d 内采集，不能晚于 7d，恢复期血清在发病后 2～4 周采集。IgM 抗体检测血清标本应尽可能采集双份，两份标本之间相隔 2～3 周为宜，首份血清标本最好在发病最初 5d 内采集。用于核酸检测的标本应无菌采集非抗凝静脉血。血液标本应尽快分离血清保存待检，避免溶血。

（2）唾液标本采集：可采用商业化唾液标本收集管进行唾液采集，也可用 50mL 尖底无菌离心管进行采集。患者漱口后，舌尖抵住腭，直至分泌足够量唾液为止，用无菌离心管收集，4 000r/min 离心 15min 去沉淀，上清液分装待检。

（3）尿液标本采集：无菌尿杯收集中段尿，采集量不少于 10mL，置于 50mL 尖底无菌离心管中，2 000r/min 离心 5min，去除沉淀，上清分装待检。

（4）精液标本采集：采集精液标本时如同时采集尿液标本，应在尿液标本采集后进行。一般 1～2mL，置于无菌冻存管或离心管内。

2. 蚊媒标本采集　具体采集方法同前。

（二）病原学检测

采用核酸检测、免疫组化法检测及病毒分离培养进行 ZIKV 病原学检测。当对发病 7d 及以上患者进行核酸检测时，应谨慎解读阴性结果，发病 7d 后，病毒血症迅速下降，检测敏感性低时可能无法检出。ZIKV 在尿液和精液中存留时间更长，可能条件下建议同时对血液、唾液以外标本进行检测。

采用 Vero、BHK-21 及 C6/36 细胞进行 ZIKV 分离培养，ZIKV 可引起 CPE，通过特异性免疫荧光试验、抗体中和试验及核酸检测进行病毒鉴定。1~2 日龄乳鼠对 ZIKV 敏感，脑内或脑腹联合接种，逐日观察，接种 10d 左右发病，通过核酸检测等进行病毒鉴定。

（三）血清学检测

采用酶联免疫吸附试验（ELISA）、间接免疫荧光法（IFA）、空斑减少中和试验（PRNT）检测。应尽可能采集急性期和恢复期双份血清开展。当寨卡病毒 IgM 抗体阳性，且排除登革热或其他病毒 IgM 抗体，提示新近感染寨卡病毒。如进行空斑减少中和试验，中和抗体滴度升高 4 倍，且未出现其他病毒抗体滴度升高，则进一步证明近期感染寨卡病毒。

（四）分子生物学检测

分子生物学检测方法可对多种不同类型标本进行检测，如血清、血浆、唾液、尿液、精液及组织标本等。常用的 ZIKV 分子生物学检测技术包括 RT-PCR、实时荧光 RT-PCR、环介导等温扩增技术（LAMP）等。

（五）生物安全操作

ZIKV 属于第三类病原体，按《病原微生物实验室生物安全管理条例》中相关要求执行。对来自疑似或确诊感染 ZIKV 患者的临床标本进行核酸检测和血清学检测时，应在生物安全二级（BSL-2）实验室开展。

五、预防与控制

2016 年 11 月 18 日，世界卫生组织的声明中称，寨卡病毒病不再属于国际关注的突发公共卫生事件，但寨卡病毒及其相关后果仍然是一个长期、重大公共卫生挑战。我国存在寨卡病毒病输入病例，无经蚊媒传播的病例报告，但我国存在 ZIKV 主要传播媒介埃及伊蚊和白纹伊蚊，且分布广泛，寨卡病毒病流行风险较高。本病的预防控制措施主要是加强疫情监测、切断传播途径、保护易感人群等。

（宋锋林）

第十一章

立克次体病

立克次体病(rickettsiosis)是由一组立克次体引起的人兽共患、自然疫源性传染病。目前,世界范围内已发现具有致病性的立克次体有20余种。人类立克次体病可分为:斑疹伤寒组(含流行性斑疹伤寒和地方性斑疹伤寒);斑点热组(含斑点热、马赛热、澳洲蜱型斑疹伤寒、立克次体痘症);恙虫热组(含恙虫病);Q热组(含Q热);阵发性立克次体病组(含战壕热)。在我国已经发现的有流行性斑疹伤寒、地方性斑疹伤寒、斑点热、恙虫热和Q热。

立克次体病的共同特点为:病原体在自然界中主要在啮齿动物(鼠类)和家畜(牛、羊、犬)等储存宿主内繁殖,虱、蚤、蜱、螨等吸血节肢动物为主要传播媒介;特异的病理改变为广泛的血管周围炎和血栓性血管炎;主要临床特点是发热、头痛和皮疹(Q热除外),呈急性表现;广谱抗生素有效;病后可获持久免疫力,各病之间有交叉免疫力。

第一节　流行性与地方性斑疹伤寒

一、病原学

(一)分类

常见的立克次体有7种:莫氏立克次体、普氏立克次体、斑点热群立克次体、查菲埃立克体、柯克斯体、恙虫病东方体、嗜吞噬细胞无形体。引起斑疹伤寒的有两种:莫氏立克次体和普氏立克次体。其中,普氏立克次体(*Rickettsia prowazekii*)通过体虱传播,引起流行性斑疹伤寒(epidemic typhus)又称虱传斑疹伤寒;莫氏立克次体(*Rickettsia mooseri*)以鼠蚤为媒介而引起地方性斑疹伤寒(endemic typhus),又称鼠型或蚤传斑疹伤寒。

(二)生物学特性

1. 形态结构　普氏立克次体呈多形性球杆状,为(0.3~1)μm×(0.3~0.4)μm,最长达4μm。革兰氏染色阴性。莫氏立克次体的形态、染色特点、生化反应、培养条件及抵抗力均与普氏立克次体相似。

2. 理化性质　大多数立克次体的抵抗力均较弱,耐冷不耐热。56℃ 30min或37℃ 7h即可灭活,-20℃或冷冻干燥可保存半年以上。对紫外线及一般消毒剂均较敏感,5g/L苯酚、75%乙醇、苯酚、甲酚皂等处理5min即可被杀死。但对干燥有抵抗力,在干燥虱粪中可存活数个月,能保留传染性1年半以上。对红霉素、氯霉素、四环素等敏感,而磺胺类药物能刺激其生长繁殖。

3. 培养特性　普氏立克次体可在鸡胚卵黄囊及组织中繁殖。接种雄性豚鼠腹腔引起发热,但无明显阴囊红肿,以此可与地方性斑疹伤寒病原体相鉴别。

莫氏立克次体接种雄性豚鼠腹腔后,豚鼠除发热外,阴囊高度水肿,称之为豚鼠阴囊现象。莫氏立克次体在睾丸鞘膜的浆细胞中繁殖甚多,其鞘膜渗出液涂片可查见大量立克次体。普氏立克次体仅引起轻度阴囊反应。莫氏立克次体可引起大白鼠发热或致死,并在其脑内存活数个月,故可用之保存菌种或传代。而普氏立克次体仅使大白鼠形成隐性感染。莫氏立克次体接种于小白鼠腹腔内可引起致死性腹膜炎及败血症。

4. 基因组结构 同时有 DNA 和 RNA 两种核酸，但没有核仁及核膜，属于适应了寄生生活的 α-变形菌。基因组很小，如普氏立克次体的基因组为 1.1Mb。

5. 抗原性 立克次体的抗原组成不同，可分属特异性抗原、群特异性抗原、种特异性抗原。群特异性抗原是立克次体的荚膜部分，经乙醚溶解形成可溶性抗原。脂多糖为群特异的可溶性抗原；与外膜蛋白有关的是种特异的外膜抗原。

普氏立克次体主要有两种抗原：①可溶性抗原，为组织特异性抗原，可用于与其他组的立克次体相鉴别；②颗粒性抗原，含有种特异性抗原。近来发现普氏与莫氏立克次体的表面有一种多肽 I，具有种特异性，可用于相互鉴别。

6. 致病性与免疫性 立克次体的致病物质主要包括能引起内毒素样作用的脂多糖和能破坏细胞膜的磷脂酶 A 细胞毒素酶，通过毒素作用引起宿主细胞病变、坏死、脱落，导致微循环障碍及血栓形成，临床表现多以发热、初疮、皮疹为主。立克次体的内毒素是 LPS，引起发热、损害血管内皮细胞，致微循环障碍和中毒性休克、出现弥散性血管内凝血等。磷脂酶 A 能溶解宿主细胞膜或细胞内吞噬体膜，有利于立克次体穿入宿主细胞膜并在其内生长繁殖。立克次体表面结构有利于黏附到宿主细胞表面和抗吞噬作用。

立克次体对人体的免疫包括抗毒素免疫和抗感染免疫，机体早期病变主要是引起直接破坏、内毒素样作用，晚期引起免疫病理损伤。故感染立克次体后首先产生抗毒素免疫，然后才产生抗感染免疫。以细胞免疫为主，体液免疫为辅。病后可获得持久免疫，与地方性斑疹伤寒有交叉免疫。机体产生群和种特异性抗体，有促进巨噬细胞的吞噬及中和毒性物质的作用。细胞免疫产生的细胞因子，有激活、增强巨噬细胞杀灭细胞内立克次体的作用，病后免疫力较强。

二、流行病学

（一）流行历史、分布

第一个被发现的立克次体病是斑疹伤寒。为了纪念因研究斑疹伤寒被感染而牺牲的年仅 39 岁的立克次医师，将这类微生物统称为立克次体。中华人民共和国成立以来，我国共发生过 3 次超过百万人斑疹伤寒感染流行。第一次发生在 20 世纪 50 年代，疫情主要分布在贵州、四川和云南等省份。第二次流行发生在 60 年代，疫区主要分布在黑龙江、吉林和辽宁等东北三省。第三次发生在 80 年代，流行区域主要是河南、新疆、辽宁、山东、贵州以及北京市。自 20 世纪 80 年代后，斑疹伤寒发病率开始下降，1996 年降至最低点（0.25/10 万）。此后，年发病率开始回升，2000 年全国总发病率为 0.49/10 万，2000 年后又开始下降。到 20 世纪末，我国流行性斑疹伤寒基本得到控制，然而，地方性斑疹伤寒仍在部分地区流行。

（二）储存宿主和传播媒介

流行性斑疹伤寒的病原体为普氏立克次体，储存宿主为人，病人是流行性斑疹伤寒唯一的传染源，传播媒介为人虱，以体虱为主，头虱次之。当虱叮咬病人时，病原体随血入虱肠，侵入肠壁上皮细胞内增殖，约 5d 后细胞胀破，大量立克次体溢入肠腔，随虱粪排出，或因虱体被压碎而散出，可通过因瘙痒的抓痕侵入人体。虱粪中的立克次体偶可随尘埃经呼吸道、口腔或眼结膜感染。虱习惯生活于 29℃ 左右，当病人发热或死亡后即转移至健康人体而造成传播。

地方性斑疹伤寒（鼠型斑疹伤寒）的病原体为莫氏立克次体，储存宿主为鼠、鼠蚤，传染源为鼠，传播媒介为鼠蚤、鼠虱，感染途径为虱粪—伤口，经叮咬、口、呼吸道、眼结膜等感染。它的传播方式与普氏立克次体不同，主要由鼠虱在鼠群中传播，如果鼠死亡了，鼠虱才离开鼠，转而叮吸人血，而使人受传染。鼠受染后，莫氏立克次体在其血内循环，此时鼠蚤吸血，莫氏立克次体随血入蚤肠繁殖，由蚤粪通过瘙痒的伤痕，莫氏立克次体侵入人体或病原体随尘土经呼吸道、眼结膜而致感染。人食入被鼠尿、粪污染物的食物亦可受染。

（三）人群易感性

人对流行性与地方性斑疹伤寒普遍易感，患病后可产生一定的免疫力。由于立克次体疾病是一类重要的人兽共患、自然疫源性疾病，其病原体在自然界动物宿主与传播媒介（蜱、螨、蚤等）中维持持久循环，人类只有涉入这一循环才能感染发病。宿主与媒介主要存在自然界植被茂密的森林、丘陵地带以及农田。因此,立克次体疾病多发生在广大的农村、野外森林地区,高危人群主要有筑路工人、训练部队战士。对城市居民而言,最大的威胁是旅游健康。随着国际旅游业的发展,立克次体疾病被认为是威胁旅游健康的重要传染病之一。

(四) 流行特点

流行性斑疹伤寒(虱传斑疹伤寒)流行于冬春季,多见于成人。北方寒冷的冬季较易发生,战争、灾荒及卫生条件不良易引起流行。地方性斑疹伤寒病后可获持久性免疫力,并与流行性斑疹伤寒有交叉免疫力。本病属自然疫源性疾病,散布全球,温带及热带较多,我国华北、西南、西北诸省 8~10 月份有散发病例。流行性斑疹伤寒在人口密集和昆虫繁盛的环境内比较严重。当流行时,病人平均死亡率 20%,严重时可达 70%。病原体借人虱在人群中传染,所以灭虱是预防流行性斑疹伤寒的重要措施。

地方性斑疹伤寒散发于全球,多见于热带和亚热带,属自然疫源性疾病。本病以晚夏和秋季谷物收割时发生者较多,并可与流行性斑疹伤寒同时存在于某些地区。年龄分布以小学生及青壮年发病比例高,男性高于女性。国内以西南、华北为主,河南、河北、云南、山东、北京市、辽宁等地的病例较多。

三、病理学

(一) 病理变化

立克次体在局部淋巴组织或血管内皮细胞增殖,引起第一次立克次体血症,经血流扩散到全身血管内皮细胞增殖后,大量立克次体入血引起第二次立克次体血症,内毒素释放入血,引起一系列症状。此外,还伴有全身实质性脏器的血管周围广泛性病变,常见于皮肤、心脏、肺和脑。

流行性斑疹伤寒的病理变化特点是增生性、血栓性、坏死性血管炎及血管周围炎症细胞浸润所形成的斑疹伤寒结节。这种增生性、血栓性、坏死性血管炎可分布全身各组织器官,多见于皮肤、心肌、中枢神经系统。中枢神经系统以大脑皮质、延髓、基底节的损害最重,脑桥、脊髓次之。脑膜可呈急性浆液性炎症。肺可有间质性炎症和支气管肺炎。肝脏汇管区有嗜碱性单核细胞浸润,肝细胞有不同程度的脂肪变性及灶性坏死与单核细胞浸润。肾脏主要呈间质性炎症病变,肾上腺可有出血、水肿和实质细胞退行性变,并有斑疹伤寒结节。地方性斑疹伤寒的病理变化同流行性斑疹伤寒,但程度较轻。

(二) 临床症状

流行性斑疹伤寒的潜伏期为 5~21d,平均 10~14d,病程 2~3 周。人被立克次体感染后,其临床特点表现为:急性起病、稽留型高热(可达 39~40℃)、剧烈头痛、皮疹、中枢神经系统症状,可伴有心血管系统症状和其他实质器官的损伤。

1. 典型斑疹伤寒　常急性发病,少数患者有头痛、头晕、畏寒、乏力等前驱症状。

(1)侵袭期:多急起发热、伴寒战,继之高热。体温于 1~2d 内达到 39~40℃,呈稽留型热,少数呈不规则或弛张热型。伴严重毒血症症状,剧烈头痛、烦躁不安、失眠、头晕、耳鸣、听力减退。言语含糊不清,全身肌肉酸痛。此时患者面颊、颈、上胸部皮肤潮红,球结膜高度充血,似酒醉貌。肺底有湿性啰音。肝脾在发热 3~4d 后肿大、质软、压痛。

(2)发疹期:在病程第 4~6 天出现皮疹。先见于躯干,很快蔓延至四肢,数小时至 1d 内遍及全身。严重者手掌及足底均可见到,但面部无皮疹,下肢较少。皮疹大小形态不一,为 1~5mm,边缘不整,多数孤立,偶见融合成片。初起常为充血性斑疹或丘疹,压之褪色,继之转为暗红色或出血性斑丘疹,压之不褪色、皮疹持续 1 周左右消退。退后留有棕褐色色素沉着。

随着皮疹的出现,中毒症状加重,体温继续升高,可达 40~41℃。与此同时,神经精神症状加剧,神志迟钝、谵妄、狂躁、上肢震颤及无意识动作,甚至昏迷或精神错乱。循环系统脉搏常随体温升高而加速,血压偏低,严重者可休克。部分中毒重者可发生中毒性心肌炎,表现为心音低钝、心律不齐、奔马律。亦有少数患者发生支气管炎或支气管肺炎。消化系统有食欲减退、恶心、呕吐、腹胀、便秘或腹泻。多数患者脾大,肝大较少。

(3)恢复期:病程第 13~14 天开始退热,一般 3~4d 退至正常,少数病例体温可骤降至正常。随之症状好转,食欲增加,体力多在 1~2d 内恢复正常。严重者精神症状、耳鸣、耳聋、手震颤则需较长时间方能恢复。整个病程 2~3 周。

2. 轻型斑疹伤寒 少数散发的流行性斑疹伤寒多呈轻型。全身中毒症状轻,但全身酸痛、头痛仍较明显。热程短,持续 7~14d,平均 8~9d,体温一般 39℃左右,可呈弛张热。皮疹少,胸腹部出现少量充血性皮疹。神经系统症状较轻,兴奋、烦躁、谵妄、听力减退等少见。肝、脾大少见。

3. 复发型斑疹伤寒 流行性斑疹伤寒病后可获得较牢固的免疫力。但部分患者因免疫因素或治疗不当,病原体可潜伏体内,在第一次发病后数年或数十年后再发病。其特点是:病程短,为 7~10d。发热不规则,病情轻。皮疹稀少或无皮疹。外斐(Weil-Felix)试验常为阴性或低效价,但补体结合试验呈阳性且效价很高。

地方性斑疹伤寒的潜伏期为 6~14d,平均 12d。其症状、体征及临床经过与流行性斑疹伤寒相似,但病情轻、病程短。发热为稽留热或弛张热型,体温一般为 38~40℃,持续 6~14d,最短 4d,最长 25d。皮疹少,多为充血性,有 1/4~1/3 病例可无皮疹,1/2~2/3 的病例有脾大。神经系统症状较轻,大多仅有头晕、头痛,部分可有失眠、听力减退等。但烦躁不安、谵妄或昏睡、昏迷等少见。可有心动过缓或轻度低血压。

四、实验室检验方法

(一) 标本采集

各种立克次体病的发热期均有立克次体血症存在,因此血液是最常见的分离标本。在发病初期或急性期特别是使用抗生素之前采血,床旁接种较易检出立克次体,而在疾病晚期或恢复期则一般很难得到阳性结果。倘若在发病后 1 周采血,最好使血液凝固,留血清供血清学诊断,再将血块制成 20%~50%的悬液接种,避免血清中可能存在的抗体或抗生素对病原体分离的影响。有时可取动物活检或尸检标本如肺、肝、脾、淋巴结、心瓣膜赘生物等,除制作印片做直接检查外,其余分别研磨加稀释液制成 10%~20%悬液,加少量青霉素作用后低速离心取上清液尽快接种。若为寻找传播途径,也可取立克次体的媒介物如蚤、虱等研磨加稀释液制成 10%~20%悬液,可进行直接镜检、分离鉴定。

(二) 病原学检测

1. 病原体分离 取发热期(最好 5 病日以内)病人血液 3~5mL 接种于雄性豚鼠腹腔,7~10d 豚鼠发热,阴囊发红,取其睾丸鞘膜和腹膜刮片或取脑、肾上腺、脾组织涂片染色镜检,可在细胞质内查见大量立克次体。亦可将豚鼠脑、肾上腺、脾等组织制成悬液接种鸡胚卵黄囊,分离立克次体。

鸡胚细胞、HeLa 细胞、Vero 细胞及鼠成纤维细胞 L 株均可用于立克次体培养。分离阳性株多用鸡胚卵黄囊培养和细胞培养加以传代、繁殖。

2. 动物接种 常用动物为豚鼠和小鼠,除分离恙虫病立克次体和小株立克次体用小鼠外,一般都用出生 1 个月左右的雄性豚鼠。若接种后豚鼠体温>40℃,同时有阴囊红肿等反应,表明有立克次体感染。一半实验豚鼠在发热高峰期采血或取脏器制成悬液传代、接种鸡胚卵黄囊或细胞培养以繁殖立克次体,另一半留至恢复期采血以检测特异性抗体。初代分离时有些豚鼠发热不典型,对无发热反应的豚鼠应盲传 3 代,如仍无发热反应又无抗体产生则为阴性。对分离恙虫病立克次体和小株立克次体则需接种 4~6 只/h,每只接种检样 0.5~1.0mL,接种后 5d 内死亡的多为非特异性死亡;一般立克次体在 7~18d 引起小鼠死亡,取活检或尸检组织鉴定。

(1)鸡胚卵黄囊培养法:将病人发热期血液接种 6~8 日龄鸡胚卵黄囊内,每个标本接种 4 个鸡胚,每个鸡胚接种 0.5~1.0mL,35~37℃培养。3d 内死亡的为非特异性死亡,弃去。接种后可在 6~8d 死亡,解剖鸡胚进行鉴定。

(2)人工培养基培养:仅罗沙利马体可经人工培养基培养。将罗沙利马体感染病人的血液和/或病变组织接种于脑心浸液双相琼脂或血琼脂上,血液标本液可用溶解-离心法再接种。病原体生长慢,原始菌落呈菜花状,传代后生长加快,培养 4d 左右出现菌落。其生化反应为触酶、尿素酶、七叶苷水解、硝酸盐还原和氧化酶均为阴性。

(三) 血清学检测

1. 外斐试验 变形杆菌 OX_{19}凝集效价 1∶160 以上有诊断价值,双份血清效价递增 4 倍以上意义更大。第 5 病日即可出现阳性反应,病程第 2~3 周达高峰。

2. 立克次体凝集反应 效价 1∶40 以上即为阳性。病程第 5 病日阳性率达 85%,第 16~20 病日可达 100%。

3. 补体结合试验 如用普氏立克次体可溶性抗原进行补体结合反应,补体结合抗体持续时间长,可用作流行病学调查。

4. 间接血凝试验 其灵敏度较外斐试验及补体结合试验高,特异性强,与其他群立克次体无交叉反应,便于流行病学调查及早期诊断。但不易区分普氏、莫氏立克次体和复发型斑疹伤寒。

5. 间接免疫荧光试验 用 2 种斑疹伤寒立克次体作抗原进行间接免疫荧光试验,检查抗体,特异性强,灵敏度高,可鉴别流行性斑疹伤寒与地方性斑疹伤寒。检测特异性 IgM 及 IgG 抗体,IgM 抗体的检出有早期诊断价值。

(四) 分子生物学检测

1. 聚合酶链式反应(PCR) 标本主要为人或动物血清,用于检测,可方便快速,便于早期诊断;但存在假阳性,不能分型鉴定。

2. 限制性片段长度多态性分析(RFLP) 标本为病原体基因组 DNA,用于鉴定,可对病原体进行初步分型;但操作烦琐且成本高,分型鉴定特异性不高。

3. 多位点序列分型(multilocus sequence typing,MLST 或 MST) 标本为病原体基因组 DNA,用于鉴定,可准确进行病原体分型鉴定;但分型标准有待进一步完善。

4. 全基因组比对分析 标本为病原体基因组 DNA,用于鉴定,是比较详细的分型鉴定方法;但成本高,方法未完全建立。

(五) 生物安全操作

流行性和地方性斑疹伤寒属丙类传染病,只作监测管理。但是,病原微生物实验操作的很多过程都能够产生微生物气溶胶。许多立克次体病原体可通过气溶胶吸食或直接接触而发生感染。因此,要加强实验室生物安全管理及临床医务工作者个人防护,以预防实验室及院内感染发生。

五、预防与控制

(一) 预防措施

灭鼠、灭蚤为重要措施。加强个人卫生与防护,必要时进行预防接种,以提高人群免疫力。

(二) 控制措施

1. 管理传染源 早期隔离病人,灭虱治疗。灭虱、洗澡、更衣后可解除隔离,必要时可刮去全身毛发。对密切接触者,医学检查 2~3d。氯霉素、四环素类抗生素对各种立克次体均有效,但应注意磺胺类药物不能抑制立克次体的生长,反而会促进其繁殖作用。

2. 切断传播途径 采取灭虱、灭蚤、灭螨等措施控制和消灭媒介节肢动物。预防 Q 热立克次体的感染还应注意不饮生乳及加强职业防护。

3. 保护易感人群 对疫区家庭及周边环境开展卫生整治,进行清洁及灭鼠灭蚤。必要时进行疫苗预防接种。

(陈发钦 陆群凤)

第二节 恙 虫 病

一、病原学

恙虫病(tsutsugamushi disease;scrub typhus)的病原体是恙虫病东方体,原属于立克次体科(Rickettsiaceae)

的立克次体属(*Rickettsia*),后经研究发现,该病原体的部分生物学特性明显不同于该属其他立克次体,其菌体胞壁外叶小于内叶,缺少胞壁酸、葡糖胺,羟脂肪酸和2-酮基-3-脱氧辛酸(KDO)等组分,无肽聚糖和LPS结构,因此恙虫病立克次体抵抗力弱,而对毒素的抗力强于其他立克次体。1995年,日本学者Tamttra等建议,将其另立一属,称东方体属(*Orientia*),将恙虫病立克次体改称为恙虫病东方体。生物学特性如下:

1. 形态结构　恙虫病东方体在宿主细胞细胞核附近的胞质内寄生,行二分裂繁殖。其形态大小与所寄生的细胞种类及立克次体繁殖周期的不同阶段相关,经吉姆萨或Guneinez染色,电镜下可见立克次体,大小为(0.3~0.5)μm×(1.2~3.0)μm,呈多形态:圆形、椭圆形、短杆状及哑铃状等,感染细胞中可见较长的立克次体,比常见大小长出几微米。但在无细胞悬液中培养时则只呈圆形,不呈多形态。在其发育的不同阶段,其形态和大小不一,分裂早期为哑铃状,中期则中部凹陷,晚期则分裂为较小的子代。恙虫病东方体如同其他立克次体一样,均为原核微生物的细胞结构,类似革兰氏阴性细菌,具有细胞壁、细胞质,细胞质内存在核糖体及高密度DNA的核,只是恙虫病东方体的细胞壁内层小叶比外层的薄,其外周具有柔软脆弱的胞膜,易受刺激而被破坏。

2. 理化性质　恙虫病东方体抵抗力很弱,56℃ 30min即可死亡。感染鼠的肝、脾、脑组织等脏器在4℃保存时也仅能存活4d,-20℃存活1周。常用消毒剂如0.5%苯酚或煤皂酚、75%乙醇等均可在数分钟内将其灭活。但其在媒介动物的粪便中具有较强的抗干燥能力,如在干燥的虱粪中可保持传染性半年以上。恙虫病患者的血清可与OX_k抗原产生强凝集反应,而与OX_{19}、OX_2抗原的凝集反应微弱或不凝集。恙虫病东方体对氯霉素敏感,对氨基苯甲酸、四环素类等抗生素可抑制其生长。青霉素一般无作用,对磺胺类药物不敏感。

3. 培养特性　恙虫病东方体的分离和鉴定常采用小白鼠,培养多采用鸡胚卵黄囊和组织细胞。小白鼠是恙虫病东方体的敏感动物。可经腹腔、皮下或呼吸道感染,腹腔感染最敏感。如接种致死量,一般可在接种后4~21d死亡。不同鼠种对同一株恙虫病东方体,及不同株恙虫病东方体感染同一种小鼠,其繁殖和致死性也不同。鸡胚培养时,多采用7~9日龄,行卵黄囊接种,濒死收获即可获丰富的恙虫病东方体。恙虫病东方体可适应于各种细胞培养,立克次体在不同细胞中的生长速度有异。可用原代和传代细胞株,如原代鸡胚成纤维细胞、地鼠肾细胞、人胚肾细胞、传代细胞株,如HeLa、Vero、BHK、McCoy、L929等。国内外学者多采用Vero和L929培养立克次体。如试图获得大量的纯净立克次体,组织细胞培养为最佳选择。

4. 基因组结构　恙虫病东方体的基因分型多以56kDa表面蛋白基因作为目的基因,基因分型主要包括Karp、Kato、Gilliam、TA763、TA678、TA716、Kawasaki、Kuroki、Shimokoshi等。据现有文献报道,我国福建、广东地区以Karp型为主,江苏北部、山东地区以Kawasaki型为主。

5. 血清型　恙虫病东方体存在抗原型的多样性和混合型。迄今为止,世界各地已从患者、媒介昆虫及啮齿动物中分离到百余株恙虫病病原体,公认的标准型为Karp、Kato和Gilliam 3个血清型,在中国均有分布,我国长江以南地区以Karp型为主,长江以北地区以Gilliam型居多。

6. 免疫性　恙虫病患者及感染后的小鼠抗原获得免疫力,可保护不再受攻击。恙虫病东方体专性细胞内寄生的特点,决定了其细胞免疫为主的抗感染的免疫机制。此外,机体感染立克次体后,可产生IgM和IgG抗体,前者出现早,后者出现晚且维持时间长。

二、流行病学

(一)流行历史、分布

中国晋朝葛洪(公元281—341年)在所著的《肘后备急方》和《抱朴子》中称一种名为沙虱的小虫能致沙虱毒,并详细记载了该病的流行病学、证候学、预防和治疗等。明朝李时珍在《本草纲目》中记述闽粤有一种恶生流行热症,系由沙虱传染,其症状有溃疡、发热和疹子,此种记载与恙虫病的特征相符。由此表明恙虫病很早以前便在我国流行。

恙虫病的世界流行区域较广,主要分布于热带和亚热带国家,日本、韩国、泰国、俄罗斯远东地区、巴基斯坦、阿富汗、澳大利亚构成恙虫病流行的三角区域。恙虫病在我国亦呈广泛分布，20 世纪 80 年代恙虫病主要流行于长江以南的台湾、福建、广东、海南、云南、四川等省份，80 年代以后长江以北的部分地区如河北、河南、山东、山西、新疆、内蒙古等省份相继有该病的流行，甚至呈现疫情的暴发流行。

（二）储存宿主和传播媒介

鼠类是最重要的储存宿主，我国目前已在啮齿目的 18 种动物中发现恙虫病东方体的自然感染，如黄毛鼠、黑线姬鼠、黄胸鼠等；其次为食虫目动物，如臭鼩鼱、四川短尾鼩。此外，兔、猪、猫和禽类也能感染。本病的传播媒介是恙螨（chigger mite），全球已发现 3 000 多种，我国有 500 多种，分布遍及全国。只有少数恙螨能成为恙虫病的传播媒介，我国已经证实的媒介有地里纤恙螨、小盾纤恙螨、微红纤恙螨、高湖纤恙螨、海岛纤恙螨和吉首纤恙螨等。恙螨一生仅幼虫时期营寄生生活，能够传播疾病，其他阶段都生存于地面浅表层。恙螨活动范围极小，呈点状分布，聚集于一处，形成“螨岛”。

（三）易感动物

恙虫病主要流行于啮齿动物，感染后多无症状，是恙虫病的主要传染源。鸟类、兔类也能感染或携带恙螨而成为传染源。此外，人类对恙虫病东方体普遍易感，病后可获得较稳固的免疫力。流行地区居民多经感染而获得免疫，通常表现为散发，外来人群进入疫区常易发生流行。田间劳作的农民、野外作业人员（伐木、筑路工人、地质勘探人员等）、野外训练部队和野外旅游者等受恙螨侵袭机会较多，容易发生感染。

（四）流行特点

我国北方和南方的流行季节有显著差异。长江以南地区以 6~8 月份为流行高峰，属于“夏季型”，宿主动物以黄毛鼠、黄胸鼠、褐家鼠和黑线姬鼠为主，主要媒介为地里纤恙螨；长江以北地区以 10~11 月份为流行高峰，属于“秋季型”，宿主动物以黑线姬鼠、社鼠和褐家鼠为主，主要媒介为小盾纤恙螨。此外，福建 1~2 月份也曾出现流行高峰，以小盾纤恙螨为主要媒介生物。

恙虫病通过携带恙虫病东方体的恙螨幼虫叮咬传播。恙螨幼虫孵出后，在地面草丛中活动，遇到宿主动物或人时即附着其体表叮咬组织液，3~5d 吸饱后落于地面。恙螨一生一般只在幼虫期叮咬宿主动物一次，获得东方体后经卵垂直传播，当子代恙螨叮咬人时传播本病，人与人之间不传染，尚无接触危重病人或带菌动物的血液等体液导致传播的报道。

（五）分子流行病学特征

我国恙虫病东方体以 Gilliam 型为主，其次是 Karp 型，Kato 型较少见。随着分离鉴定技术的进步，特别是随着恙虫病东方体基因序列的发布和 PCR 的应用，更多的恙虫病东方体类型被发现。基因分型主要包括 Karp、Kato、Gilliam、TA763、TA678、TA686、TA716、TH1817、Kawasaki、Kuroki、Shimokoshi 等病原型。迄今为止，已有超过 20 多种病原型相继报道，而不同基因型别的恙虫病东方体其毒力和致病力也不同，其中 Karp 型被认为是毒力较强株，其次是 Kato 型，而 Gilliam 型则是毒力较弱株。

三、病理学

（一）病理变化

此病的基本病理变化是全身小血管炎，导致器官的急性间质炎、血管性炎和血管周围炎。造成实质器官的充血、水肿、细胞变性，以致坏死。被恙螨叮咬的局部皮肤先有充血、水肿、形成小丘疹，继而形成水疱，然后坏死和出血，形成黑色痂皮，称为焦痂，焦痂附近的淋巴结肿大。内脏普遍充血，肝、脾因充血及网状内皮细胞增生而肿大，心肌呈局灶性或弥漫性心肌炎，肺有出血性肺炎，肾呈间质性炎症，脑膜可出现淋巴细胞性脑膜炎。

（二）临床表现

本病潜伏期 4~21d，一般 10~14d。多急性起病，主要临床特征为发热、特异性焦痂或溃疡、局部或全身淋巴结肿大、皮疹（充血性、斑疹或斑丘疹）。由于本病造成全身的小血管广泛受损，可累及多系统多脏器，以呼吸、消化、神经系统和肾脏损害较多见。

四、实验室检验方法

（一）标本采集

患者发热期均有立克次体血症出现，因此血液为最常用临床标本，借此在发病初期或急性期较易检出恙虫病东方体。患者于病程第1周内，尽量争取在应用抗菌药物前采血，立即在患者床旁接种于动物体内或采用Vero、L929细胞进行培养。如果在发病1周后采血，则应使其血液凝固，留存血清做血清学诊断，并将血块制成20%~50%悬液接种，以避免血清中可能存在的抗体或抗菌药物。做血清学诊断时，则需在病程早期及恢复期分别采集血液，进行双份血清试验。

如为活检或尸检材料，肺、肝、脾、淋巴结及心瓣膜赘生物等标本，除制作印片供直接检查及一部分固定作病理检验外，还应分别研磨加稀释液制成10%~20%悬液，低速离心后取上清液进行接种。若考虑标本可能有细菌污染，可加青霉素500~1 000U/mL，室温作用30min。

（二）病原学检测

接种小鼠分离病原体。取患者发病初期或急性期的血液，如为中、晚期病例（病程7d以外者），通常将凝集血块制成悬液，取标本0.5~1.0mL接种于小鼠腹腔，接种4~8只，一般多在7~18d感染致死。感染小鼠有耸毛、弓背团缩、闭目、厌食、腹部膨大、呼吸急促等明显症状，大多在病态出现24h内濒死。在小鼠濒死前或死亡不久后将其解剖，可见小鼠皮下淋巴结肿大充血，脾大，且有黏稠的腹腔渗出液，取其渗出液，以吉姆萨染色，镜检，在靠近细胞核旁边可见成堆排列的恙虫病东方体。此外，也可接种于Vero细胞、L929细胞进行立克次体分离培养。细胞培养10~15d，取细胞涂片，用吉姆萨染色，镜检，亦可见恙虫病东方体。

（三）血清学检测

外-斐试验，单份血清OX_K效价≥1∶160有诊断意义。病程第1周，一般仅1/3的病例呈阳性反应，第2周阳性率可达90%，至第4周后阳性率又开始下降，持续2~3个月后转为阴性。

检测病人血清中的特异性IgM、IgG抗体。病程第1周末即可检出特异性抗体，至第2、3周阳性率最高，2个月后逐渐下降，但仍维持一定水平达数年之久。如果同时检测双份血清，IgG抗体滴度4倍及以上升高即可诊断。单份血清IgM抗体滴度≥1∶32、IgG抗体滴度≥1∶64有诊断意义。

（四）分子生物学检测

PCR检测恙虫病东方体特异基因片段，具有敏感性高和特异性强的优点，普通PCR可检出20ng恙虫病东方体DNA，套式PCR法可检出200pg，可用于急性期患者的早期诊断。两种方法引物均在56kDa蛋白抗原基因或58kDa蛋白抗原基因序列上进行设计。

（五）生物安全操作

恙虫病东方体按照病原微生物危害程度分类中第二类高致病性病原微生物进行管理，其分离培养、动物实验等活动应在生物安全三级（BSL-3）实验室开展，血清学检测、分子生物学检测等操作应在生物安全二级（BSL-2）实验室开展，其中核酸检测尽可能在有外排功能的生物安全柜中进行。

五、预防与控制

目前对恙虫病尚无有效疫苗应用的情况下，主要是通过加强传染源的管理和切断传播途径，以及加强个体防护的综合措施来实现对恙虫病的预防控制。

（一）管理传染源

管理传染源主要采取包括灭鼠、灭恙螨和消除传染源，尽早隔离和治疗患者，降低环境中鼠类和恙螨密度是控制本病的重要措施。氯霉素、四环素类抗生素对恙虫病东方体有效，但应注意磺胺类药物不能抑制恙虫病东方体的生长，反而会促进其繁殖作用。

（二）切断传播途径

采取以环境治理为基础，药物毒杀为重要手段的综合措施控制鼠密度。清除适于鼠类取食、筑巢和繁殖的条件，并做好防鼠工作。主要使用毒饵灭鼠。灭家鼠主要使用缓效灭鼠药，如0.02%~0.03%敌鼠钠盐或杀鼠灵、0.03%~0.04%杀鼠迷、0.005%大隆或溴敌隆；灭野鼠可用0.05%~1.0%敌鼠钠盐、0.03%~0.04%杀鼠迷、0.5%~1.0%毒鼠磷或1%~2%磷化锌。所用药物应交替使用，防止鼠产生拒食性及耐药性。

流行地区要持续开展爱国卫生运动，经常清除居住地、作业场所及道路两侧的杂草、填平坑洼，以增加日照，降低湿度，使之不适于恙螨的生长繁殖。对不能除草的区域可用化学杀螨剂喷洒。对草丛可用1‰敌敌畏溶液按100~200mL/m^2喷洒灭螨，每7~10天一次；或用0.5%杀螟松乳剂按100mL/m^2喷洒灭螨，每15~20天一次。对编草垫用的稻草，在地上铺成3~5cm厚，以2‰敌敌畏溶液按100mL/m^2先喷一遍，翻过来再喷一遍，晒干后用。

（三）保护易感者

做好个人防护是预防本病的有效措施。恙螨主要栖息在草丛或灌木，应避免在此类环境中坐卧休息或晾晒衣被。如需进入此类地区，尤其是已发现过病人的地区，应注意做好个人防护，如扎紧袖口、裤管口，衬衣扎入裤腰内，减少恙螨的附着或叮咬。也可在暴露的皮肤和裤脚、领口或袖口上喷涂含邻苯二甲酸二甲酯或避蚊胺等成分的驱避剂进行防护，如驱蚊灵、蚊不叮等。野外作业后，及时拍打衣物，抖落附着的恙螨；换衣洗澡，重点擦洗腋窝、腰部、会阴等皮肤柔软部位，可减少被恙螨叮咬的机会。

此外，各地应开展对医务人员的培训工作，提高医务人员发现、识别恙虫病的能力，合理治疗，减少危重病例或死亡病例的发生。健康教育的要点是指导公众、特别是高危人群减少或避免恙螨的暴露，以降低感染风险。有恙螨叮咬史或野外活动史者，一旦出现疑似症状或体征，应及早就医，并告知医生相关暴露史。

（于敬达　刘永华）

第三节　人无形体病

人粒细胞无形体病（human granulocyticanaplasmosis，HGA）是由嗜吞噬细胞无形体（*Anaplasma phagocytophilum*）经蜱传播，侵入人末梢血中性粒细胞引起的人和动物感染的人兽共患疾病。

一、病原学

无形体是一种寄生于细胞内的寄生菌，主要通过蜱（也叫壁虱）叮咬传播。蜱叮咬携带病原体的宿主动物（主要有鼠、鹿、牛、羊等野生和家养动物）后再叮咬人，病原体可随之进入人体，主要侵染人体末梢血的中性粒细胞。

（一）分类

嗜吞噬细胞无形体属于立克次体目、无形体科、无形体属。无形体科是一类主要感染白细胞的专性细胞内寄生革兰氏阴性小球杆菌，其中对人致病的病原体主要包括无形体属（*Anaplasma*）的嗜吞噬细胞无形体、埃立克体属（*Ehrlichia*）的查菲埃立克体（*Ehrlichia chaffeensis*）和尤因埃立克体（*Ehrlichia ewingii*）、新立克次体属（*Neorickettsia*）的腺热新立克次体（*Neorickettsia sennetsu*），分别引起人粒细胞无形体病、人单核细胞埃立克体病（human monocytotropic ehrlichiosis，HME）、尤因埃立克体感染、腺热新立克次体病。

20世纪90年代初期，美国在多例急性发热病人的中性粒细胞胞质内发现埃立克体样包涵体。1995年，Goodman等从病人的血标本分离到该种嗜粒细胞病原体，将它非正式命名为人粒细胞埃立克体，其所致疾病称为人粒细胞埃立克体病。后经16S rRNA基因序列的系统发育分析，发现该种嗜粒细胞病原体与无形体属最相关，因此将其归于无形体属的一个新种，命名为嗜吞噬细胞无形体，其所致疾病也改称为人粒细胞无形体病。

（二）生物学特性

1. 形态结构　嗜吞噬细胞无形体呈球状多型性，菌体平均长度为0.5~1.5μm，主要寄生在粒细胞的胞质空泡内，几个或十几个菌体聚集形成的1个包涵体，电镜下，有类似衣原体的2种类型，即实体0.2~0.4μm和网状体0.8~1.5μm。用Wright法染色，嗜吞噬细胞无形体包涵体在胞质内染成紫红色，呈桑葚状。人粒细胞白血病细胞(HL-60)类似人的正常骨髓前质细胞,具有中性粒细胞的功能。嗜吞噬细胞无形体在 HL-60 细胞内生长繁殖十分迅速,主要存在于与膜结构相连的空泡内。嗜吞噬细胞无形体早期的形态多为圆形的密度较大的网状体,在后期菌体变小但密度增大。

2. 理化性质 Ap 有专性细胞内寄生的特点,在活细胞外保存菌株唯一有效的方法是通过低温保存受感染细胞。染疫绵羊的血液在甘油或二甲亚砜保存液中,在-79℃条件下,18 个月后仍具有感染性。而通过梯度离心法分离的已脱离细胞的菌株在含 10%的异亚丙基丙酮的蔗糖、磷酸酯盐、谷氨酸缓冲液中,在-114℃的条件下,6 个月后仍有感染性。

3. 培养特性 细菌细胞壁没有明显的肽聚糖,但可见较多的膜状皱褶突起。细菌缺乏经典糖代谢途径,需依赖宿主酶系统进行代谢及生长繁殖。常用的培养细胞有 HL-60、DH82、HEL、HMEC-1、Vero、HeLa、THP-1、HEL299、鼠胚胎细胞等。病原体分离培养:人粒细胞无形体的体外培养较难,尤难以建立稳定的体外培养体系,部分实验室采用白血病 HL-60 细胞系或采用 C3H/HeJ 鼠腹腔注射患者血液进行病原体分离。接种约 7d 后,取培养细胞或小鼠的血和脾脏做 PCR 检测嗜吞噬细胞无形体 DNA,或用特异性抗体作免疫组织化学染色检测细胞和组织内的无形体。嗜吞噬细胞无形体分离是确诊 HGA 的“金标准”,但是无论细胞培养还是动物实验分离的方法均复杂而耗时,且成功率不高,难以在临床常规中应用。

4. 基因组结构 嗜吞噬细胞无形体基因组 DNA 为 1 471 282bp,G+C 含量为 41.6%,含有 1 369 个编码框。该小基因组经过多次减数进化已经丢失许多功能基因,因此,嗜吞噬细胞无形体必须依赖宿主细胞生长、繁殖,但其仍具有核酸、维生素、辅因子合成基因。从病人分离的嗜吞噬细胞无形体与从马和牛分离的嗜吞噬细胞无形体的 16S rRNA 基因的差异仅 1~3 个碱基(0.1%~0.2%),充分证明它们属于同一个种。查非埃立克体及嗜吞噬细胞无形体基因组较小,分别为 1 250kb 及 1 500kb,而腺热新立克次体为 800kb。属内 16S rRNA 基因序列相似性在 97.7%以上。特征性基因包括 16S rRNA、各种免疫蛋白基因,如 vLPT、$M_t 120\times10^3$、$M_t 106\times10^3$、$M_t 37\times10^3$ 以及热激蛋白基因 groESL、quinolate 合成酶 A 基因以及 *p*28 多基因家族。$M_t 120\times10^3$ 蛋白基因含有一系列 240bp 串联重复序列,且不同菌株间存在变异性,借以鉴别分离株。VLPT 基因在菌株间也存在较大变异性,不同来源标本扩增出的 VLPT 基因显示 2~6 个重复序列单位。该基因编码 $M_t(30\sim60)\times10^3$ 蛋白,但其功能尚不清楚。埃立克体与无形体菌株间的变异性还取决于 *p*28 多基因家族,该基因家族编码一系列 $M_t(26\sim32)\times10^3$ 分子量不等的蛋白质,其氨基酸序列变异性在 20%~80%。研究证实至少有 16 个 *p*28 等位基因,由此决定了菌株间抗原异质性的表达。

5. 抗原性 中性粒细胞 PSGL-1 与内皮细胞的 P-选择素、E-选择素和白细胞的 L-选择素结合,引起中性粒细胞浸润造成炎症反应。体外研究发现无形体可改变细胞表面分子的表达,感染无形体的中性粒细胞及 HL-60 细胞的 PSGL-1 表达下降,严重感染的 HL-60 细胞(多包涵体)不表达 PSGL-1。尽管 β_2-整合素、Ig 超家族黏附分子表达上调,但不能发生功能性黏附。选择素受体的缺失导致黏附不能进行,延长无形体在血液中的存留时间,促进无形体通过蜱媒传播。嗜吞噬细胞无形体的 44kDa 外膜蛋白基因全长 1 333bp,编码 439 个氨基酸。嗜吞噬细胞无形体的染色体上有多个与 44kDa 外膜蛋白基因同源的基因,存在 1 个 44kDa 外膜蛋白基因家族。用嗜吞噬细胞无形体感染血清筛选该病原体的基因文库,发现该病原体的 160kDa、130kDa 和 100kDa 等 3 个大分子抗原蛋白基因。另外,生物素标记嗜吞噬细胞无形体的蛋白质组分析发现 Omp85、Asp62、Asp55、P44、Omp-1A 等 5 个主要表面蛋白,其中 Asp62 和 Asp55 能够与 HGA 患者血清所识别。

6. 致病性 无形体与埃立克体感染中性粒细胞后,可影响宿主细胞基因转录、细胞凋亡、细胞因子产生紊乱、吞噬功能缺陷,进而造成免疫病理损伤,并可通过 *p*28 基因多样性表达逃逸机体免疫,进而造成持续感染。

7. 免疫性 研究表明组织相容性复合物 MHC-Ⅱ基因在抗感染过程中起主要作用,说明 $CD4^+T$ 淋巴细胞发挥重要作用。只有完善的细胞免疫尤其是 $CD4^+T$ 淋巴细胞与体液免疫协同作用,才能共同完成病原体的彻底清除。

二、流行病学

(一) 流行历史、分布

无形体病流行地区血清流行率为15%~36%。美国威斯康星州HGA年发病率为16/10万,一些地区高达58/10万(同地区莱姆病发病率为110/10万),1997—1999年美国康涅狄格州人群发病率为(24~51)/10万。截至2005年底,美国报告的病例数为3 011例,流行地区人群感染率为15.0%~36.0%,欧洲地区报告人群感染率为6.2%,与北美地区相近;2005年底之前,中国及周边国家通过分子生物学及人群血清学检测未发现无形体的存在。2006年10月,中国安徽省某医院首次暴发人粒细胞无形体院内传播感染。

(二) 储存宿主和传播媒介

除腺热埃立克体外,无形体与埃立克体病主要通过蜱叮咬、接触或吸食病原因子而传播。嗜吞噬细胞无形体传播媒介主要为全沟硬蜱群。尤因埃立克体的传播媒介为美洲钝眼蜱(*Amblyomma americanum*)以及血红扇头蜱。查菲埃立克体传播媒介主要为美洲钝眼蜱。嗜吞噬细胞无形体的储存宿主有白足鼠、野鼠类以及其他小型哺乳动物。查菲埃立克体自然宿主是白尾鹿及家犬。动物宿主持续感染是病原体维持自然循环的基本条件。在欧洲,红鹿、牛、羊、山羊可持续感染嗜吞噬细胞无形体。狐狸、野生火鸡以及一些鸟类也是埃立克体的宿主。肩突硬蜱(*Ixodes scapularis*)也是莱姆病病原体的携带和传播者。

(三) 易感动物

嗜吞噬细胞无形体的储存宿主有白足鼠、野鼠类以及其他小型哺乳动物。

(四) 流行特点

全年均有HGA病例出现,多发于夏秋季节,高峰期为6月和7月,与流行地的蜱活动期相吻合,已证实肩突硬蜱是该病的主要传播媒介。人群普遍易感,青壮年多见;无性别差异。人发病前2周内有过被蜱叮咬史;并且有在蜱活动的丘陵、山区(林区)工作或生活史;没有发现人感染人的案例,但有研究表明直接接触过危重患者的血液等体液是很危险的。

鹿感染后多为持续性和亚临床感染,迁徙候鸟可携带肩突硬蜱若虫,提示候鸟对肩突硬蜱生存环境的迁移扩散和无形体的输入及输出传播起一定作用。雌性成年蜱不会经卵垂直传播无形体,但染蜱经历不同发育阶段后仍能在叮咬过程中通过血液感染动物或人。

(五) 分子流行病学特征

HGA呈世界性分布,各型病例在世界各地均有报道,如英国、法国、澳大利亚、意大利、韩国、斯洛文尼亚和美国等,中国亦有该病的报道。分离到的病原体较少,分子流行病学特征对其无系统性描述。

对个例病例的研究中发现,在感染早期,聚合酶链式反应(PCR)是目前检测Ap灵敏度最高的方法,灵敏度为67%~90%。可检测可疑患者及动物的血液样本、细胞培养后的血细胞标本及传播媒介蜱类的核酸分子。16S rRNA高度保守,常将其作为PCR扩增的目标基因。此外,编码Msp蛋白、AnkA蛋白、热激蛋白(heat shock protein)等基因,也可作为Ap分子检测的靶基因。PCR和PCR相关技术的运用,包括巢式PCR、实时荧光定量PCR、多重PCR及环介导等温扩增技术(LAMP),具有特异、快速的特点,可用于Ap感染的早期诊断。

三、病理学

(一) 病理变化

病理改变包括多脏器周围血管淋巴组织炎症浸润、坏死性肝炎、脾及淋巴结单核吞噬系统增生以及较为罕见的脾坏死。在肝、脾及骨髓可见嗜血吞噬现象,即白细胞受病原因子感染后,导致的对机体自身红细胞、白细胞、血小板的吞噬作用。感染后的中性粒细胞黏附功能、循环移动、脱颗粒作用、呼吸爆发以及吞噬功能明显下降。无形体与埃立克体感染中性粒细胞后,可影响宿主细胞基因转录、细胞凋亡、细胞因子产生紊乱、吞噬功能缺陷,进而造成免疫病理损伤,并可通过*p28*基因多样性表达逃逸机体免疫,进而造成持续感染。

(二) 临床症状

病人一般在蜱叮咬后 1~2 周(平均 9d)发病,大多急性起病,持续高热,体温在 38.5~39.5℃,最高可达 40℃以上,多为稽留热;同时有全身不适、乏力、肌肉酸痛及恶心、呕吐、厌食、腹痛、腹泻等消化道症状。多数患者伴有心、肝、肾等多脏器功能损害,部分患者有咳嗽、咽痛及头痛、头晕等神经系统症状。体格检查可见表情淡漠,相对缓脉,少数患者可有浅表淋巴结肿大及皮疹。60%~70%的病人需要住院治疗,病程多为 2~3 周。部分重症患者可有咳嗽、咳痰、咯血等呼吸道症状,表现为间质性肺炎、肺水肿、急性呼吸窘迫综合征以及继发病毒、真菌和结核分枝杆菌等机会感染。少数患者可因严重的血小板减少及凝血机制的异常,导致皮下瘀点瘀斑,呼吸道、消化道及颅内出血。少数患者可因急性肾衰竭、呼吸衰竭、弥散性血管内凝血、脑水肿等多脏器功能衰竭死亡,死亡率为 0.5%~1%。老年、免疫缺陷患者及激素治疗者,易引起多器官功能衰竭、大出血和继发其他病原体感染,导致病情加重,甚至死亡。

(三) 致病特点

实验室检测有血小板减少(71%)、白细胞减少(49%)、贫血(37%)及肝酶升高(71%)。60%~70%的患者需要住院治疗,严重病例可发生多器官受累如急性肾衰竭、代谢性酸中毒、呼吸衰竭、严重低血压、弥散性血管内凝血、肝衰竭、心肌受损,部分患者可在发病第 2 周死亡。老年或免疫缺陷患者易进展多器官衰竭、大出血及继发细菌或真菌感染,如巨细胞病毒及念珠菌感染。

四、实验室检验方法

(一) 标本采集

采集急性期静脉血,EDTA 或 ACD(acid-citrate-dextrose)抗凝;有中枢神经系统症状时应抽取脑脊液(cerebrospinal fluid,CSF)。应尽可能获取疾病恢复期的静脉血,以观察抗体效价变化。为防止 WBC(单核细胞/粒细胞)被破坏,获取标本后应在 2~3h 内制成 WBC 膜片,置空气中干燥。培养标本应置 4℃保存(防止冷冻)并立即送专业实验室。PCR 标本 4℃保存不宜大于 1 周,否则应置-20℃冻存。用血清/血浆做 PCR,不如用 WBC 敏感。

(二) 病原学检测

1. 外周血 WBC 涂片　检测 WBC(单核细胞/粒细胞)胞质中的包涵体(桑葚体)。
2. 从血或脑脊液中分离培养病原体。

(三) 血清学检测

1. IFA 检测特异抗体。
2. 组化染色检测特异抗原血清学试验　最常用间接荧光抗体(IFA)法。

(四) 分子生物学检测

1. PCR 扩增埃立克体或无形体核酸。
2. Romanowsky 染色检查末梢血白细胞包涵体。

(五) 一般实验室检查

1. 血常规　白细胞、血小板减少可作为早期诊断的重要线索,异型淋巴细胞增多。
2. 尿常规　可出现蛋白尿、血尿、管型尿。
3. 生化检查　起病 1 周可出现肝、肾功能异常,心肌酶谱升高。部分患者凝血酶原时间延长,纤维蛋白原降解产物升高。少数患者出现血、尿淀粉酶和血糖升高,血电解质紊乱。
4. 血清学检查　恢复期血清抗体效价>1∶80 或呈 4 倍上升者可诊断。
5. 细胞培养　多采用人粒细胞白血病细胞(HL-60)作为培养细胞。

五、预防与控制

(一) 控制传染源

1. 严格防护与消毒处理关　对于一般 HGA 患者,按照虫媒传染病常规防护,不需要实施隔离;在治疗或护理危重患者,尤其患者有出血现象时,医务人员及陪护人员应加强个人防护,对患者的血液、分泌物、排泄物及其污染的环境和物品等应进行消毒处理。

2. 强化家畜与宠物的管理关　搞好家庭和家畜圈卫生及其周围的环境卫生，清除杂草和污物，保持整洁；发现家畜或宠物体表有寄生虫，应及时处理，尤其是注意宠物的清洁卫生。

3. 坚持经常与突击相结合的爱国卫生活动关　应定期和不定期地开展防鼠、灭鼠和环境治理活动，降低环境中鼠的密度，减少或控制 Ap 宿主动物的危害。

（二）切断传播途径

采取多种方式实施 HGA 相关知识的健康教育，增强自我防病意识与能力。要切断传播途径，必须采取以下主要措施。

1. 在树林、草地、荒漠等蜱类主要栖息环境中，应尽量避免较长时间坐卧。

2. 如需进入 HGA 疫区，应注意做好个人防护，着浅色的紧口长袖衣裤，扎紧裤脚、袖口和领口，尽量减少体表暴露在外的面积，可在暴露皮肤和衣服上喷涂驱避剂（如避蚊胺、避蚊酮等），防止蜱的附着或叮咬。

3. 在蜱类栖息地活动时或活动后，应仔细检查人体的头皮、腰部、腋窝、腹股沟及脚踝下方等各部位，如发现蜱附着，应立即用镊子等工具将蜱除去，切忌直接用手将蜱摘除或用手将蜱拍捏碎。

4. 一旦被蜱叮咬，做好叮咬部位消毒处理，倘若出现疑似症状或体征，应及早就医，口服四环素对 HGA 具有预防作用。

（三）保护易感人群

1. 加强疫苗的研制　人感染 HGA 后可产生免疫力，但并不持久，又缺乏人源的 Ap 分离株，成为 HGA 疫苗研制的一个瓶颈问题；随着 HGA 和 Ap 的深入研究，在不久的将来，疫苗的研制必会得到突破和问世，HGA 也将会得到有效控制。

2. 加强基层实验室检测实用技术的研究　目前应用血常规、生化、血清学和病原学检测 HGA 的方法较多，但应用于基层医院的有限，应加强基层医院 HGA 和 Ap 实验室诊断技术及试剂盒的推广应用。

3. 提高广大医务人员的诊治水平　HGA 系多脏器功能损伤，临床表现形式多样，给临床诊断带来较大困难，尤其是很多收治该病的基层医院大多在偏远山区，实验室检测技术力量方面匮乏，经常出现误诊和漏诊的情况，延误了及时治疗的时间。建议加强基层医务人员对 HGA 的专科培训和实验室基础建设，提高诊治水平，才能做到早发现、早诊断、早报告和早治疗，既能使患者得到及时有效的治疗，又能将 HGA 疫情控制在萌芽状态或流行初期。

第四节　北亚蜱媒斑疹伤寒

北亚蜱媒斑疹伤寒（North Asian tick-borne typhus），简称北亚热，是由西伯利亚立克次体（*Rickettsia siberica*）引起的一种自然疫源性疾病，人因被感染的蜱叮咬发病。

一、病原学

（一）分类

西伯利亚立克次体是斑点热群立克次体（spotted fever group rickettsia，SFGR）的 1 种。迄今为止，我国用 PCR 和病原分离方法已在蜱中发现了 SFGR 及其核酸的存在。在我国北方以草原革蜱、边缘革蜱、森林革蜱、中华革蜱、嗜群血蜱、日本血蜱、长角血蜱、亚洲璃眼蜱为主，而在南方以银盾革蜱、金泽革蜱、微形血蜱、越原血蜱、粒形硬蜱和微小牛蜱为主。

（二）生物学特性

1. 形态结构　西伯利亚立克次体是多形态微生物，呈球状、杆状或多形态。球状体直径 0.2~0.5μm，杆状体大小（0.3~0.6）μm×（0.8~20）μm，有些种在细胞分裂前可达 4μm。西伯利亚立克次体在形态上很难与同群其他成员相区别。西伯利亚立克次体在与宿主细胞的相互作用中，其形态也会有一定程度的改变。

2. 理化性质　多数西伯利亚立克次体对消毒剂及热敏感，耐低温、干燥。西伯利亚立克次体含有1.33%~1.4%磷、5%碳水化合物、27.38%~28%蛋白质。氨基酸的含量及单糖的组成在种内各株间可能不同。

3. 培养特性　西伯利亚立克次体在鸡胚卵黄囊中33~34.5℃培养时，5~6日龄的鸡胚常在4~5d死亡，鸡胚死后继续孵育以促使立克次体大量增殖。西伯利亚立克次体在单层细胞如Vero-E6细胞等的组织培养也能繁殖。

4. 基因组结构　西伯利亚立克次体基因组大小为1 200~1 300kb。其与立克次体的相关性为70%~74%。全染色体限制性酶切图谱分析发现：经HindⅢ酶切后呈现“1，2，3”的带型，即1个9.4kb大片段，两个分子量较为接近的7.7kb、7.3kb片段及3个等距分布的片段，分子量分别为6.6kb、6.5kb、6.0kb；经BamHⅠ作用后呈现“4，4，1，1”带型，从大片段开始，第1组由分子量为5.4kb、5.0kb、4.6kb及4.3kb 4个片段组成，第二组由3.8kb、3.7kb、3.5kb、4.4kb 4个片段组成，向下是3.0kb及2.3kb的2个相互独立的片段。通过对西伯利亚立克次体中国分离株的核酸杂交研究发现，中国分离株与西伯利亚立克次体标准株的同源性达90.95%~99.00%，而与其他标准株的同源性为68.5%~71.50%。

5. 病毒蛋白及功能　西伯利亚立克次体与宿主细胞之间有呈条纹晶格状排列的结构，此结构相当于黏液层。此纤维黏液层可能与致病性有关，西伯利亚立克次体不产生外毒素也不产生内毒素，有黏液层的立克次体具有活性，可致病（经泛影葡胺密度梯度离心纯化），而无黏液层的立克次体不致病（经乙醚提取的立克次体失去活性）。黏液层的出现与立克次体的生活环境有关。黏液层是该菌毒力的重要决定簇，失去编码黏液层蛋白基因的突变株不再致病。黏液层蛋白也是布鲁菌属、拟杆菌属、密螺旋体毒力的重要决定簇，黏液层蛋白通过屏障结构保护上述细菌免受补体及抗体的杀菌作用。

6. 抗原性　西伯利亚立克次体具有群共同性和型特异性抗原。用多克隆鼠血清对西伯利亚立克次体的蛋白免疫印迹的结果显示，所有西伯利亚立克次体中国分离株与标准株均可见分子量为130kDa和118kDa的蛋白反应带，同时发现西伯利亚立克次体群特异性及种特异性单抗也能与130kDa及118kDa的热敏性多肽反应，表明这两个抗原成分既含有群特异性抗原决定簇，也含有种特异性抗原决定簇。

7. 致病性　通过对西伯利亚立克次体敏感动物的研究发现：用病人的血液进行腹腔接种豚鼠或用感染的蜱来叮咬豚鼠，引起的特征症状是发热和阴囊反应。

8. 免疫性　立克次体感染小鼠能引起以细胞免疫为主的一系列免疫应答。用西伯利亚立克次体JH-74株感染BALB/c小鼠，结果产生了迟发型超敏反应（DTH）、淋巴细胞增殖（LF）等反应，表明西伯利亚立克次体抗原能刺激感染鼠脾细胞发生明显增殖，高峰出现在感染第2周，至第8周仍可测出明显的阳性反应，初步证明该立克次体抗原刺激增殖的T细胞中有细胞毒T细胞的存在，并且在抗原刺激下能杀伤靶细胞。人和动物对西伯利亚立克次体都能产生持久的免疫力，其抗感染免疫是以细胞免疫为主，体液免疫为辅。T细胞免疫和淋巴因子、γ干扰素是抗斑点热群立克次体感染最重要的宿主抵抗力。

二、流行病学

（一）流行历史、分布

我国于1958年首先在内蒙古地区人畜血清中发现西伯利亚立克次体的抗体，1962年在黑龙江虎林发现斑点热病例，并从野生啮齿动物（东方田鼠）中分离出立克次体HL-84株，1974年在新疆精河的草原革蜱中分离出立克次体JH-74株，但直到1984年才从病人中分离到病原体An-84株。这些分离株用分子生物学技术在种的水平上鉴定均为西伯利亚立克次体，从而在血清学、生态学、流行病学及病原学上证明了北亚热在中国的存在。在东经80°~135°，北纬40°~50°在黑龙江、内蒙古、新疆等北方广大地区有北亚热自然疫源地的分布。在南方，该病则主要分布在北纬17°~28°，东经95°~120°地区。福建、广东和海南等地区有相关病例的出现。

(二) 储存宿主和传播媒介

多种啮齿动物为其储存宿主,硬蜱和软蜱为传播媒介,能经变态传递和经卵传递,还可经精细胞传递。人被感染的蜱叮咬或蜱粪便污染皮肤伤口而感染。我国有黄鼠、田鼠等20余种小型啮齿动物为其主要储存宿主。草原革蜱是内蒙古和新疆的主要传播媒介。边缘革蜱、森林革蜱、粒形硬蜱和微小牛蜱等约10种蜱为个别地区的传播媒介。

(三) 易感动物

野生啮齿动物:东方田鼠、黑线姬鼠、麝鼠、棕背䶄;节肢动物:草原革蜱、中华革蜱、森林革蜱、越原血蜱等。

(四) 流行特点

北亚热的发病具有一定的季节性。春季是蜱活动的高峰,人群野外作业繁忙,也是北亚热的发病高峰,病例分布依蜱的季节消长及人的活动而定。人群对西伯利亚立克次体普遍易感,感染和流行主要取决于以下2个条件:①当地人群的抗体水平,这与年龄有关,成人高,儿童低。因此,儿童是该病的易感人群。另外外来人口也是本病的高危人群,当大量外来人口进入疫源地后可能引起北亚热的暴发或流行。②与蜱接触的频率呈正比。我国除已证实在东经80°~135°、北纬40°~50°的北方广大地区存在北亚热的自然疫源地以外,在我国南方部分地区人和鼠血清亦发现了北亚热的血清学线索。

(五) 分子流行病学特征

同一属、群中立克次体的种(型)较多,为区分各种,普通PCR反应产物可进行限制性片段长度多态性(RFLP)或单链构象多态性(SSCP)及测序。最常用的是*ompA*基因的PCR-RFLP分析,它可用于9种斑点热的鉴定,结合ompB蛋白编码基因片段的PCR-RFLP分析方法,可将所有斑点热群除了*Rickettsia africae*、*R. parkeri*分开。

三、病理学

(一) 病理变化

1. 基本病变 小血管炎、增生性血栓坏死性小血管炎。

2. 典型病变 ①斑疹伤寒结节:为增生性血栓性坏死性小血管炎,其周围炎症细胞浸润形成立次克体肉芽肿;②皮肤:皮疹;③心肌:心肌炎;④肺:间质性肺炎;⑤肾:间质性肾炎、肾小球肾炎;⑥肾上腺:出血、水肿;⑦脑、脑膜:斑疹伤寒结节;⑧脾:肿大,单核巨噬细胞增生。

(二) 临床症状

1. 发热 起病多急骤,少数患者有1~2d的乏力,食欲缺乏及头痛等前驱症状,体温逐渐上升,第1周末达高峰,多在39℃左右,稽留热或弛张热热程多为9~14d,体温多逐渐恢复正常,伴发冷、头痛、全身痛及结膜充血。

2. 中枢神经系统症状 患者神经系统症状较流行性斑疹伤寒轻,表现为头痛、头晕、失眠,较少发生烦躁、谵妄、昏睡,及意识障碍约50%。

3. 皮疹 50%~80%的患者在发病第5天开始出现皮疹,初为红色斑疹,直径1~4mm,随即成暗红色斑丘疹,压之褪色,极少为出血性。常初发于胸腹部,于24h内迅速扩展至颈、背、肩、臂、下肢等处,颜面及掌跖部少见。近年来国内报道出现皮疹者不足10%,皮疹出现时间及特点与流行性斑疹伤寒相似,但皮疹数量少,多为充血性,出血性皮疹极少见。

4. 可伴有脾轻度肿大,肝大较少见 1/3~1/2患者有轻度脾大,心肌很少受累,故循环系统症状和体征少见,并发症亦很少发生。美国报道儿童地方性斑疹伤寒的特点,有49%的患者有发热、头痛及皮疹,有食欲缺乏、恶心、呕吐及腹泻等消化系统症状者为77%,病程12d(5~29d),实验室检查可出现多器官系统(如肝、肾、血液和中枢神经系统)的轻度异常,但严重并发症者极少见。

(三) 致病特点

立克次体病临床表现一般缺乏特异性,常表现为不明原因的高热、头痛、全身酸痛、食欲缺乏等。

四、实验室检验方法

（一）标本采集及血常规

1. 方法　采用布旗法采集蜱，活蜱保存或液氮冻存。

2. 血常规　外周白细胞多数正常或减少，中性粒细胞轻微增加。

（二）病原学检查

采用 BALB/c 小鼠与 BHK-21 细胞进行蜱媒脑炎病毒分离培养。病人的血液凝块，加肉汤研磨制成 10%悬液腹腔接种雄性豚鼠，待其发病后取心部分接传次代豚鼠，另一部分接种孵化 6d 的鸡胚卵黄囊，连续传代，待立克次体大量增殖达纯培养时，用泛影葡胺密度梯度离心纯化，然后提取 DNA、蛋白和脂肪酸，用分子生物学方法在种的水平上，证实我国从城市病人血液中分离到西伯利亚立克次体。

（三）血清学检测

一般常用外-斐反应，OX_{19}及 OX_2 出现阳性可作补体结合试验、微量凝集试验、间接免疫荧光抗体技术及酶联免疫吸附试验，均有特异性诊断价值。

1. 外斐反应　变形杆菌 OX_{19}凝集反应，效价 1∶160 或病程中 4 倍以上升高有诊断价值。阳性率大于 70%～80%，特异性较差。

2. 凝集反应　普氏立克次体颗粒抗原与患者血清做凝集反应，阳性率高，特异性强。

3. 补体结合试验　持续时间长，特异性强，可区分流行性斑疹伤寒和地方性斑疹伤寒。

4. 抗体检测　间接免疫荧光试验（IFA）检测特异抗体。IgM 最早检出时间为 6～10d，抗体持续时间为 10 周；IgG 最早检出时间为 2～3 周，抗体持续时间为 1 年，最常用，相对敏感。补体结合试验（CF）：最早检出时间为 3～4 周，抗体持续时间为 1 年以上，特异性高，流行学调查区别地方性斑疹伤寒；乳胶凝集试验（LG）：最早检出时间为 6～10d，抗体持续时间为 8 周，特异性高，方法困难；酶联免疫吸附试验（ELISA）：最早检出时间为 1 周，抗体持续时间为 1 年，IgM 用于早期诊断。

（四）分子生物学检测

巢式 PCR 技术不用设阳性对照，每对引物仅使用 1 次，避免污染造成假阳性。该技术已成功应用于 EDTA 抗凝全血、血清、淋巴组织中立克次体的检测。

国内采用立克次体 190kDa 外膜蛋白 A 等特异基因序列设计引物，进行斑点热群立克次体种间的鉴定。

（五）生物安全操作

立克次体实验活动所需生物安全实验室级别属于危害程度分类第 3 类，在保证安全的前提下，对临床和现场未知样本的检测可在生物安全二级（BSL-2）或以上防护级别的实验室进行。涉及病原菌分离培养的操作，应加强个体防护和环境保护。但此项工作仅限于对样本中病原菌的初步分离鉴定。一旦病原菌初步明确，应按病原微生物的危害类别将其转移至相应生物安全级别的实验室开展工作。

五、预防与控制

（一）控制传染源

预防措施包括灭蜱、治疗病犬及其他啮齿动物，消灭寄生于家犬体外的蜱类，清理犬舍及周围环境使其合乎卫生要求，以消除蜱类孳生地。

（二）切断传播途径

蜱的防制方法很多，包括化学防制、生物防制、遗传防制、免疫学防制等，其中利用化学杀虫剂来防制蜱仍是目前最主要的方法。免疫学防制主要是开发抗蜱疫苗，通过疫苗免疫使宿主从易感变成有抵抗力的办法，必然有助于对蜱种群的控制。此种良好前景使得人们开始致力于宿主抵抗力免疫机制和疫苗的研究。而且抗蜱疫苗可有针对性地消灭特异性蜱种，有利于环境保护和人类健康，易于管理且成本低廉，是蜱的可持续控制方法。蜱的生物防制主要是利用蜱的病原和天敌对蜱进行控制，病原包括病毒、细菌、真菌和线虫，天敌包括寄生蜂和禽类等。遗传防制是新发展起来的害虫防制方法。

（三）保护易感人群

注意个人和集体防护，可外涂防虫剂，防止被蜱叮咬。

（董彦宏　刘永华）

第十二章

细菌性疾病

虫媒传染病的病原体种类繁多，包括病毒、细菌、立克次体、螺旋体及寄生虫等。其中由病媒携带的细菌传染引起常见的传染病有鼠疫、布鲁菌病和土拉菌病等。

第一节 鼠 疫

鼠疫是一种发病急、传播快、病死率高、传染性强的自然疫源性烈性传染病，其不依赖于人类而独立存在于自然疫源地中。其病原体是鼠疫耶尔森菌（*Yersinia pestis*）。鼠疫耶尔森菌是传统的生物战剂之一，也是制造生物恐怖首选的微生物之一，是能够通过呼吸道传播的最为烈性的生物恐怖病原。由此可见，对鼠疫进行深入研究具有重要的社会和政治意义。

一、病原学

（一）分类

鼠疫耶尔森菌属肠杆菌科（Enterobacteriaceae），耶尔森菌属（*Yersinia*），简称鼠疫菌。1951 年，Devigant 根据鼠疫菌分解甘油和产生亚硝酸盐的生化特性，将其划分为古老、中世纪和东方 3 个变种。20 世纪 80 年代，中国将鼠疫菌分为 17 个生态型，各型菌株位于特定的地理区域内，对人的侵袭和致病性有不同程度的差异。

（二）生物学特性

1. 形态结构　鼠疫菌为短小的革兰氏阴性球杆菌，典型形态为革兰氏阴性短粗杆菌，菌体两端钝圆且浓染，易被苯胺染料着色。大小为（0.5～1.0）μm×（1.0～2.0）μm。一般分散存在，偶尔成双或呈短链排列。无鞭毛，可与本属其他细菌相区别。不形成芽孢。在死于鼠疫的新鲜动物内脏制备的涂片或印片中，可见吞噬细胞内、外形态典型的菌体，且有荚膜。在腐败材料或化脓性、溃疡性材料中，菌体常膨大呈球形，并且着色不良。如在陈旧培养物或在含 3%氯化钠的高盐培养基中，菌体呈明显多形性，有球形、杆形、哑铃形等，并可见着色极浅的菌影（ghost）。

2. 理化性质　鼠疫菌对外界抵抗力强，在寒冷、潮湿的条件下不易死亡，在-30℃仍能存活、于 5～10℃条件下尚能生存，可耐日光直射 1～4h，但对一般消毒剂、杀菌剂的抵抗力不强。对链霉素、卡那霉素及四环素敏感。耐低温，在冷冻组织或尸体内可存活数个月至数年，在脓液、痰、蚤类和土壤中可存活 1 年以上。对光、高温、干燥及一般消毒剂均敏感。日光直射 4～5h，55℃加热 15min 或煮沸 1min，5%苯酚、5%～10%氯胺等消毒剂均可将本菌杀死。

3. 培养特性　鼠疫菌为需氧及兼性厌氧菌，最适温度为 27～28℃，初次分离需在培养基中加入动物血液、亚硫酸钠等以促进其生长。在血平板上，28℃培养 48h 后，长成不透明的、中央隆起、不溶血、边缘呈花边样的菌落，这种菌落形态为本菌的特征。在液体培养基中 24h 孵育后逐渐形成絮状沉淀，48h 在液表面形成薄菌膜，从菌膜向管底生长出垂状菌丝，呈钟乳石状。

4. 基因组结构　鼠疫菌基因组全长为 4.65Mb（NC-003143），其存在大量的重复序列，至少存在 4 种插入序列(分别为 IS100、IS1661、IS1541、IS285),插入序列的总数超过大多数其他细菌。其毒株都带有一毒力岛,为 34kb 的强毒力岛(HPI)。其含有 3 个独特的质粒(pPCP1、pCD1、pMT1):pPCP1~6Mda(9.5kb)编码鼠疫菌素,是鼠疫菌耐受,凝固酶和胞质素原活化因子;pCD1~45Mda(70kb)编码Ⅲ型分泌系统的质粒,即主要编码低钙反应并表达 LrcV 及一系列耶尔森菌特有 Yops;pMT1~65Mda(100kb)编码 F1 抗原和鼠毒素。

5. 抗原性　鼠疫菌有两种抗原:一种为荚膜 F1(fractional)抗原,又分蛋白质(F-1B)和多糖蛋白质(F-1)两种;另一种为毒力 V/W 抗原,分布在细胞表面,V 抗原是蛋白质,具有保护作用,可使机体产生保护性抗体。W 抗原为脂蛋白,不能产生保护力。荚膜抗原的抗原性较强,特异性较高,只在 37℃ 培养时产生,具有抗白细胞吞噬作用,可用凝集试验、间接血凝试验或补体结合试验等方法检测。V/W 抗原结合物有促使菌体产生荚膜、抑制吞噬的作用,可在细胞内保护细菌的生长繁殖,因此与细菌的侵袭力有关。

6. 致病性　本病为多途径传染,靠荚膜、多种毒性抗原、内毒素及毒性酶、透明质酸酶、溶纤维蛋白酶等致病。鼠疫菌可产生 3 种毒素。一种为鼠毒素,即鼠疫菌产生的外毒素(毒性蛋白质),主要作用是抑制辅酶还原,对小鼠和大鼠都有很强毒性,抗原性强,可以用来制造鼠毒素。另一种为内毒素(脂多糖),与其他革兰氏阴性菌内毒素性质相同但毒性更强、耐热,能引起发热、组织器官内溶血、局部弥散性血管内凝血,甚至中毒休克。另外,还有一种杀毒素(pesticin I),具有杀死其他细菌的作用,有助于侵袭扩散。

7. 免疫性　人体对鼠疫菌无天然免疫力,容易感染。患过鼠疫病愈者可获得持久性免疫力,很少再次感染。

二、流行病学

(一) 流行历史、分布

鼠疫是一种自然疫源性疾病,其不依赖于人类而独立存在于自然疫源地中。在世界历史上,鼠疫曾发生 3 次大流行,死亡人数数以千万计。

人类历史上第一次暴发鼠疫发生在东罗马帝国,公元 6 世纪查士丁尼统治的时期,君士坦丁堡每天有 5 000~10 000 人染病死亡,总死亡人数 20 万以上,并从那里传播到西欧,此后又在地中海地区飘掠肆虐 2 个世纪之久。人们把这次起源于公元 542 年的鼠疫称为“查士丁尼鼠疫”。它的流行使欧洲南部 1/5 的人口丧命,它以后五六十年间又有几起流行,估计总死亡人数达 1 亿人。

第二次大规模流行开始于公元 14 世纪 20 年代。直到 16 世纪末,欧洲每 10 年就发生一次鼠疫流行高峰。整个 16、17 世纪,鼠疫仍是威胁欧洲人生命的头号元凶,至少有 2 500 万人死亡。

第三次的世界性鼠疫大流行出现在 19 世纪 90 年代到 20 世纪 30 年代,该次流行的病源地被认为是中国的云南省,之后传入南方多地,死亡 10 万多人。1910—1911 年,中国北方又有从俄国传入流行于东北三省的鼠疫,造成 6 万余人死亡。而我国南方的鼠疫又迅速蔓延到印度,1900 年传到美国旧金山,也波及欧洲和非洲,在 10 年期间就传到 77 个港口的 60 多个国家,死亡达千万人以上,直到 20 世纪 30 年代才得以终止。

(二) 储存宿主和传播媒介

主要是啮齿动物中循环进行,形成自然疫源地,啮齿动物中主要是鼠类和旱獭。人间鼠疫的传染源,以黄鼠和褐家鼠为最主要,各型鼠疫患者均可作为人间鼠疫的传染源,肺鼠疫患者痰中可排出大量鼠疫菌,因而成为重要传染源。经鼠蚤传播,即鼠-蚤-人的传播方式。人鼠疫流行前常有鼠间鼠疫流行,一般先由野鼠传家鼠。寄生鼠体的蚤类叮咬人吸血时,因其胃内被菌栓堵塞,血液反流,病菌随之进入人体造成感染,含菌的蚤类亦可随搔抓进入皮内。

(三) 易感动物

人体对鼠疫菌无天然免疫力,容易感染。患过鼠疫病愈者可获得持久性免疫力,很少再次感染。

(四) 流行特点

世界各地存在许多自然疫源地,野鼠鼠疫长期持续存在。人间鼠疫多由野鼠传至家鼠,由家鼠传染于人引起。偶因狩猎(捕捉旱獭)、考查、施工、军事活动进入疫区而被感染。本病多由疫区借交通工具向外传播,形成外源性鼠疫,引起流行或大流行。有明显的季节性,季节性与鼠、蚤类活动和繁殖情况有关。人间鼠疫多在6~9月,肺鼠疫多在10月以后流行。在疫区已发现有无症状的咽部携带者(隐性感染者)。患者中的男性普遍高于女性,以10~39岁居多,职业则多发于农牧人员及其子女。

(五) 分子流行病学特征

鼠疫菌基因分型方法的研究在20世纪90年代以前大多数是表现型,即鼠疫菌基因结构的差异,通过转录、翻译过程产生不同的蛋白质,再通过细菌的代谢过程而表现出来的差异。鼠疫菌基因表现型有2种,一种是生物型,三次鼠疫大流行的历史和已确定的鼠疫菌核糖体型之间有显著相关性。生物型东方变种鼠疫菌属于核糖体A-G型;生物型中世纪变种鼠疫菌属于核糖体O-P型;生物型古老变种鼠疫菌属于核糖体F-O型。从非洲分离的鼠疫菌表现出异质性,从美洲分离的鼠疫菌不存在异质性,同一鼠疫菌不同克隆的核糖体图谱是稳定的,甚至在传代5次后仍无改变。另一种是生态型,也就是鼠疫的自然疫源地决定了鼠疫菌的特征。研究表明鼠疫生态学由两个主要阶段构成,一是伴随菌群数量上升的快速扩张阶段,二是放缓且持续存在的菌种散布阶段,均有利于菌种的长期保存。对于处于静息期鼠疫菌的保存问题,主要宿主动物和媒介蚤类起着至关重要的作用。

三、病理学

(一) 病理变化

鼠疫菌侵入皮肤后,靠荚膜、V/W抗原吞噬细胞吞噬,先有局部繁殖,随后又依靠透明质酸及溶纤维素等作用,迅速经由淋巴管至局部淋巴结繁殖,引起原发性淋巴结炎(腺鼠疫)。淋巴结内大量繁殖的病菌及毒素入血,引起全身感染、败血症和严重中毒症状。脾、肝、肺、中枢神经系统等均可受累。病菌播及肺部,发生继发性肺鼠疫。病菌如直接经呼吸道吸入,则先在局部淋巴组织繁殖,继而播及肺部,引起原发性肺鼠疫。

在原发性肺鼠疫的基础上,病菌侵入血流,又形成败血症,称继发性败血型鼠疫。少数感染极严重者,病菌迅速直接入血并繁殖,称原发性败血型鼠疫,病死率极高。

鼠疫基本病变是血管和淋巴管内皮细胞损害,急性出血性、坏死性病变。淋巴结肿常与周围组织融合,形成大小肿块,呈暗红或灰黄色;脾、骨髓有广泛出血;皮肤黏膜有出血点,浆膜腔发生血性积液;心、肝、肾可见出血性炎症。肺鼠疫呈支气管或大叶性肺炎,支气管及肺泡有出血性浆液性渗出以及散在细菌栓塞引起的坏死性结节。

(二) 临床症状

鼠疫潜伏期多为2~8d,原发性肺鼠疫及败血型鼠疫潜伏期为数小时至3d,曾接受预防接种者,可长达9~12d。起病急骤,有畏寒、发热及全身毒血症症状,可有呕吐、腹泻及身体各部位出血,亦可有呼吸急促、发绀、血压下降及全身衰竭等。临床主要分为腺鼠疫、肺鼠疫、败血型鼠疫及其他类型。

1. 腺鼠疫　最为常见,除发热和全身毒血症症状外,主要表现为急性淋巴结炎。病初即有淋巴结肿大且发展迅速,淋巴结及其周围组织显著红、肿、热、痛,于病后2~4d达高峰。腹股沟淋巴结最常累及,其次依次为腋下、颈部,多为单侧。若治疗不及时,淋巴结很快化脓、破溃,于3~5d内因严重毒血症、休克、继发败血症或肺炎而死亡。

2. 肺鼠疫　可原发或继发于腺鼠疫。起病急,高热及全身毒血症症状,很快出现咳嗽、呼吸短促、胸痛、发绀、咳痰,初为少量黏液痰,继之为泡沫状或鲜红色血痰,肺部仅闻及散在湿啰音或胸膜摩擦音,较少的肺部体征与严重的全身症状不相称。

3. 败血型鼠疫　多继发于肺鼠疫或腺鼠疫,为最凶险的类型。起病急骤,寒战、高热或体温不升,无淋巴结肿。皮肤黏膜出血、鼻出血、呕吐、便血或血尿、弥散性血管内凝血和心力衰竭,多在发病后24h内死亡,很少超过3d,病死率高达100%。临终前患者全身皮肤发绀,呈黑紫色。

4. 其他类型鼠疫　如皮肤鼠疫、脑膜型鼠疫、肠鼠疫、眼鼠疫、扁桃体鼠疫等,均少见。

四、实验室检验方法

(一) 标本采集

1. 疑似鼠疫患者 应在服用抗菌药物前,依据其症状和体征、以下规定部位采取标本。

(1)疑似腺鼠疫:选取肿大的淋巴结,用碘酒、酒精等局部消毒,以左手拇指、示指固定,用灭菌注射器刺入淋巴结,抽取组织液适量,保持于灭菌试管或直接接种于血琼脂平板;淋巴结肿大不明显者,可先向淋巴结内注射 0.3~0.5mL 灭菌生理盐水,稍后再行抽取;感染后期,可在肿大的淋巴结周围穿刺抽取组织液。

(2)疑似肺鼠疫:令患者对血琼脂平板咳嗽,或将带血痰液标本收集于灭菌平皿或广口瓶内备检;用咽拭子涂擦咽部分泌物,将咽拭子保存于灭菌试管中备检。

(3)疑似败血型鼠疫:应采取静脉血 1mL 以上。

(4)疑似眼鼠疫:应取患者的眼分泌物。

(5)疑似肠鼠疫:应取患者粪便备检。

(6)疑似皮肤型鼠疫:应取患者的皮疹分泌物及水疱液备检。

(7)疑似脑膜炎鼠疫:应取患者的脑脊液备检。

各型疑似鼠疫患者,除采取相应部位的标本外,均应采取静脉血。

2. 密切接触者 一般采用咽拭子自咽喉部取材检查,同时可采取淋巴穿刺液。

3. 疑似鼠疫尸体 经流行病学调查和临床检查,不能排除鼠疫的尸体应以细菌学检查作为最后诊断,取材方法以解剖取材为主,不能解剖取材的可行局部解剖取材或穿刺取材。

4. 动物标本材料 动物标本材料取材前要记录动物名称、捕获地点、捕获时间、捕获数量和采集者等信息数据。取材时可根据标本的类型采取相应的方法。如为昆虫材料,需分别单只装袋,并注明采集时间、地点、宿主名称和生境等。

(二) 病原学检测

可取患者的淋巴结穿刺液、血液、痰液,咽部或眼分泌物,脑脊液,或尸体脏器、管状骨骺骨髓标本等作涂片、镜检和培养及动物接种。常规的鼠疫病原体检测包括菌体形态检测、细菌培养、鼠疫噬菌体裂解试验、动物实验四步,通称“四步检验”。

(三) 血清学检测

1. 间接血凝试验(IHA) 该法是 1974 年被 WHO 推荐为鼠疫诊断的常规方法之一,适用于基层检验防疫。以鼠疫菌 F1 抗原检测血中 F1 抗体,感染后 5~7d 出现阳性,2~4 周达高峰,此后逐渐下降,可持续 4 年,常用于回顾性诊断和流行病学调查。

2. 酶联免疫吸附试验(ELISA) 用于测定 F1 抗体,亦可用抗鼠疫的 IgG 测定 F1 抗原。滴度 1∶400 以上为阳性。该法克服了间接血凝试验受红细胞非特异凝集、存在前滞现象等因素的干扰,广泛应用于鼠疫检测。其优点是对于阳性的标本可同时看到标本中的菌体,这样更有助于对结果的判断,但该方法通量较小,只适合检测少量标本,且需要特定操作环境及荧光显微镜,只能在专业实验室进行。

3. 放射免疫分析(radioimmunoassay,RIA) 此法可查出既往 28~32 年前患过鼠疫康复者体内微量的 F1 抗体,用于追溯诊断及免疫学研究。RIA 曾被认为是用于鼠疫检测最为敏感的方法。在中国,对于许多静息的鼠疫疫源地,人们曾使用 RIA 去侦测鼠疫的信息,但 RIA 具较高的敏感性,随之产生较高的本底数值,增大了假阳性风险;同时由于其自身试剂半衰期及对操作者潜在危害等原因,现在已几乎不被使用。

4. 荧光抗体法(fluorescent antibody,FA) 用荧光标记的特异性抗血清检测可疑标本,可快速准确诊断。

5. 胶体金免疫层析法(colloidal gold immunochromatographic assay,GICA) 该法广泛用于基层试验。其基本原理为将 F1McAb 抗体以条带状固定在 NC 膜上,胶体金标记 F1McAb 吸附在结合垫上,与待测样品反应,通过目测的胶体金标记复合物得到直观的显色结果。

（四）分子生物学检测

常规 PCR 方法虽然快速、简便、特异，但当某些鼠疫菌株发生基因突变或缺失编码 *Caf1*、*Pla* 基因的 pMT1 和 pPCP1 质粒时，可能出现假阴性结果，导致漏检。

多重 PCR 是在同一 PCR 反应体系里加上 2 对以上引物，同时扩增出多个核酸片段。当某些鼠疫菌株缺失编码 *Caf1*、*Pla* 基因的 pMT1 和 pPCP1 质粒时，多重 PCR 可提高检出率，降低漏检率，其高效性、系统性，经济简便等优点，使其有可能成为检测鼠疫菌的常规方法。不足之处在于，在扩增过程中有时会出现 4 对引物不能同时扩增的情况，可能是因为引物之间的竞争关系、引物的非特异性结合等原因，需要在实际操作中克服这些因素。

巢式 PCR 是由两轮 PCR 扩增和两套引物对组成，即先用同一对外侧引物扩增目的基因大片段，再用内侧引物以大片段为模板扩增获取目的基因。该法既可提高检出率和敏感性，又可克服污染导致的假阳性，可用于鼠疫流行病学的调查和突发鼠疫时的快速诊断。

实时荧光定量 PCR 技术具有快速、特异性高、定量准确、操作简便等优点，从根本上解决了 PCR 扩增产物的污染，被广泛应用于鼠疫快速诊断。生物芯片技术实现了在微芯片固相载体上对大量目的 DNA/RNA 的特异杂交检测，具有高通量、多样化、微量化、集成化等显著优点。

（五）生物安全操作

鼠疫菌在 2006 年 1 月 11 日卫生部制定的《人间传染的病原微生物名录》中属第 2 类微生物，是高致病性病原微生物。鼠疫菌的检测必须严格执行烈性菌的管理规则，注意防止气溶胶感染或防止蚤类叮咬。动物实验应有防护设备，实验用过培养物及器材应及时消毒。取材时应准备好取材的所有器械、试剂盒容器等，如剪刀、镊子、手术刀以及消毒处理、个人防护的器械、药品等。如果实验操作涉及"大量"鼠疫菌的制备，或易产生气溶胶的实验操作（如鼠疫菌离心、冻干等），动物感染实验时要求在 BSL-3 实验室进行；而鼠疫菌分离纯化、药物敏感性实验、生化鉴定、免疫学实验、PCR 核酸提取、涂片、显微观察等初步检测活动可在 BSL-2 实验室进行。

检验人员必须熟悉并遵守 BSL-2 实验室工作制度、自身防护规则及有关技术操作规程。凡进入毒菌微生物室操作的工作人员，实行资格证书和准入制度，并签订生物安全责任合同后可办理准入手续，同时必须 2 人以上同时工作，及时准确做好检验的各项试验记录。

五、预防与控制

（一）管理传染源

1. 监测和控制鼠间鼠疫，灭鼠、灭蚤。

2. 加强疫情报告，严格隔离患者，患者和疑似患者应分别隔离。腺鼠疫隔离至淋巴结完全消肿后再观察 7d。肺鼠疫应隔离至痰培养 6 次阴性。接触者医学观察 9d，曾接受预防接种者应检疫 12d。

3. 病人分泌物与排泄物应彻底消毒或焚烧。死于鼠疫者的尸体应用尸袋严密包装后再进行焚烧。

4. 加强鼠疫疫源地的监测。包括鼠间鼠疫的情况、鼠疫宿主和媒介的密度消长。

（二）切断传播途径

加强国际检疫和交通检疫，对来自疫区的车、船、飞机进行严格检疫并且灭鼠灭蚤，对可疑旅客应隔离检疫。

（三）保护易感者

1. 进入疫区的医护人员应做好个人防护。如接触患者应预防用药，可口服磺胺嘧啶每次 1.0g，每日 2 次；可用四环素，每次 0.5g，每日 4 次口服，均连用 6d。

2. 预防接种的主要对象是疫区及其周围的人群及参加防疫、进入疫区的医务人员。通常接种后 10d 产生抗体，1 个月后达高峰，免疫期 1 年，需每年加强接种 1 次。

（黎湘娟　谭　勇）

第二节 布鲁菌病

布鲁菌病(Brucellosis)简称布病,又称马耳他热、波状热或懒汉病,是由布鲁菌(*Brucella*)感染人类、家畜或其他动物引起的人兽共患病。目前布鲁菌病几乎遍及世界各地,对人类健康和畜牧业发展造成极大威胁。人类主要通过直接接触病畜或被病畜污染的畜产品,经呼吸道、消化道、眼结膜或皮肤黏膜等多种途径感染,另外苍蝇携带、蜱叮咬也可传播本病。人患该病呈急性或慢性发作,表现为持续时间不等的稽留热、间歇热或不规则发热,多伴有疲倦、多汗、厌食、体重减轻,头痛、关节痛及全身疼痛,还可出现局部组织器官的感染,且感染易转变为慢性。布鲁菌病是最容易引起实验室感染的疾病之一,实验室操作活的培养物或动物污染材料时必须在生物安全三级(BSL-3)实验室或更高控制条件下进行,尽量减少职业暴露。在《中华人民共和国传染病防治法》中,布鲁菌病被列为乙类传染病。

一、病原学

(一) 分类

1886 年,美国医生布鲁氏(Bruce)在马耳他岛用显微镜观察到死于地中海热的英国士兵脾脏中有大量微小细菌,次年从该标本中分离培养出马耳他细球菌(*Micrococcus melitensis*)即羊种布鲁菌(*Brucella melitensis*)。之后人们相继发现了牛种布鲁菌(*Brucella abortus*)、猪种布鲁菌(*Brucella suis*)、犬种布鲁菌(*Brucella canis*)等布鲁菌属细菌。

布鲁菌属细菌可在多种哺乳动物细胞内寄生。目前,根据宿主偏好性将布鲁菌分为 9 个主要种,其中 6 个经典种又划分为 19 个亚型,包括羊种布鲁菌(包括 1~3 亚型,主要感染绵羊和山羊),牛种布鲁菌(包括 1~7 和 9 亚型,主要感染牛),猪种布鲁菌(包括 1~5 亚型,主要感染猪、驯鹿和野兔),犬种布鲁菌,沙林鼠种布鲁菌(*Brucella neotomae*)和绵羊附睾种布鲁菌(*Brucella ovis*)。最近又鉴定出 3 个新种型,分别为田鼠型(*Brucella microti*)、鳍型(*Brucella pinnipediae*)和鲸型(*Brucella cetacea*)。

(二) 生物学特性

1. 形态结构　布鲁菌多为球杆状或短杆状,长 0. 6~1. 5μm,宽 0. 5~0. 7μm。初次分离培养时多呈球杆状,牛种布鲁菌、猪种布鲁菌经传代培养渐呈杆状,羊种布鲁菌则不变。布鲁菌多单独存在,少数聚集成小团状。革兰氏染色阴性,一般不发生两极浓染。用改良 Ziehl-Neelsen 方法染色,菌体染成红色,背景为蓝色。布鲁菌无鞭毛、菌毛、芽孢,不形成真正的荚膜。

2. 理化性质　本菌在外界环境中生命力较强,对低温和干燥有较强的抵抗力。在病畜的脏器、分泌物、排泄物、皮毛及乳制品中能生存数周至数个月,但对湿热、常用化学消毒剂、紫外线和各种射线等敏感。50~55℃ 60min 死亡,70℃ 10min 死亡,100℃即刻死亡;0. 1%升汞、3%漂白粉数分钟,1%煤皂酚、2%甲醛或 5%生灰乳 15min 可将其杀死;阳光直射 0. 5~4h 可被杀死。对利福平、多西环素、链霉素、四环素等广谱抗生素敏感。

3. 培养特性　专性需氧,最适生长温度为 35~37℃,最适 pH 为 6. 6~6. 8。营养要求较高,在普通培养基上生长缓慢,加入血清或肝脏浸液后生长加快。初次分离培养时,需 5%~10% CO_2,经 37℃培养 7d 甚至更长时间可长出无色、透明、细小的光滑型菌落。相比较而言,羊种布鲁菌生长最慢,猪种布鲁菌最快,牛种布鲁菌介于两者之间。布鲁菌传代培养后生长速度加快,48h 即可长出菌落,经多次传代培养后对营养要求降低,在普通培养基上也能生长,此时菌落透明度降低,呈暗白色或黄色,表面粗糙干燥即变异为粗糙型菌落。本菌在血琼脂平板上生长无溶血现象,在液体培养基中呈轻度浑浊并伴有沉淀生长。受抗生素等因素影响易变异为 L 型,这可能是布鲁菌病易发生慢性化的原因之一。该菌分解糖的能力因其种类不同而异。一般能分解葡萄糖产生少量酸,不能分解甘露醇,不液化明胶,不凝固紫乳。不能产生靛基质,MR 试验及 VP 试验均阴性。大多数菌种能分解尿素,可产生 H_2S,根据产生 H_2S 的多少,可以鉴别牛、羊、猪三种布鲁菌。

4. 基因组结构　目前该菌有 2 个基因型,基因组长度分别为 2 120kb 和 1 180kb,GC 含量均约 57%,

分别含有 2 060 和 1 100 个基因，分别编码 1 907 和 1 005 个蛋白。

5. 抗原性　布鲁菌抗原结构复杂，其中有 3 种重要的抗原成分，分别为 A、M 和 G 抗原。A 抗原以牛种为多，M 抗原以羊种为多，G 抗原为共同抗原。根据 A 和 M 抗原量的比例不同，用相应的 A 与 M 因子血清进行凝集试验，可对布鲁菌种进行区别。如羊种布鲁菌 A : M 为 1 : 20，牛种布鲁菌 A : M 为 20 : 1，猪种布鲁菌 A : M 为 2 : 1。除此之外，本菌与其他病原体如伤寒沙门菌、副伤寒沙门菌、霍乱弧菌、变形杆菌 OX_{19}、大肠埃希菌 O_{157}、立克次体等有共同抗原成分。

6. 致病性　布鲁菌病是一种自然疫源性疾病，该菌对感染宿主有一定的选择性，最适合其在体内寄生、繁殖，致病较重，这样的宿主称为最适宿主。目前对人致病性最强的为羊种布鲁菌。因偶然机会该菌经最适宿主感染其他动物，这些宿主被称为转移宿主。在宿主体内，同种布鲁菌之间具有干扰现象，毒力强的菌种能干扰毒力弱的菌种。

7. 免疫性　感染该菌后可获得较强免疫力，由于不同布鲁菌种之间有交叉免疫，所以再次感染者很少，疫区居民常因隐性感染而获得免疫力。

二、流行病学

（一）流行历史、分布

布鲁菌病在全球呈地方性流行，在中东、非洲、拉丁美洲、中亚以及地中海流域等发展中国家和地区较为严重。目前，该病已波及世界上 170 多个国家和地区，全球每年超过 50 万人感染布鲁菌。

我国是布鲁菌病的重灾区。20 世纪 50 年代，布鲁菌病曾在我国广泛流行，发病严重地区人畜感染率高达 50%。80~90 年代，国家加大防控力度，该病发病率降至历史最低。然而近几年，由于家畜饲养量增加、畜产品流通频繁，布鲁菌病死灰复燃，人畜感染率持续升高，目前在我国呈全国性分布，大陆 31 个省（自治区、直辖市）中，除海南省外，均有人畜布鲁菌病发病的报道。

（二）储存宿主和传播媒介

1. 传染源　多种家畜、家禽和野生动物都可能是布鲁菌的宿主，与人类有关的主要是羊、牛和猪，其次是犬。不同国家该病的主要传染源不同，我国以羊（绵羊、山羊）为主，其次为牛，个别地区猪为主要传染源。各种布鲁菌在各种动物之间可有转移现象，其中以羊种布鲁菌感染牛最常见，而且羊种布鲁菌对人有较高的致病性，牛奶及其制品比羊奶及其制品应用更广，因此羊种布鲁菌感染牛对人的危险性更大。其他动物，如鹿、马、骆驼、犬、猫、野牛、野兔、野鹿、黑线姬鼠等也可感染布鲁菌，但除在特定条件下，一般很少会成为传染源。布鲁菌病患者也可从粪便、尿液、乳汁中排出细菌，但人作为传染源比较罕见。

2. 传播途径　布鲁菌进入人体的途径：①经受损皮肤（外伤、擦伤等），通过直接接触受感染动物的组织、血液、尿液、阴道排泄物、流产胎儿或胎盘而经皮肤伤口感染；②经呼吸道，如在实验室和屠宰场吸入含病菌的气溶胶等；③经黏膜，如含布鲁菌液体溅入眼结膜或经性器官黏膜感染等；④经消化道，通过食用布鲁菌污染的生奶和其他奶制品可以造成食源性感染，但很少由于摄入感染动物的肉制品而发生感染。

3. 易感人群　人群普遍易感，男性多于女性，以青中年为多，与其职业特点有关。牧区居民、工作人员、饲养员、屠宰工人、防疫工作者因与牧畜接触机会较多，感染概率较高。

（三）流行特点

处于温带或寒带的国家，布鲁菌病发病率存在显著的季节性变化，大多数病例出现在春季或夏季，这与家畜流产或分娩的波峰周期一致。热带或亚热带地区，动物繁殖贯穿全年，布鲁菌病发病率不受季节影响，一年四季均有发病。

三、病理学

（一）病理变化

动物感染布鲁菌的主要病变为妊娠或流产母畜子宫内膜和胎衣的炎症浸润、渗出、出血及坏死，有的可见关节炎。胎儿主要呈败血症病变，浆膜和黏膜有出血点和出血斑，皮下结缔组织发生浆液性、出血性炎症。组织学检查可见脾、淋巴结、肝、肾等器官形成特征性肉芽肿。

布鲁菌为兼性细胞内寄生菌，可感染全身多种器官和组织，并在宿主的吞噬细胞内生长繁殖。布鲁菌常被隔离在网状内皮系统的单核细胞和巨噬细胞内，如淋巴结、肝、脾和骨髓，其造成免疫逃逸的机制尚不完全清楚。

（二）临床症状

临床约一半的布鲁菌病表现为急性发病，其余发病较隐匿，经过数周或数个月后才出现症状和体征。布鲁菌入侵机体有1~6周的潜伏期，在此期间细菌被巨噬细胞和树突状细胞吞噬，随淋巴液到达局部淋巴结继续繁殖，形成感染灶。当病菌繁殖到一定数量则侵入血液，引起菌血症，并释放内毒素引起发热、寒战等。随后细菌进入肝、脾、骨髓、淋巴结等脏器生长繁殖，此时发热也逐渐消退。细菌在这些脏器中生长繁殖到一定程度可再次入血，再次出现菌血症而导致体温再次升高。如此反复形成的菌血症，使患者的热型呈波浪式，故布鲁菌病又称波状热（undulant fever）。

布鲁菌病临床表现多样，包括发热、出汗、乏力、委靡、厌食、消瘦、头痛、关节痛和背痛等。通常晨起症状较轻，下午及傍晚症状逐渐加重。不经治疗，热型常表现为间隔数天上升与下降的“波状热”。布鲁菌感染后，可在全身各处引起迁徙性病变，引起各系统并发症。

骨和关节病变是布鲁菌病最常见的并发症，40%以上病例可出现包括骶髂关节炎、脊椎炎、外周关节炎、膝关节炎、滑囊炎和腱鞘炎等在内的各种综合征。其中布鲁菌骶髂关节炎尤为常见，患者表现为发热和背痛，常辐射到下肢（坐骨神经），严重时患者拒绝走路和负重。

胃肠道并发症常见于食源性感染布鲁菌患者，系统症状多于胃肠道症状，部分患者也会出现恶心、呕吐和腹部不适。回肠炎、结肠炎、自发性细菌性腹膜炎罕有报道。

吸入感染布鲁菌后，表现为肺门淋巴结肿大、间质性肺炎、支气管肺炎、肺囊肿、胸腔积液、脓胸等多种肺部并发症。

睾丸炎和附睾炎是男性布鲁菌病最常见的泌尿生殖系统并发症，常发生在单侧，布鲁菌睾丸炎与睾丸癌或睾丸结核症状相似。布鲁菌极少累及肾，但它也可导致类似肾结核的症状发生。女性患者的盆腔脓肿和输卵管炎罕有报道。布鲁菌病妊娠期间有自然流产和宫内传播的风险，流产是动物布鲁菌病常见的并发症，这与动物胎盘组织中存在的赤藓醇有关。尽管赤藓醇不出现在人的胎盘组织，但布鲁菌菌血症亦可导致人自然流产，尤其在妊娠早期。妊娠期间布鲁菌病的早期诊断和治疗可挽救胎儿的生命。

感染性心内膜炎是布鲁菌病最常见的致死原因，约2%的患者有心内膜炎报道，炎症可累及自体瓣膜和人工瓣膜，且主动脉瓣比二尖瓣更易受累。约5%的羊种布鲁菌感染病例可累及中枢神经系统，脑膜炎和脑膜脑炎是最常见的临床表现。布鲁菌脑膜炎可以是急性的也可以是慢性的，经常在病程后期发生，但也可作为首发表现。脑脊液分析常提示蛋白含量升高，葡萄糖浓度正常或偏低，脑脊液中淋巴细胞增多。除此之外，布鲁菌病引起的其他中枢神经系统表现有脑血管炎、细菌性动脉瘤、大脑和硬膜外脓肿、梗死、出血、小脑共济失调等。周围神经系统并发症包括神经病变、吉兰-巴雷综合征、脊髓灰质炎样综合征。

布鲁菌病亦可造成多种皮肤损害，包括皮疹、结节、丘疹、结节性红斑、瘀点、紫癜。皮肤溃疡、脓肿、化脓性淋巴管炎常出现于猪种布鲁菌感染。偶尔出现鼻出血、牙龈出血、血尿、皮肤紫癜，这是由脾功能亢进、骨髓吞噬作用和/或抗血小板抗体导致血小板急剧减少所引起。布鲁菌病引发的眼部并发症虽然少见，但也可造成多种眼部损害，葡萄膜炎是最易发生的眼部并发症，可出现慢性虹膜睫状体炎、钱币状角膜炎、多灶性脉络膜炎和视神经炎等。

布鲁菌病临床症状持续12个月及以上者称为慢性布鲁菌病。这可能是由于骨髓炎、深部组织脓肿等深部感染灶清除失败而导致典型的症状和体征再次出现（伴或不伴细菌培养阳性），也可能是急性布鲁菌病治疗结束后的复发。

尽管抗体在抗感染过程中发挥了一定作用，但布鲁菌病的恢复以细胞免疫为主。细胞免疫包括细胞毒性T淋巴细胞和巨噬细胞的激活以及靶向辅助性T淋巴细胞释放干扰素γ和肿瘤坏死因子等细胞因子。细胞免疫介导免疫保护的同时，宿主通常表现为对布鲁菌的皮肤迟发型超敏反应。

四、实验室检验方法

（一）标本采集

急性期常采集血液标本，血培养阳性率可高达70%。亚急性期、慢性期患者可取骨髓、淋巴结等标本分离培养细菌。病畜的子宫分泌物、羊水，流产动物的骨髓、肝、脾、肺等也可作为细菌分离培养的标本。所有样品采集后应冷藏并立即运送到实验室。本菌易传染，注意个人防护，防止实验室感染。

（二）病原学检测

1. 直接镜检　革兰氏染色阴性球杆菌，多单独存在，少数聚集成小团状。用改良 Ziehl-Neelsen 方法染色，菌体染成红色，背景为蓝色。荧光抗体染色可以进行快速鉴定，在荧光显微镜下观察到阳性结果可做初步报告，但必须进一步作分离培养鉴定。

2. 分离培养　血液或研磨后的组织样本接种至液体培养基或固-液双相混合培养基，每份样品均一式两份，分别置于普通培养箱和5%～10% CO_2 培养箱中37℃培养。每隔2d检查一次。如果有细菌生长，再根据对 CO_2 需求试验、H_2S 试验、氧化酶试验、脲酶试验、硫堇和复红染料的敏感性试验、特异性血清凝集反应试验、噬菌体溶解试验等进行布鲁菌种鉴定。经1个月培养无细菌生长，可报告阴性。

（三）血清学检测

发病1～7d后，血清中开始出现IgM类抗体，3周后出现IgG抗体。若抗体效价降至一般水平后再度上升，应考虑复发或再次感染。

1. 试管凝集试验　常规采血，分离血清。将待检血清进行系列倍比稀释，将同等体积的标准牛种凝集悬液稀释到工作浓度，添加到除第1支试管外的各管，然后将试管充分混匀后放置于37℃温箱中孵育20h。根据抗原稀释工作浓度的1/4、2/4和3/4制备透明度标准，相当于25%、50%和75%凝集，酚盐水和未稀释抗原分别作为100%和0凝集质控。将各管血清的凝集度与上述凝集标准进行比对，获得血清凝集结果（+即25%，++即50%，+++即75%，++++即100%凝集），出现++及以上凝集现象的血清最高稀释度为血清凝集价。

该方法较灵敏，患者多在感染第2周出现阳性反应即血清凝集价达1∶160或更高，病程中凝集价升高4倍及以上有诊断意义。接种布鲁菌疫苗或其他疫苗如霍乱疫苗者，凝集效价也可升高，诊断时要注意区分。

2. 虎红平板凝集试验（rose-bengal plate test，RBT）　常规方法分离受检血清，分别吸取30μL的血清和诊断抗原加于玻璃板 $4cm^2$ 方格内的两侧；用灭菌牙签或混匀棒快速混匀血清和抗原，涂成2cm直径的圆形，混匀后4min在自然光下观察；同时设置布鲁菌标准阴、阳性血清对照；在标准阴性血清不出现凝集、标准阳性血清出现凝集时，试验成立，可对受检血清进行判定。出现肉眼可见凝集现象者判定为阳性（+），无凝集现象且反应混合液呈均匀粉红色者判定为阴性（-）。

该检测方法敏感，阳性样本应由补体结合试验或酶联免疫吸附试验进行复核。人在急性感染的早期会出现假阴性反应，免疫动物可出现假阳性结果。

3. 补体结合试验（complement fixation test，CFT）　检测的补体结合抗体主要为IgG类抗体，出现较晚，特异性较高，效价达1∶10为阳性。一般在急性期3周开始升高，6～8周达高峰，在慢性过程中仍可保持较高效价，对慢性布鲁菌病诊断意义较大。

常规取血后分离血清，1∶10稀释后56℃灭活，分别加入2支试管中；加入标准化布鲁菌抗原或稀释液后，加入商品化的补体或新鲜豚鼠血清做补体；充分振荡混匀后于37℃水浴20min，取出后置于室温；加入商品化的溶血素和成年公绵羊血液制备的红细胞悬液，充分振荡混匀后于37℃水浴20min，然后进行第一次结果判定。同时设阳性血清、阴性血清、抗原、溶血素和补体对照。第一次判定时，不加抗原的阳性血清对照管、不加或加抗原的阴性血清对照管、抗原对照管呈完全溶血反应。第一次判定后静置12h作第二次判定，第二次判定时溶血素对照管、补体对照管应完全抑制溶血。对照正确无误即可对受检血清进行判定，受检血清加抗原管的判定参照标准比色管。0～40%溶血判为阳性反应；50%～90%溶血判为可疑反应；100%溶血判为阴性反应。

4. 酶联免疫吸附试验(enzyme linked immunosorbent assay,ELISA)　细胞质蛋白作为抗原,可检测IgM、IgG和IgA抗体。此方法操作简便,比其他方法的特异性和敏感性更强,常用间接酶联免疫吸附试验和竞争酶联免疫吸附试验检测。

(1)间接酶联免疫吸附试验(indirect enzyme-linked immunoadsordent assay,iELISA):将受检血清和强阳性血清、弱阳性血清、阴性血清分别做系列稀释,依次加入抗原包被反应板的孔内,同时设缓冲液对照。洗涤液洗涤后,各孔加入酶标抗体,室温孵育,洗涤液洗涤除去未结合的酶标抗体后,各孔加入底物显色液混合液,平板振摇混匀后各孔加入终止液。用酶标仪在414nm或405nm波长下测定颜色变化,加有强阳性血清的对照孔应是100%的阳性,将所有检测数据代入以下公式计算:

$$\text{阳性率}(\%)=\frac{\text{受检样品光吸收值}}{\text{强阳性对照光吸收值}}\times 100$$

(2)竞争酶联免疫吸附试验(competitive enzyme-linked immunoadsordent assay,cELISA):每孔加入受检血清后,再加入单克隆酶标抗体。阴性、阳性对照血清的加入量同受检血清,同时设单克隆酶标抗体对照,室温160r/min振荡孵育30min后,洗涤液除去未结合的血清和单抗。每孔加入底物显色液,室温孵育10min后终止液终止反应。在450nm波长下读取吸光值,用下列公式计算临界值:

$$\text{临界值}=60\%\times\text{单克隆酶标抗体对照孔 OD 平均值}$$

当吸光值小于或等于该临界值判为阳性,否则为阴性。

5. 抗球蛋白试验(Coombs test)　用于检测封闭抗体(IgA不完全抗体),它可干扰IgG和IgM的凝集反应,并使血清学试验在血清低稀释度时为阴性(前带现象),但在血清较高稀释度时为阳性反应。这类抗体在感染的亚急性期出现,并可持续多年,与疾病的活动性无关,对布鲁菌病的晚期诊断和回顾性调查有一定意义。

(四)变态反应检测

皮内注射0.1mL布鲁菌素或布鲁菌蛋白提取物,24~48h后观察结果。局部红肿浸润直径1~2cm者为弱阳性,2~3cm为阳性,3~6cm为强阳性;若在4~6d内消退为假阳性。皮试阳性可诊断慢性或曾患过布鲁菌病。

(五)分子生物学检测

从平板上选取单个菌落,用生理盐水稀释煮沸后作为DNA模板用于PCR扩增,也可使用商品化的DNA提取试剂盒提取DNA作为模板。将加有DNA模板、8对引物(引物序列见表12-1)混合液的PCR管,置于PCR仪内进行反应。同时设阴性对照、阳性对照,阳性对照为标准菌株DNA,阴性对照为不含DNA的反应体系。当阴性和阳性对照成立,出现相应图谱(图12-1),分别为牛种(152bp、450bp、587bp、774bp和1 682bp 5条条带)、羊种(152bp、450bp、587bp、774bp、1 071bp和1 682bp 6条条带)、绵羊附睾种(152bp、450bp、587bp、774bp和1 071bp 5条条带)、猪种(152bp、272bp、450bp、587bp、774bp、1 071bp和1 682bp 7条条带)、S19疫苗株(152bp、450bp、774bp和1 682bp 4条条带)、RB51疫苗株(152bp、450bp、587bp、774bp和2 524bp 5条条带)、Rev1疫苗株(152bp、218bp、450bp、587bp、774bp、1 071bp和1 682bp 7条条带)、犬种(152bp、272bp、450bp、587bp、1 071bp和1 682bp 6条条带)、沙林鼠种(272bp、450bp、587bp、774bp、1 071bp和1 682bp 6条条带)、海洋种(152bp、587bp、774bp、1 071bp、1 320bp和1 682bp 6条条带)。被检验样品没有出现相应条带,判为阴性。

表12-1　布鲁菌PCR扩增引物序列

引物编号	上游引物(5′-3′)	下游引物(5′-3′)
1	ATCCTATTGCCCCGATAAGG	GCTTCGCATTTTCACTGTAGC
2	GCGCATTCTTCGGTTATGAA	CGCAGGCGAAAACAGCTATAA
3	TTTACACAGGCAATCCAGCA	GCGTCCAGTTGTTGTTGATG
4	TCGTCGGTGGACTGGATGAC	ATGGTCCGCAAGGTGCTTTT

续表

引物编号	上游引物(5′-3′)	下游引物(5′-3′)
5	GCCGCTATTATGTGGACTGG	AATGACTTCACGGTCGTTCG
6	GGAACACTACGCCACCTTGT	GATGGAGCAAACGCTGAAG
7	CAGGCAAACCCTCAGAAGC	GATGTGCTAACGCACACCAA
8	CGCAGACAGTGACCATCAAA	GTATTCAGCCCCCGTTACCT

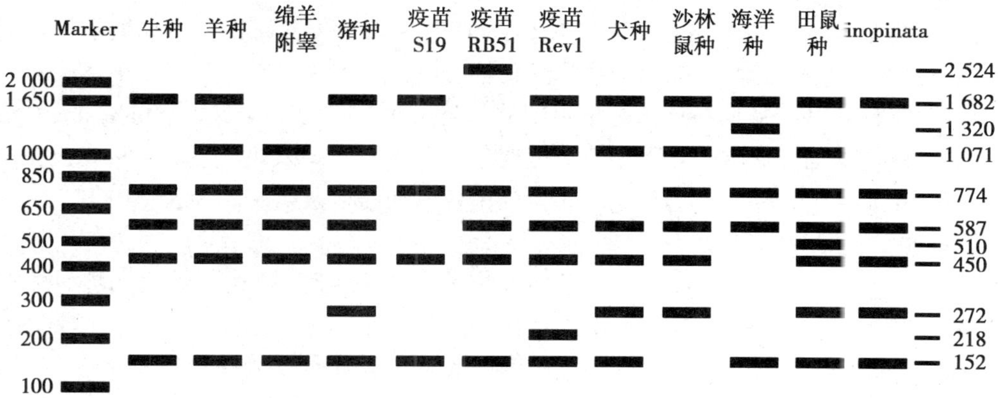

图 12-1　布鲁菌种 PCR 扩增图谱(选自:GB/T 18646—2018)

(六) 生物安全操作

布鲁菌病是最容易发生实验室感染的疾病之一,《WHO 实验室生物安全手册》将布鲁菌列为Ⅲ级危害等级微生物。当处理培养物和感染样品时要采取严格的安全预防措施,必须在生物安全三级(BSL-3)实验室或更高控制条件下进行,尽量减少职业暴露。

五、预防与控制

(一) 预防措施

1. 一般预防　因国家和地区的地理分布不同,人感染布鲁菌的来源和种型也不相同,通常表现为职业性感染和食源性感染两种类型。通过宣传教育降低职业感染风险和食源性感染风险是预防布鲁菌病的有效方法之一。

2. 特异性预防　目前可用减毒活疫苗预防牛、羊、猪等动物的布鲁菌病。尚无国际认可的针对人类的布鲁菌病疫苗,基因缺失疫苗、DNA 疫苗以及重组亚单位疫苗等新型疫苗处在研发试验阶段。

(二) 控制措施

1. 控制措施　降低食源性感染风险的有效方法之一是对奶制品进行有效消毒,但是从根本上预防人的感染就必须彻底根除动物布鲁菌病。根除动物布鲁菌病,需要通过联合运用大规模免疫接种与检疫-扑杀感染动物来实现。

2. 治疗措施　布鲁菌病的治疗以应用抗生素为主,同时采用对症支持治疗。WHO 推荐的首选治疗方案是利福平与多西环素联合使用,或利福平与四环素联合使用;神经系统受累者可采用四环素和链霉素联合使用。对于慢性患者,抗生素治疗的同时辅以免疫增强剂可明显缩短病程。

第三节　土拉菌病

土拉菌病(tularemia)又称兔热病或野兔热,是由土拉弗朗西斯菌(*Francisella tularensis*)引起的,主要感染野生啮齿动物并可传染给其他动物和人类的一种自然疫源性疾病，虱、蚤等吸血昆虫常为该病的传播媒介。临床表现主要为发热、淋巴结肿大、皮肤溃疡、眼结膜充血溃疡、呼吸道和消化道炎症及毒血症等。长期以来，土拉弗朗西斯菌一直被认为是一种危险的生物武器，与鼠疫、炭疽等被列为A类生物恐怖战剂，已成为反恐和世界卫生安全的重要问题之一。世界动物卫生组织将本病列为必须申报的动物疫病，我国将其列为进境动物二类传染病。

一、病原学

(一) 分类

1911年，McCoy和Chapin在美国加利福尼亚州的土拉县发现本病，并于次年从黄鼠体内分离到细菌，故将该菌命名为土拉杆菌(*Bacterium tularense*)。1914年，Vail、Wherry与Lamb分别报道了一种细菌导致眼部感染的病例，当时病原体不明确，仅知该病由牛虻传播，故称之为“牛虻热”。1921年，Francis证实“牛虻热”是由土拉杆菌感染引起的，从而将该菌感染引起的人类疾病命名为土拉菌病(tularemia)。后来为了表彰和纪念Francis的卓越贡献，土拉杆菌所在的菌属被命名为弗朗西斯菌属(*Francisella*)，土拉杆菌改称为土拉弗朗西斯菌(*Francisella tularensis*)，分类上属盐杆菌科弗朗西斯菌属。

(二) 生物学特性

1. 形态结构　土拉弗朗西斯菌呈多形性，在患病动物的血液中近似球形，在幼龄培养物中可呈卵圆形、小杆状、豆状和丝状等多种形态，但在老龄培养物中一般呈球状。菌体大小约(0.2~0.7)μm×0.2μm，一般为0.3~0.5μm。革兰氏染色阴性，亚甲蓝染色呈两极浓染。从脏器或菌落制备的涂片进行革兰氏染色，可见大量黏液连成一片呈红色细薄网状，菌体为玫瑰色，此点为本菌形态学的重要特征。本菌无鞭毛，不产生芽孢，在动物体内或幼龄培养物中可形成荚膜。

2. 理化性质　本菌对外环境抵抗力较强。在动物尸体内室温下可存活40d，在野兔肉内可存活93d左右，在禽类脏器中存活26~40d，在蚊子体内可生存23~50d。对低温耐受力较强，在20~25℃的水中可存活1~2个月，0℃以下可存活9个月，4℃下可存活5个月以上。对干燥的抵抗力较强，在室温下于病兽皮毛中可存活35~45d，在织物上能存活72d，在谷物上能存活23d。本菌对热、一般消毒药物及化学药物敏感，加热56℃ 30min或60℃ 5~20min即被杀死，煮沸立即死亡，日光下直射30min死亡。本菌对链霉素、四环素等多种抗生素敏感。

3. 培养特性　本菌专性需氧，对营养要求较高，在普通培养基上不易生长，在富含葡萄糖、蛋黄、血液及胱氨酸或半胱氨酸的培养基中生长良好。最适生长温度为36~37℃，最适pH为6.8~7.3，初次分离常需2~5d。在胱氨酸葡萄糖血液肉汤培养基中呈均匀浑浊生长，表面形成薄层菌膜。在半胱氨酸葡萄糖血液琼脂上，37℃培养24h长出灰白色、透明、黏稠、边缘整齐的细小露珠样菌落，菌落周围有特征性绿色变色环(并非真正溶血)。该菌可在鸡胚绒毛尿囊膜上生长，在12日龄鸡胚卵黄囊内生长旺盛。本菌能发酵葡萄糖、果糖、甘露醇、甘油、麦芽糖，产酸不产气。不产生靛基质或硫化氢，不还原硝酸盐为亚硝酸盐。

4. 基因组结构　该菌基因组约182 572kb，平均GC含量约32.2%，编码蛋白约1 541种。

5. 抗原性　本菌细胞膜上有多种蛋白质和多糖抗原，主要抗原有2种即菌体表面抗原和Vi抗原，Vi抗原与毒力和免疫原性相关。此外，尚具有与其他革兰氏阴性细菌作用相似的内毒素。本菌与布鲁菌有共同抗原成分。

6. 致病性　本菌具有高传染性、感染剂量低、致病性强等特点。注射10CFU、与皮肤接触10~50CFU、或摄入多于10^2CFU该菌都能导致土拉热感染。因此，该菌与鼠疫、炭疽等同列为A类恐怖源。

7. 免疫性　发病2周后患者体内可以产生抗体，滴度1∶(50~100)；发病4周后，抗体滴度可达1∶(400~800)，以后逐步下降，6~12个月时为1∶(50~400)，抗体可持续数年。

二、流行病学

(一) 流行历史、分布

早在中世纪以前就有土拉菌病的流行，人们发现鼠密度增大时人群中就会暴发一种类似鼠疫样疾病，当时称之为“旅鼠热”,即现在的土拉菌病。目前,本病主要分布在北半球北纬 30°以北,如美国、加拿大、墨西哥、委内瑞拉、法国、比利时、荷兰、芬兰、波兰、捷克、俄罗斯、罗马尼亚、匈牙利、土耳其、日本等国家。

根据对家兔的致病力和分解甘油能力的不同,将土拉弗朗西斯菌分为 2 型即土拉变种型(Jellison A 型,即美洲亚种)和旧北区变种型(Jellison B 型,即欧洲亚种)。A 型主要见于北美洲,起源于美国中南部,对人和家兔毒力较强,人感染发病后如不及时治疗,可导致 5%~7%的病死率。B 型广泛分布于自然界,多见于欧洲、亚洲和北美洲,在芬兰、日本和美国也曾有病例报道。一般从水生动物或与水有关的传播途径中分离获得,致病力明显弱于 A 型。

我国广大地区存在土拉菌病的感染,为该病的自然疫源地。1957 年在我国内蒙古通辽县(现内蒙古自治区科尔沁区)首次发现土拉菌病病例,并从病人和黄鼠体内分离到土拉弗朗西斯菌;1959 年黑龙江省杜尔伯特蒙古族自治县发生一起土拉菌病的流行;1960 年在西藏洛隆地区发现 22 例土拉菌病患者;1965 年青海柴达木盆地发现由野兔感染的 6 例土拉菌病患者;1981 年从西藏地区患者、灰尾兔和宽大硬蜱体内分离到土拉弗朗西斯菌;1983 年从新疆塔城地区边缘革蜱体内分离到 4 株土拉弗朗西斯菌;1986 年山东省胶南县(现青岛市黄岛区)冷藏厂兔肉加工车间发生一起土拉菌病的流行;1992 年在西藏阿里地区,又从银盾革蜱中分离出 10 余株土拉弗朗西斯菌;1991—1993 年在甘肃西部祁连山和南部迭部林区发现人群中有土拉菌病的隐性感染者,血清阳性率分别达 9.8%和 10.3%。

(二) 储存宿主和传播媒介

1. 传染源　主要传染源是野兔、田鼠和家鼠等啮齿动物类。土拉菌病在自然界的流行主要发生在鼠类和野兔之间,迄今已发现自然感染土拉菌病的哺乳动物有 140 余种,节肢动物 110 余种,但是人间土拉弗朗西斯菌的主要传染源是野兔。目前为止,我国发现的土拉菌病感染者,几乎全部有病前野兔接触史。人与人接触一般不传染该病。

2. 传播途径　土拉弗朗西斯菌侵入机体后,经淋巴系统进入血液,被带入各脏器中并在其中大量生长繁殖。致使动物血液、内脏、排泄物和分泌物中有大量病菌。直接或间接接触感染动物或其分泌物、排泄物,被感染该菌的吸血昆虫叮咬后均可感染该病。主要传播途径如下。①直接接触传播:在狩猎、剥食、洗涤感染动物或处理病死动物尸体时,病菌直接或间接经皮肤、黏膜、眼结膜侵入机体。②消化道传播:摄入感染动物的肉或其分泌物、排泄物污染的食物、饮水等,病菌通过消化道侵入机体。③呼吸道传播:当谷物、牧草等受到感染动物排泄物污染时,在处理或使用这些草的过程中,可因吸入含有土拉弗朗西斯菌的气溶胶或尘埃而发生肺型土拉菌病;另外,实验室操作发生气溶胶,也可通过吸入而感染。④虫媒叮咬传播:媒介昆虫蜱、蚊、虻、蚤、虱、螨、臭虫等吸吮感染动物血液后,再刺叮人时可将土拉弗朗西斯菌传染给人。尤其是蜱类,不仅是土拉弗朗西斯菌的主要传播媒介,而且能作为长期储存宿主。它从幼虫到成虫整个变态过程中都需在动物身上吸血,如幼虫在患病的啮齿动物身上吸血而感染,从幼虫变为稚虫时,将病原体再带给某些小型哺乳动物,从稚虫变成成蜱再把病原体带给大型哺乳动物,所以这样的生物特性使整个吸血期间土拉弗朗西斯菌都能在其体内大量生长繁殖。

3. 易感人群　人群普遍易感。各种年龄、性别、职业的人均可感染,多为散发,一般由动物传染给人,尚未见到人传染给人的病例报道。高危人群主要为狩猎人、屠宰工人、肉类或皮毛加工工人、农民、牧民和实验室工作人员等。在流行区,除病人外还存在大量隐性感染者,感染率约为 10%。患病或隐性感染后均可获得持久的免疫力,再感染者罕见。

(三) 流行特点

本病全年均有发生,但有季节性升高特点。因狩猎引起的,以冬季为多,但流行季节以各地狩猎季节不同而异;因脱谷打场、处理谷草引起的呼吸道感染多发生于冬春季;通过吸血昆虫叮咬和通过污染的食物与水导致的感染多发生于夏秋季。

三、病理学

(一) 病理变化

该病主要累及皮肤和局部淋巴结,其特征是全身各处的局灶性、化脓性和肉芽肿性炎症反应。组织病理学变化主要表现在坏死灶中心有大量崩解的细胞核，干酪化病灶周围排列有上皮样细胞、浆细胞和淋巴样细胞，在增生的细胞间可见崩解的中性粒细胞。

细菌经皮肤黏膜侵入机体后，首先在侵入部位生长繁殖，引起局部炎症、坏死，形成原发的溃疡病灶，溃疡周围通常集聚多形核白细胞及上皮样细胞。用荧光抗体染色法可在单核细胞、大吞噬细胞及多形核白细胞内检出土拉弗朗西斯菌。溃疡波及深部组织可发生干酪样坏死。

细菌吸入后可发生支气管炎，肺部病变可见肺泡实质性损害与胸膜下坏死灶的融合，并可发生脓肿。肺部受累也可继发于菌血症后，在病菌所致的溃疡性肉芽肿中，10%~15%的病例累及肺部。

细菌侵入淋巴管到达局部淋巴结，引起炎症反应，导致淋巴结肿大。细菌在淋巴结内可被吞噬细胞杀灭，未被杀灭的细菌则侵入血液循环，引起菌血症，细菌随血液循环散布至各器官，导致肝、脾、肾上腺肿大，咽喉、食管、胃、结肠、回肠、阑尾、肾、肾上腺、心包、脑、脑膜以及骨髓等发生肉芽肿，偶可发生中心坏死或化脓，少有出血现象。

（二）临床症状

人感染该病的潜伏期一般为1~10d，平均3~5d。起病急骤，体温迅速上升达39~40℃，全身乏力，畏寒，头痛、肌肉疼痛或痉挛。继而出现谵妄、昏睡、烦躁不安等急性中毒症状。患者体温可再次上升，高热持续14~21d后迟缓下降。细菌入侵部位的局部淋巴结先有痛感，2d内皮肤上呈现原发病灶，多发生于手，开始呈红色丘疹，继而发生脓疱，破溃后形成中心性坏死，逐渐变成边缘较硬的溃疡。肿大的局部淋巴结亦可破溃，病程一般持续3~4周，恢复缓慢，需2~3个月甚至更长时间。

依据感染途径不同，本病在临床上常见有7种型别。①溃疡腺型：此型最常见，占50%~80%。大多为轻症，少数严重者表现为菌血症。②腺型：占10%~15%。细菌多数经皮肤直接侵入机体，但并不出现皮肤原发性病灶，主要表现为发热及淋巴结肿大，全身症状轻微。③眼腺型：细菌经污染的手或污染的尘埃、水侵入眼结膜而致结膜炎，局部充血明显，眼睑水肿，出现流泪、弱视等症状，严重者角膜可出现溃疡导致失明。可伴耳前和颈部淋巴结肿大。④咽腺型：多发于儿童。高热，局部症状以渗出性咽炎为主，扁桃体可见假膜和脓点，吞咽困难，颈部淋巴结常见肿大，病情严重者可因气管梗死而致死。⑤胃肠型：由细菌水源和食物引起，常呈急性发作，体温升高，伴有痉挛性腹痛和水泻。偶可引起腹膜炎、呕吐、黑粪便等。⑥伤寒型：通常无原发病灶和局部淋巴结肿大。细菌进入血流引起败血症，全身中毒症状严重，临床表现类似伤寒。肝、脾常肿大，有压痛，偶有皮疹（瘀点、斑丘疹、脓疱疹等），伴有胸闷、肺部感染严重以及腹泻，甚至出现脑膜炎、骨髓炎、心包炎、心内膜炎和腹膜炎等。⑦肺型：土拉弗朗西斯菌经呼吸道黏膜侵入。病人有卡他症状，胸痛，咳嗽无痰。胸部X线摄片可见肺门淋巴结肿大，可有肺炎阴影。肺型较上述各型临床危害严重。

四、实验室检验方法

根据该病在流行病学、临床症状和病理学等方面的特点，可进行初步诊断，确定诊断方法为细菌分离鉴定。尽管曾有报道从血液中分离到土拉弗朗西斯菌，但是最近的调查结果表明，只有13.2%的实验室能从确诊病例的血液中分离到土拉弗朗西斯菌，而且细菌的分离培养还需要在生物安全三级（BSL-3）实验室进行，因此临床上并不具备土拉弗朗西斯菌培养的理想条件，实验室主要通过血清学诊断或凝集反应进行确证。

（一）标本采集

分离该菌所用的病料为动物淋巴结、肝、肾、胎盘等病灶组织，血清学检测可采集人或发病动物的血液。人感染该病的确诊需依靠微生物学检查。标本采集时应采取适当的防护措施，避免直接接触临床病畜的口腔分泌物和渗出液。

（二）病原学检测

分离培养是诊断土拉菌病的"金标准"。土拉弗朗西斯菌在37℃生长缓慢，在28℃几乎不生长，依据该特性可与28℃生长较快的鼠疫菌、新凶手弗氏菌相区别。采集动物的淋巴结、肝、肾和胎盘等病灶组织，接种于含有抗生素的葡萄糖半胱氨酸血琼脂平板上，37℃培养24h，挑取可疑菌落鉴定。或将标本悬液皮下注射于豚鼠，一般经4～10d死亡，剖检可见肝、脾有多发性坏死灶。采取血液和病理组织分离细菌，连续传2～3代后可获得纯培养物，再用血清凝集反应或荧光抗体法进行鉴定。除了葡萄糖半胱氨酸血琼脂培养基外，土拉弗朗西斯菌在巧克力培养基、含有羊血的半胱氨酸心琼脂（cysteine heart agar，CHAB）、改良的Thayer-Martin等培养基都可分离培养。37℃培养48h后在血清-葡萄糖-半胱氨酸培养基及血清-卵黄培养基上，长出灰白色、露滴状的圆形菌落。在CHAB平板上，可见直径为2～4mm，绿色或白色的光滑型菌落。

（三）血清学检测

1. 血清凝集反应　土拉菌病患者2周后血清中出现凝集素，病后4～6周血清凝集滴度达1∶400～1∶800，第8周开始下降，经6～12个月可降到1∶50～1∶400，但可保持较长的时间。

血清凝集反应采取可疑病例发病初期及恢复期的双份血清作凝集反应，若恢复期血清滴度升高4倍及以上，可诊断本病。快速玻片凝集反应法取肝、脾各1g，用1%柠檬酸生理盐水制成悬液，离心2～5min，取上清液1滴，加1滴1∶10土拉弗朗西斯菌免疫血清，同时设正常血清对照组，反应10～15min后判定结果。人血清凝集价在1∶100以上时有诊断意义。

2. 间接血凝试验　该方法具有高度敏感性和特异性，常用两种制剂，即多糖抗原血细胞诊断液和抗体血细胞诊断液。应用多糖抗原血细胞诊断液检查人、畜和野生动物血清抗体时，应将血清先稀释至1∶5或1∶10后，于56℃水浴灭活30min后开始试验。若出现非特异性反应时，可用50%醛化血细胞液或新鲜血细胞液于37℃吸附作用30min或室温作用1h后离心取上清液。血清效价在1∶40以上方可判为阳性。用抗体血细胞诊断液，既可诊断新鲜标本，也可检查腐败标本中的抗原，敏感度较高，但不能用于检查猛禽或野生动物的排泄物，因这类标本易出现非特异性反应。试验时要有正常脏器对照，当待检脏器标本效价比对照组高4倍或以上才有诊断意义。

3. 免疫胶体金法　本法可采用双抗体夹心法，将抗土拉弗朗西斯菌特异性单克隆抗体包被在硝酸纤维素膜上，其作用是捕捉标本中的土拉弗朗西斯菌抗原，然后用特异性单克隆抗体标记的免疫胶体金探针进行检测。该法可用于临床标本、污染物和环境中土拉弗朗西斯菌抗原的检出，也可用于纯培养土拉弗朗西斯菌的鉴定。本方法的优点在于操作过程简单适用、样品处理便捷、无须专业人员操作，按说明书即可迅速观察结果。

（四）分子生物学检测

土拉弗朗西斯菌检测常采用PCR-EIA检测方法。该方法是采用微孔板杂交-酶联显色检测土拉弗朗西斯菌PCR产物的检测技术，操作简便，结果客观。其原理是将PCR产物或产物的克隆作为捕获探针包被聚乙烯微孔板，将PCR引物进行5′端生物素标记，并在PCR扩增后用作探针杂交，采用链球亲和素化的辣根过氧化物酶显色，检测杂交体情况并判断结果。如根据土拉弗朗西斯菌的*FopA*基因设计引物，上游引物序列为5′-AGGTT CAGCT ACAGC ATCTATCGC-3′，下游引物序列为5′-TACCC CTCTG CCATT AGCAC C-3′，扩增产物大小约为550bp。

此外，也可用固定液处理组织，通过PCR方法检测土拉弗朗西斯菌脂多糖基因，扩增片段大小为2 112bp，该法土拉弗朗西斯菌阳性检出率约93%。针对外膜蛋白的PCR检测方法主要用于土拉弗朗西斯菌的基因分型和直接检测，靶基因如*FopA*或172kDa的外膜脂蛋白基因。据报道，PCR法可检测出血液中的10^3～10^4CFU/mL的土拉弗朗西斯菌。嵌套PCR法的敏感度可高达10^2CFU/mL。实验室感染土拉弗朗西斯菌24h后，83%的小鼠血标本PCR检测结果为阳性，但仅48%的血标本可培养出土拉弗朗西斯菌。

五、预防与控制

（一）预防措施

1. 一般预防　加强对狩猎活动的防疫监督，防止水源、肉类、毛皮制作和加工过程的污染，避免蜱、蚊、虻等吸血节肢动物和啮齿类动物叮咬。

2. 特异性预防　人对本病普遍易感，多因从事狩猎、打谷草等野外活动时经昆虫叮咬，饲养感染的羊和加工细菌污染的皮毛等经消化道、呼吸道或经皮肤黏膜感染。对高危人群可采用皮肤划痕法接种减毒活菌苗，接种1次，免疫力可维持5~7年，也可采用口服减毒活菌苗等。

（二）控制措施

1. 控制措施　经常灭鼠、杀虫，对受到污染的环境和物品实施卫生防疫措施。对可疑病兔应及早扑杀消毒、病兔肉不可食用，以防传染给人。进入流行区或操作兔或啮齿类动物时，应做好个人防护，例如穿防蜱的防护衣、使用昆虫驱避剂、佩戴橡皮手套和面罩等。

2. 治疗措施　采用抗菌疗法来预防土拉菌病并发症、缩短恢复期以及降低死亡率。氨基糖苷类、四环素类、喹诺酮类药物和氯霉素常用于治疗土拉菌病。已有该菌对青霉素、头孢菌素、碳青霉烯类、大环内酯类和克林霉素等耐药的报道。此外，土拉菌病经抗菌治疗后复发率也较高。因此为避免复发，氨基糖苷类药物通常服用10d，氟喹诺酮类药物服用14d，多西环素服用21d。此外，还应根据病情采取支持疗法和对症疗法。

（蓝佳明）

第十三章

螺 旋 体 病

螺旋体(spirochete)是一类细长、柔软、弯曲、运动活泼的原核细胞型微生物,生物学地位介于细菌和昆虫之间。它与细菌的相似之处是:具有与细菌相似的类似革兰氏阴性菌的细胞壁,内含脂多糖和胞壁酸,以二分裂方式繁殖,无定型核(属原核型细胞),对多种抗生素敏感;与原虫的相似之处有:体态柔软,胞壁与胞膜之间绕有弹性轴丝,借助它的屈曲和收缩能活泼运动,易被胆汁或胆盐溶解。故生物学分类上由于更接近于细菌而归属在广义的细菌学范畴。

螺旋体在自然界和动物体内广泛存在,种类繁多。螺旋体分类主要依据其大小与性状、螺旋数目、螺旋规则程度和螺旋间距等,螺旋体目可分为两个科:螺旋体科(Spirochaetaceae)和钩端螺旋体科(Leptospiraceae)。螺旋体科又分 5 个属,而钩端螺旋体科分 2 个属。7 个菌属中,钩端螺旋体属(*Leptospira*)、密螺旋体属(*Treponema*)、疏螺旋体属(*Borrelia*)3 个菌属能引起人类的有关疾病,称为螺旋体病。

第一节　蜱传回归热

蜱传回归热是一种自然疫源性传染病,是根据其传播媒介的不同进行分类命名的,也称地方性回归热,是一种由杜通疏螺旋体(*Borrelia duttoni*)、赫姆斯疏螺旋体(*Borrelia hermsii*)引起的急性发热性传染病。其临床特点以阵发性高热,全身疼痛,肝脾大以及发热期与无热期交替出现为主要特征。本病主要由蜱传播。

一、病原学

(一) 分类

杜通疏螺旋体、赫姆斯疏螺旋体为本病的常见病原体。两者在分类学上属于螺旋体目(Spirochaetales)、螺旋体科、疏螺旋体属。

(二) 生物学特性

1. 形态结构　两型回归热螺旋体形态基本相同,除退行性个体可有不整齐颗粒甚至呈念珠状外,全细胞均匀一致,色略淡。长 8~30μm,宽约 0.3μm,有 15~30 个粗大而不规则的螺旋,两端尖锐,运动活泼。除上述典型形态外,有所有疏螺旋体的共同特征:①外形成一柔弱螺旋丝,还常见半卷曲状和全体卷曲缠绕成团者。暗视野下见其运动方式有围绕中轴的螺旋状运动、弯曲的移行运动和侧弯乃至圈状运动。②有外膜,包围着原生质柱复合体。③鞭毛为内鞭毛,即生长在细胞外膜和原生质柱中间。

2. 培养特性　蜱传回归热螺旋体培养较为困难,不能在普通无生命培养基中生长,需要加血清、腹水或兔肾脏碎片的培养基,在微氧条件下培养才能增殖。或接种于多种温血动物体内如幼小白鼠或鸡胚绒毛尿囊膜容易繁殖。在敏感动物体内螺旋体繁殖快,数量多,维持时间也较长,可利用实验动物敏感性的差异来鉴别螺旋体的种类。

3. 基因组结构　回归热螺旋体独有一种大的线性质粒,大小约为 160kb,约占基因组的 10%。

4. 抗原性　具有类属抗原和特异性抗原,但螺旋体体表脂蛋白抗原极易变异,以此逃避宿主的免疫反应,这是由脂蛋白编码核苷酸序列特异位点的改变产生的。由于镶嵌性等位基因占优势,能够基于内重组,加上宿主免疫反应的强制选择,产生与血清型相关的变异,有效逃避宿主中和抗体的交叉反应。病程中可从同一患者体内分离出抗原结构不同的变异株。

5. 免疫性　感染后机体可产生特异性抗体,第 1 周即可出现 IgM 型抗体,1 个月后逐渐下降,继之出现 IgG 型抗体,持续约 1 年。

二、流行病学

(一) 流行历史、分布

蜱传回归热为自然疫源性疾病,分布比较广泛,除澳大利亚外散布于亚、非、欧、美洲的热带、亚热带与部分温带地区。在我国已知南疆蜱传回归热分布于塔里木盆地西北部的喀什、疏勒、疏附、阿图什、英吉沙、阿克陶、莎车及天山山区的乌恰等海拔 1 300~2 000m 的地区。北疆地区虽未发现病人,但在准噶尔盆地西部的惠远、克拉玛依、昌吉、乌鲁木齐却发现自然感染的特突钝缘蜱,在天山山间盆地西部的托克逊及吐鲁番也发现该蜱种,故该疫区的范围较广。

(二) 储存宿主和传播媒介

鼠类等啮齿动物既是传染源又是储存宿主。牛、羊、马、驴等家畜及犬、狼、蟾蜍、蝙蝠等均可成为传染源。病人亦可为传染源,但作为传染源的意义不大。

目前世界范围内报道的蜱传回归热传播媒介均为软蜱科钝缘蜱属。其中我国仅从乳突钝缘蜱、特突钝缘蜱中分离到疏螺旋体。乳突钝缘蜱及特突钝缘蜱分别为南、北疆疫区内的媒介,两种媒介一生中均多次吸血,但以若虫期及年轻成蜱侵袭性较高,唾液腺较发达,其传播概率较高。

(三) 人群易感性

人群对本病普遍易感,两型回归热之间无交叉免疫。

(四) 流行特征

发病季节以 4~8 月最多,并有两个高峰期:4 月及 6~7 月。其与当地的气温、媒介蜱的生态及人群活动等因素有关,前一个高峰是出蛰后的越冬蜱吸血引起,后一个高峰则与新推出的若蜱、成蜱及交配产卵后形成的成蜱普遍吸血有关。冬季气温较低,蜱蛰伏不吸血,病例很少。疫区住房结构及居民生活习惯对此影响很大,住宅外围绿化多傍绕水渠,故其内、外的灰仓鼠、小家鼠、蟾蜍很多。人群无先天免疫,如测绘、兴修水电站、野营或旅游人群等大量易感人群进入疫区,可能会引起小流行。

三、病理学

(一) 病理变化

病理变化可见于各重要脏器,如肝、脾、脑、肾和骨髓,以脾最为显著,脾明显肿大而质软,有散在性梗死坏死及小脓肿,镜检可见吞噬细胞和浆细胞浸润,单核巨噬细胞增生。肝、心脏、肾可见充血、出血及灶性坏死。肾脏细胞肿大、弥漫性心肌炎、脑和肺充血水肿及脑膜炎性浸润等。

(二) 症状体征

1. 临床症状　潜伏期 2~20d,多为 4~9d。此期间约半数患者于蜱叮咬部位有特异反应,叮咬局部有特异性皮疹,初为红色丘疹,很快变为樱红色斑丘疹,中央出现小水疱,局部浸润或成硬结,直径 0.5~1cm,个别可达 10cm。发病时多遗有暗色色素沉着或被挠破了结痂,痒感多明显持续 1~2 周,少数奇痒且可持续数个月。局部淋巴结肿大,肝脾大甚慢,肝大不超过肋下 2cm,肝脾在发病中才可触及,约 1/5 病例有腓肠肌压痛。此外,还可有心脏收缩期杂音及匐行疹等热病体征。

多数患者发病前数小时至 1d 周身不适,轻度头晕、头痛等感冒样前驱症状。发病突然,以畏寒、寒战一至数小时,体温很快升至 38~41.5℃,常持续 1~2d,伴有头痛、恶心、呕吐、全身酸痛,有时胸、背、腰部或腓肠肌疼痛较重。少数有鼻出血、牙龈出血,偶见黄疸。退热时多伴大汗,亦有少量出汗者,间歇期一般多为 2~10d,偶有长达 14d 或短至数小时者,此期间仅感全身无力,食欲缺乏,有时又轻度头痛、肌肉酸痛。发作期和间歇期交替,长短轻重不一。通常热期反复发作 6~12 次,无热期持续 3~30d,病程可长达 1~2

个月。发作次数与病程长短和治疗的迟早有关。儿童患者发作期较长、间歇期较短,多无大汗,但常出现呕吐、腹泻、精神委靡和烦躁不安等。

2. 并发症 易并发支气管肺炎。少数病例可发生弥散性血管内凝血,偶见脾破裂及大出血。此外有中耳炎、心内膜炎、多发性关节炎等。蜱传型复发病例后期常有眼并发症如虹膜炎、虹膜睫状体炎和脉络膜炎以及中枢神经系统并发症,如脑膜炎及脑神经损害等,并可留有视力障碍和神经麻痹等后遗症。

四、实验室检验方法

(一) 标本采集

采集发热期患者或感染动物的血液、脑脊液和骨髓等标本都可以进行检测。退热期血液中常无螺旋体。

(二) 病原学检测

1. 直接镜检 螺旋体检查可采用血液、脑脊液和骨髓 3 种标本,但以血液阳性率较高且安全、方便。静脉血和末梢血阳性率无差异。发作期和间歇期均可查见,但发作期的检出率比间歇期高,而且往往体温越高检出率越高。由于血中螺旋体数目很少,故检查时须作多次仔细检查,或经浓集、增菌后镜检。

2. 动物分离培养 取患者血液腹腔接种敏感动物,一般接种量豚鼠为 2~3mL、小白鼠 1~1.5mL。接种后第 2 天即可取动物血镜检,连续 2 周未检出螺旋体者,才能判为阴性。

(三) 免疫学检测

可采用免疫荧光抗体试验(immunofluorescence antibody test, IFAT)和蛋白印迹等方法检测特异性抗体,如果第二次效价升高 4 倍则有助于诊断。但因抗原多变异,致使抗体效价阳性率不高。又因其与其他微生物有雷同抗原,致使少数患者血清可发生康氏或华氏反应阳性。

(四) 分子生物学检测

分子生物学检测具有明显的优势,并且已成为回归热疏螺旋体鉴定和分型的主要手段。检测标本中的螺旋体 DNA,具有高度敏感性和特异性。全基因组测序使开发基于单核苷酸多态性的多重鉴定方法和高区分度的多谱分型方法成为可能。

(五) 生物安全操作

回归热疏螺旋体在《人间传染的病原微生物名录》里危害程度分类为第三类,样本检测及分离培养均可以在生物安全二级实验室进行。

五、预防与控制

(一) 管理传染源

由于媒介蜱的特殊生态习性,又兼具宿主的作用,故防制中应采用以防蜱、灭蜱为中心的综合措施,并以建筑物内的基础疫灶为重点。

(二) 切断传播途径

以防鼠、灭鼠、防蜱为主,彻底消灭建筑物内的鼠等野生动物,住宅远离畜圈、禽窝。

(三) 保护易感者

在疫区工作生活或野营旅游的人群应注意个人防护,应穿着长裤和长袖上衣,在皮肤和衣服上喷 N, N-二乙基-3-甲基苯甲酰胺(避蚊胺),应保持 24h 防护。应每天进行身体检查,确保及时清除身体上的蜱。必要时口服多西环素预防发病。大量外来人员或旅游人群进驻疫区或可疑疫区时,应选择适宜的住宿及休息场所。确需接近可疑疫区时,预先进行药物灭蜱和机械阻隔,并对进驻人员做好有关卫生宣传教育等。

第二节 虱传回归热

虱传回归热,是根据其传播媒介的不同进行分类命名的,也称流行性回归热,是一种由回归热疏螺旋体引起的急性发热性传染病。临床特点以阵发性高热，全身疼痛，肝脾大及发热期与无热期交替出现为主要特征。本病主要由体虱传播。

一、病原学

（一）分类

回归热疏螺旋体（*Borrelia recurrentis*）在分类学上属于螺旋体目（Spirochaetales）、螺旋体科（Spirochaetaceae）、疏螺旋体属（*Borrelia*）。

（二）生物学特性

1. 形态结构　回归热疏螺旋体长10～30μm，宽约0.3μm。有3～10个粗大而不规则的螺旋，两端尖锐，运动活泼。增殖方式以横断分裂进行繁殖。革兰氏染色阴性，吉姆萨染色呈紫红色，瑞特染色呈棕红色。电子显微镜下显示外周有一层细胞膜，中间是胞质，内含中间体和核糖体，中央系核DNA，胞质侧面与含有16～25个运动纤维的外折部分相连。

2. 培养特性　回归热疏螺旋体培养较为困难，最适宜生长温度28～30℃，需用加血液、血清或动物蛋白的培养基，在微需氧条件下培养才能增殖。接种于小白鼠腹腔或鸡胚绒毛尿囊膜容易繁殖。

3. 抗原性　具有类属抗原和特异性抗原，极易变异，病程中可从同一患者体内分离出数种抗原结构不同的变异株。

4. 免疫性　感染后机体可产生特异性抗体，抗体在补体协同下可裂解回归热螺旋体。因外膜蛋白极易发生变异，所形成的突变株可以逃避抗体的攻击，突变株繁殖到一定数量时引起第二次高热，如此反复多次，直至机体产生的多种特异性抗体能对多种变异株发挥作用，回归热螺旋体才被清除。病后免疫力持续2～6个月，最长2年。

二、流行病学

（一）流行历史、分布

本病的流行多见于卫生条件差的地区。虱传回归热分布于世界各大洲，最早在19世纪中叶流行于英国爱丁堡，第一次世界大战期间，本病曾在德军中及苏联境内流行，以后波及西班牙、意大利及中欧等国。第二次世界大战期间，本病曾从北非传入欧洲，造成100万人患病，约50万人死亡。我国历史上曾在华南、华中及华北地区多处流行，中华人民共和国成立后，本病已基本被消灭。

（二）储存宿主和传播媒介

患者是虱传回归热的唯一传染源。本病以“人—体虱—人”的方式传播。体虱是主要传播媒介，但头虱和阴虱的传播也不可忽视。虱吸吮人血以后，回归热疏螺旋体经虱的胃肠道进入血淋巴中大量繁殖，但不进入唾液腺、卵巢及卵，也不存在于虱粪中。因此，本病不经卵传播，也不能经吸血及虱粪污染传播。人被虱叮咬后因抓痒将尸体压碎，螺旋体自体腔内溢出，经皮肤创面进入人体。也可因污染的手指接触眼结膜或鼻黏膜而导致发病，孕妇患者的病原体可经胎盘感染胎儿。有将虱放口中咬碎的恶习者，则病原体可通过口腔黏膜进入体内。患者在发作间歇期血液仍具传染性，故输血也可传播本病。

（三）人群易感性

人群对本病普遍易感。各年龄组及性别间的发病率一般无明显差别，主要是与人体虱接触有关，病后免疫力不持久。

（四）流行特征

由于体虱的孳生与气候关系密切，所以本病的流行具有明显季节性，好发季节为冬春季，平时则多为散发。社会因素中战争、灾荒也可引起本病的大流行。

三、病理学

（一）病理变化

病理变化无特异性。肝、脾、肾、心、脑、骨髓等处的病变显著。脾明显肿大，有散在性梗死坏死及小脓肿,镜检可见巨噬细胞和浆细胞浸润,单核巨噬细胞增生。肝、心、肾可见充血、出血及灶性坏死。脑充血水肿,脑膜有炎症浸润。

(二)临床症状

潜伏期2~14d。起病急,前驱症状常见畏寒、低热和头痛。发病1~2d内体温迅速高达40℃左右,多呈稽留热,少数为弛张型或间歇型。剧烈头痛、四肢关节和全身肌肉酸痛为本病特征。可伴有消化道症状和出血倾向,如鼻出血、镜下血尿、点状出血性皮疹或瘀斑,偶见胃肠道、泌尿道或颅内大出血。多数病人有肝、脾大,重者可出现黄疸。高热期可有神经精神症状。病程持续6~7d后,体温骤降,患者自觉虚弱无力,其他症状逐渐消退,进入间歇期。经7~9d后,又反复高热,症状重现,此乃回归热。病人可有多次复发,最后趋于治愈。

四、实验室检验方法

(一)标本采集

采集发热期患者或感染动物的血液、脑脊液和骨髓等标本都可以进行检测。退热期血液中常无螺旋体。

(二)病原学检测

显微镜检查:在繁殖期取血液或骨髓,也可取尿液或脑脊液做涂片或暗视野检查,可查见典型的疏螺旋体。可做厚血片或离心浓缩后染色检查。必要时也可采1~2mL患者血液接种于小鼠腹腔中,一般1~2d内在血中可检出螺旋体。

(三)免疫学检测

取血清做补体结合试验、凝集、制动和杀螺旋体等试验,以检测特异性抗体。如2次检测抗体增高4倍以上也有助于诊断。由于病原体种株不同且多变异、阳性率不高,现已很少采用。虱传型患者的血清康氏反应和华氏反应5%~10%呈假阳性,也可出现变形杆菌OX_{19}等低效价的阳性反应。

(四)分子生物学检测

同蜱传回归热分子生物学检测。

(五)生物安全操作

回归热疏螺旋体在《人间传染的病原微生物名录》里危害程度分类为第三类,样本检测及分离培养均可以在生物安全二级实验室进行。

五、预防与控制

(一)管理传染源

虱传型回归热的预防应注意隔离患者,并彻底灭虱。早期诊断患者必须住院隔离至体温正常后15d,接触者灭虱后医学观察14d。

(二)切断传播途径

灭虱、灭蜱及灭鼠等是预防虱传型回归热的关键措施。

(三)保护易感者

目前尚无有效的保护人群的人工免疫方法,主要为个人防护,防止被虱、蜱叮咬,野外作业及灭虱时要穿防护衣,必要时可口服多西环素或四环素以防发病。

第三节 莱姆病

莱姆病(Lyme disease,LD)是伯氏疏螺旋体(*Borrelia burgdorferi*)引起的自然疫源性人兽共患病,又称莱姆疏螺旋体病(Lyme borreliosis)。该病主要经蜱叮咬人、兽而传染,可引起人体多系统、多器官的损害,严重者终身致残甚至死亡。

一、病原学

（一）分类

莱姆病的病原体在1982年由Burgdorferi和Barbour等首先证实是一种新种疏螺旋体，称为伯氏包柔螺旋体（*Borrelia burgdorferi*），简称伯氏疏螺旋体。伯氏疏螺旋体属于螺旋体目、螺旋体科、疏螺旋体属。伯氏疏螺旋体的DNA G+C含量为27%~32%，与回归热螺旋体的DNA G+C含量接近，与梅毒螺旋体和钩端螺旋体显著不同。

（二）生物学特性

1. 形态结构　伯氏疏螺旋体是一种单细胞疏松盘绕的左旋螺旋体，长10~40μm，宽0.1~0.3μm，两端稍尖。有2~100根内鞭毛，运动活泼，有旋转、扭曲、抖动等多种运动形式。

2. 理化性质　伯氏疏螺旋体微嗜氧，在含发酵糖、酵母及还原剂的培养基中生长良好，其发酵代谢产物为乳酸。伯氏疏螺旋体可以在人体多种组织和脏器中存在，并可在皮肤、脾中存活达2~4年。伯氏疏螺旋体怕光不怕热，需避光保存，在室温条件下存活1个月左右，4℃条件下能存活较长时间，-80℃以下温度可长期存放。对青霉素、四环素、头孢菌素和红霉素等敏感，对庆大霉素、卡那霉素、甲硝唑、利福平、磺胺等药物均有抵抗力。

3. 培养特性　营养要求高，目前用于培养伯氏疏螺旋体的液体培养基是BSKⅡ培养基，培养基需含脂肪酸、氨基酸、葡萄糖和牛血清白蛋白等近20种。最适生长温度33~35℃，最适pH为7.2~7.6。生长缓慢，以二分裂方式繁殖，在液体培养基中分裂繁殖一代所需时间约为18h，一般需2~3周才可在显微镜下查到。

4. 基因组结构　伯氏疏螺旋体基因组相当小，其分子质量为1.5Mb，包括一个950kb的线性染色体和12个线性及9个环状质粒。含线性质粒是疏螺旋体的特征，是原核生物中唯一带有线性质粒的细菌属。1997年美国Fraser报道完成了对伯氏疏螺旋体B31菌株全部基因组测序工作，为一个910 724bp的环状DNA。

5. 抗原性　伯氏疏螺旋体质粒编码的蛋白质中，有多种主要表面蛋白抗原，包括外膜表面蛋白（outer surface protein，Osp）OspA~F和外膜脂蛋白。外膜表面蛋白A（OspA）是伯氏疏螺旋体主要外膜表面蛋白，有种特异性。外膜脂蛋白无种特异性。

6. 免疫性　伯氏疏螺旋体各种蛋白抗原引起的机体免疫应答比较缓慢。人感染伯氏疏螺旋体2~4周后，体内可出现抗OspA的特异性抗体，持续数个月至数年，重组OspA免疫人体具有部分免疫保护作用。OspC具有高度异质性，有强抗原性，是一种能引起早期免疫反应的主要组分蛋白。机体针对伯氏疏螺旋体感染产生的各种血清抗体中，目前已知能诱导机体产生保护性免疫反应和用于亚单位疫苗研制的蛋白抗原主要有OspA、OspB、OspC、OspF等。

伯氏疏螺旋体侵入机体后，刺激机体的免疫系统，激发机体主动防御的特异和非特异的免疫反应，产生和强化机体对螺旋体的免疫力，以预防和抑制疾病的发生发展，但是伯氏疏螺旋体也可导致机体的异常免疫应答。这种异常的免疫应答，在莱姆病，尤其是晚期莱姆病的发生发展中起着极为重要的作用。

二、流行病学

（一）流行历史、分布

莱姆病是一种自然疫源性疾病，为全球性分布的蜱媒传染病。莱姆病的自然疫源地与媒介蜱的分布相一致。这些媒介蜱分布地区的广大森林、草地、河滩、谷地和沼泽地广泛存在着莱姆病自然疫源地。

（二）储存宿主和传播媒介

在自然疫源地中，媒介蜱既是伯氏疏螺旋体与动物宿主之间的纽带，又是伯氏疏螺旋体发育过程中必需的微生态空间，媒介蜱是判断和预测莱姆病自然疫源地存在的标志和依据。

莱姆病病原体的宿主动物较多，包括鼠、兔、蜥蜴、鹿、狼、鸟类等野生脊椎动物以及犬、马、牛等家畜。在美国北部主要为白足鼠，感染率达86%，白足鼠少的地区草地回鼠、褐家鼠为主要储存宿主。在欧洲，一般认为姬鼠属是主要储存宿主，可终身带菌。鸟类可以长距离传播莱姆病螺旋体，可使疫区扩大。在中国，血清学调查证实牛、马、羊、犬、鼠等动物存在莱姆病感染，不同地区及不同种动物莱姆病感染存在较大差异。已从棕背䶄、大林姬鼠、小林姬鼠、黑线姬鼠、社鼠、花鼠、白腹巨鼠等7种野鼠和华南兔分离出伯氏疏螺旋体。北方林区姬鼠属和巢鼠属可能是主要储存宿主。

伯氏疏螺旋体主要是通过硬蜱属中某种蜱的叮咬而传染给动物和人。美国学者认为北美的肩板硬蜱若虫是莱姆病的主要传播者。在中国已从全沟硬蜱、粒形硬蜱、锐跗硬蜱、嗜群血蜱、日本血蜱、长角血蜱、二棘血蜱、台湾角血蜱、草原革蜱和森林革蜱10种蜱分离出伯氏疏螺旋体。在北方林区，全沟硬蜱是主要传播媒介。在南方林区，二棘血蜱和粒形硬蜱带螺旋体概率较高，分别为16%~40%和24%，很可能是重要的生物媒介。

目前已证实非媒介生物是存在的，包括接触传播、经血传播和垂直传播。

（三）人群易感性

人类对莱姆病螺旋体普遍易感，年龄分布在2~88岁，以青壮年多发，男女性别差异不大，感染后部分人群出现显性感染，另一部分人群为隐性感染。散发为主，不同地区的人群莱姆病感染率和患病率不同，主要与当地人群的蜱叮咬率有相关。

（四）流行特征

早期莱姆病具有明显的季节性。中国东北林区，莱姆病初发于4月末，6月份达高峰，8月份以后仅见散在病例。晚期病例一年四季均可发病，无明显季节性。

莱姆病为全球性分布的蜱媒传染病，全世界五大洲70多个国家报告人群中有本病发生和流行。其疫区有相对集中的特点，呈地方性流行，主要是山林地区。我国东北林区人群中莱姆病的感染很普遍。目前，血清学流行病学调查证实在我国的28个省(自治区、直辖市)的人群存在莱姆病的感染，病原学研究证实18个省(自治区、直辖市)存在莱姆病的自然疫源地，我国莱姆病高发地区是东北和内蒙古林区。

主要见于与森林有关的人员，如林业工人、山林地区居民、到山林地区采集山物和旅游的人们。

三、病理学

（一）病理变化

莱姆病的主要病理变化是机体免疫系统反应所引起的胶原-血管性病变，但因病程及组织器官受累及的程度不同，其病理变化也有差异。

人体被蜱叮咬后，叮咬部位皮肤最初产生溃疡性丘疹，而后发展为原发性和继发性慢性游走性红斑(erythema chronicum migrans，ECM)，其病理变化主要为病变处皮肤呈轻度或中度血管周围细胞浸润，以淋巴细胞为主，伴有少量浆细胞和退变细胞。当伯氏疏螺旋体随血液和淋巴液播散到全身其他器官时，可发现全身淋巴细胞增生；脾有明显的淋巴生发中心和许多淋巴小结，伴有浆细胞和浆母细胞增生；肝可呈类似肝炎的病理改变；肺部可见细胞增生性间质肺炎的改变。当病程进入第Ⅱ期，病变主要累及心血管和神经系统，心脏的心肌、心肌间质及心内膜可有淋巴细胞、浆细胞和吞噬细胞的浸润，心内膜变厚，血管外膜周围的基质呈层状结构，可能是早期心血管阻塞的前兆。Ⅲ期病变主要为关节受侵犯，关节呈不同程度的滑膜增厚和增生性滑膜炎，在滑膜下有大量淋巴细胞聚集，并间有浆细胞、吞噬细胞和退变细胞。

（二）临床症状

1. 潜伏期　蜱叮咬致出现早期特异性皮肤损害或其他首发症状的时间在各地的报道中有很大区别。据报道，美国为3~32d，独联体为1~53d，中国为1~180d。通常以慢性游走性红斑为首发症状者潜伏期较短，而以神经及关节损害为首发症状者潜伏期较长。

2. 临床分期　莱姆病是一种慢性全身感染性疾病，病程可分为3期。根据病程经过将莱姆病分为早期和晚期感染。早期感染包括Ⅰ期局部性游走性红斑、Ⅱ期播散性感染及数周和数个月内发生的间歇性症状；晚期感染或Ⅲ期持续性感染，多在疾病发生1年以后开始。病人可仅有1种病期，也可有3种病期，不少病人无Ⅰ期过程，而同时出现Ⅱ期和Ⅲ期临床症状。未经治疗的莱姆病患者约80%可发展至晚期持续感染。

四、实验室检验方法

莱姆病的病程越长，疗效越差，对莱姆病患者做出及早和明确的诊断十分重要。因此，实验室检查结果显得特别重要。目前实验室主要的检测方法分为病原学检测和免疫学检测两方面。病原学检测包括直接镜检、病原分离培养和核酸检测。免疫学检测包括间接免疫荧光抗体法（IFA），酶联免疫吸附实验（ELISA）和蛋白免疫印迹法（WB）等。

（一）标本采集

采集莱姆病患者及感染动物的血液、脑脊液、关节滑液、组织以及媒介昆虫等标本，都可以进行检测。

（二）病原学检测

1. 直接镜检　将宿主动物、蜱中肠以及疑似病人多种组织及脑脊液切片或涂片，置暗视野显微镜下，直接检查或者经银染色、荧光抗体染色后检查，有时可见典型的莱姆病螺旋体，用于本病的宿主动物、传播媒介的带菌调查及临床病人的早期、快速诊断。由于病人标本中含菌量都很低，直接镜检的检出率较低。

2. 病原分离培养　从患者的皮肤组织、淋巴结、血液、脑脊液、关节滑液、皮肤灌洗液、耳廓活检标本以及多种宿主动物脏器等分离培养到莱姆病螺旋体。

（三）免疫学检测

在莱姆病患者的血清、脑脊液、关节液等标本中检测出 IgG 和/或 IgM 抗体，有助于证实莱姆病螺旋体的感染，明确临床诊断。特异性 IgM 抗体在慢性游走性红斑出现后 2~4 周形成，6~8 周达峰值，4~6 个月后恢复正常。IgG 抗体出现较迟，4~6 个月达到峰值，然后持续至病程的晚期。鞭毛蛋白抗体主要是 IgM，Osp 抗体主要是 IgG。目前常用的免疫学检测方法是 IFA，ELISA 和 WB 等。

目前免疫学检测推荐两步法，先用 IFA 或 ELISA 做筛查，阳性或可疑标本再进一步做 WB 进行确诊。

（四）分子生物学检测

主要采用聚合酶链式反应（PCR）检测标本中的伯氏疏螺旋体核酸。PCR 具有灵敏、特异、快速、所需样本量少等特点，在一定程度上弥补了分离培养法的不足；同时可利用 PCR 产物，对病人所感染的菌株进行基因型的鉴定，使在没有分离培养到菌株的情况下研究临床表现和基因型的关系。目前核酸检测常用为套式 PCR 检测和荧光 PCR 检测。

（五）生物安全操作

伯氏疏螺旋体在《人间传染的病原微生物名录》里危害程度分类为第三类，样本检测及分离培养均可以在生物安全二级实验室进行。

五、预防与控制

（一）管理传染源

疫区应发动群众采取综合措施，包括灭鼠。对感染的家畜及宠物应进行治疗。

（二）切断传播途径

主要是消灭硬蜱。蜱多停留于高 30~75cm 的草端，有人、兽通过时便攀附于其身上。因此，应加强卫生宣教，搞好环境卫生，清理驻地及生产地区杂草和枯枝落叶，造成不利于蜱类孳生的环境，或使用有效的驱蜱剂。

（三）保护易感者

在林区工作生活的人员或去林区山林地区采集山物和旅游的人们，应加强个体防护，防止蜱类叮咬。可穿防护服并扎紧裤脚、袖口、颈部等，裸露部位可搽驱蚊油，可以全身喷驱蜱剂。不论在什么情况下，特别是在林间作业工休时或离开有蜱的地点后，应立即检查附于衣服或者身体上的蜱并立即除去。如果发现蜱已叮咬机体，可用三氯甲烷或乙醚将蜱麻醉，使其自然脱落，叮咬伤口用碘酒或酒精消毒。由于蜱叮咬短于 24h 难以感染，故及时发现叮咬人的蜱并尽早拔除，对预防莱姆病的发生是非常重要的。

（石　泉）

第十四章

寄 生 虫 病

寄生虫病是全球普遍关注的公共卫生问题,它严重危害人类身体健康,并对社会经济发展造成较大影响。尤其是在经济欠发达的发展中国家,由于贫穷,社会公共卫生条件较差,寄生虫病更是流行严重。我国曾是寄生虫病流行严重的国家之一,疟疾、血吸虫病、丝虫病、黑热病、钩虫病曾是对我国人群健康造成危害的“五大寄生虫病”。旋毛虫病、囊虫病、棘球蚴病等在我国西南、西北多发,肠道寄生虫病感染人群数量较大且虫种复杂,寄生虫病的控制变成一项复杂的系统工程。经过六十多年的努力,我国在控制和消灭寄生虫病的过程中成绩斐然。但随着国际交往频繁,出入境人口增加,入境商品增多,加大了病原输入机会,且国内寄生虫病的传播媒介仍分布广泛,寄生虫病的控制工作仍需要高度重视。

第一节 疟　疾

疟疾是人类的一种古老的疾病,是经按蚊叮咬或输入带疟原虫者的血液而感染疟原虫所引起的虫媒传染病。我国早在 3 000 多年前的殷商时代就已有疟疾流行的记载。1880 年,法国学者 Laveran 在恶性疟病人血液中发现引起疟疾的病原体——疟原虫。1897 年,英国军医 Ross 证实按蚊是疟疾的传播媒介,阐明了疟原虫在按蚊体内的生活周期及其通过叮咬进行传播的途径。

一、病原学

疟疾的病原体为疟原虫。可感染人类的疟原虫共有 4 种,即间日疟原虫、恶性疟原虫、三日疟原虫和卵形疟原虫,分别引起间日疟、恶性疟、三日疟和卵形疟。在我国主要是间日疟和恶性疟感染,三日疟少见,卵形疟罕见。随着现代交通和国际贸易的发展,近年来偶有国外输入性病例,以非洲国家居多。

(一) 形态

疟原虫的基本结构包括核、胞质和胞膜,环状体以后各期尚有消化分解血红蛋白后的最终产物色素。血片经吉姆萨或瑞特染色液染色后,核呈紫红色,胞质为天蓝色至深蓝色,疟色素呈棕黄色、棕褐色或黑褐色。疟原虫在红细胞内生长、发育、繁殖,一般分为 3 个发育期。

1. 滋养体　是疟原虫在红细胞内最早出现的摄食和生长阶段。滋养体有早、晚期之分。早期滋养体胞核较小,胞质少,中间有空泡,虫体多呈环状,称之为环状体。此后虫体逐渐长大,胞核也增大,胞质增多,有时伸出伪足,胞质内出现疟色素。被间日疟原虫和三日疟原虫寄生的红细胞体积胀大,颜色变浅,开始出现薛氏点,此时称为晚期滋养体或称大滋养体。

2. 裂殖体　晚期滋养体发育成熟,核开始分裂后即为裂殖体,核反复分裂,最后胞质随之分裂,每个核都被部分胞质包裹,形成裂殖子。早期裂殖体称为未成熟裂殖体;晚期,一定数量的裂殖子和疟色素集中成团,成为成熟的裂殖体。

3. 配子体　疟原虫经过数次裂体增殖后,部分裂殖子侵入红细胞中发育长大,核增大而不再分裂,胞质增多而无伪足,最后发育成为圆形、卵圆形或新月形的个体,称之为配子体。配子体有雌雄(或大小)之分,雌(大)配子体虫体较大,核较小,胞质致密,疟色素多而粗大,多位于虫体一端;雄(小)配子体虫体较小，核疏松，胞质较淡，多位于虫体中央。雌配子体的数量一般是雄配子体的2倍。

4. 薄血膜中4种人体疟原虫的鉴别特征见表14-1。

表14-1 薄血膜片中4种人体疟原虫鉴别特征

	间日疟原虫	恶性疟原虫	三日疟原虫	卵形疟原虫
小滋养体（环状体）	胞质环状，较粗大，淡蓝色，直径较大，约等于红细胞直径的1/3；红色核1个，偶有2个寄生	环纤细，约等于红细胞直径的1/5，核1个，2个也常见；红细胞可寄生2个以上虫体	环较粗，约等于红细胞直径的1/3，核1个，胞质深蓝，红细胞很少寄生2个原虫	似三日疟原虫
大滋养体	由小渐大，形状不规则，胞质伪足伸出或有空泡，核1个	体小结实，黑褐色疟色素集成一团。此期集中于内脏毛细血管中	体小圆形或带状，空泡小或无，疟色素棕黑色颗粒，见于虫体边缘	虫体圆形，似三日疟原虫但较大，空泡小，疟色素较粗大，棕黄色
未成熟裂殖体	圆形或不规则，核分裂成2块以上，空泡消失，但胞质不分裂，疟色素开始集中	虫体仍似大滋养体，但核分裂成多个，疟色素集成团块	虫体圆形或带状，核分裂成多个，疟色素分散，分布不均	虫体圆形或卵圆形，核分裂成多个，疟色素数量较少
成熟裂殖体	裂殖子12~24个，通常16~18个，排列不规则，疟色素集中成堆，虫体占满胀大的红细胞	裂殖子8~36个，常18~24个，排列不规则，疟色素集中成一团，虫体占红细胞的2/3~3/4	裂殖子6~12个，常为8个，排列如菊花状，疟色素集中在中央，虫体占满不胀大的红细胞	裂殖子6~12个，常为8个，排列不规则，疟色素集中在中央或一侧
雄配子体	大于正常红细胞，圆形，胞质色蓝而略带红，核疏松呈淡红色，常位于中央；疟色素分散	腊肠形，两端钝圆，胞质色蓝而略带红，核大而疏松，淡红色，常位于中央，疟色素黄棕色，松散分布于核周围	小于正常红细胞，圆形，胞质淡蓝色，核疏松，淡红色，位于中央，疟色素分散	似三日疟原虫，但稍大，疟色素似间日疟原虫
雌配子体	圆形，大于正常红细胞，胞质蓝色，核小致密，深红色，偏一侧，疟色素分散	新月形，两端尖锐，胞质深蓝色，核小致密，深红色，位于中央，疟色素深褐色，在核周较多	圆形，小于正常红细胞，胞质蓝色，核小致密，深红色，偏于一侧，疟色素多而分散	似三日疟原虫，但稍大，疟色素似间日疟原虫
被寄生的红细胞的形态特征	红细胞胀大、变形，颜色变浅，内有明显鲜红色、细小、数多的薛氏点	红细胞大小正常，颜色正常或稍紫，内有粗大的数少的紫褐色茂氏点	红细胞大小正常或略有缩小，内常有微细的紫红色齐氏点	红细胞大小正常或稍胀大，呈卵圆形或边缘伞矢状，薛氏点粗大、数量多

（二）生活史

人体4种疟原虫生活史基本相同，均需要人与按蚊两个宿主，在人体内先后寄生于肝细胞和红细胞内，在肝细胞内进行裂体增殖，在红细胞内除了进行裂体增殖还形成配子体，开始有性生殖的初期发育。在雌性按蚊体内完成配子生殖，继而进行孢子生殖。

1. 在人体内的发育

（1）肝细胞内发育（又称红细胞外期）：当带有疟原虫的雌性按蚊叮咬人时，蚊虫唾液内成熟子孢子随唾液进入人体，通过血流侵入肝细胞，摄取肝细胞内营养进行发育并裂体增殖，形成红外期裂殖体，并以二分裂法生殖变为裂殖子。1个裂殖体内可产生数以万计的裂殖子，此期称为红外期或肝细胞内期。4种疟原虫的红外期裂体增殖时间长短不一，恶性疟原虫为5~6d，间日疟原虫为8d，卵形疟原虫为9d，三日疟原虫为11~12d。目前认为间日疟原虫和卵形疟原虫的子孢子具有遗传学上不同的两种类型，即速发型子孢子和迟发型子孢子。速发型子孢子进入人肝细胞，即时发病；迟发型子孢子进入人肝细胞后，需经过一段或长或短的休眠期后，才完成红外期的裂体增殖，与疟疾复发机制有关。恶性疟和三日疟无休眠体，所以不复发。

(2)红细胞内发育(又称红细胞内期):红细胞内期包括裂体增殖和配子体形成两个阶段。

红细胞裂殖子从肝细胞内释放进入血流侵入红细胞,摄取营养而生长发育并进行裂体增殖。首先发育成小滋养体,又称环状体,经大滋养体、未成熟裂殖体,最后形成含有一定数量裂殖子的成熟裂殖体。随着裂殖体内细胞核不断分裂,被感染的红细胞最终被胀破,裂殖子、疟色素和其他代谢产物一起进入血流,引起一次临床发病。后裂殖子释出,其一部分被吞噬细胞吞噬,另一部分再侵入红细胞进行新一轮裂体增殖,引起再一次发病,这样周而复始,连续不断。

裂体增殖的周期决定了临床发病的间隔时间。间日疟原虫和卵形疟原虫均为 48h,三日疟原虫为 72h,而恶性疟原虫不规则,一般为 36~48h。恶性疟原虫早期滋养体在血液中发育,逐渐隐匿在微血管和肝、脾、骨髓等器官的血窦等处,继发成晚期滋养体和裂殖体,一般在外周血液中不易见到。

4 种疟原虫寄生于红细胞的不同发育期,间日疟原虫和卵形疟原虫主要寄生于网织红细胞,三日疟原虫多寄生于衰老的红细胞,恶性疟可寄生于各发育期的红细胞。

2. 在按蚊体内的发育　包括在蚊胃内的配子生殖和蚊胃壁上的孢子生殖两个阶段。

(1)配子生殖:雌性按蚊刺吸患者或带虫者血液后,疟原虫随血液进入蚊胃,配子体继续发育,其余各期均被消化,配子体很快从红细胞中逸出,雌配子体经减数分裂发育成雌配子;雄配子体进行核分裂为 8 个雄配子。雄配子钻入雌配子体内交配受精,形成圆形的合子。合子渐渐发育成能活动的动合子。动合子穿过胃壁,在胃弹性纤维膜下形成卵囊。以上发育在按蚊吸血后的 24~72h 完成。

(2)孢子生殖:卵囊合子反复分裂,进行孢子生殖,生成数以万计月牙形的子孢子,子孢子随卵囊破裂释出或从囊壁上的微孔钻出,经血淋巴集中于按蚊的唾液腺,发育成成熟的子孢子。当按蚊再次刺吸人血时,子孢子侵入人体,又开始在人体内的发育。在最适宜条件下 24~26℃,疟原虫在按蚊体内发育成熟时间:间日疟原虫为 9~10d,恶性疟原虫为 10~12d,三日疟原虫为 25~28d,卵形疟原虫约为 16d。气温过低则成熟时间延长,气温低于 16℃时疟原虫停止发育。

二、流行病学

(一) 流行历史、分布

根据世界卫生组织统计,目前全球有 108 个国家和地区流行疟疾,约 33 亿人受威胁,每年约有 2 亿病例,近 80 万人死亡,其中 80%以上的病例在非洲。疟疾过去是危害人类最严重的疾病之一,现在仍是发展中国家重要的公共卫生问题。近年来,疟疾仍被世界卫生组织列为对人类危害最严重的三大传染病之一,还被列为重点防制的 10 种热带病之一。

(二) 储存宿主和传播媒介

外周血中有配子体的患者和带虫者是疟疾的传染源。疟疾的传播媒介为按蚊,经叮咬人体传播。其次在高疟区可见输血传播,但输血传播的疟疾没有远期复发的现象。患有疟疾的孕妇也可通过垂直传播传给婴儿,偶见静脉药瘾者通过共用污染的注射器感染疟疾。我国主要的传疟按蚊是中华按蚊、嗜人按蚊、微小按蚊和大劣按蚊。

(三) 人群易感性

除了因某些遗传因素对某种疟原虫表现出不易感的人群及高疟区婴儿可从母体获得一定的免疫力外,其他人群普遍易感。感染后虽可获得一定程度的免疫力,但一般不超过 3 个月。再次同种疟原虫感染者,其临床症状较轻,甚至可无症状。而当非疟区的外来人员感染后,其临床表现常较严重。

(四) 流行特征

间日疟原虫主要分布于温带地区,恶性疟原虫主要分布于热带和亚热带地区,三日疟原虫主要在非洲局部,卵形疟原虫主要在非洲西海岸的较小范围内。我国疟疾以间日疟最常见,其次是恶性疟,三日疟和卵形疟少见,流行程度从北向南渐趋严重。由于近年来流动人口增加,国际交往频繁,我国周边国家抗药性疟疾的蔓延,防制措施稍有放松即出现疫情回升,因此疟疾仍是我国重点防治的寄生虫病之一。

目前、疟原虫对各种抗疟药的耐药性在增多、增强,其中包括对青蒿琥酯的耐药性。

三、病理学

（一）病理变化

疟疾临床发作是由疟原虫在红细胞内裂体增殖所引起的。裂殖体成熟后红细胞核胀破，而大量的裂殖子及其代谢产物、疟色素、残余和变性的血红蛋白以及红细胞碎片等一起进入血流，激活巨噬细胞、单核细胞、中性粒细胞等炎症细胞，释放出内源性致热原，而引起临床上典型的寒战和高热。疟原虫寄生在红细胞内大量破坏红细胞，疟疾患者脾功能亢进和网状内皮系统增生，消除受疟原虫抗原感染的红细胞，恶性疟导致红细胞生成障碍，这些都是引起疟疾贫血的原因。

机体对反复感染疟原虫出现过强的免疫应答，产生大分子免疫复合物导致巨脾。三日疟原虫在人体内持续存活时间较长，长期向机体血流提供可溶性循环抗原，不断产生抗原-抗体复合物，并沉积于肾小球基底膜，激活补体，导致肾小球上皮细胞、基底层和血管内皮细胞结构与功能的损伤，以致出现肾病综合征，重者尚可引起肾衰竭。被疟原虫寄生的红细胞在脑部的毛细血管内聚集成为脑型疟等。

（二）临床表现

间日疟和卵形疟的潜伏期为 13~15d，三日疟为 24~30d，恶性疟为 7~12d。输血后疟疾的潜伏期多为 7~10d，国内主要是间日疟，临床表现与蚊传疟疾相同。经母婴传播的疟疾常于出生后 1 周左右发病。

1. 典型表现　典型症状为突发性寒战、高热和出汗退热。寒战常持续 20~60min。随后体温迅速上升，通常可达 40℃以上，伴头痛、全身酸痛、乏力，但神志清楚。发热常持续 2~6h。随后开始大量出汗，体温骤降，持续 30~60min。此时，患者自觉明显好转，但常感乏力、口干。各种疟疾两次发作之间都有一定的间歇期。早期患者的间歇期可不规律，但经数次发作后逐渐变得规律。间日疟和卵形疟的间歇期约为 48h，三日疟约为 72h，恶性疟为 36~48h。

2. 贫血　疟疾发作数次后可出现贫血，尤以恶性疟为甚。妊娠妇女和儿童最常见，流行区的高死亡率与严重贫血有关。贫血的原因除了疟原虫直接破坏红细胞外，还与下列因素有关：①脾功能亢进，吞噬大量正常红细胞。②免疫病理的损害。③骨髓造血功能受到抑制。

3. 脾大　初发患者多在发作 3~4d 后，脾开始肿大，长期不愈或反复感染者，脾大十分明显，可达脐下。主要原因是脾充血和单核巨噬细胞增生。早期积极抗疟治疗，脾可恢复正常大小。慢性患者，由于脾包膜增厚，组织高度纤维化，质地变硬，虽经抗疟根治，也不能恢复到正常。

4. 再燃和复发　再燃是由体内残存的少量红内期疟原虫重新大量繁殖再次引起的，因此 4 种疟疾都有发生再燃的可能性。多见于病愈后的 1~4 周，可多次出现。复发是由寄生于肝细胞内的迟发型子孢子引起的，只见于间日疟和卵形疟。复发多见于病愈后的 3~6 个月。输血后疟疾及母婴传播因无肝细胞内繁殖阶段，缺乏迟发型子孢子，故不会复发。

四、实验室检验方法

（一）标本采集

按照无菌采血规程，用一次性采血针在患者或染疫嫌疑人耳垂或指端扎刺取血，婴儿可从拇指或足跟扎刺取血。用干棉球擦去第一滴血，将适量的血液滴于玻片上可以制成血涂片染色镜检；直接用一次性毛细吸管吸取血液，做血清学快速检测；将血液滴于滤纸上，待干后自封袋保存，或血液经过抗凝处理，-20℃冷冻保存，可做疟原虫分子核酸检测等。

（二）病原学检测

1. 镜检　最好在服药以前取血检查。取外周血制成厚、薄血膜，经吉姆萨或瑞特染色后，镜检查找疟原虫。薄血膜中疟原虫形态完整、典型，容易识别和鉴别虫种，但原虫密度低时容易漏检。厚血膜由于原虫比较集中，易检出，但染色过程中红细胞溶解，原虫形态有所改变，虫种鉴别较困难，因此最好在一张玻片上同时制作厚、薄两种血膜，如果在厚血膜中查到原虫而鉴别有困难时，可再检查薄血膜。恶性疟在发作开始时，间日疟和三日疟在发作数小时至 10h 采血检出率较高。标准疟原虫血涂片制作见文末彩图 14-1 所示。

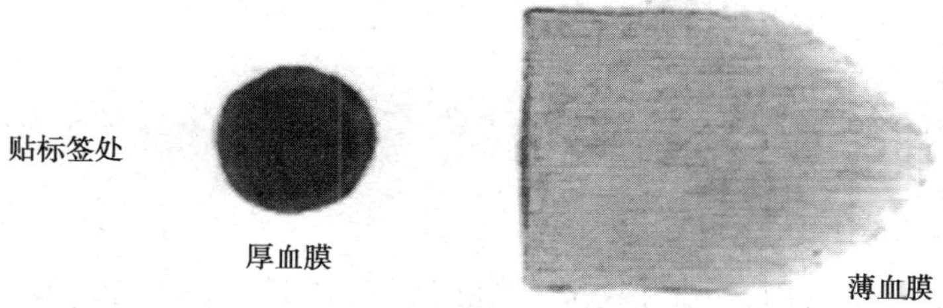

图 14-1　标准疟原虫血涂片制作

2. 血沉棕黄层定量分析法　近年用于疟疾诊断，原理是感染疟原虫的红细胞比正常红细胞轻，而比白细胞略重。离心分层后集中分布于正常红细胞上面。

（三）血清学检测

常用的血清学方法，如酶联免疫吸附试验（ELISA）、放射免疫测定（RIA）等，检测血液中疟原虫的特异性抗原与抗体，具有方便、快速、敏感的特点。抗疟原虫抗体在感染后 2~3 周出现，4~8 周达高峰，然后下降。重复感染或复发，抗体上升较快，且抗体的水平比初次感染高，持续时间长。由于抗体在患者治疗后仍能持续一段时间，且广泛存在着个体差异，因此抗体检测在临床上仅作辅助诊断，一般无早期诊断价值，而主要用于疟疾流行病学调查、防治效果评估及输血对象筛选。

（四）分子生物学检测

PCR 和核酸探针已用于疟疾的诊断。分子生物学检测技术最突出的优点是敏感性高，对低原虫血症检出率较高。用核酸探针检测恶性疟原虫，其敏感性可达感染红细胞内 0.000 1%的原虫密度。国内学者采用巢式 PCR 技术扩增间日疟原虫基因特定片段，其敏感性达 0.1 原虫/μL 血。目前同时检测 4 种疟原虫的有巢式 PCR 引物（表 14-2），可扩增出疟原虫的 DNA 片段，有助于诊断混合感染，可区分交叉反应，具有广泛的应用前景。

表 14-2　巢式 PCR 检测疟原虫的引物

反应轮次		引物序列（5′-3′）	产物长度/bp
第一轮（属特异性引物）		rPLU5:CCTGTTGTTGCCTTAAACTTC rPLU6:TTAAAATTGTTGCAGTTAAAACG	1 100
第二轮（种特异性引物）	恶性疟原虫	rFAL1:TTAAACTGGTTTGGGAAAACCAAATATATT rFAL2:ACACAATGAACTCAATCATGACTACCCGTC	205
	间日疟原虫	rVIV1:CGCTTCTAGCTTAATCCACATAACTGATAC rVIV2:ACTTCCAAGCCGAAGCAAAGAAAGTCCTTA	120
	三日疟原虫	rMAL1:ATAACATAGTTGTACGTTAAGAATAACCGC rMAL2:AAAATTCCCATGCATAAAAAATTATACAAA	144
	卵形疟原虫	rOVA1:ATCTCTTTTGCTATTTTTTAGTATTGGAGA rOVA2:GGAAAAGGACACATTAATTGTATCCTAGTG	800

（五）生物安全操作

疟原虫是通过蚊虫叮咬及血液传播引起人类疾病的生物病原体，工作中经血传播而致的感染主要发生在意外针刺时、锐器刺伤时、破损的皮肤或黏膜被污染时、动物实验中饲养的蚊虫叮咬时等。在进行采样和一般检测时，人员可以采用生物安全一级防护，穿戴工作衣、戴一次性工作帽和乳胶手套，戴一次性外壳口罩。在进行分子核酸检测试验时，需要按照分子实验室的检测流程操作。动物实验的区域应安装防蚊纱窗和门帘。

五、预防与控制

（一）管理传染源

积极开展流行病学调查，及早发现疟疾患者和带虫者，并建立患者档案，对患者进行早期彻底治疗。

对一年内有间日疟、三日疟史而未经根治的患者，应进行抗复发治疗。

（二）消灭传播媒介

主要是消灭按蚊，防止被按蚊叮咬，清除按蚊幼虫的孳生地；此外，在人员居住地采用灭虫剂、蚊香等杀灭成虫。

（三）加强个人防护

1. 防蚊叮咬　在室内安装纱门、纱窗和蚊帐等；在野外工作时涂抹驱蚊霜、防蚊油，穿防蚊衣，带驱蚊头网等。

2. 预防服药　在前往疟疾流行区旅行或工作前，须预防服药。为防止耐药性，可根据条件酌情选用预防药剂，一般至少每隔3个月调换1种药物。服药时间应在进入流行区前1周开始，并持续到离开流行区后6~8周。预防药物有复方哌喹、醋酸硝喹片、磷酸哌喹片、乙胺嘧啶片和阿奇霉素等，可单用或配伍使用，每种药物使用不宜超过半年。

（四）防控监测

经过我国多年防治工作的有效开展，现残存病例少而分散，且缺乏季节性的变化规律。目前输入疟疾病例通常多于本地发生的病例，疫病多发生在防治力量薄弱或人口流动量大的居民点，由于部分地区还存在传疟媒介和残存的传染源及输入的传染源，所以疟疾复燃，甚至重新流行的风险仍然存在。所以疟疾监测工作要做好以下几点：

1. 及时发现和根治残存的疟疾病例，防止输入新传染源引起新的传播。

2. 监测媒介按蚊种群、密度、食性、栖息习性、季节分布及自然感染率等，降低疫情暴发的风险。

3. 易感人群居民原虫率、发病率、抗体阳性率、脾大率和原虫对药物的敏感性。

4. 对疫区居民、前往疫区人员或有感染风险人员进行有效的健康教育，提升人员自身防疟知识水平，改变生活习惯、生产方式等，减少染疫风险。

5. 疟疾信息网络，在有代表性的地区应设立疟疾监测站，实施疟疾监制活动，并根据疟疾调查结果采取有效措施，控制疫情发生，防止疟疾暴发流行。

（许　佳）

第二节　黑　热　病

黑热病（kala-azar）又称内脏利什曼病，是由杜氏利什曼原虫寄生于人体单核巨噬细胞系统引起，经白蛉传播的慢性地方性传染病。患者大部分为青少年，临床上以长期发热、肝脾大、末梢血白细胞数减少和血浆球蛋白增高为其主要特征。

一、病原学

（一）形态

杜氏利什曼原虫生活史中有两种形态：前鞭毛体和无鞭毛体，两者均以纵二分裂法进行无性生殖。

1. 前鞭毛体　寄生于白蛉消化道内。成熟的虫体呈梭形或长梭形，前端有一根伸出体外的鞭毛，为虫体运动器官。虫体大小为（14.3~20）μm×（1.5~1.8）μm，核位于虫体中部，动基体（kinetoplast）在前部。基体在动基体之前，鞭毛即由此发出。活的前鞭毛体运动活泼，鞭毛不停地摆动，常以虫体前端聚集成团，排列成菊花状。体外培养的虫体有时也可见到粗短形的前鞭毛体和梭形前鞭毛体，这与虫体的发育程度有关。

2. 无鞭毛体　又称为利杜体（Leishman-Donovan body，LD body），寄生于人和其他哺乳动物的单核巨噬细胞内。虫体很小，卵圆形，大小为（2.9~5.7）μm×（1.8~4.0）μm。经瑞特染色液染色后，细胞质呈淡蓝色或淡红色。内有1个较大而明显的圆形核，呈红色或淡紫色。动基体位于核旁，着色较深，细小、杆状。在更高倍数放大时，可见虫体前端从颗粒状的基体（basal body）发出一根丝体（rhizoplast）。基体及根丝体在普通显微镜下难以区分。

（二）生活史

杜氏利什曼原虫生活史需要两个宿主，即白蛉和人或哺乳动物。前鞭毛体寄生在白蛉胃内，是杜氏利什曼原虫的感染阶段。无鞭毛体寄生在人或哺乳动物的巨噬细胞内，是杜氏利什曼原虫的致病阶段。

1. 在白蛉体内　当雌性白蛉叮刺病人或受感染的动物宿主时，血液或皮肤内含无鞭毛体的巨噬细胞被吸入胃内，2~3d 后发育为成熟前鞭毛体，活动力明显加强，并以纵二分裂法迅速繁殖。在数量剧增的同时，虫体逐渐向白蛉前胃、食管和咽部移动。1 周后，具感染力的前鞭毛体大量聚集在口腔及喙。此时，当白蛉叮刺健康人时，前鞭毛体即随白蛉唾液进入人体。

2. 在人体内　当感染有前鞭毛体的雌性白蛉叮刺人体吸血时，前鞭毛体随白蛉分泌的唾液进入人体的皮下组织，在皮下组织鞭毛脱落成为无鞭毛体（利杜体）。有些利杜体被吞噬细胞吞噬，有些则侵入血流，到达身体各部如肝、脾、骨髓和淋巴结等的单核巨噬细胞系统中大量繁殖，最终导致巨噬细胞破裂，游离的无鞭毛体又进入其他巨噬细胞，重复上述增殖过程，由此引起病变。

二、流行病学

（一）流行历史、分布

本病为地方性传染病，但分布较广，亚、欧、非、拉丁美洲均有本病流行。主要流行于印度及地中海沿岸国家。黑热病曾是危害我国人民健康最为严重的疾病之一，在 20 世纪 50 年代，本病流行于长江以北等 17 个省市、自治区，当时约有患者 53 万，以后开展了大规模的防制工作，取得了显著成效。目前，黑热病主要发生在新疆、内蒙古、甘肃、四川、山西和陕西 6 地。

（二）储存宿主和传播媒介

患者与病犬为主要传染源。不同地区传染源可不同，城市平原地区以患者为主要传染源，丘陵山区主要传染源为病犬，在边缘荒漠地区，野生动物为主要传染源。黑热病主要是由白蛉叮咬传播，偶可经破损皮肤和黏膜、胎盘或输血传播。黑热病的传播媒介涉及 20 余种白蛉，主要是白蛉属和罗蛉属的种类。我国主要有中华白蛉、中华白蛉长管亚种、吴氏白蛉和亚历山大白蛉 4 种，中华白蛉是我国黑热病主要的传播媒介，也是我国分布最广的白蛉，除新疆、甘肃西南和内蒙古的额济纳旗外均有存在。

（三）易感人群

人群普遍易感，病后有持久免疫力。健康人也可具有不同程度的自然免疫性。10 岁以内儿童多见，男性较女性多见。免疫缺陷者，如骨髓、器官移植、艾滋病患者及其他接受免疫抑制治疗的人群，成为新的需要关注的易感人群。

（四）流行特点

根据传染来源不同，黑热病在流行病学上可大致分为 3 种不同类型，即人源性、犬源性和自然疫源性。

1. 人源性　主要见于平原地区，患者为主要传染源，青少年为主，犬很少感染。传播媒介为家栖型中华白蛉和新疆长管白蛉。这些地区黑热病已被控制，近年未再发现新病例，但偶可发现黑热病后皮肤利什曼病。

2. 犬源性　主要见于丘陵地区，人感染主要来自病犬，患者散在，绝大多数患者为 10 岁以下儿童，婴儿的感染率较高。传播媒介为近野栖型或野栖型中华白蛉。这类地区为我国目前黑热病主要流行区。

3. 自然疫源性　分布于新疆和内蒙古的某些荒漠地区，在某些动物中流行。当地患者主要见于婴幼儿，2 岁以下患者占 90%以上。进入这类地区的外地成人常患淋巴结型黑热病，病例散发。传播媒介为野栖蛉种，主要是吴氏白蛉，其次是亚历山大白蛉。动物宿主尚需进一步证实。

黑热病的流行、分布与当地的自然条件密切相关，媒介白蛉的生存具有其适宜的条件，随着气候的改变、人与动物迁徙的变化，加速了该病的传播，导致低流行区病例增多。各种社会因素如快速城镇化、荒漠森林的开发、各种探险、旅游等活动也增加了该病的感染机会。人群免疫水平下降，特别是艾滋病患者的激增，导致黑热病合并艾滋病感染病例增加，同时也增加了该病的传播机会和危险性。

三、病理学

（一）病理变化

主要病变见于以下脏器：脾显著肿大，重量可达4~5kg，被膜增厚。增生的巨噬细胞内含大量利杜体，浆细胞增生，可因脾内血流受阻充血、小动脉受压，出现脾梗死与脾功能亢进，后期因纤维组织增生而使脾肿变硬。肝胆呈轻、中度肿大，被膜增厚，汇管区、肝窦内及库普弗细胞内充满大量利杜体以及浆细胞、淋巴细胞。肝小叶中心肝细胞受压而萎缩，周围肝细胞肿胀，或因缺血发生肝脂肪变性，或因结缔组织增生导致肝硬化。骨髓组织极度增生呈暗红色，脂肪组织明显减少；巨噬细胞明显增生，其中可见大量利杜体；中幼粒细胞异常增多，晚幼粒及分叶核粒细胞、嗜酸性粒细胞明显减少；有核红细胞增加；巨核细胞正常或减少，而血小板显著减少。淋巴结肿大，皮质、髓质与窦道内可找到含利杜体的巨噬细胞，浆细胞增多。此外，扁桃体、肺、肾、胰腺、睾丸等组织内亦有巨噬细胞增生，并可找到利杜体。肾小球血管基底膜上可见免疫复合物（IgG、IgM 和 C3）沉积，提示可致免疫复合物性肾病。

（二）临床表现

潜伏期长短不一，10d 至9年，平均3~5个月。临床表现可分为典型和特殊型。

1. 典型临床表现

（1）发热：起病缓慢、症状轻而不典型。典型病例呈双峰热型，大多数为长期不规则发热。可伴畏寒、盗汗、食欲下降、乏力、头晕等症状。发热虽持续较久，但全身中毒症状不明显，部分患者仍能坚持工作。

（2）脾、肝及淋巴结大：脾呈进行性增大，自起病2~3周即可触及，质地柔软，以后随病期延长，肿大逐渐明显且变硬，半年可平脐，年余可达盆腔，若脾内栓塞或出血，则可引起脾区疼痛和压痛。肝轻至中度增大，质地软，偶有黄疸和腹水。淋巴结亦为轻至中度肿大。

（3）贫血及营养不良：病程晚期可出现，有精神委靡、心悸、气短、面色苍白、水肿及皮肤粗糙，皮肤颜色可加深，故称之为黑热病。亦可因血小板减少而出现鼻出血、牙龈出血及皮肤出血点等。

在病程中症状缓解与加重可交替出现，一般病后1个月进入缓解期，体温下降，症状减轻，脾缩小，血象好转，持续数周后可反复发作，病程迁延数个月。病程愈长缓解期愈短，终至症状持续而无缓解。

（4）合并 HIV 感染的黑热病：WHO（1996）将该病称为免疫低下的黑热病。患者的临床症状与无合并感染的黑热病相似，即具有发热，体重减轻，肝、脾及淋巴结肿大，白细胞减少和贫血等症状，但其表现更为严重。有些患者因利什曼原虫的异位寄生而出现其他症状，此时，利什曼原虫除寄生于内脏外，在患者皮肤和血液内的检出率也很高，分别达88.7%和68.7%。HIV 患者被白蛉叮咬后极易获得感染。合并感染 HIV 的黑热病患者，由于机体免疫系统的全面崩溃和利什曼原虫在体内的广泛寄生，故预后十分恶劣，最后常因并发其他疾病而死亡。

2. 特殊临床表现

（1）淋巴结型利什曼病（lymph gland visceral leishmaniasis，LGVL）：无黑热病病史，病变局限于淋巴结，故此类内脏利什曼病又称淋巴结型黑热病。本病较少见，表现为浅表淋巴结肿大，尤以腹股沟和股部最多见，其大小不一，无红肿或压痛。患者的一般情况大多良好，少数可有低热和乏力，肝、脾很少触及，本病多数患者可以治愈。

（2）黑热病后皮肤利什曼病（postkala-azar dermal leishmaniasis，PKDL）：部分黑热病患者在用锑剂治疗过程中，或治愈后数年甚至十余年后可发生黑热病后皮肤利什曼病。病人面部、四肢或躯干等部位出现许多含有利什曼原虫的皮肤结节，结节呈大小不等的肉芽肿，或呈暗色丘疹状，常见于面部及颈部，有的酷似瘤型麻风。我国已报道本病100余例。

四、实验室检验方法

（一）标本采集

骨髓穿刺法主要检查杜氏利什曼原虫无鞭体，以骨髓穿刺液涂片检查法最为常用。一般常作髂骨穿刺（有时也可用棘突穿刺），比较安全。淋巴结穿刺液也可用于无鞭体的检查，检出率低于骨髓穿刺法，但此法简便、安全，一般选择疑似患者腹股沟处淋巴结作为穿刺部位。血液检查有时也用于检查杜氏利什曼原虫，但效果不理想。

（二）病原学检测

1. 穿刺检查

（1）涂片法：以骨髓穿刺涂片法最为常用，原虫检出率为 80%~98%。淋巴结穿刺原虫检出率为 46%~87%，可用于检查治疗后复发患者。脾穿刺检出率较高，达 90%~99.3%，但不安全，一般少用或不用。

（2）培养法：如原虫量少致涂片检查阴性，可将穿刺物作利什曼原虫培养。用无菌方法将上述穿刺物接种于 NNN 培养基，置 22~25℃温箱内。约 1 周后若在培养物中查见运动活泼的前鞭毛体，即可判为阳性结果。此法较涂片法更为敏感，但需时较长，近年来改用 Schneider 培养基效果更好，3d 即可出现前鞭毛体。

（3）动物接种法：把穿刺物接种于易感动物（如金地鼠）体内，1~2 个月后取肝、脾作印片涂片，瑞特染色液染色镜检。

2. 皮肤活组织检查　在皮肤结节处用消毒针头刺破皮肤，取少许组织液，或用手术刀刮取少许组织作涂片，染色镜检。

（三）血清免疫学检测

1. 抗体检测　酶联免疫吸附试验（ELISA）、间接血凝（IHA）、间接荧光抗体试验（IFA）等均可采用。敏感性及特异性均较高，其中 IFA 法及 ELISA 法阳性率几乎达 100%，但可有假阳性。

2. 循环抗原检测　可用单克隆抗体-抗原斑点试验（McAb-AST）检测血内循环抗原诊断黑热病。此法阳性率高，敏感性、特异性、重复性均较好，且具有简易可行，需血清量少的优点，可用于确定现行感染，还可用于疗效评价。

（四）分子生物学检测

分子生物学检测属于病原学诊断方法，与传统病原学方法相比，敏感性、特异性均高，可提高检出率。利什曼原虫具有上万拷贝，且含有种株特异性的小环 DNA，以动基体小环 DNA 基因序列设计的杜氏利什曼原虫特异性引物，可确定内脏利什曼原虫的种类。实时定量 PCR 可有效检测、评估感染者体内的虫体载量，有效评估疗效，亦为流行区无症状感染者的筛查提供了新的工具。环介导等温扩增技术（LAMP）在现场病例筛查逐渐得到广泛的应用。

（五）生物安全操作

操作人员应做好个人安全防护，实验操作应当严格遵守有关国家标准和实验室技术规范、操作规程，采取安全防范措施，实验动物应按照生物安全要求进行管理，废弃物及动物尸体应进行无害化处理。

五、预防与控制

（一）管理传染源

在流行区白蛉繁殖季节前，积极发现病例并对其进行治疗，是控制黑热病的关键，也是最简单、有效的措施。对病犬应做到定期查犬、早发现、早捕杀，捕杀病犬是犬源型黑热病流行区防制工作中的关键。

（二）消灭传播媒介

杀灭白蛉，切断传播途径，是防治黑热病的重要措施之一。根据白蛉的生态习性，因地制宜地采取适当的对策。疫区内可用杀虫剂对人口居住聚集地和发病较集中的村落进行溴氰菊酯（12.5~25mg/m^2）滞留喷洒灭蛉，防止其孳生。生态环境改造也可有效减少白蛉数量。

（三）加强个人防护

正确使用防蛉设施，如纱窗、纱门、蚊帐、灭蛉器、驱避剂等，防止白蛉叮咬。

第三节 巴贝虫病

巴贝虫病(babesiosis)是由巴贝虫属(*Babesia*)的红细胞内寄生的血液原虫通过蜱类媒介感染所致的人兽共患寄生虫病。不同种类原虫可对相应的脊椎动物致病,故有牛、马、犬、羊、猪等各种巴贝虫病。人巴贝虫病是由牛巴贝虫、马巴贝虫、啮齿类巴贝虫等病原体感染所致,通常先发生家畜感染,然后在人群中出现感染。人巴贝虫病,急性发病时颇似疟疾,临床以间歇热、脾大、黄疸及溶血等为特征。

一、病原学

(一) 形态

巴贝虫属原生动物,其结构十分简单,根据大小分为两型:大型虫体长 2.5~5.0μm;小型虫体长 1.0~2.5μm。红细胞内的虫体形态多样,可呈逗点状、阿米巴状、环状、梨形、圆形、卵圆形等。单个或成对排列(双梨形,尖端互相靠近,钝端互成角度),也可为四联型(分成 4 个排列成十字形小体)。虫体的核呈点、球或块状,紫红色。一个红细胞内可有多个虫体寄生,以 1~4 个居多,并表现为不同发育期。

(二) 生活史

巴贝虫的生活史主要包括在人或脊椎动物红细胞内的发育阶段和媒介蜱体内发育阶段。

1. 在人体内　巴贝虫的子孢子通过蜱叮咬随唾液进入人或脊椎动物体内,侵入红细胞后,通过出芽生殖方式或二分裂增殖发育成裂殖子。随着红细胞破裂,裂殖子释放后,再侵入新的红细胞,重复分裂增殖。部分虫体不再进行裂体增殖,而发育成雌雄配子体。

2. 在蜱体内　配子体通过蜱吸食宿主血液进入蜱体内,在肠道中发育为配子,进而结合成合子,然后进行增殖,再通过血淋巴移行至蜱体内各组织。移行到蜱唾液腺的合子,进一步发育为子孢子,完成一个生活周期。

巴贝虫在蜱间传播方式包括①经卵传递:雌蜱吸血后,巴贝虫在蜱体内繁殖发育后进入蜱卵巢,经卵传递给下一代蜱。②期间传播:幼蜱(或若蜱)吸食含有巴贝虫的血液后发育,将虫体传给下一个发育阶段。

二、流行病学

(一) 流行历史、分布

巴贝虫呈世界性分布,主要以感染动物宿主为主。全球现已报道人感染病例数百例,以美国报道最多,欧洲其次。人体巴贝虫病的首例确诊报告见于 1957 年,病人是一来自南斯拉夫的 33 岁无脾脏农夫。我国最早于 1982 年在云南省发现本病。全球迄今已有 100 多例报告,死亡 10 余例。我国有 6 例人体病例的报道(台湾和云南各 2 例,内蒙古 1 例,浙江 1 例),但尚无相关的流行病学调查数据。近 20 年来,人巴贝虫病例增多,还发现了隐性或亚临床感染者,从无症状的供血者血液中分离出原虫。本病呈地方性流行,免疫功能低下者易感染。几年来,因输全血或血液制品发生巴贝虫病感染的病例也有报道。

(二) 储存宿主和传播媒介

巴贝虫病为典型的动物源性疾病,其传染源存在于患畜、感染带虫的啮齿动物以及媒介蜱类。表面健康的无症状带虫者供血时,则对接受输血者也构成传染源。巴贝虫病主要通过蜱叮咬、器官移植、胎盘或输血传播。传播巴贝虫病的主要蜱种有:草原革蜱、森林革蜱、银盾革蜱、中华革蜱、镰形扇头蜱、长角血蜱等。

(三) 易感人群

人类不分种族、年龄、性别,普遍易感。但各种免疫功能低下的人群,如脾切除或脾功能有缺陷及艾滋病患者等更易感。微小巴贝虫也在有免疫力的人体引起感染而出现临床症状,改变了以往认为脾完好者不被感染的观点。从事畜牧业者为职业倾向的感染对象。

(四) 流行特点

我国巴贝虫病的流行呈现地方性,点状分布,被带虫的蜱叮咬或输入含巴贝虫的血制品都是引起巴贝虫病传播的基本要素。地理、气候、储存宿主及保虫宿主、传播媒介等都与巴贝虫病的分布及流行密切相关。人巴贝虫病一般均发生于畜间流行后。家畜感染后仅出现原虫血症而无临床症状,家畜虽未发病,但是通过蜱类媒介可传染给人,农牧场为本病好发地点。

三、病理学

(一) 病理变化

从研究发病动物的病变状态看,因被感染的动物种类和巴贝虫种与株的差异而有明显不同。电镜下观察,巴贝虫的增殖子首先用其前端贴近红细胞,当迅速侵入红细胞时,将部分红细胞膜带进,使其凹入而形成空泡。当红细胞膜裂解时,空泡随之消失。原虫分布于胞质中,终致红细胞发生溶解,此见于重症患者的主要病变过程。含有大量原虫的红细胞有时凝集于小血管和毛细管壁上,以致引起血液淤积和毛细血管堵塞,受侵器官出现局部缺血直至发生组织坏死。由于肝脏窦状隙血液淤积而导致肝肿胀,细胞变性乃至坏死,以中心静脉周围最为多见。可见肿胀的肝脏等染有胆汁,在肝、脾中常可看到吞噬红细胞现象。肝、脾、骨髓等造血组织增生。在动物巴贝虫病,脑组织受到侵害也屡见不鲜。死亡病例可见溶血性贫血。脾增大 2~5 倍。肾脏肿大,伴有出血点。

(二) 临床表现

人巴贝虫病的临床表现是由宿主红细胞内无性繁殖期虫体的作用及宿主红细胞溶解所致,并与宿主免疫状态有关。病情严重程度与患者的年龄、有无脾切除及感染虫种有关。巴贝虫病的潜伏期为 1~4 周。免疫功能正常的宿主多呈自限性,即症状仅持续 2~4 周。重症患者可突然起病,高热、寒战,体温可高达 40℃,症状类似疟疾。依据病情轻重分为以下 3 型:

1. 轻型　仅有低热(或体温正常),略有疲惫和不适感,轻微头痛,虚弱乏力以及食欲缺乏等。

2. 中型　起病急骤,体温达 39~40℃,寒战,大汗不止,头痛剧烈,肌痛,甚至周身关节疼痛。有时畏光,精神抑郁或烦躁不安,神志恍惚。可能出现恶心、呕吐,但无脑膜刺激症状。脾有轻至中度肿大,淋巴结无异常。无发疹现象。

3. 重型　起病时临床表现同中型。危重患者的溶血性贫血发展迅速,伴发黄疸、蛋白尿、血尿及肾功能障碍等。有脾切除史的患者临床表现严重。重型多于起病后 5~8d 死亡。另外,被蜱叮咬而发病的患者还会出现一些诸如螺旋体、立克次体合并感染的情况,使症状更为严重。艾滋病患者感染巴贝虫后易转化成慢性感染。

四、实验室检验方法

(一) 标本采集

一般选择耳垂或左手无名指尖作为采血部位,用 3%碘酒、75%乙醇消毒耳垂或指尖,待乙醇干后,用左手拇指或示指捏紧耳垂下方或指尖,使采血点皮肤绷紧,右手持一次性采血针,快速刺破皮肤,挤出血滴制片。

(二) 病原学检测

1. 涂片法　末梢血涂片吉姆萨染色镜检是诊断该病最常用的方法。依据感染宿主不同,血涂片所见虫体在形态上有很大差异。血涂片中可查见原虫的持续时间从 3~12 周。血涂片镜检时,在红细胞发现有多个环形体而无色素颗粒。在溶血性贫血患者的末梢血涂片中,可有 1%~10%的红细胞含有原虫。

2. 动物接种法　动物腹腔接种是诊断巴贝虫病的敏感方法之一,将患者血液 1.0mL 接种于金黄地鼠腹腔,在 12~14d 内可产生原虫血症,1 个月后采尾血,涂片可查见病原体。在动物血涂片上,虫体形态比人血涂片典型。

(三) 免疫学检测

血清学诊断可用间接荧光抗体试验(IFA)、间接血凝、毛细血管凝集试验或 ELISA 法。IFA 是目前唯一标准化的血清学检测方法，是筛选感染最常见方法。IFA 的敏感性高，特异性强，重复性好；但本方法检测结果的判定要借助荧光显微镜，只能在条件较好的实验室内进行，从而限制了它的使用。ELISA 也是巴贝虫病检测最常用的方法，具有敏感性高、特异性强等特点，但容易出现非特异性反应。

（四）分子生物学检测

分子生物学方法，如 PCR 等，提高了巴贝虫检测的灵敏性和特异性，不仅为巴贝虫的诊断提供准确的诊断方法，而且可以通过不同虫种间的基因型分析，为巴贝虫的流行病学以及种群生物学研究提供了重要的参考依据。

（五）生物安全操作

实验人员应按照生物安全要求做好个人防护，严格遵守有关国家标准和实验室技术规范、操作规程，实验动物按照实验动物管理要求进行管理，废弃物及动物尸体应按照生物安全要求进行处理。

五、预防与控制

（一）管理传染源

加强家畜检疫，早期发现患畜，采用有效隔离措施，并给予积极治疗。消除家栖和周围的野生啮齿动物，并尽量避免与之接触。

（二）消灭传播媒介

对家畜要定期灭蜱，包括畜体和畜舍及其环境的灭蜱处理。

（三）加强个人防护

避免在媒介蜱类活动季节进入疫区。集体和个人均应采取防蜱措施，如注意从衣服上检蜱、穿着防护衣袜、使用杀蜱和驱蜱剂。对疫区的献血者，应做认真检查，任何有疑似病史及久住疫区者不宜献血。

第四节　锥　虫　病

锥虫病（trypanosomiasis）是由于锥虫寄生于血液、淋巴液、脑脊液或组织细胞内引起，是严重危害人类健康的全球十大热带病之一。非洲锥虫病（African trypanosomiasis）亦称睡眠病（sleeping sickness），是由布氏冈比亚锥虫（*Trypanosoma brucei gambiense*）与布氏罗得西亚锥虫（*Trypanosoma brucei rhodesiense*）所致的中枢神经系统感染性疾病。早期临床表现为长期不规则发热，全身淋巴结肿大、皮疹，晚期以神经系统症状为主，有严重头痛、反应迟钝、肌肉震颤、昏睡以至昏迷死亡。美洲锥虫病（American trypanosomiasis）又称恰加斯病（Chagas disease），是由枯氏锥虫（*Trypanosoma cruzi*）引起的一种热带寄生虫病。本病多发于美洲，尤以拉丁美洲的偏远地区多见。临床上可引起心脏、消化道及外周神经系统改变，病死率较高，已成为拉丁美洲的严重公共卫生问题。

除人外，锥虫还寄生于鱼类、两栖类、爬虫类、鸟类和哺乳类等动物体。在中非洲，锥虫病对当地人体健康和经济发展造成的危害是极其严重的。

一、病原学

（一）布氏冈比亚锥虫和布氏罗得西亚锥虫

1. 形态　两种锥虫皆以锥鞭毛体形式寄生于人体血液和淋巴液中，二者形态相似，鉴别困难。虫体具有多型性的特点，可分为细长型［（20～40）μm×（1.5～3.5）μm］、粗短型［（15～25）μm×3.5μm］和中间型。

锥鞭毛体基本形态为长纺锤形，后端钝圆，向前端逐渐变细尖。细胞核位于虫体中部，动基体在核的后方。鞭毛由虫体后端的基体发出，沿虫体的边缘向前，并在前端游离，伸出虫体后与虫体表膜相连。当鞭毛运动时，表膜伸展，即成波动膜。经吉姆萨或瑞特染色后，锥鞭毛体胞质和波动膜呈淡蓝色；胞核居中，呈红色或红紫色。随粗短型虫体的形成，胞核有不断后移的现象，动基体为点状，位于后部近末端，呈深红色。细胞质淡蓝色内含深蓝色的异染质颗粒。细长型虫体的游离鞭毛可长达 6μm，粗短型鞭毛短于

1μm，或鞭毛不游离。

2. 生活史　在病程的早期，锥鞭毛体存在于血液、淋巴液内，晚期可侵入脑脊液。三型锥鞭毛体中，仅粗短型对舌蝇具有感染性。舌蝇吸入含锥鞭毛体的血液，在其中肠内粗短型进行繁殖，发育为细长型锥鞭毛体，以二分裂法增殖。在感染10d后，锥鞭毛体从中肠经前胃到达下咽，然后进入唾液腺，在唾液腺内，经过增殖最后转变为的循环后期锥鞭毛体，外形粗短，大约为15μm×2.5μm，无鞭毛体，对人具感染性。当舌蝇刺吸人血时，循环后期锥鞭毛体随唾液进入人体皮下组织，转变为细长型，繁殖后进入血液。

（二）枯氏锥虫

1. 形态　因寄生环境不同，有3种不同形态：无鞭毛体、上鞭毛体和锥鞭毛体。无鞭毛体存在于细胞内，圆形或椭圆形，大小为2.4~6.5μm，具有核和动基体，无鞭毛或有很短鞭毛。上鞭毛体存在于锥蝽的消化道内，纺锤形，长20~40μm，动基体在核的前方，游离鞭毛自核的前方发出。锥鞭毛体存在于宿主血液或锥蝽的后肠内（循环后期锥鞭毛体），大小（11.7~30.4）μm ×（0.7~5.9）μm，游离鞭毛自核的后方发出，在血液内，外形弯曲如新月体。

2. 生活史　当锥蝽自人体或哺乳动物吸入含有锥鞭毛体的血液后，锥鞭毛体在锥蝽肠道内发育和增殖，最后发育为循环后期锥鞭毛体，为感染阶段。当受染的锥蝽吸血时，循环后期锥鞭毛体随锥蝽粪便经皮肤伤口或黏膜进入人体。也可通过口腔、鼻黏膜或眼结膜侵入人体。侵入局部的锥鞭毛体进入末梢血液或附近的网织内皮细胞，转变为无鞭毛体，进行二分裂增殖后形成假包囊（其内含数百个无鞭毛体），约5d后一部分无鞭毛体经上鞭毛体转变为锥鞭毛体，锥鞭毛体破假包囊而出进入血液，再侵入新的组织细胞。

二、流行病学

（一）流行历史、分布

1. 睡眠病　本病系由布氏冈比亚锥虫或布氏罗得西亚锥虫所致的中枢神经系统感染性疾病。冈比亚锥虫分布于非洲中部和西部，南起安哥拉和刚果民主共和国，北至苏丹和塞内加尔。罗得西亚锥虫分布于非洲东部，南起博茨瓦纳并向北延伸至埃塞俄比亚。两种锥虫在乌干达维多利亚湖的西北地区有重叠部分。非洲自史前时代以来就有睡眠病，阿拉伯旅行家伊本·哈勒敦于14世纪第一次记载本病。睡眠病威胁着撒哈拉以南36个非洲国家中的上千万人。有些国家和地区几年来有扩大的流行趋势，甚至形成暴发流行。

2. 恰加斯病　本病主要流行于中美洲和南美洲18个国家，分布从美国南部至阿根廷南部，巴西、阿根廷、智利、玻利维亚、委内瑞拉等国为主要流行区。病人大多来自贫穷、住房条件差的农村和郊区。临床上可引起心脏、消化道及外周神经系统改变，病死率较高，已成为拉丁美洲的严重公共卫生问题。虽然本病多发生于美洲局部地区，但当今快速的人口流动有利于本病的传播。

（二）储存宿主和传播媒介

1. 睡眠病　布氏冈比亚锥虫病主要传染源为人，包括病人和无症状带虫者，传播媒介为须舌蝇，牛、猪、山羊、犬等动物是储存宿主；布氏罗得西亚锥虫病的传染源包括动物和人，患者通常以猎人、渔民、采集工人较常见，传播媒介为刺舌蝇、淡足舌蝇及丝舌蝇，非洲羚羊、牛、狮、鬣狗等动物为其储存宿主。

睡眠病主要通过传播媒介舌蝇叮咬传播，但在暴发流行时，锥虫可通过舌蝇或其他吸血蝇的污染口器，直接将病原体自病人传播给健康人，而不需要经蝇体内发育。也有实验室工作人员通过污染的针头划伤皮肤而感染布氏冈比亚锥虫的报道。

2. 恰加斯病　本病的主要传染源为存在枯氏锥虫血症的动物和人。多种野生动物和家养哺乳动物都是本病的保虫宿主，如犬、猪、狐、袋鼠、熊、猫、家鼠等。枯氏锥虫通过媒介锥蝽在野生动物之间、野生动物和家养动物之间以及在人群之间传播，属于人兽共患病。

恰加斯病传播媒介为锥蝽，主要虫种为侵扰锥猎蝽、长红锥蝽、大锥蝽、泥色锥蝽等，吸血锥蝽通过吮吸含有锥虫的动物或人的血液时受到感染，被吸入的锥虫在锥蝽虫肠道内增殖，并随粪便排出体外。当虫咬伤口或皮肤黏膜破损处被感染性虫粪污染时，锥虫即可传播到宿主体内，人体就被感染，雌性或雄性锥蝽的成虫、幼虫、若虫都能吸血。此外枯氏锥虫还可通过输血、性交、母乳、胎盘或食入被传染性锥蝽粪便污染的食物而获得感染。

（三）易感人群

人群对锥虫普遍易感。发病率在性别、年龄和种族免疫上无显著差异。布氏冈比亚锥虫病的患者以农村人群为主，主要为儿童和妇女；布氏罗得西亚锥虫感染者，包括旅游者、野外工作人员和当地农民；枯氏锥虫各年龄组人群均可感染，80%的患者为幼年感染。

（四）流行特征

睡眠病的分布与舌蝇的栖息地分布基本吻合，舌蝇嗜潮湿，主要栖息于湿热的非洲丛林，靠近河流和湖泊的植物中或长廊林和大片多数的草原上，因而本病主要流行于北纬 15°至南纬 25°之间的狭长区域。在各自的分布区内，两种锥虫的流行特征亦不尽相同：其中冈比亚锥虫具有广泛流行性，而罗得西亚锥虫的流行相对局限。

恰加斯病传播媒介锥蝽甚多，主要为栖于人类居所附近的种。枯氏锥虫在森林的野生动物之间传播，虫媒将锥虫从野生动物传播到家养动物，而后经家养动物在人群中流行。本病是自然疫源性疾病和人兽共患寄生虫病。中国有 4 种锥蝽，分别是微粒锥蝽、横皱锥蝽、红带锥蝽和华锥蝽，主要分布在广东和海南等地，尚无传播人畜疾病的报道。

我国不是锥虫病的流行区，但随着全球经济一体化的进程，国际交流与贸易活动日益扩大，人口流动加快，输入性锥虫病的风险大大增加。我国已有输入性睡眠病的报道，但尚无恰加斯病输入病例报道。

三、病理学

（一）病理变化

1. 睡眠病　本病的基本病理过程包括 3 期，即虫体在局部增殖所引起的局部初发反应期，在体内播散的血淋巴期以及侵入中枢神经系统的脑膜脑炎期。在初发反应期，锥虫在侵入处的局部组织内增殖，伴有淋巴细胞、组织细胞、少量嗜酸性粒细胞和巨噬细胞形成的细胞浸润，局部红肿，称锥虫下疳。淋巴结和脾呈一般性增生。锥虫进入血液和淋巴液以后，可长期寄居于血液和淋巴系统内，引起广泛的淋巴结肿大，同时伴有局部淋巴细胞、浆细胞和巨噬细胞的浸润。心外膜及内膜可发生出血和淋巴细胞、浆细胞浸润，引起心肌炎、心外膜炎和心包积液。肝脏出现充血、出血和局灶性坏死。也可发生灶性肾小球肾炎。病程早期中枢神经系统仅脑膜出现淋巴细胞浸润：随着病程进展，脑实质逐渐出现淋巴细胞、浆细胞以及桑葚细胞（变性浆细胞）浸润：后期可出现全脑炎，脑白质和周围神经出现脱髓鞘现象，导致皮质下萎缩：脑皮质充血和水肿，神经元变性，胶质细胞增生等。

2. 恰加斯病　本病发病机制不明，自死于该病的患者体内检出锥虫的阳性率并不高。目前有人提出其发病的自体免疫机制学说，认为在感染锥虫后，体内可产生自身反应性细胞毒性 T 淋巴细胞，后者可溶解宿主的正常细胞。此外，针对心肌细胞肌浆网、层纤蛋白及其他细胞成分的各种抗体也可能与恰加斯心肌炎的发生有关。心脏副交感神经的去神经支配作用被认为可能是慢性恰加斯病的原因。心脏病理检查可见全心扩大和心肌肥厚，半数以上有左心室（偶尔为右心室）心尖部变薄并膨出，状如室壁瘤，此为恰加斯病心脏的特征性改变。心腔内可有血栓形成，常见血栓填满心尖部，右心房内也常有血栓。神经和自主神经节常有异常改变，可出现巨结肠和巨食管。

（二）临床表现

1. 睡眠病　通常冈比亚锥虫病呈慢性发病过程，病程持续数个月至数年，期间可出现多次发热，潜伏期时间长短不等，有时并无急性症状，但可出现中枢神经系统异常。罗得西亚锥虫病则呈急性发病过程，表现为发病急，病情重，潜伏期短（通常 2~3 周），病程为 3~9 个月。患者多呈明显消瘦、体温高、衰竭快、淋巴病变轻。部分患者在中枢神经系统尚未受到侵犯前，便死于并发感染或心肌炎。两种锥虫临床表现基本相似：

（1）初发反应期（锥虫下疳期）：在阳性舌蝇叮刺后第 6 天，患者局部皮肤肿胀，形成有痛感的硬结，其中心有一红点，此即为锥虫下疳（trypanosomal chancre），局部皮肤病变为自限性，约持续 3 周后即可消退。

一般多见于罗得西亚锥虫。

(2)血淋巴期(全身症状期):于感染后5~12d,出现锥虫血症。患者出现不规则型或间歇性发热。由于特异性抗体的出现以及频繁的虫体抗原变异,致使原来产生的抗体失去效应,从而导致血中锥虫数目产生交替上升与下降的现象,间隔时间为2~10d。锥虫血症高峰持续2~3d,伴发热、头痛、关节痛和肢体痛等症状。通常发热持续数日后可自行消退,间隔数日后体温再次升高。此期可出现全身淋巴结肿大,尤以颈后、颌下、腹股沟淋巴结为显著。颈后三角部淋巴结肿大(Winterbottom征)为冈比亚锥虫病的特征,罗得西亚锥虫病以滑车上、腋窝与腹股沟淋巴结肿大为多见。此种差异与不同种类舌蝇的叮咬习惯不同有关。其他体征有深部感觉过敏(Kerandel征)等。此外,心肌炎、心外膜炎及心包积液等也可发生。

(3)脑膜脑炎期(中枢神经受累期):两种锥虫病出现中枢神经系统症状的时间不同,冈比亚锥虫病通常出现在发病后12个月或数年中;而罗得西亚锥虫病则于感染后2~4周即可发生。主要临床症状为个性改变、呈无欲状态,以后出现异常反射,深部感觉过敏、共济失调、震颤、痉挛、嗜睡,最后昏睡等。

2. 恰加斯病 本病潜伏期为1~3周。可按自然病史分为急性期、隐匿期和慢性期3个阶段。

(1)急性期:此期常被忽视(约95%的患者在感染枯氏锥虫后无症状),但外周血涂片中可找到病原体。出现症状多为15岁以下儿童,尤以1~5岁多见,且多因锥蝽咬伤引起。锥虫侵入部位可形成红斑和硬结,称为恰加斯结节(Chagoma),一般可持续存在数周。若侵入部位在结膜,则可见单侧眼睑肿胀,肿胀系组织中黏液样物沉积所致,因此为非凹陷性,同时可见同侧睑结膜炎与耳前淋巴结炎,称为罗曼尼亚征(Romana sign),是本病早期的特征性表现。其他急性症状还包括发热、皮疹、关节痛、嗜睡、腹泻、水肿、全身淋巴结肿大、肝脾大、呼吸紊乱、发绀、昏迷等。

(2)隐匿期:绝大多数急性期症状和体征在数周至数个月时间内自发消退。此期无任何临床症状和体征,显微镜检查外周血涂片也难以发现虫体,但特异性抗体存在。50%~70%患者停留于此期,持续终身,不再发病。在免疫抑制如艾滋病患者中,外周血中可找到枯氏锥虫。

(3)慢性期:约1/3的患者经历隐匿期后逐渐进入慢性期,常出现在感染10~20年后,其中约94.5%的患者可累及心脏,称为恰加斯心脏病。约30%感染者可出现慢性锥虫病的临床表现,主要病变为心肌炎,食管与结肠出现肥大和扩张,继之形成巨食管和巨结肠。在慢性期,血中及组织内很难找到锥虫。心脏病变是慢性期最常见的后遗症和致死原因。

四、实验室检验方法

(一)标本采集

血液检查是诊断锥虫病的基本检查方法。一般选择耳垂或左手无名指尖作为采血部位,用3%碘酒、75%乙醇消毒耳垂或指尖,待乙醇干后,用左手拇指或示指捏紧耳垂下方或指尖,使采血点皮肤绷紧,右手持一次性采血针,快速刺破皮肤,挤出血滴制片。

(二)病原学检测

1. 睡眠病

(1)涂片法:取患者血液、淋巴液、脑脊液、骨髓或淋巴结穿刺液进行涂片,染色镜检,查到锥鞭毛体可确诊。

(2)动物接种法:用上述体液接种大、小白鼠或豚鼠。本方法适用于罗得西亚锥虫的诊断,而不适用于冈比亚锥虫,原因是后者难以感染啮齿动物。

2. 恰加斯病

(1)涂片法:在急性期,血中锥鞭毛体较多,可以采用血涂片直接染色检查。在慢性期,血中锥虫少,一般很难查到虫体,为提高检出率,可采用集虫的方法。淋巴结穿刺在较低水平的虫血症时往往得到阳性结果。腹腔渗出液也可用于检查。

(2)动物接种法:让实验室培养的锥蝽吮吸恰加斯病患者的血液,4~6周后检查锥蝽的直肠可发现锥虫。此法特异性好,只要外周血存在极少量的锥虫即可确诊。

（三）血清学检测

1. 睡眠病　常用的血清学诊断方法为间接荧光抗体试验（IFA）。此试验可鉴别冈比亚锥虫和罗得西亚锥虫。酶联免疫吸附试验（ELISA）、间接血凝试验（IHA）、毛细管凝集试验、卡片凝集试验（card agglutination trypanosomiasis test，CATT）等方法也可适用于锥虫病的诊断。

2. 恰加斯病　补体结合试验、间接免疫荧光抗体测定以及酶联免疫吸附试验等是目前临床上主要的诊断方法，在感染后 4～6 周出现 IgG 抗体，并终身存在。

（四）分子生物学检测

应用 PCR 及 DNA 探针技术诊断锥虫病，具有敏感性高、特异性强、快速简便、微量化等优点。克氏锥虫小环 kDNA 的可变区及小外元基因（miniexon gene）可作为 PCR 检测的有效目标序列。

（五）生物安全操作

操作人员应按照生物安全要求做好个人防护，实验操作应严格遵守相关国家标准和实验室技术规范、操作规程，做好实验室消毒、废弃物及动物尸体的无害化处理工作。

五、预防与控制

（一）管理传染源

早期发现、隔离和有效地治疗病人以及控制本病的主要传染源是预防锥虫病的重要措施。

（二）消灭传播媒介

改变孳生环境，如清除灌木林，喷洒杀虫剂能有效消灭舌蝇。改善居住条件和房屋结构，以防锥蝽在室内孳生与栖息。滞留喷洒杀虫剂，杀灭室内锥蝽。

（三）加强个人防护

在进入未经处理的舌蝇孳生地时，应加强个人防护，穿结实、牢固的长袖衣和长腿裤（因舌蝇可透过薄衣料叮咬皮肤），涂搽昆虫驱避剂等。在流行区加强对供血员和孕妇血液锥虫的检查与血清抗锥虫抗体检查，减少输血后恰加斯病和先天性恰加斯病的发生。

（陈红霞）

第五节　丝　虫　病

丝虫病（filariasis）是由丝虫寄生于人体的淋巴系统、皮下组织和体腔内引起的寄生虫病，通过吸血昆虫传播，危害人类健康。人类感染的 8 种丝虫病（班氏、马来、帝汶、罗阿、盘尾、链尾、常现和奥氏），以班氏、马来和盘尾丝虫病的危害最为严重。班氏丝虫病遍及全球，以亚、非洲较严重。马来丝虫病主要流行于东南亚的 10 个国家。班氏丝虫和马来丝虫成虫寄生于人体淋巴系统。在我国感染人体的仅有班氏丝虫及马来丝虫，蚊为传播媒介。

一、病原学

（一）成虫

班氏丝虫和马来丝虫成虫形态相似，外形乳白色细长线状，体表具环状横纹，头端略膨大，呈球形或椭圆形，雄虫尾部向腹面卷曲可达 2～6 圈，长度为 28.2～42mm。雌虫尾部钝圆，略向腹面弯曲，长度为 58.5～105mm，生殖器官为双管型，阴门靠近头端，子宫粗大，几乎充满整个虫体，近卵巢的一端内含无数小球、向前逐渐发育成为不同发育阶段的虫卵。成熟卵壳内包裹着卷曲的幼虫，在向生殖孔移动的过程中，卵壳伸展成鞘膜，包于幼虫表面，即为微丝蚴（microfilaria）。

（二）微丝蚴

微丝蚴虫体细长，在光镜下可见头端钝圆，尾端尖细，外被鞘膜，体内有圆形的体核，头部无核部位为头隙。虫体前部 1/5 处有神经环，其后为排泄孔，排泄孔后有一个排泄细胞。腹侧有肛孔，尾部可有尾核。以上各结构的大小、长短比例及相对距离因虫种而异，借此可进行鉴别（表 14-3）。

表 14-3 班氏丝虫和马来丝虫的形态鉴别要点

鉴别要点	班氏丝虫		马来丝虫	
	雌	雄	雌	雄
体长/mm	72~105	28~42	43~69	18~28
体宽/mm	0.20~0.28	0.10~0.15	0.15~0.2	0.07~0.11
尾部卷曲度	略向腹面弯曲	弯1~3圈	略向腹面弯曲	弯2~3圈
头部乳突	较小,不显著		较大,显著	
微丝蚴大小/μm	(244~296)×(5.3~7.0)		(177~230)×(5~6)	
微丝蚴体态	柔和,弯曲较自然		硬直,大弯上有小弯	
微丝蚴头间隙	较短		较长	
微丝蚴体核	圆形或椭圆形,各核分开,排列整齐,清晰可数		椭圆形,大小不等,排列紧密,互相重叠,不易分清	
微丝蚴尾核	无		2个,前后排列,尾核处略膨大	

(三)生活史

两种丝虫生活史基本相似,均需要经过幼虫在蚊体(中间宿主)与成虫在人体(终宿主)的两个发育阶段。

1. 在蚊体内　当蚊虫叮咬含有微丝蚴的患者后,患者血液中的微丝蚴随血进入蚊胃,经1~7h脱鞘,穿过胃壁由血腔侵入胸肌,形成腊肠期幼虫。1~3周经2次蜕皮后,发育为感染期幼虫,离开胸肌,移行到蚊下唇,再叮咬人时,侵入人体。

微丝蚴在蚊体内的幼虫仅有发育并无增殖,全程蜕皮2次。微丝蚴对蚊体也有一定影响,如患者血液中微丝蚴密度高,感染丝虫的蚊死亡率增高。微丝蚴在蚊体内发育所需的时间与温度、湿度和营养有关。最适合的温度为20~30℃,相对湿度为75%~90%,微丝蚴在易感的蚊体内发育成感染期幼虫所需时间:班氏微丝蚴为10~16d,马来微丝蚴为6~7.5d。

2. 在人体内　感染期幼虫侵入人体后,部分幼虫在组织内移行和发育过程中死亡,部分幼虫到达大淋巴管和淋巴结,发育为成虫。雌雄虫体缠绕交配,雌虫产出微丝蚴,微丝蚴随淋巴液经胸导管进入血液循环,在人体的内脏或血管中活动,少数微丝蚴停留在淋巴系统或漫游到周围组织。感染期幼虫从侵入人体到发育为成虫产出微丝蚴,需3~12个月。

人是班氏丝虫唯一的终宿主。马来丝虫除寄生于人体外,还可在多种脊椎动物体内发育成熟。据文献报道,周期型和亚周期型马来丝虫可以感染的动物有长尾猴、叶猴、恒河猴、家猫、野猫、狸猫、穿山甲、长爪沙鼠等,这种动物属性丝虫病可在动物与人之间进行传播,已成为重要的人兽共患病。

两种丝虫成虫寄生于人体淋巴系统的部位有所不同。班氏丝虫除寄生于浅表的淋巴系统外,更多的寄生在深部淋巴系统中,常见部位有下肢、阴囊、精索、腹股沟、腹腔、肾盂等处的深层淋巴系统;马来丝虫则多寄生于上、下肢浅表的淋巴系统,以下肢多见。此外,两种丝虫,尤其是班氏丝虫,还可出现异位寄生,如在眼前房、乳房、肺、脾和心包等处寄生。

丝虫的微丝蚴一般白天滞留在肺部毛细血管内,夜间出现于外周血液中,这种微丝蚴在外周血液中表现为夜多昼少的现象叫作夜现周期性(nocturnal periodicity)。两种微丝蚴出现高峰的时间略有不同,班氏丝虫为22时至次日2时,马来丝虫为20时至次日4时。有研究表明,微丝蚴的周期性可能与微丝蚴自身生物学特性有关,如微丝蚴在外周血液中出现的高峰时间一般与当地蚊媒叮人吸血活动高峰时间保持一致。据微丝蚴在外周血液出现的时间,可将其分为夜现周期型、亚周期型和无周期型。我国流行的两种丝虫均属夜现周期型,选择合适的血液样本采集时间对提高病原体检出率具有重要的意义。

二、流行病学

(一) 流行历史、分布

丝虫病呈世界性分布,班氏丝虫病分布极广,主要流行于亚洲、非洲、大洋洲及美洲的一些地区。马来丝虫病仅流行于亚洲。我国曾是世界上丝虫病流行最为严重的国家之一,因而丝虫病也是我国重点防治的寄生虫病之一。在山东、河南、安徽、江苏、上海、浙江、江西、福建、广东、广西、湖南、湖北、四川、贵州、重庆和台湾等16省(市)都曾有丝虫病的流行,经过半个多世纪的防治,我国取得了一系列令世界瞩目的成果。2007年,WHO审核认可,中国已消除丝虫病。

(二) 储存宿主和传播媒介

血中带有微丝蚴的病人及带虫者均为本病的传染源,而无症状的带虫者在流行病学上起的作用可能更大。通过蚊虫叮咬传播,班氏丝虫病的传播媒介主要是淡色库蚊、致倦库蚊,其次为中华按蚊;马来丝虫病以中华按蚊为主要媒介。沿海地区东乡伊蚊也能传播班氏和马来丝虫病,而微小按蚊是海南省班氏丝虫病流行区的媒介蚊种之一。

(三) 易感人群

人群普遍易感。男女发病率无显著差异,以20~25岁感染率与发病率最高。病后可产生一定免疫力,但不能阻止再次感染。

(四) 流行特征

在蚊虫孳生季节(5~10月份),本病发病率较高,此时的气候最有利于微丝蚴在蚊体内的发育。但在南方,一年四季气候都较温暖,终年都可有本病流行,具有家庭聚集性。

三、病理学

(一) 病理变化

丝虫病的发病与病变主要由成虫引起,感染期幼虫也起一定作用。病变的发展与感染的虫种、频度、感染期幼虫进入人体的数量、成虫寄生部位、机体免疫反应及继发感染等有关。在感染期幼虫侵入人体发育为成虫的过程中,幼虫和成虫的分泌及代谢产物可引起局部淋巴系统的组织反应与全身过敏反应,表现为周期性的丝虫热、淋巴结炎和淋巴管炎,可能由Ⅰ型或Ⅲ型变态反应所致。后期表现为淋巴管阻塞性病变及继发感染,与Ⅳ型变态反应相关。

丝虫主要侵犯人体的淋巴系统。丝虫病的病变过程分为三期,即急性期,早期在成虫周围有淋巴栓形成和嗜酸性粒细胞渗出;后期形成嗜酸性粒细胞脓肿。亚急性期,嗜酸性粒细胞脓肿内干酪坏死,周围环绕的类上皮细胞与巨噬细胞形成类干酪坏死肉芽肿。慢性期,早期由类上皮细胞和少数巨噬细胞构成的假结核结节包围,并有一些淋巴细胞和嗜酸性粒细胞浸润,后期成虫钙化或消失,淋巴管因纤维化而闭塞。存活的丝虫也可引起病变,主要是刺激淋巴管扩张或管增厚,长期反复刺激,淋巴管被阻塞,使体表淋巴管曲张、破裂,淋巴液侵入皮质及皮下组织,便形成象皮肿。

(二) 临床表现

本病的临床表现轻重不一,无症状感染者约占半数。班氏及马来丝虫病潜伏期为4个月~1年。

1. 急性期

(1)淋巴结炎和淋巴管炎:好发于四肢,以下肢多见。淋巴结炎可单独发生,淋巴管炎一般都伴有淋巴结炎。临床表现为不定时周期性发作的腹股沟和腹部淋巴结肿大、疼痛,继之淋巴管肿胀、疼痛,沿大腿内侧向下蔓延,形成离心性发展的红线,称“逆行性淋巴管”,每个月或数个月发作1天,一般持续1~3d。发作时伴有畏寒、发热、全身乏力。当炎症波及皮内微细淋巴管时,局部皮肤出现弥漫性红肿、发亮,有灼热压痛,类似丹毒,称“丹毒样皮炎”,俗称“流火”,持续约1周消退。

(2)丝虫热:周期性发热,伴畏寒、寒战,体温可达40℃,部分患者仅发热无寒战,2~3d消退。班氏丝虫病流行区多见丝虫热发作。

(3)精囊炎、附睾炎、睾丸炎:主要见于班氏丝虫病。表现为一侧腹股沟疼痛,向下蔓延至阴囊,可向大腿内侧放射。睾丸及附睾肿大，有压痛，精索上可触及一个或多个结节，压痛明显，炎症消退后缩小变硬，反复发作后肿块可逐渐增大。由于丝虫病极少引起输精管本身病变，精液内存在精子，因此丝虫病很少引起不育。

(4)肺嗜酸性粒细胞浸润综合征：又称“丝虫性嗜酸性粒细胞增多症”，表现为畏寒、发热、咳嗽、哮喘、淋巴结肿大等。肺部有游走性浸润灶，胸部X线摄片可见肺纹理增粗和广泛粟粒样斑点状阴影，痰中有嗜酸性粒细胞和夏科-莱登晶体。外周血嗜酸性粒细胞增多，占白细胞总数的20%～80%。血中有时可找到微丝蚴，少数还可出现荨麻疹及血管神经性水肿等。如不治疗，微丝蚴血症可持续10年左右。

2. 慢性期　慢性期以淋巴系统增生和阻塞引起的表现为主。

(1)淋巴结肿大和淋巴管曲张：肿大淋巴结内淋巴窦扩张，其周围的淋巴管向心性曲张形成肿块，见于一侧或两侧腹股沟和股部，触诊似海绵状包囊，中央发硬、穿刺可抽出淋巴液，有时可找到微丝蚴。淋巴管曲张常见于精索、阴囊及大腿内侧。精索淋巴管曲张常相互粘连形成索状，易与精索静脉曲张混淆，且两者可并存。

(2)鞘膜腔积液：多见于班氏丝虫病，系精索及睾丸淋巴管阻塞，淋巴液淤滞于鞘膜腔内所致。积液少时无症状；积液多时，患者可有重垂或下坠感，阴囊体积增大，皱褶消失，透光试验阳性，积液常呈草绿色，也可为乳白色，穿刺液离心沉淀可找到微丝蚴。

(3)乳糜尿：为班氏丝虫病晚期的主要表现之一。乳糜尿患者淋巴管破裂部位多在肾盂及输尿管，很少在膀胱。临床上常突然出现，发作前可无症状，也可伴有畏寒、发热和腰部、盆腔及腹股沟处疼痛，继之出现乳糜尿。乳糜尿易凝固，可堵塞尿道，致排尿困难，甚至出现肾绞痛。乳糜尿呈乳白色，混有血液时呈粉红色，静置可分为3层：上层为脂肪，中层为较清的液体，混有小凝块，下层为粉红色沉淀物，含有红细胞、淋巴细胞及白细胞等，有时可找到微丝蚴。

(4)淋巴水肿和象皮肿：两者常同时存在，临床上难以鉴别。淋巴水肿可因淋巴液回流改善后自行消退。若淋巴回流持久不畅则发展为象皮肿，表现为凹陷性坚实性水肿，皮肤变粗增厚、皮皱加深，有苔藓样、疣状结节，易继发细菌感染，形成慢性溃疡。象皮肿常发生在下肢，少数见于阴囊、阴茎、阴唇、上肢和乳房。

四、实验室检验方法

(一) 标本采集

1. 血液采集　按照无菌采血规程，用一次性采血针在患者或染疫嫌疑人耳垂或指端扎刺取血，婴儿可从拇指或足跟扎刺取血。用干棉球擦去第一滴血，将适量的血液滴于玻片上可以制成厚血膜，染色镜检检测微丝蚴；或使用抗凝管采外周血，做免疫学检测和分子核酸检测等。

2. 组织液采集　用注射器直接从患者体内抽取鞘膜积液、淋巴液、腹水、胸腔积液等，或收集乳糜尿，可以检测成虫或微丝蚴。

3. 组织切片　手术切除病变组织，病理切片，查找虫体。

(二) 病原学检测

从血液中查找微丝蚴是诊断丝虫病的病原学证据。取血时间一般在21时以后至次日2时。

1. 厚血膜法　为检查微丝蚴的首选方法。取末梢血3大滴，立即滴于干净的玻片上，另外用一块清洁玻片的角接触血，均匀涂成直径2cm的圆形血片，将血片平放晾干后，放于清水内溶血5～10min，干后用甲醇固定1min，随即吉姆萨染色液染色镜检。

2. 鲜血片法　采末梢血置于干净玻片上，盖上盖玻片后，直接低倍镜下检查活动的微丝蚴。制成的血膜不能过厚，以防影响查找微丝蚴。

3. 乙胺嗪白天诱出法　又称为海群生白天诱出法。白天给患者口服海群生2～6mg/kg，在15min、30min、60min分别采外周血镜检。此法适宜于夜间取血困难者，但对低感染度的患者容易造成漏诊。

4. 成虫检查法　此法适于淋巴系统炎症发作患者，或在治疗后出现淋巴结节的患者。即用注射器直接从结节内抽出成虫，或取下结节剥离组织查成虫。

此外,还可用离心沉淀物涂片法检测患者的鞘膜积液、淋巴液、腹水、胸腔积液和乳糜尿中的微丝蚴。亦可用病变组织病理切片查找淋巴管、淋巴结内的虫体。

(三) 血清学检测

1. 抗体检测

(1)间接荧光抗体试验(IFA):采用马来丝虫或动物丝虫成虫制作冷冻切片抗原,检测患者血清中的抗体。此法有一定的特异性和敏感性,但也有假阳性反应,适用于流行区的流行病学调查。

(2)免疫酶染色试验(IESR):所用抗原和 IFA 相同,特异性和敏感性较高,适用于流行区的流行病学调查。

(3)酶联免疫吸附试验(ELISA):作为丝虫病的辅助诊断,采用马来丝虫可溶性抗原或微丝蚴作为抗原,检测患者血清中的抗体。此法敏感性和特异性很好,操作简便。

2. 抗原检测　用抗丝虫抗原单克隆抗体进行 ELISA 双抗体法、对流免疫电泳(CIE)和放射免疫测定(RIA)检测丝虫循环抗原,目前尚在探索阶段。

(四) 分子生物学检测

近年来,DNA 探针技术已应用于丝虫病的诊断。采用 PCR 技术可以检测 1pg 的丝虫 DNA(即 1 条微丝蚴 DNA 总量的 1%),也有报道采用 PCR-ELISA 方法可以特异性地检出 50μL 血液中马来微丝蚴的感染负荷量。多重 PCR、PCR-RFLP 和 real-time PCR 等技术也被应用到丝虫病的诊断中。

(五) 生物安全操作

丝虫是通过蚊虫叮咬传播引起人类疾病的生物病原体,工作中需要预防发生意外针刺、破损的皮肤或黏膜被血液污染、饲养的蚊虫叮咬等情况发生。在进行样本采集和一般检测时,人员可以采用生物安全一级防护,穿戴工作衣、戴一次性工作帽和乳胶手套,戴一次性外科口罩。在进行分子核酸检测试验时,需要按照分子实验室的检测流程操作。动物实验的区域应安装防蚊纱窗和门帘。

五、预防与控制

(一) 管理传染源

1 岁以上的全体居民为普查对象,要求 95%以上的居民都接受采血,及早发现患者和带虫者,及时治愈,减少传染源。

(二) 消灭传播媒介

在丝虫病流行区,针对主要传播媒介的生态习性,采取综合性措施,清除蚊虫的孳生地,杀灭成蚊和幼虫。

加强国际检疫和交通检疫,对来自疫区的车、船、飞机进行卫生检疫,实施灭蚊处理,对可疑旅客应及时采样确诊并上报给疾病预防控制部门。

(三) 加强个人防护

进入丝虫病流行区或发病区,应使用驱蚊霜、防蚊油和防蚊网。在野外作业时,在皮肤暴露部位涂擦驱蚊霜、防蚊油,必要时头戴驱蚊网,可防止蚊虫叮咬。

(四) 防控监测

在基本消灭丝虫病后,仍要在相当长的一段时间内做好丝虫病的监测工作,包括人群监测、原微丝蚴血症人群监测、流动人口监测、蚊媒监测和血清学监测,切实巩固和发展丝虫病的防治成果。

(许　佳)

附 录

附录1 常用试剂与溶液

一、常用染色液及配制

【革兰氏染色液】

1. 结晶紫染色液（初染液） 称取结晶紫4～8g，溶于100mL 95%乙醇中制成饱和液，再取饱和液20mL与10g/L的草酸铵溶液80mL混合即成，过滤后备用。

2. 鲁氏（Lugol）碘液（媒染剂） 先将2g碘化钾溶于10mL蒸馏水中，再加碘1g，待碘全部溶解后再加蒸馏水300mL。

3. 脱色液 95%乙醇。

4. 稀释石炭酸复红液（复染液） 量取石炭酸复红液（见【抗酸染色液】）10mL，加蒸馏水90mL混匀即可。

【抗酸染色液】

1. 石炭酸复红液 称取碱性复红4g溶解于95%乙醇100mL内即成碱性复红饱和乙醇溶液，吸取该饱和液10mL和50g/L石炭酸水溶液90mL，混匀即可。

2. 3%盐酸乙醇 取盐酸3mL，加入95%乙醇97mL内混匀。

3. 碱性亚甲蓝溶液 称取亚甲蓝2g溶于95%乙醇100mL中，制成饱和溶液。再取饱和液30mL加入蒸馏水100mL及100g/L氢氧化钾溶液0.1mL即可。

【荚膜染色液】——Hiss硫酸铜染色液

1. 甲液 结晶紫饱和乙醇溶液5mL加蒸馏水95mL混合液。

2. 乙液 20%硫酸铜水溶液。

【荚膜染色液】——密尔（Muir）染色液

1. 石炭酸复红染色液。

2. 碱性亚甲蓝染色液。

3. 特殊媒染剂 升汞饱和液2份，200g/L鞣酸液2份，钾明矾饱和液5份混合而成。

【荚膜染色液】——阿尔伯特（Olt）染色液

1. 甲液 0.15g甲苯胺蓝，0.2g孔雀绿，2mL 95%乙醇，1mL冰醋酸依次溶解于100mL蒸馏水中，室温静置24h，过滤即可。

2. 乙液 先将3g碘化钾溶解于少量蒸馏水中，再加2g碘，待完全溶解后加入蒸馏水至300mL。

【改良Ryu鞭毛染色液】

1. A液 50g/L石炭酸10mL、鞣酸2g、饱和硫铝酸钾液10mL。

2. B液 结晶紫乙醇饱和液。

应用液：A液10份、B液1份混合即可。室温保存。

【硝酸银鞭毛染色液】

1. 罗吉氏固定液 冰醋酸1mL、甲醛溶液2mL、蒸馏水100mL。

2. 鞣酸酶染色液　5g 鞣酸,1g 石炭酸,蒸馏水 100mL。

3. 冯泰纳银溶液　5g 硝酸银,100mL 蒸馏水。

【Leifson 鞭毛染色液】

1. A 液　1.2g 碱性复红,95%乙醇 100mL。

2. B 液　3g 鞣酸,100mL 蒸馏水。

3. C 液　1.5g 氯化钠,100mL 蒸馏水。

临用前将 A、B、C 液等量混合均匀后使用。

【复红亚甲蓝芽孢染色液】

1. 初染液　石炭酸复红染色液。

2. 脱色液　95%乙醇。

3. 复染液　碱性亚甲蓝染色液。

【改良 Schaeffer-Fulton 芽孢染色液】

1. 50g/L 孔雀绿水溶液。

2. 5g/L 石炭酸复红水溶液。

【细菌细胞壁染色液】

1. 5%鞣酸水溶液。

2. 5%结晶紫水溶液。

3. 5%刚果红水溶液。

【细菌核质染色液】

1. 1%锇酸水溶液。

2. 0.5%亚甲蓝水溶液。

3. 1mol/L 盐酸。

【L 型菌落染色液】——Diene 染色液

试剂:2.5g 亚甲蓝,10g 麦芽糖,0.25g 碳酸钠,1.25g 天青Ⅱ,0.25g 苯甲酸,100mL 蒸馏水配制而成。

【棉蓝染色液】

试剂:20g 石炭酸;20mL 乳酸;40mL 甘油;0.05g 棉蓝;20mL 蒸馏水。

将石炭酸加热,乳酸、甘油分别溶解于蒸馏水中,微微加热,再加入棉蓝,摇匀,滤纸过滤,棕色瓶中保存。

【中性红染色液】

试剂:125mg 中性红;65mL 无水乙醇。

将 125mg 中性红溶解于 65mL 无水乙醇中,置 4℃冰箱保存,使用时再以无水乙醇稀释 1 倍,如有沉淀可用滤纸过滤。

【氨基黑染色液】

试剂:5.0g 氨基黑 10B;450mL 95%乙醇;100mL 冰醋酸;450mL 蒸馏水。

先将 5.0g 氨基黑 10B 溶解于 450mL 95%乙醇中,然后加入冰醋酸和蒸馏水。

【瑞特染色液】

试剂:0.1g 瑞特粉,60mL 甲醇。

将瑞特粉末 0.1g 放入研钵内,研细后缓慢加入 60mL 甲醇,边加边研磨,直到染料溶解,置棕色瓶中保存,经常摇动,1 周后才可使用。

【吉姆萨染色液】

试剂:0.5g 吉姆萨粉;33mL 甘油;33mL 甲醇。

先将吉姆萨粉末 0.5g 加入甘油内,置 60℃水浴箱内 2h,再加入甲醇充分溶解,混匀即可。

【瑞特-吉姆萨染色液】

试剂:瑞特染色液5mL,吉姆萨染色液1mL,双蒸水(或PB)6mL。

【台盼蓝染色液】

临用前现配。取2%台盼蓝水溶液和1.7%氯化钠水溶液等量混合,离心沉淀10min,取上清液供染色用。

【伊红染色液】

试剂:0.5g伊红-Y,100mL蒸馏水。

将0.5g伊红-Y溶解于100mL蒸馏水中,放置2d后用滤纸过滤,取滤液供染色用。

【碱性亚甲蓝染色液】

1. 甲液 0.3g亚甲蓝溶解于30mL 95%乙醇中即可。

2. 乙液 0.01g氢氧化钾溶解于100mL蒸馏水中。

最后将甲、乙两液混合即可。

二、常用培养基所需试剂

【血琼脂平板】

试剂:琼脂粉1.5g,肉汤(肝化汤)100mL,无菌脱纤维羊血10mL。

【巧克力血琼脂平板】

试剂:琼脂粉2.0g,肉汤(肝化汤)100mL,无菌脱纤维羊血10mL。

【伊红亚甲蓝琼脂平板】

试剂:蛋白胨1g;氯化钠0.5g;乳糖1g;2%伊红水溶液2mL;0.5%亚甲蓝水溶液1mL;琼脂粉1.5~2g。

【蛋白胨水培养基】

试剂:蛋白胨2g;氯化钠0.5g;蒸馏水100mL。

【葡萄糖蛋白胨水培养基】

试剂:蛋白胨0.5g;磷酸氢二钾0.5g;葡萄糖0.5g;蒸馏水100mL。

【血清肉汤培养基】

试剂:无菌血清100mL;肉汤300mL。

【麦康凯琼脂】

试剂:蛋白胨17.0g;脲胨3.0g;胆盐5.0g;氯化钠5.0g;琼脂粉17.0g;乳糖10.0g;0.01%甲紫水溶液10mL;0.5%中性红溶液5mL;蒸馏水1 000mL。

【中国蓝琼脂平板】

试剂:蛋白胨2g;牛肉膏1g;氯化钠0.5g;乳糖1g;琼脂粉1.5g;1%中国蓝水溶液0.5mL;1%玫瑰色酸乙醇溶液1mL;蒸馏水100mL。

【SS琼脂平板】

试剂:蛋白胨1g;乳糖1g;胆盐1g;柠檬酸钠1.4g;硫代硫酸钠1g;柠檬酸铁0.05g;牛肉浸膏0.5g;琼脂粉1.8g;0.5%中性红溶液0.45mL;0.01%煌绿溶液1mL;蒸馏水100mL。

【碱性胆盐琼脂平板】

试剂:蛋白胨20g;氯化钠5g;琼脂20g;胆盐25g;牛肉膏5g;蒸馏水1 000mL。

【糖发酵管】

试剂:蛋白胨水500mL;糖粉剂(葡萄糖、乳糖、麦芽糖、甘露醇或蔗糖)各1g;1.6%溴甲酚紫乙醇溶液约0.5mL。

【明胶培养基】

试剂:明胶12g;肉汤100mL。

【石炭酸琼脂平板】

试剂：营养琼脂 100mL；1∶10 苯酚水溶液 1mL。

【吕氏血清斜面】

试剂：牛血清 30mL；1%葡萄糖肉浸液 10mL。

【马铃薯葡萄糖琼脂】

试剂：马铃薯粉 200g；葡萄糖 30g；琼脂 20g；蒸馏水 1 000mL。

【柠檬酸盐斜面】

试剂：磷酸二氢铵 0. 1g；磷酸氢二钾 0. 1g；柠檬酸钠 0. 5g；硫酸镁 0. 02g；氯化钠 0. 5g；琼脂粉 1. 5g；蒸馏水 100mL；0. 5%溴麝香草酚蓝乙醇溶液 2mL。

【醋酸铅培养基（克氏培养基）】

试剂：蛋白胨水培养基 100mL；醋酸铅 0. 2g；硫代硫酸钠 0. 25g；琼脂粉 0. 2g。

【双糖铁培养基】

试剂：牛肉浸膏 0. 5g；蛋白胨 1g；氯化钠 0. 5g；硫代硫酸钠 0. 05g；硫代硫酸铵 0. 5g；葡萄糖 0. 1g；乳糖 1g；琼脂粉 1g；酚红 0. 025g；蒸馏水 100mL。

【亚碲酸钾血琼脂平板】

试剂：营养琼脂（pH 7. 6）100mL；1%亚碲酸钾水溶液 4. 5mL；10%葡萄糖水溶液 2mL；无菌脱纤维羊血或兔血 10mL。

【Elek 培养基】

试剂：肝化汤（pH 7. 6）100mL；3%麦芽糖 10mL；0. 9%乳酸钙水溶液 10mL；脲胨 0. 5g；无菌小牛血清 20mL；琼脂粉 1. 5g。

【罗氏培养基】

试剂：磷酸二氢钾（无水）0. 96g；硫酸镁 0. 048g；柠檬酸镁 0. 012g；天门冬素 0. 72g；马铃薯粉 6g；中性甘油 2. 4mL；新鲜鸡蛋 8~10 个；4. 1%孔雀绿水溶液 8mL。

【科索夫培养基】

试剂：蛋白胨 0. 4g；氯化钠 0. 7g；磷酸二氢钠 0. 48g；氯化钾 0. 7g；氯化钙 0. 02g；碳酸氢钠 0. 01g；磷酸二氢钾 0. 09g；无菌兔血清 40mL；维生素 B_{12}0. 8mg；蒸馏水 500mL。

【沙保弱培养基】

试剂：蛋白胨 1g；麦芽糖 4g；琼脂粉 2g；蒸馏水 100mL。

【尿素琼脂斜面培养基】

试剂：蛋白胨 0. 1g；氯化钠 0. 5g；葡萄糖 0. 1g；磷酸二氢钾 0. 2g；琼脂粉 1. 5g；20%尿素水溶液 10mL；0. 6%酚红水溶液 0. 2mL；蒸馏水 90mL。

三、常用试剂与溶液

【生理盐水】

试剂：NaCl 0. 85g；加入蒸馏水至 100mL。

【2. 5%碘液】

试剂：碘 25g；95%乙醇 1 000mL；碘化钾 25g；蒸馏水 150mL。

【1mol/L 氢氧化钾】

试剂：KOH 4g；加入蒸馏水至 100mL。

【磷酸盐缓冲液】

试剂：A 液——9. 465g 磷酸氢二钠溶解于蒸馏水至 1 000mL；

B 液——9. 08g 磷酸二氢钾溶解于蒸馏水至 1 000mL。

不同 pH 磷酸盐缓冲液的组成，见附表 1-1。

附表 1-1　不同 pH 磷酸盐缓冲液的组成

pH	A 液/mL	B 液/mL	pH	A 液/mL	B 液/mL
6.0	12	88	7.2	73	27
6.2	18	82	7.4	81	19
6.4	29	71	7.6	86.8	13.2
6.6	63	37	7.8	91.5	8.5
6.8	50	50	8.0	94.4	5.6
7.0	63	37			

【常用平衡盐溶液】

主要包括 NaCl 溶液；KCl 溶液；$CaCl_2$ 溶液；$MgCl_2 \cdot 6H_2O$ 溶液；$MgSO_4 \cdot 7H_2O$ 溶液；$Na_2HPO_4 \cdot H_2O$ 溶液；$Na_2HPO_4 \cdot 2H_2O$ 溶液；KH_2PO_4 溶液；$NaHCO_3$ 溶液；葡萄糖溶液。

【常用缓冲液】

1. TBS　NaCl 8g；KCl 0.2g；Tris 3g；蒸馏水 800mL，1mol/L 盐酸调整 pH 至 8.0，补充蒸馏水至 1L。

2. Tris　Tris 121g；蒸馏水 800mL，浓盐酸调整至所需 pH，最后补充蒸馏水至 1L 即可配成 1mol/L Tris。

3. EDTA　EDTA-$Na_2 \cdot 2H_2O$ 186g；蒸馏水 400mL；NaOH 调整 pH 至 8.0，即可配成 500mmol/L EDTA。

4. 10%十二烷基硫酸钠(SDS)　SDS 10g；蒸馏水 100mL。

5. Laemmli 电泳缓冲液　Tris、1442 甘氨酸 303g；SDS100g；蒸馏水 8L；调整 pH 至 8.3，最后补充蒸馏水至 10L，即可配成 10×Laemmli 电泳缓冲液。

6. 0.05mol/L pH9.0~9.5 碳酸盐　Na_2CO_3 0.6g；$NaHCO_3$ 3.7g；蒸馏水 1 000mL；调整 pH 至相应值。

7. 0.05mol/L pH8.6 巴比妥缓冲液　巴比妥钠 10.3g；蒸馏水 800mL，0.05mol/L 盐酸调整 pH 至 8.6，最后补充蒸馏水至 1L。

8. 10%叠氮钠(NaN_3)　叠氮钠 10g；蒸馏水 100mL。

【常用抗凝剂和保存液】

1. 3.8%柠檬酸钠抗凝剂　柠檬酸钠 3.8g，蒸馏水 100mL。

2. 1%肝素　肝素钠 1g；蒸馏水 100mL。

3. Alsever 细胞保存液　葡萄糖 2.05g；柠檬酸钠 0.8g；氯化钠 0.42g；蒸馏水 100mL。

【酶联免疫吸附试验试剂】

1. 包被缓冲液　1.59g Na_2CO_3；2.93g $NaHCO_3$；0.2g NaN_3 溶解于蒸馏水中，最后补充蒸馏水至 1L。

2. 稀释缓冲液　8g NaCl；0.2g KH_2PO_4；0.2g KCl；2.0g $Na_2HPO_4 \cdot 2H_2O$；0.2g NaN_3 溶解于蒸馏水中，最后补充蒸馏水至 1L，加 0.5mL Tween-20，4℃保存，临用前加小牛血清至 10%浓度，或牛血清白蛋白至 1%浓度。

3. 洗涤液　8g NaCl；0.2g KH_2PO_4；0.2g KCl；2.0g $Na_2HPO_4 \cdot 2H_2O$；0.2gNaN_3 溶解于蒸馏水中，最后补充蒸馏水至 1L，加 0.5mL Tween-20，4℃保存。

4. 底物缓冲液　0.52g 柠檬酸、1.8g Na_2HPO_4 溶解于少量蒸馏水，后补充至 100mL，临用前加 40mg 邻苯二胺。

5. 终止液　109mL 浓硫酸缓慢加入 89mL 蒸馏水中，冷却后室温保存。

【常用细胞培养液】

主要包括：0.25%胰蛋白酶；0.02%EDTA；1640 培养液；10%小牛血清 1640 培养液；DMEM 高糖培养液。

【常用清洁液】

1. 弱液　100g 重铬酸钾溶解于 1L 蒸馏水中，然后缓慢加入浓硫酸 100mL。

2. 次强液　120g 重铬酸钾溶解于 1L 蒸馏水，缓慢加入浓硫酸 200mL。

3. 强液　63g 重铬酸钾溶解于 200mL 蒸馏水，然后缓慢加入 1L 浓硫酸。

【Hank's 液】

试剂　NaCl 18g；葡萄糖 1g；KCl 0.4g；1%酚红 2mL；KH_2PO_4 0.06g；$Na_2HPO_4 \cdot 12H_2O$ 0.12g；双蒸水。

【0.4%溴甲酚紫溶液】

试剂　0.1g 溴甲酚紫；16mL 0.01mol/L NaOH；蒸馏水。

【吲哚试剂】

试剂　2g 对二甲基氨基苯甲醛；190mL 95%乙醇；40mL 浓盐酸。

【甲基红试剂】

试剂　0.04g 甲基红；60mL 95%乙醇；40mL 蒸馏水。

【V-P 试剂】

1. 甲液　6g α-萘酚；100mL 95%乙醇。

2. 乙液　16g KOH；100mL 蒸馏水。

【硝酸盐还原试验】

1. 甲液　0.4g 氨基苯磺酸；50mL 5mol/L 冰醋酸。

2. 乙液　0.75g α-萘胺；50mL 5mol/L 冰醋酸。

附录 2　常见疫苗

一、细菌类疫苗

（一）伤寒疫苗

1. 伤寒疫苗、伤寒副伤寒甲联合疫苗、伤寒副伤寒甲乙联合疫苗

（1）制品种类：用伤寒沙门菌，伤寒沙门菌和副伤寒甲型沙门菌，伤寒沙门菌、副伤寒甲型沙门菌、副伤寒乙型沙门菌培养后，取菌苔制成悬液，经 PPS 稀释制成，为乳白色混悬液，含苯酚防腐剂，每瓶 5mL。

（2）规格、剂量与用法：每一次人用剂量 0.2~1.0mL（根据年龄及注射针次不同），伤寒疫苗含伤寒沙门菌（6.0~30）$\times 10^7$；伤寒副伤寒甲联合疫苗含伤寒沙门菌和副伤寒沙门菌各（3.0~15）$\times 10^7$；伤寒副伤寒甲乙联合疫苗含伤寒沙门菌（3.0~15）$\times 10^7$，副伤寒甲型沙门菌、副伤寒乙型沙门菌各（1.5~7.5）$\times 10^7$（附表 2-1）。

附表 2-1　不同年龄注射伤寒疫苗的剂量

注射时年龄/岁	注射剂量/mL		
	第 1 针	第 2 针	第 3 针
1~6	0.2	0.3	0.3
>6~14	0.3	0.5	0.5
>14	0.5	1.0	1.0

注：每针间隔 7~10d，加强注射剂相同。

（3）接种对象与免疫程序：主要用于部队、港口、铁路沿线工作人员，下水道、粪便、垃圾处理人员，饮食行业、医务防疫人员及水上居民或有本病流行地区的人群。基础免疫注射 3 针，每针间隔 7~10d；建议 3 年加强注射一次。

（4）储存与有效期：2~8℃避光保存和运输。有效期 2 年。

2. 伤寒 Vi 多糖疫苗

（1）制品种类：用伤寒沙门菌培养纯化的 Vi 多糖，经用 PPS 稀释制成，为无色澄明液体。

(2)规格:有 5mL(10 次人用剂量)、1mL(2 人次用剂量)、0.5mL(1 次人用剂量)3 种规格。

(3)接种对象与免疫程序:用于 2 岁及以上人群,肌内注射 1 次,建议每 3 年复种一次。

(4)储存与有效期:2~8℃避光保存和运输。有效期 1.5 年。

(二) 鼠疫活疫苗

1. 制品种类　鼠疫疫苗是用鼠疫弱毒菌(EV)株经培养后收取菌体,加入稳定剂冻干制成。为白色或淡黄色疏松体。冻干疫苗加入氯化钠注射液后,在 0.5min 内应完全溶解。

2. 规格、剂量与用法　有 10 人份和 20 人份两种规格。每瓶 10 次人用剂量含菌 8.0×10^{9} 或 20 次人用剂量含菌量 1.6×10^{10},每 1 次人用剂量活菌数应大于 1.6×10^{8}。按标示量加入氯化钠注射液溶解。复溶后的疫苗应在 3h 内用完。在接种部位上滴加疫苗,每 1 次人用剂量 0.05mL。用消毒针划"#"字,划痕长度约 1~1.5cm,应以划破表皮微见血迹为宜,划痕处用针涂压 10 余次,使菌液充分进入。14 周岁以下儿童,在消毒皮肤上滴疫苗 2 处,划 2 个"#";14 周岁以上者滴疫苗 3 处,划 3 个"#"。

3. 接种对象与免疫程序　进入鼠疫疫区人员,鼠防人员及从事生产和科研的专业人员,应每年接种 1 或 2 次;疫区 2~60 岁居民每年接种一次,发生疫情时,在第一次接种后 6 个月再接种 1 次。

4. 储存与有效期　2~8℃避光保存和运输,严禁冻结。有效期 1 年。

(三) 布鲁菌活疫苗

1. 制品种类　目前我国使用的皮上划痕人用布鲁菌的弱毒菌株 104M 株经培养、收集菌体加入稳定剂(味精、明胶、硫脲、蔗糖)后冻干制成。为白色疏松体,复溶后为均匀悬液。

2. 规格、剂量与用法　按标示量复溶后每瓶 0.5mL(10 次人用剂量),含菌 9.51×10^{10}。每 1 次人用剂量约 0.05mL,含菌数为 3.0×10^{9}。每瓶加入 0.5mL 氯化钠注射液,充分摇匀后备用,用 75%乙醇消毒上臂外侧三角肌上部附着处皮肤,干后滴上疫苗,再用消毒针划痕,划痕长度 1~1.5cm,应以划破表皮微见血迹为宜。划痕处用针涂压 10 余次,使菌液充分进入。10 岁以下及复种者,滴疫苗处划 1 个"#";10 岁以上者划 2 个"#"。

3. 接种对象与免疫程序　流行区长期接触牲畜的工作人员,每年应免疫 1 次。

4. 储存与有效期　2~8℃避光保存和运输,严禁冻结。有效期 1 年。

二、病毒类疫苗

(一) 乙型脑炎疫苗

1. 乙型脑炎灭活疫苗

(1)制品种类:用乙脑病毒(P3 株或其他经批准的 Vero 细胞适应株)接种 Vero 细胞,经培养、收获培养液,灭活病毒,浓缩、纯化后加入适宜稳定剂冻干制成。

(2)规格、剂量与用法:复溶后有每瓶 0.5mL、1.5mL、2.5mL 3 种规格。每 1 次人用剂量为 0.5mL,含乙脑活病毒量应不低于 5.4lgPFU。使用时于上臂外侧三角肌下缘附着处皮下注射。

(3)接种对象与免疫程序:国家卫生健康委员会规定的接种对象与免疫程序是,灭活疫苗于 8 月龄开始接种,间隔 7~10d 接种第 2 针,2 周岁和 6 周岁时各加强注射 1 针。

(4)储存与有效期:2~8℃避光保存和运输。有效期 24 个月。

2. 乙型脑炎减毒活疫苗

(1)制品种类:用乙脑病毒减毒株(SA14-14-2 株或其他经批准的减毒株)接种原代地鼠肾细胞,经培养、收获培养液,加入适宜稳定剂后冻干制成。

(2)规格、剂量与用法:为淡黄色疏松体的冻干制剂,复溶后有每瓶 0.5mL、1.5mL、2.5mL 3 种规格,为橘红色或淡粉红色澄明液体。每 1 次人用剂量为 0.5mL,含乙脑活病毒量应不低于 5.4lgPFU。于上臂外侧三角肌下缘附着处皮下注射。

(3)接种对象与免疫程序:国家卫生健康委员会规定,减毒活疫苗于儿童 8 月龄时接种 1 针,2 周岁时加强注射 1 针。

(4)储存与有效期:2~8℃避光保存和运输。有效期 18 个月。

（二）流行性出血热疫苗

1. 制品种类　目前在国内使用的出血热疫苗有3种。

(1)双价肾综合征出血热灭活疫苗(Vero细胞):是将Ⅰ型EHFSD9805株和Ⅱ型EHFHB9908株分别接种Vero细胞,经培养、收获、病毒灭活、纯化,混合后加入稳定剂和氢氧化铝佐剂制成。

(2)双价肾综合征出血热灭活疫苗(地鼠肾细胞):是将Ⅰ型EHFPS-6株和Ⅱ型$EHFL_{99}$株分别接种原代地鼠肾细胞,经培养、收获、病毒灭活、纯化,混合后加入稳定剂和氢氧化铝佐剂制成。

(3)双价肾综合征出血热灭活疫苗(沙鼠肾细胞):是将Ⅰ型$EHFZ_{10}$株和Ⅱ型$EHFZ_{37}$株分别接种原代沙鼠肾细胞,经培养、收获、病毒灭活、纯化,混合后加入稳定剂和氢氧化铝佐剂制成。

2. 规格、剂量与用法　双价HFRS灭活疫苗成品均为微乳白色混悬液体,含硫柳汞防腐剂,均为1.0mL/瓶;每1次人用剂量为1.0mL;于上臂外侧三角肌肌内注射。

3. 接种对象与免疫程序　疫区的居民以及进入该地区的人员,主要对象为10~60岁的高危人群;基础免疫为2针,于0d(第1天)、14d(第15天)各注射1剂疫苗,基础免疫后1年加强免疫1剂。

4. 储存与有效期　2~8℃避光保存和运输。有效期18~24个月。

（三）黄热病减毒活疫苗

1. 制品种类　黄热病疫苗17D是针对黄热病的唯一商业化疫苗。目前国际上使用的黄热病疫苗为减毒活疫苗,我国尚未开始使用黄热病疫苗。

2. 规格、剂量与用法　疫苗复溶后每瓶0.5mL。每1次人用剂量为0.5mL,含黄热病活病毒应不低于4.2lgPFU或3.9lg$CCID_{50}$;按每瓶0.5mL加入氯化钠注射液,待完全溶解摇匀后使用;上臂外侧三角肌附着处皮肤,皮下或肌内注射。

3. 接种对象与免疫程序　居住在流行区域的所有9月龄或以上的人员;旅行者应在到达高风险地区前至少10d接种疫苗;黄热病疫苗只需要接种一次,剂量为0.5mL。

4. 储存与有效期　-20℃避光保存和运输。有效期2年。

（四）森林脑炎疫苗

1. 制品种类　目前国际上有4种疫苗被批准使用。①奥地利生产的FSME-Immun成人疫苗和儿童使用的FSME-Immun年少者,FSME-Immun新型剂是根据欧洲亚型生产的,采用人血白蛋白做稳定剂;②德国生产的Encepur成人疫苗与儿童疫苗,是根据K23病毒株制成,以蔗糖为稳定剂;③TBE莫斯科疫苗是根据远东病毒亚型的Sofjin株制成,于1982年批准在成年人使用;④Encevit疫苗是根据远东株205制成,2001年俄罗斯批准允许3岁以上儿童使用。

我国应用的森林脑炎疫苗为森林脑炎灭活疫苗。现行使用的纯化疫苗有鸡胚细胞纯化疫苗和地鼠肾细胞纯化疫苗两种。

2. 规格、剂量与用法　奥地利生产的FSME-Immun疫苗成年人每剂量抗原为2.4μg,儿童为1.2μg;德国生产的Encepur疫苗成年人每剂量抗原量为1.5μg,儿童为0.75μg。TBE莫斯科疫苗每剂量病毒蛋白的浓度为0.5~0.75μg,而免疫原性校准到原定标准。Encevit疫苗每剂量病毒蛋白的浓度为1.5~2.5μg。国内疫苗每1次人用剂量1.0mL,于上臂外侧三角肌肌内注射。

3. 接种对象与免疫程序　FSME-Immun年少者允许使用的儿童年龄1~15岁,Encepur疫苗允许使用的年龄为1~14岁。以上2种疫苗初次全程免疫需要3剂,第1剂和第2剂之间间隔1~3个月,第2剂和第3剂之间间隔5~12个月。全程接种完成后3年加强免疫,以后加强剂量间隔5年。TBE莫斯科疫苗间隔1~7个月接种第2剂,Encevit疫苗间隔5~7个月,以上两种疫苗一般在第2剂后12个月加强免疫。国内疫苗的基础免疫为2针,于0、14d各注射1次,以后可在流行季节前加强免疫1次。

4. 储存与有效期　奥地利和德国疫苗2~8℃冷库保存,有效期30个月;TEB莫斯科疫苗2~8℃保存,有效期3年;Encevit疫苗2~8℃保存,有效期2年;国内疫苗2~8℃保存,有效期21个月。

（五）钩端螺旋体疫苗

1. 制品种类　钩端螺旋体疫苗的研发主要集中在灭活全钩端螺旋体疫苗、钩端螺旋体组分疫苗(主要是外膜疫苗)和基因工程疫苗3类,目前主要应用的是钩端螺旋体组分疫苗。目前我国使用的钩端螺旋体组分疫苗是根据各地区钩端螺旋体流行菌型的菌株,制成单价或多价疫苗。

2. 规格、剂量与用法　钩端螺旋体疫苗外观为微带乳光的液体制剂。pH 为 6.4~7.4,氯化钠含量为 7.5~9.5g/L,苯酚含量不超过 3.0g/L。每瓶 5mL,上臂三角肌附着处皮下注射;成人每次注射 0.5mL,7~13 岁儿童用量减半,必要时 7 周岁以下儿童酌量注射,但不超过成人量的 1/4。

3. 接种对象与免疫程序　流行地区可能接触疫水的 7~60 岁高危人群;在流行季节前间隔 7~10d,注射 2 针。

4. 储存与有效期　2~8℃保存和运输,有效期自杀菌之日起 1.5 年。

三、其他正在研究阶段的疫苗

(一) 莱姆病疫苗

莱姆病是由伯氏疏螺旋体通过蜱咬传染的疾病,在伯氏疏螺旋体多种蛋白中,能诱生保护性免疫应答和用于疫苗研发的靶抗原主要包括外表面蛋白(OspA、OspB、OspC、OspF)、胶原相关蛋白聚糖结合蛋白 A(DbpA)以及 p35、p37、p110 等,主要是 OspA、OspC 和 DbpA。

目前已证实含 DbpA/OspA 以及 OspC/OspA 的联合疫苗比单一成分的疫苗免疫效果好。Brown 等组建了含有 DbpA、纤维连接蛋白(BBK32)和 OspC 的联合疫苗,在动物中已对其免疫效能进行了初步研究。其他的亚单位疫苗、载体疫苗和 DNA 疫苗、多表位联合疫苗也在研究之中。

(二) 疟疾疫苗

目前关于疟疾疫苗的种类较多,每种疫苗有各自独特的优点和不足之处。

1. 蛋白质和多肽亚单位疫苗　主要包括环子孢子蛋白合成肽疫苗(NANP)3-TT、环子孢子蛋白多抗原合成肽疫苗、多价亚单位疫苗、阻断疟原虫传播的蛋白质和多肽疫苗等。

这类疫苗的安全性最好,没有副作用,并能够构建具有多重抗体或免疫淋巴细胞表位的多价疟疾疫苗。然而,多肽或蛋白质疫苗对人体的免疫原性很差,而且不能诱导对清除疟原虫和控制疟疾临床症状具有重要作用的细胞免疫反应。

2. 重组 DNA 载体疫苗　主要包括 NYVAC-Pf7 重组 DNA 载体疫苗、CDC/NIIMALVAC-1 重组 DNA 载体疫苗等。

由于载体的作用,使这类疫苗能够诱导机体产生有效的细胞免疫反应。在疟疾重组 DNA 疫苗中,大多采用痘病毒作为载体。然而,重组 DNA 载体疫苗在人体的免疫反应却并不十分理想。

3. 核酸疫苗　主要包括环子孢子蛋白核酸疫苗、子孢子表面蛋白 2 核酸疫苗、肝细胞蛋白 17(PyHEP17)核酸疫苗、联合和多价疟疾 DNA 疫苗等。

核酸疫苗能够在体内表达疟原虫生活史中数个阶段的多种疟原虫抗原,从而能研制疟疾的多价疫苗,核酸疫苗还有耐热和成本低、生产简单的优点,特别适合在发展中国家研制和开发。

(三) 血吸虫疫苗

目前,关于血吸虫的实验性疫苗有不同的形式,主要包括从血吸虫制备的抗原、DNA 重组抗原、多重抗原性的合成多肽、核酸疫苗等。

1. 蛋白质疫苗　血吸虫的天然蛋白质抗原和 DNA 重组抗原是研究得最多的一类疫苗。蛋白质疫苗又可分为膜表面抗原和排泄分泌抗原两类。前者主要包括相对分子质量 38×10^3 糖蛋白、辐射尾蚴疫苗的抗原、血吸虫的固有膜蛋白、糖酵解旁路酶等;后者主要包括血吸虫童虫释放抗原、副肌球蛋白、谷胱甘肽-S-转移酶、相对分子质量 14×10^3 脂肪酸结合蛋白等。

2. 多肽疫苗　多肽疫苗最大的缺点是其结构为线性,不像天然或 DNA 重组蛋白质具有构象及抗原决定簇。目前多肽疫苗的研究有两大进展。一个是根据相对分子质量 28×10^3 谷胱甘肽-S-转移酶构建的多肽疫苗;另一个进展则是构建多抗原多肽(MAPS)。

3. 核酸疫苗　有关血吸虫核酸疫苗的研究较多,但目前只有完整的副肌球蛋白及 26×10^3CST 融合蛋白在小鼠体内产生了抗副肌球蛋白抗体,其他核酸疫苗均未获得此种效果。

(浦　春)

附录3　病媒生物检验检疫案例

一、医学媒介生物控制案例

1. 监测发现鼠疫疫情,紧急采取应对措施。

2003 年 10 月 30 日,内蒙古二连局开展媒介生物监测时,在监测区域内距公路口岸西侧 2. 5km 处捕获鼠和蚤,经实验室检测,在鼠和蚤体内检出鼠疫菌。此后二连局扩大了监测范围,共检出疫鼠 3 只、疫蚤 3 组 11 匹,判定鼠疫菌 6 株。后经证实,此次疫情是二连口岸地区自 1959 年证实该地区存在鼠疫自然疫源性以来流行强度最大的一次鼠疫动物病流行。此次流行来势凶猛、波及范围广,遍及市区周围各方向及口岸周围地区。

判定新的疫点后,二连局立即启动了《二连口岸鼠疫应急控制预案》,向内蒙古局报告了疫情,同时向二连浩特市卫生局、防疫站、锡乌张呼延庆鼠疫联防办、内蒙古地方病防治研究中心通报了疫情,还向边防连队通报了疫情。根据鼠疫疫区的处理标准,二连局检疫人员对陆续发现的 4 个疫点,确定了在以疫点为中心的半径 1km 的范围内开展灭鼠灭蚤工作。

从 11 月 1 日开始,二连局在 4 个疫点所划定的 $12km^2$ 范围内进行了灭鼠灭蚤。到 11 月 7 日,在处理范围内进行了 4 次拉网式的灭鼠灭蚤。11 月 11 日经抽样调查,处理范围内达到了无鼠、基本无洞的要求。处理期间出动人员约 350 人次、每天 3 辆车,用灭鼠烟炮 50 箱 1 000kg。

为了防止鼠疫疫情扩散,11 月 8 日至 11 月 19 日,二连局对公路口岸周围、国门东侧、市区至国门铁路两侧各 2km 合计约 $10km^2$ 的范围进行了保护性灭鼠,使口岸周围形成了一个安全的隔离地带。这期间共出动人员约 320 人次、每天 3 辆车,用灭鼠烟炮 60 箱 1 200kg。二连局要求公路口岸管理部门和铁路车站站区各部门进一步做好口岸场所、外环境及站区的灭鼠工作。

此次疫区处理面积达 $22km^2$,效果显著。卫生部组织的专家考核组给予了充分的肯定。(内蒙古局)

2. 入境货机载有黄胸鼠。

2001 年 7 月 3 日,陕西局机场办事处在对来自日本东京成田机场的日本某航空公司某航班实施检疫查验过程中,从货舱发现一只活鼠,在现场工作人员的协助下,将该鼠在西安咸阳国际机场停机坪捕获。

事件发生后,检疫人员在向上级主管部门汇报的同时,按照《国际卫生条例》及《中华人民共和国国境卫生检疫法》的规定,立即对该飞机的货舱、客舱及卸下的行李箱进行全面消毒杀虫处理,对捕获的鼠类进行种群鉴定和病原检测,并对该飞机进行鼠患调查。确认没有其他鼠患后,才允许该飞机离境。

事发后,日本成田机场采取了大规模灭鼠措施。

捕获活体啮齿动物的检测鉴定结果:黄胸鼠,雄性。未分检到鼠体外寄生虫。鼠疫病原检测结果阴性,流行性出血热抗体检测阴性。(陕西局)

2004 年 1 月 6 日,厦门局检疫人员从泰国航空公司曼谷—厦门的某航班飞机货舱中捕获一只活鼠,经鉴定为黄胸鼠。厦门局立即对飞机采取了杀虫和预防性消毒措施。

该事件的及时调查处理得到总局的好评,世界卫生组织驻中国代表汉克 · 贝克丹姆博士还专门就此事向国家质量监督检验检疫总局卫生司致信表示感谢。(厦门局)

3. 入境客机内捕获小家鼠。

2004 年 11 月 11 日凌晨,在新加坡樟楦国际机场,国内某航班的乘务员发现 1 只活鼠在旅客下飞机时窜入客舱。在现场搜寻无果的情况下,该航班飞回了上海。当日上午,航空公司总调度将该情况通知上海局。

上海局检疫人员赶到现场时,航班上的食品、垃圾都已清理完毕,难以确定老鼠是否仍然在该飞机上。根据《中华人民共和国国境卫生检疫法》及其实施细则的相关规定,上海局要求航空公司暂停该机执行飞行任务,配合检疫人员做好监测和处理工作。航空公司对该局的要求做出了积极反应。随后的监测表明,51 块粉迹中 7 块有老鼠足迹。11 月 13 日鼠夹捕获 1 鼠,鉴定为小家鼠。(上海局)

4. 国际航班上发现蜚蠊。

2005 年 8 月 11 日,湖北武汉局天河机场办事处检疫人员在南方航空湖北分公司香港—武汉某航班上捕获 3 只蜚蠊,蜚蠊是在客机后部的配餐间捕获的。

武汉局对该航空器进行了全面彻底的消毒杀虫处理。经鉴定,2 只为蜚蠊科,1 只为姬蠊科。(湖北局)

5. 在一艘入境旧船舶中捕获 52 只褐家鼠。

2005 年 9 月 7 日上午,由中山市某公司拖轮拖引的香港某公司的非机动旧货运船入境,准备到中山市某船舶修造厂进行维修。

广东中山局检疫人员查验发现,该非机动旧货运船卫生状况极差,在船上发现活老鼠和鼠害痕迹。中山局对该船舶进行了严格的杀虫、除鼠和消毒处理措施。结果在货舱底板下捕获褐家鼠 51 只,在生活区诱捕褐家鼠 1 只。这是中山港口岸有史以来在船舶上捕获老鼠数量最多的一次。(广东局)

6. 未采取防鼠措施发生鼠患,在维修外籍船舶上捕获褐家鼠。

2005 年 5 月 12 日,福建马尾局在巴拿马籍某轮捕获褐家鼠 3 只,并从鼠身上检获 13 只纳氏厉螨。

该轮于 3 月 26 日至 4 月 29 日在福州市某船厂修船,修船期间船方未采取任何防鼠措施,没有船员住船,未装载伙食及其他物资。马尾局 4 月份在该船厂本底调查中捕获 28 只活鼠,从鼠身上检获 27 只纳氏厉螨、10 只毒棘厉螨、1 只格氏血厉螨。因此,在该轮上捕获的 3 只活鼠很可能是在修船期间从岸上窜到船上的。

针对这种情况,马尾局及时采取以下措施加强防鼠工作:一是继续开展修船厂的媒介生物本底调查工作;二是加强对修船厂日常卫生监督工作;三是加强对修船厂灭鼠、防鼠工作的技术指导;四是加强对进厂维修船舶防鼠工作的监督和指导;五是加强对从修船厂修船出来船舶的鼠患检查工作。(福建局)

7. 监督发现鼠迹,熏船杀灭老鼠。

2001 年 7 月 24 日,山东日照局在对某中国籍船舶进行卫生监督时,在厨房和餐厅发现鼠迹。根据鼠迹判断,该船存在中度鼠患。

日照局当天在锚地对该轮进行了熏蒸除鼠处理,检获死鼠 6 只,经鉴定为黄胸鼠。处理结束后,日照局卫生监督员即时对船员进行相关法律法规教育,同时要求船舶靠泊作业时,缆绳上必须悬挂有效的防鼠板,夜间放置扶梯和板桥时必须采取强光照射,并为船方提供了足量的灭鼠药品和器械。(山东局)

8. 在装载大豆的外籍船舶货舱内发现死鼠。

2005 年 11 月 4 日,广西防城港局在对装载大豆的塞浦路斯籍某货轮登轮实施检疫、采样时,分别在两个货舱内发现死鼠各 1 只。死鼠已干燥,无长蛆,一个已部分脱毛,周围区域未发现活或死蚤,初步判断为活鼠在舱内熏死。

防城港局检疫人员对发现死鼠的现场进行了拍照取证,对死鼠进行采样送检,对死鼠周围的区域进行了卫生处理。经鉴定两只死鼠均为黄胸鼠。(广西局)

9. 船舶监测发现蜚蠊,加强卫生监督措施。

2001 年 9 月 13~14 日,黑龙江黑河局大岛办事处对入境的俄罗斯籍船舶进行了蜚蠊监测。结果显示:在某轮上布放粘捕盒 10 个,捕获蜚蠊 26 只,密度为 2.6 只/盒;在另一轮上布放粘捕盒 10 个,捕获蜚蠊 435 只,密度为 43.5 只/盒。

监测结果表明,俄方入境船舶蜚蠊密度严重超标。大岛办事处将这一监测结果向俄罗斯布拉戈维申斯克市国家交通卫生防疫监督中心进行了通报。俄方复函称根据本国有关法律法规,要求自行处理,进行整改。

2002 年 7 月 25~26 日、9 月 26~27 日,俄方的这两艘船舶再次入境时,大岛办事处经两次监测,均未发现蜚蠊。(黑龙江局)

10. 在入境二手船上同时存在 4 种医学媒介生物实属罕见。

2005 年 3 月 23 日,辽宁局检疫人员对伯利兹籍入境某二手船舶进行卫生监督时,发现整个生活区有严重的鼠患和虫患。该轮是大连某公司从菲律宾买入的二手货轮,有 22 年船龄。3 月 17 日,该轮空载从菲律宾马尼拉港出发,3月21日到达大连港锚地,中途没有停靠任何港。

卫生监督结果显示:全船鼠患严重,蜚蠊密度很大。鼠类种属为屋顶鼠和褐家鼠,屋顶鼠为优势种,重点侵害部位是船舶餐厅、厨房、储藏室,船员房间,前尖舱、货舱和后甲板锚链区,鼠迹法密度测量可达重度;蜚蠊为德国小蠊和美洲大蠊,德国小蠊略占优势,重点侵害部位是船舶餐厅、厨房、储藏室,船员房间及后甲板,药激法密度可达20只/(10min·$15m^2$)。

辽宁局采用硫酰氟对该轮实施熏蒸处理,捡出死鼠15只,杀死蜚蠊3 200多只。经种属鉴定:死鼠为褐家鼠和屋顶鼠;蜚蠊为美洲大蠊和德国小蠊。在同一艘船舶上同时发现4种医学媒介生物的情况较为少见,尤其是同时2个鼠种、2个蜚蠊种,这是近年来在大连地区没有见到的。(辽宁局)

11. 入境外籍船舶上捕获大量蚊子。

2005年7月11日,河北秦皇岛局检疫人员在对一艘来自智利的瓦努阿图籍某轮实施入境检疫时,不到1h的时间内,在船上捕获748只蚊子,为秦皇岛局有记录以来单艘次船舶捕获输入性蚊媒最多的一次。

该轮由智利的"Punta Patache"港口装载铜矿,于7月11日抵达秦皇岛港检疫锚地。检疫人员在锚地对该轮实施入境检疫时,发现船舱口及生活区周围存在大量蚊子。依据有关规定,检疫人员现场对该轮进行了彻底的灭蚊处理,同时将捕获的蚊子进行低温保存,进一步开展病原学检测。

蚊子是重要的医学媒介生物,它通过吸食血液可以传播多种疾病,智利等南美洲国家是黄热病、登革热、疟疾、马雅罗病毒病和西方马脑炎疫区。来自疫区的一艘船上携带有几百只蚊媒,存在着输入传染病的潜在威胁。(河北局)

12. 在旧轮胎中检出大量白纹伊蚊。

1992年9月16日,辽宁大连局在一艘圣文森特和格林纳丁斯籍某轮上对来自韩国的79 000条旧轮胎进行检疫时发现,93%的旧轮胎内有积水,积水中有白纹伊蚊孳生,平均每条轮胎有蚊幼虫或蛹1.75只,并在现场采集到了白纹伊蚊成蚊。大连局对这批旧轮胎实施了严格的卫生处理。(辽宁局)

13. 在进口草籽中检出老鼠。

2001年4月28日,辽宁大窑湾局检疫人员在对1批来自美国西北部俄勒冈州波特兰的进口草籽实施检疫查验时,发现集装箱内有大量新鲜鼠粪及鼠尿迹。该批货物是由某国际运输公司于2001年4月20日申报,由辽宁某公司从美国进口的,于4月15日到达大窑湾口岸。草籽装在2个12m的集装箱内。共计1771包,重40.03t。依据《中华人民共和国国境卫生检疫法》及其实施细则的有关规定,大窑湾局对该批货物实施了熏蒸及消毒处理。散毒后在对集装箱进行拆箱检查时,发现死鼠1只,经鉴定为美洲小家鼠(*Mus musculus*)。(辽宁局)

14. 入境私人物品中捕获日本大蠊。

2005年8月,北京局朝阳口岸办在对北京某公司代理的由美国洛杉矶运至北京的私人物品(3件木箱包装,951kg)进行入境查验时,在包装箱的缝隙中捕获一只活蜚蠊(蜚蠊)。朝阳口岸办依法对这批私人物品实施熏蒸处理。经鉴定该活蜚蠊属蜚蠊科、大蠊属、日本大蠊种。

北京口岸此次在入境私人物品中捕获活蜚蠊尚属首次,今后应加强对私人物品的检疫查验工作,认真做好口岸卫生监督工作,防止医学媒介生物由货物夹带传入我国,保障首都人民的安全。(北京局)

15. 在入境旅客携带物中检出活鼠。

2005年6月19日下午16时30分,珠海局拱北办事处在4名印度籍入境旅客随身携带的2件行李中检出活鼠1只,经初步鉴定为小家鼠,从鼠身上未检出蚤、螨等。

经查,检出活鼠的2件行李为工艺陶瓷,由麻袋包装并以干稻草和报纸碎屑作充填垫料,6月18日从印度托运至澳门,后经拱北口岸入境,中途未更换包装,且外包装完好无损。因此,排除是中途进入的可能。按照有关规定,珠海局对该行李和检疫查验场地及时进行了卫生处理。(珠海局)

16. 在进口巴西大豆中发现死鼠。

2001年7月27日,江苏局检疫人员对巴拿马籍某轮实施检疫查验时,在该轮装载的40 565.54吨进口巴西大豆中,发现一只不明原因死鼠,整个四号舱表层布满鼠迹,并在二层舱口发现少量鼠粪。检疫人员马上对死鼠及周围3米范围内的大豆用杀虫剂喷洒灭蚤。

根据《中华人民共和国国境卫生检疫法》第十三条的规定，江苏局对该舱货物实施杀虫和消毒处理。经清理，共有约400吨大豆受药液污染，不符合我国食品卫生要求，江苏局签发了品质索赔证书，巴西某公司在事实面前赔付人民币748 463.25元。（江苏局）

17. 在进口非洲棉花中检出死鼠。

2005年8月18日，山东黄岛局检疫人员在对某公司进口的非洲国家布基纳法索的未梳棉花实施检疫查验时，在集装箱内发现一只死鼠。

现场检疫人员发现死鼠后，立即对发现的死鼠进行了拍照和取样，对该批货物进行了封存。随后黄岛局对该集装箱进行了严格消毒。经对死亡鼠进行鉴定，确认死鼠为小家鼠。（山东局）

18. 在进口意大利蓝湿牛皮中检出死鼠。

2005年9月7日，江苏南通局检疫人员在查验来自意大利的两只装载蓝湿牛皮的集装箱时，发现箱内有鼠粪。

南通局对这两只集装箱进行了熏蒸除鼠处理，检出一只死鼠以及大量黑胸大蠊。经鉴定，死鼠为黄胸鼠。（江苏局）

19. 在进口加拿大蓝湿牛皮中检出美洲大蠊活虫。

2006年2月24日，广西北海局在对来自加拿大装载蓝湿牛皮的集装箱实施检疫查验过程中，检出约300只美洲大蠊活虫。按照有关规定，北海局对这个集装箱实施了药剂熏蒸除害处理。（广西局）

20. 在进口美国废纸中检出死鼠。

2004年3月8日，福建马尾局在对来自美国装载废纸的2个集装箱实施检疫查验过程中，发现集装箱的废纸有鼠咬痕迹。现场检疫人员当即封闭箱体，予以熏蒸扑杀处理。处理后开箱检查，发现两只新鲜死鼠。经鉴定，死鼠为斯氏屋顶鼠，鼠疫反向血凝试验阴性。（福建局）

2005年12月26日，厦门海沧局在对来自美国装载废纸的集装箱实施检疫查验过程中，发现该集装箱中有3只死鼠和大量鼠粪，另有鼠迹及陈旧性鼠粪十几处。海沧局对现场进行拍照取证后，及时实施了卫生处理。（厦门局）

二、外来医学媒介入侵案例

1. 首次从入境的船舶中检出埃及伊蚊。

2005年1月至8月中旬，海南八所局先后6次从入境的船舶中检出埃及伊蚊、致倦库蚊等传播登革热、流行性乙型脑炎、丝虫病的医学生物媒介。

8月10日，八所局检疫人员在对越南籍某轮实施卫生监督时，在船头甲板上的一个旧油漆桶的积水中发现蚊子及其幼虫，经实验室鉴定为埃及伊蚊，这是八所口岸首次从入境的船舶中检出此种蚊类。

2. 在一外轮上检出澳羖丽蝇。

2005年10月28日，上海局检疫人员在对巴哈马籍某轮实施入境检疫时，在干货库检获一头苍蝇，经专家鉴定，该蝇为澳羖丽蝇（*Paracalliphora augur augur*）。据有关文献记载，该种主要分布于澳大利亚，在澳大利亚东部是侵袭绵羊的初生蛆症蝇，为严重威胁该地区畜牧生产的蝇类，该种也被认为能引起创伤性蝇蛆症，对人体健康有较大危害。我国未有此蝇种的分布记录，此次是我国口岸的首次检出，同时也是外来媒介生物入侵我口岸的有力证据。

3. 在进口货物中检出埃麻蝇、烦麻蝇等我国未见分布的蝇类。

2006年3月，广东广州黄埔局从入境货物中检出我国未见分布的埃麻蝇、烦麻蝇和我国大陆未见分布的锯缘琦麻蝇。其中埃麻蝇、烦麻蝇在我国口岸属首次检出，锯缘琦麻蝇为黄埔口岸首次检出。这3种蝇是分别从美国、澳大利亚、比利时的进口废纸中检出的。黄埔局对这些进口废纸和装运废纸的集装箱进行了严格的卫生除害处理。

由于这3种蝇属首次检出，分类鉴别困难较大，黄埔局委托昆虫研究权威机构——中山大学昆虫研究所进行了鉴定分类。据专家介绍，埃麻蝇仅分布于澳大利亚；烦麻蝇分布于澳大利亚、巴布亚、新几内亚；锯缘琦麻蝇分布于印尼、泰国，中国大陆无分布记录，中国台湾有分布记录。蝇类作为媒介生物一直以来都是口岸卫生检疫的重点。由于这3种蝇在我国大陆未见分布，属于典型的外来生物，其危害性还有待进一步评估。

同月，广州黄埔局庙头码头办公室从7批美国、英国、法国进口废纸中捕获广东省无分布蝇种银口羽麻蝇10只，该蝇种为黄埔局首次从进口废纸中捕获。据有关文献记载，该蝇种主要分布于蒙古、印度、中东地区、欧洲、大洋洲、美洲、南非。国外文献记载在我国青海有分布，但国内尚无正式记载。该蝇种主要危害为传播霍乱、伤寒、痢疾等多种肠道传染病及引起牛、羊的蝇蛆病等。

黄埔局对发现问题的集装箱和废纸进行了严格的卫生除害处理。此次捕获的银口羽麻蝇是黄埔局继今年捕获3种我国大陆未见分布蝇种——埃麻蝇、烦麻蝇、锯缘琦麻蝇后的又一大发现，这提示我们要进一步加强入境货物的医学媒介生物监控。

4. 从进口废纸中检出红头丽蝇。

2005年11月9日，上海局检疫人员在查验装载进口美国废纸的集装箱时检出活蝇。该批货物是来自美国塔科马港的11号废纸重量175 069kg。检出活蝇后，上海局现场查验人员立即关闭箱门，向集装箱内注入熏蒸剂对活蝇进行击倒处理。处理后发现集装箱内共有23只蝇，8个蛹壳和7个活蛹。经鉴定为红头丽蝇。

此次检出的红头丽蝇在上海地区尚无种群分布，在流行病学上具有特殊的意义，可为今后确定外来生物种提供重要的依据。此次检出的该蝇种，不但有活蝇，更重要的是检出蝇类活蛹7只，提示我们在检疫查验中要慎防国外医学媒介生物入侵。

5. 入境外籍船舶携带大量肖腐蝇。

2005年4月13日，山东莱州局检疫人员在锚地对来自日本岩原港的柬埔寨籍某轮（装载26 000袋贝壳）进行检疫查验时，发现该船生活区、甲板及货舱内有大量蝇类，确定为重度污染。莱州局立即组织专业技术人员对船舶生活区、甲板等船体表面进行了药物喷杀，并于14日对该船舱进行了硫酰氟熏蒸处理。

处理后，检疫人员发现死亡蝇类每平方米多达14 000余只，共检获死亡蝇类1 800余万只，检获蝇蛹1 000万只。经鉴定该蝇类属腐蝇属肖腐蝇，莱州口岸此前从未发现该属种。

6. 在美国进境牛皮中一次检出蝇类近30万只，并检出细蝇科蝇类。

2005年12月7日，厦门海沧局检疫人员从美国集装箱装载的牛皮中检出近30万只蝇类，这是厦门口岸近年来单次检出境外病媒昆虫数量最多的一次。

这些病媒昆虫是检疫人员从3个集装箱中检出的，每个集装箱中携带的蝇类在9万只以上。经专家鉴定共3科3属3种（细蝇科、麻蝇科/亚麻蝇属/褐须亚麻蝇、丽蝇科/金蝇属/大头金蝇），其中细绳科为厦门口岸以往未曾记录过的“外来种”，国内该科的检索资料也极欠缺。涉案货物为盐渍牛皮，共2 400张53.7吨，从美国长滩港运抵海沧港。查验现场发出极浓的腥臭味，湿漉漉的牛皮上，箱体侧壁上，都附着一层层成蝇尸体和蝇蛹；近距离观察，还可见为数不少的幼虫（蛆）附着在箱体上。

厦门局对这批货物和集装箱实施了严格的熏蒸处理。

7. 在进口盐湿牛皮集装箱中检出酪蝇。

2006年2月，浙江嘉兴局乍浦办事处检疫人员在对嘉兴某公司从澳大利亚进口的盐湿牛皮集装箱进行查验时，发现在集装箱箱壁、牛皮和托架上有20万只左右的蝇类成虫、幼虫和蛹，经上海检疫局医学媒介实验室专家鉴定为酪蝇（*Piophila casei*）。这是嘉兴口岸首次检出该虫。为防止疫情传入，嘉兴局对集装箱和周围场地进行了严格的卫生除害处理。（浙江局）

8. 在对外开放码头发现日本大蠊。

2005年5月9日，天津局检疫人员在对某公司对外开放码头进行媒介生物监测时发现日本大蠊（*Periplaneta japonica*），这是该局首次在对外开放码头发现该种蜚蠊。

5月8~9日，天津局检疫人员在对某公司对外开放码头进行媒介生物监测时，在1号垃圾站地沟边缘采用粘捕法捕获2只棕黑色大蠊，经鉴定为日本大蠊。5月11日下午3时，检疫人员对该码头垃圾站下面的电缆沟投掷高效杀虫烟雾剂（残杀威3%，高效氯氰菊酯3%）进行熏蒸，共捕获活虫近60只。检疫人员在天津口岸捕获的大都为德国小蠊，这是首次检出日本大蠊。

9. 古铜黑蝇首次在天津口岸被发现。

2005年8月31日，天津局检疫人员在二类口岸进行媒介生物监测时，在某公司所属水线码头检出一种黑蝇，经鉴定为外来传入物种——古铜黑蝇。其中检出雌虫1头，雄虫3头。这是天津口岸首次发现该虫，也是天津口岸的蝇类新种记录。

该虫是一种重要的卫生害虫，我国最早于2001年3月在上海浦东国际机场地区发现，被疑为从境外传入。曾有报道，2003年12月22日和2005年4月22日分别从美国和澳大利亚的进口废纸中检出该种成虫，证实了确有国外传入的可能性。

10. 黑家鼠传入大连口岸。

1985年，辽宁大连局检疫人员曾经在港区内捕到一只成体黑家鼠，此后经过多年的反复监测调查再没有发现过。

1998年6月12~14日，辽宁大连开发区局在对大连某公司的港区范围进行鼠类及鼠体外寄生虫的摸底调查中，首次捕获2只成体的黑家鼠，一雄一雌，雌鼠为孕鼠，解剖后发现有6只成形的胎仔，当时认为是由于停靠的船舶在修船期间跑到陆地，没有引起重视。1998年12月1日，大连局香炉礁办事处在对大连某厂的港区仓库进行粘鼠板灭鼠时，首次粘到1只幼仔黑家鼠，接着12月10日在大连某造船厂车间里又粘到3只成体黑家鼠。连续捕获黑家鼠说明该鼠已经传入大连口岸。

11. 首次从外籍船舶上检出“骚扰阿蚊”。

2005年5月24日，辽宁大窑湾局检疫人员在一艘来自韩国蔚山港的利比里亚籍船舶生活区内检出骚扰阿蚊。这是大窑湾口岸首次检出该蚊种，经鉴定予以确认。检疫人员立即对该船生活区实施灭蚊处理。

据资料显示，骚扰阿蚊不分布于辽宁省，见于我国南方地区，在国外分布于日本、朝鲜半岛、越南、柬埔寨、泰国、缅甸、印度、马来西亚、菲律宾和巴基斯坦等国家，在该轮上发现的骚扰阿蚊应来自韩国蔚山。该蚊是登革热的传播媒介之一，并被专家疑似为丝虫的中间宿主，在国外已证实骚扰阿蚊能传播鸡疟原虫，并可传播乙型脑炎，是一种不可小视的重要病媒。

12. 从美国进口的废纸中3次检出红火蚁。

2005年5月30日，广东广州黄埔局首次从美国进口的废纸中检出外来物种红火蚁，经鉴定予以确认。这批废纸重81吨，共4个12.192m(40英尺)集装箱。

6月8日，黄埔局又从英国进口的废纸中检出红火蚁。这批废纸分装在32个12.192m(40英尺)集装箱中，总重795吨。

6月14日，黄埔局再次从来自美国的进口废纸中检出红火蚁。这批废纸原产国是美国，分装在37个集装箱中，总计1 435捆、911吨。

连续3次检出入侵红火蚁，黄埔局均按规定及时上报，并实施了彻底的卫生除害处理，使入侵的红火蚁得到了有效杀灭。

13. 从法航货舱连续检出蜚蠊等有害生物，有些我国不曾报道。

2005年8月19日至8月31日，北京首都机场局检疫人员在对法航13架次入境航班实施检疫查验时，在飞机货舱发现大量有害生物。经鉴定，在发现的有害生物中，动植物有害生物142批次，43种，医学媒介生物13种，包括我国不曾报道的蜚蠊6种。

2005年8月19日，首都机场局检疫人员在对法航某航班实施检疫查验时，在货舱地面发现有皮蠹、蚁类、蛾类、蜚蠊等大量有害生物，品种多、数量大，且有部分活体害虫。检疫人员立即将虫体收集，送交实验室鉴定。首都机场局对货舱及已卸离该架飞机的货物实施了杀虫和消毒处理。

此后，首都机场局将法航列为重点检疫查验的航班，实行架架登机检疫，对法航的入境航班采取如下紧急措施：一是法航的入境飞机在落地前，要向检疫人员申报上一飞行路线，申报时提供该架航班起飞前实施卫生除害处理的相关材料；二是飞机落地后，未经许可不得擅自将货物卸离运输工具，待检疫人员到达后，封舱进行除害处理；三是要求法国巴黎站对所有从北京口岸入境的法航班机，调整杀虫剂品种及剂量，在飞机起飞前做全面、有效的杀虫处理；四是要求法航将货舱进行彻底清理，特别是做好杀虫后货舱中虫体的清理工作；五是加强与相关部门的联络，对入境法航班机上装载的货物及托运的行李实施严格检疫查验；六是要求法航写出书面的整改措施。

8月20日至8月31日，检疫人员在法航的货舱中又连续检出大量有害生物，每次查获少则数十只，多则几百只。经鉴定，检出的有害生物包括：医学媒介生物蜚蠊，其中包含我国不曾报道的6种11只蜚蠊，因我国尚无此品种，所以只有拉丁名而无中文名，分别是 *Blattella lobiventris* 1只、*Blattella* sp 3只、*Symploce pallens* 3只、*Margattea beauvoist*1只、*Blattellidae* 1只和 *Balta* sp2只。另外还检出白腹皮蠹、四斑露尾甲、黑粉虫、小点拟粉虫、负子蝽、蚂蚁、黄翅大白蚁、泥蜂、蚁蜂、小蠹、芫菁、步甲、象甲、虎甲、蚁甲、天蛾、夜蛾、螟蛾、草蛉、蜘蛛、马陆、锯谷盗、虎天牛等43种植物检疫害虫，涵盖了仓储害虫、蛀干害虫、食叶害虫3类。

9月6日，法国航空公司提供的相关文字材料证明，从8月25日起，法航已对飞往北京的航班货舱展开杀虫行动及清理工作。

检出我国尚没有品种的6种蜚蠊意义非常重大。近年研究表明，蜚蠊能携带30余种致病菌，如伤寒杆菌、副伤寒甲乙型杆菌，结核分枝杆菌、麻风分枝杆菌等。这些物种的入侵对我国的生态系统构成一定威胁，而且由于我国对这些入侵物种研究相对较少，这些物种的习性、耐药性及常规防除方法对这些新物种的效果等问题，对我们检疫部门都是新课题。

14. 从蜱中检测到斑点热群立克次体。

2005年12月13日，辽宁局病媒监测检测实验室使用分子生物学方法，对从大连口岸地区采集到的长角血蜱进行了病原体检测。经基因组 DNA 提取、PCR 扩增、琼脂糖凝胶电泳等过程，从26只长角血蜱中检测到8只携带斑点热群立克次体，携带率为30.8%。这是检疫系统首次从媒介生物体内检测到该类病原体。（辽宁局）

15. 在入境船舶携带的媒介生物中检出寄生虫卵。

2005年9月27日，辽宁局卫生监督人员对柬埔寨籍入境船舶实施卫生监督时，发现整个船舶卫生很差，尤其餐厅、厨房、后甲板有大量的蝇类。该轮28年船龄，本航次从韩国釜山港来大连港。

辽宁局对该轮实施卫生处理后，共收集到约990 190只死苍蝇。种属鉴定主要为家蝇和少部分大头金蝇。辽宁局对所获蝇类进行病原学检测，结果从大头金蝇体内检出肝吸虫卵和蛔虫卵各1枚。这是首次从入境船舶携带的媒介生物体内检测到寄生虫卵。

16. 在入境空集装箱中检出多种媒介生物。

2013年11~12月，厦门检验检疫局下属海沧局连续4次在来自黎巴嫩贝鲁特港的空集装箱中截获传播乙型脑炎的重要媒介致倦库蚊12只及巨尾阿丽蝇、丝光绿蝇、麻蝇、黄腹家蝇等蝇类近千只和蝇蛹、蝇蛆上万粒，水虻1只，蝙蝠1只，高度腐烂鸟禽尸体1只。

该局立即采取应急措施，对集装箱实施封闭并采取了检疫性除害处理。同时在口岸加强进境集装箱检疫查验力度，提高了对来自相关国家和地区集装箱的检疫风险等级。

（叶向光）

参考文献

[1] 李朝品. 医学蜱螨学. 北京:人民军医出版社,2006.
[2] 方美玉,林立辉,刘建伟. 虫媒传染病. 北京:军事医学科学出版社,2005.
[3] 刘胜利. 动物虫媒病与检验检疫技术. 北京:科学出版社,2011.
[4] 汪世平. 医学寄生虫学. 3 版. 北京:高等教育出版社,2014.
[5] 李朝品,卢致民,郑善子. 人体寄生虫学. 3 版. 北京:人民军医出版社,2009.
[6] 孙新,李朝品,张进顺. 实用医学寄生虫学. 北京:人民卫生出版社,2005.
[7] 章国宝,雷永良. 发热伴血小板减少综合征布尼亚病毒实验室检测技术研究进展. 中国病毒病杂志,2015,5(1):77-80.
[8] 沈继龙,张进顺. 临床寄生虫学检验. 北京:人民卫生出版社,2012.
[9] 李朝品. 医学节肢动物学. 北京:人民卫生出版社,2009.
[10] 田桢干,聂维忠,方筠,等. 国境口岸疟原虫 PCR 检测方法(SN/T 3562—2013). 北京:中国标准出版社,2013.
[11] 孙立平,童巧霞,揭盛华. 发热伴血小板减少综合征研究进展. 中国媒介生物学及控制杂志,2014,25(1):87-89.
[12] 董雪,王秋雨,刘娜,等. 中国发热伴血小板减少综合征布尼亚病毒致病性研究进展. 中国公共卫生,2016,32(3):275-278.
[13] 罗丽梅. 新布尼亚病毒传播媒介、宿主和蜱传疾病的人群血清流行病学研究. 济南:山东大学,2016.
[14] 牛国宇. 发热伴血小板减少综合征病毒(SFTSV)宿主与媒介的调查研究. 北京:中国疾病预防控制中心,2013.
[15] 刘昆. 发热伴血小板减少综合征流行病学特征和传播风险预测研究. 北京:中国人民解放军军事医学科学院,2015.
[16] 诸欣平,苏川. 人体寄生虫学. 9 版. 北京:人民卫生出版社,2018.
[17] 李朝品,高兴政. 医学寄生虫图鉴. 北京:人民卫生出版社,2012.
[18] 吴观陵. 人体寄生虫学. 4 版. 北京:人民卫生出版社,2013.
[19] 李凡,徐志凯. 医学微生物学. 9 版. 北京:人民卫生出版社,2018.
[20] 刘运德,楼永良. 临床微生物学检验技术. 北京:人民卫生出版社,2015.
[21] 裴晓芳,于学杰. 病毒学检验. 2 版. 北京:人民卫生出版社,2014.
[22] 韩莹,韩秀云,林小晖. 汉坦病毒的研究进展. 中国卫生检验杂志,2015,25(17):3021-3024.
[23] 白雪帆,王平忠. 肾综合征出血热和汉坦病毒肺综合征研究进展. 中国病毒病杂志,2011,1(4):241-245.
[24] 李兰娟,任红. 传染病学. 9 版. 北京:人民卫生出版社,2018.
[25] 孙玉杰,张海林. 中国流行性乙型脑炎病毒基因型及分布. 中国媒介生物学及控制杂志,2012,23(5):436-439.
[26] 陈柠,俞永新. 中国流行性乙型脑炎病毒表型和基因型的研究进展. 病毒学报,2013,29(4):457-464.
[27] 中华人民共和国卫生部. 流行性乙型脑炎诊断标准:WS 214—2008. 北京:中国标准出版社,2008.
[28] 中华人民共和国卫生部. 人间传染的病原微生物名录[EB/OL]. [2006-01-27]. http://www. nhc. gov. cn/wjw/gfxwj/201304/64601962954745c1929e814462d0746c. shtml.
[29] 熊益权,陈清. 1978~2014 年我国登革热的流行病学分析. 南方医科大学学报,2014,34(12):1822-1825.
[30] 中华人民共和国卫生部. 登革热诊断标准:WS 216—2008. 北京:中国标准出版社,2008.
[31] MJ CORBEL. 人兽布鲁氏菌病. 李晔,田莉莉,主译. 北京:人民军医出版社,2015.
[32] 景志刚,严家瑞,范伟兴. 布鲁氏菌病疫苗研究进展. 中国人兽共患病学报,2016,32(2):188-199.
[33] 中华人民共和国国家质量监督检验检疫总局,中国国家标准化管理委员会. 动物布鲁氏菌病诊断技术:GB/T 18646—2018. 北京:中国标准出版社,2018.
[34] 刘博玉. 我国土拉菌病的研究进展. 世界感染杂志,2009,9(1):61-64,66.
[35] 魏嘉良,孟庆峰,钱爱东,等. 土拉菌病国内外流行情况与诊断的研究进展. 中国农学通报,2012,28(29):29-33.

[36] 叶真,夏时畅. 病媒生物综合防制技术指南. 杭州:浙江大学出版社,2012.
[37] 姜志宽,郑智民,赵学忠. 卫生杀虫药械学研究与应用. 南京:南京大学出版社,2001.
[38] 秦长育,许磊,张荣祖,等. 中国鼠疫自然疫源地分型研究Ⅴ:鼠疫宿主生物学特征. 中华流行病学杂志,2012,33(7):692-697.
[39] 许磊,方喜业,周冬生,等. 中国鼠疫自然疫源地的演化动态及环境生态位的生物学特征. 中国媒介生物学及控制杂志,2015,26(3):228-232.
[40] 方喜业,周冬生,崔玉军,等. 中国鼠疫自然疫源地分型研究Ⅳ:鼠疫耶尔森菌生物型生物学特征的探讨. 中华流行病学杂志,2012,33(6):626-629.
[41] 唐非,黄升海. 细菌学检验. 2版. 北京:人民卫生出版社,2015.
[42] 药立波. 医学分子生物学实验技术. 3版. 北京:人民卫生出版社,2014.
[43] 倪语星,尚红. 临床微生物学检验. 5版. 北京:人民卫生出版社,2012.
[44] 裴晓方,于学杰. 病毒学检验. 2版. 北京:人民卫生出版社,2015.
[45] 汤一苇. 微生物分子诊断学. 北京:科学出版社,2013.
[46] 苗杰,夏涵,黄庆,等. 分子生物学技术在病原微生物检测应用的研究进展. 中华医院感染学杂志,2011,21(14):3088-3090.
[47] 武珊珊. 病原微生物检测技术研究进展. 职业与健康,2016,32(9):1279-1283.
[48] 中国科学院中国动物志编辑委员会. 中国动物志 昆虫纲 第八卷 双翅目 蚊科. 北京:科学出版社,1997.
[49] 马素芳,俞渊. 中国蚊类:按蚊亚科. 北京:北京科学技术出版社,1993.
[50] 薛万琦,赵建铭. 中国蝇类. 沈阳:辽宁科学技术出版社,1998.
[51] 范滋德. 中国常见蝇类检索表. 2版. 北京:科学出版社,1992.
[52] 陆宝麟,吴厚永. 中国重要医学昆虫分类与鉴别. 郑州:河南科学技术出版社,2003.
[53] 李朝品. 医学昆虫学. 北京:人民军医出版社,2007.
[54] 宋明昌. 中国口岸常见医学媒介生物鉴定图谱. 天津:天津科学技术出版社,2004.
[55] 苑德才. 中国国境口岸医学动物与病媒昆虫图志. 大连:大连出版社,1999.
[56] 张启恩,鲁志新,韩光红. 我国重要自然疫源地与自然疫源性疾病. 沈阳:辽宁科学技术出版社,2003.
[57] 唐佳琪. 自然疫源性疾病. 北京:科学出版社,2005.
[58] 侯爵,刘颖,邵一鸣. 黄热病毒的基因组及其蛋白研究进展. 病毒学报,2011,27(4):388-394.
[59] 詹思明,孟传金,陈胤瑜. 寨卡病毒病与口岸疫情防控. 北京:中国质检出版社,2017.
[60] 国家卫生与计划生育委员会. 国家卫生计生委办公厅关于印发寨卡病毒病诊疗方案(2016年第2版)的通知(国卫办医函〔2016〕259号). [2016-03-30]. http://www.nhc.gov.cn/yzygj/s3593g/201603/caf676bda9db4c94950126f9cb126b96.shtml.
[61] 世界卫生组织. 实验室检测寨卡病毒感染临时指导文件. Geneva:WHO press,2016.
[62] 尉雁,秦鄂德. 黄病毒基因组非编码区的研究进展. 解放军医学杂志,2007,32(12):1319-1321.
[63] 卢昌,李娜,薛璞,等. 寨卡病毒包膜prM-E蛋白的结构和功能分析. 中国人兽共患病学报,2017,33(1):81-84.
[64] 张硕,李德新. 寨卡病毒和寨卡病毒病. 病毒学报,2016,32(1):121-127.
[65] 中华人民共和国国家质量监督检验检疫总局. 黄热病毒 RT-PCR 和实时荧光 RT-PCR 检测方法(SN/T 3557—2013). 2013.
[66] ABIGAIL CULSHAW, JUTHATHIP MONGKOLSAPAYA, GAVIN R SCREATON. The immunopathology of dengue and Zika virus infections. Current Opinion in Immunology, 2017(48):1-6.
[67] ALAN D T BARRETT, STEPHEN HIGGS. Yellow Fever: A Disease That Has Yet to Be Conquered. Annu Rev Entomol, 2007(52):209-229.
[68] ALBERT J AUGUSTE, PHILIPPE LEMEY, OLIVER G PYBUS, et al. Yellow Fever Virus Maintenance in Trinidad and Its Dispersal throughout the Americas. Journal of Virology, 2010, 84(19):9967-9977.
[69] AMJAD ALI, BRAIRA WAHID, SHAZIA RAFIQUE, et al. Advances in research on Zika virus. Asian Pacific Journal of Tropical Medicine, 2017, 10(4):321-331.
[70] ANDREW D HADDOW, AMY J SCHUH, CHADWICK Y YASUDA, et al. Genetic Characterization of Zika Virus Strains: Geographic Expansion of the Asian Lineage. Plos Neglected Tropical Diseases, 2012, 6(2):1-17.
[71] BHATT S, GETHING P W, BRADY O J, et al. The global distribution and burden of dengue. Nature, 2013, 496(7446):504-507.

[72] BURTON BOGITSH, CLINT CARTER, THOMAS OELTMANN. Human Parasitology. 5th ed. California: Academic Press, 2018.
[73] BRAULT J B, KHOU C, BASSET J, et al. Comparative analysis between flaviviruses reveals specific neural stem cell tropism for zika virus in the mouse developing neocortex. EBio Medicine, 2016(10): 71-76.
[74] CARVALHO CL, LOPES DE CARVALHO I, ZÉ-ZÉ L, et al. Tularaemia: a challenging zoonosis. Comp Immunol Microbiol Infect Dis, 2014, 37(2): 85-96.
[75] CÉCILE BARONTI, NORMA JANETH VELASQUEZ GOITIA, SHELLEY COOK, et al. Molecular Epidemiology of Yellow Fever in Bolivia from 1999 to 2008. Vector-Borne and Zoonotic Diseases, 2010, 11(3): 277-284.
[76] CHINMAY G PATKAR, RICHARD J KUHN. Yellow Fever Virus NS3 Plays an Essential Role in Virus Assembly Independent of Its Known Enzymatic Functions. Journal of Virology, 2008, 82(7): 3342-3352.
[77] CHU J H, CHIANG C C, NG M L. Immunization of flavivirus West Nile recombinant envelope domain Ⅲ protein induced specific immune response and protection against West Nile virus infection. Immunology, 2007, 178(5): 2699-2705.
[78] DOUGLAS G WIDMAN, ELLEN YOUNG, BOYD L YOUNT, et al. A Reverse Genetics Platform That Spans the Zika Virus Family Tree. mBio, 2017, 8(2): 1-15.
[79] GUBLER DJ. Dengue and dengue hemorrhagic fever. Clinical Microbiology Reviews, 1998, 11(3): 480-496.
[80] HASELBARTH K, TENTER A M, BARDE V, et al. First case of human babesiosis in Germany: Clinical presentation and molecular characterization of the pathogen. Int J Med Microbiol, 2007, 297(3): 197-204.
[81] HUANYU WANG, GUODONG LIANG. Epidemiology of Japanese encephalitis: past, present, and future prospects. Therapeutics and Clinical Risk Management, 2015, (11): 435-448.
[82] JANA J, VON LINDERN, SARAH ARONER, et al. Genome analysis and phylogenetic relationships between east, central and west African isolates of Yellow fever virus. Journal of General Virology, 2006, 87(4): 895-907.
[83] JASPER FUK-WOO Chan, CYRIL CHIK-YAN YIP, JESSICA OI-LING TSANG, et al. Differential cell line susceptibility to the emerging Zika virus: implications for disease pathogenesis, non-vector-borne human transmission and animal reservoirs. Emerg Microbes Infect, 2016, 24(5): 1-12.
[84] JIANG H, DU H, WANG L M, et al. Hemorrhagic Fever with Renal Syndrome: Pathogenesis and Clinical Picture. Front Cell Infect Microbiol, 2016(6): 1.
[85] JIANG H, ZHENG X, WANG L, et al. Hantavirus infection: a global zoonotic challenge. Virol Sin, 2017, 32(1): 32-43.
[86] JOHN D T, PETRI W A. Markell and Voge's Medical Parasitology. 9th ed. Amsterdam: Elsevier Inc, 2006.
[87] JOHN LEDNICKY, VALERY MADSEN BEAU DE ROCHARS, MAHA EL BADRY, et al. Zika Virus Outbreak in Haiti in 2014: Molecular and Clinical Data. Plos Neglected Tropical Diseases, 2016, 10(4): 1-11.
[88] JUAN-CARLOS SAIZ, ÁNGELA VÁZQUEZ-CALVO, AAN B BLÁZQUEZ, et al. Zika Virus: the Latest Newcomer. Frontiers in Microbiology, 2016(7): 1-19.
[89] JUSTIN LESSLER, LELIA H CHAISSON, LAUREN M KUCIRKA, et al. Assessing the global threat from Zika virus. Science, 2016(353): 663.
[90] KITANO T, SUZUKI K, YAMAGUCHI T. Morphological, chemical, and biological characterization of Japanese encephalitis virus virion and its hemagglutinin. Journal of Virology, 1974, 14(3): 631-639.
[91] KRUGER D H, FIGUEIREDO L T, SONG J W, et al. Hantaviruses—globally emerging pathogens. J Clin Virol, 2015(64): 128-136.
[92] KUHN R J, ZHANG W, ROSSMANN M G, et al. Structure of denguevirus: implications for flavivirus organization, maturation, and fusion. Cell, 2002, 108(5): 717-725.
[93] LAUREN M PAUL, ERIC R CARLIN, MEAGAN M JENKINS, et al. Dengue virus antibodies enhance Zika virus infection. Clinical & Translational Immunology, 2016, 5(12): 1-9.
[94] LÓPEZ-GOÑI I, GARCÍA-YOLDI D, MARÍN C M, et al. Evaluation of a multiplex PCR assay(Bruce-ladder) for molecular typing of all Brucella species, including the vaccine strains. J Clin Microbiol, 2008, 46(10): 3484-3487.
[95] MANSFIELD K L, HERNÁNDEZ-TRIANA L M, BANYARD A C, et al. Japanese encephalitis virus infection, diagnosis and control in domestic animals. Vet Microbiol, 2017(201): 85-92.
[96] N R FARIA, RAIMUNDA SOCORRO SILVA AZEVEDO, M U G KRAEMER, et al. Zika virus in the Americas: Early epidemiological and genetic findings. Science, 2016, 352(6283): 345-349.
[97] OUMAR FAYE, CAIO C M FREIRE, ATILA IAMARINO, et al. Molecular Evolution of Zika Virus during Its Emergence in the

20th Century. Plos Neglected Tropical Diseases, 2014, 8(1): 1-10.

[98] OUMAR FAYE, OUSMANE FAYE, DIAWO DIALLO, et al. Quantitative real-time PCR detection of Zika virus and evaluation with field-caught Mosquitoes. Virology Journal, 2013(10): 1-8.

[99] ROLF HILGENFELD. Zika virus NS1, a pathogenicity factor with many faces. EMBO J, 2016, 35(24): 2631-2633.

[100] SUN Y C, CLAYTON O J, CHRISTOPHER F B, et a1. Retracing the evolutionary path that led to flea-borne transmission of *Yersinia pestis*. Cell Host & Microbe, 2014(15): 578-586.

[101] SUZANE RAMOS DA SILVA, SHOU-JIANG GAO. Zika Virus: An Update on Epidemiology, Pathology, Molecular Biology, and Animal Model. J Med Virol, 2016, 88(8): 1291-1296.

[102] THOMAS P MONATH, ALAN D T BARRETT. Pathogenesis and pathophysiology of yellow fever. Advances in Virus Research, 2003, 60: 343-395.

[103] V PROUTSKI, M W GAUNT, E A GOULD, et al. Secondary structure of the 3′-untranslated region of yellow fever virus: implications for virulence, attenuation and vaccine Development. Journal of General Virology, 1997, 78(7): 1543-1549.

[104] WAHALA W M, SILVA A M. The human antibody response to dengue virus infection. Viruses, 2011, 3(12): 2374-2395.

[105] WHO. The immunological basis for immunization series, module13: Japanese encephalitis. 2010.

[106] WU S C, YU C H, LIN C W, et al. The domain Ⅲ fragment of Japanese encephalitis virus Envelope protein: mouse immunogenicity and liposome adjuvanticity. Vaccine, 2003, 21(19-20): 2516-2522.

[107] YU X J, LIANG M F, ZHANG S Y, et al. Fever with Thrombocytopenia Associated with a Novel Bunyavirus in China. New England Journal of Medicine, 2011, 364(16): 1523-1532.

[108] ZOU L X, CHEN M J, SUN L. Haemorrhagic fever with renal syndrome: literature review and distribution analysis in China. Int J Infect Dis, 2016(43): 95-100.

[109] ZULAL OZKURT, ESRA CINAR TANRIVERDI. Global Alert: Zika Virus-an Emerging Arbovirus. The Eurasian Journal of Medicine, 2017(49): 142-147.

中英文名词对照索引

A

B

C

D

E

F

G

H

J

K

L

M

N

O

P

Q

R

S

T

W

X

Y

Z

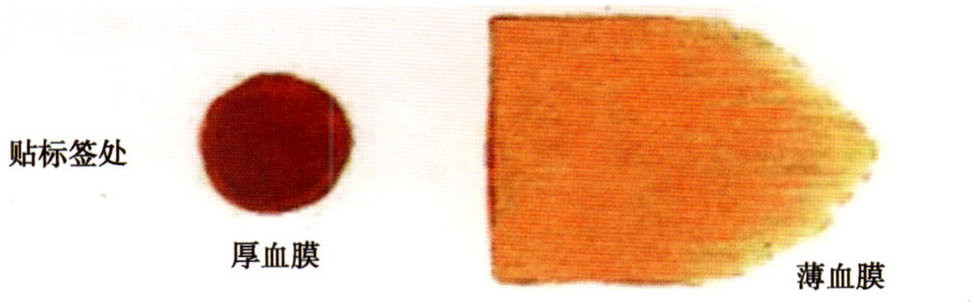

图 14-1　标准疟原虫血涂片制作